Angelika Redder · Ingrid Wiese (Hrsg.)

Medizinische Kommunikation

Angelika Redder · Ingrid Wiese (Hrsg.)

Medizinische Kommunikation

Diskurspraxis, Diskursethik, Diskursanalyse

Westdeutscher Verlag

Alle Rechte vorbehalten
© 1994 Westdeutscher Verlag GmbH, Opladen

Der Westdeutsche Verlag ist ein Unternehmen der Verlagsgruppe Bertelsmann International.

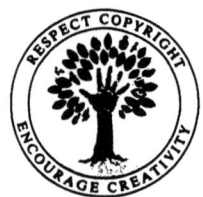
Das Werk einschließlich aller seiner Teile ist urheberrechtlich geschützt. Jede Verwertung außerhalb der engen Grenzen des Urheberrechtsgesetzes ist ohne Zustimmung des Verlags unzulässig und strafbar. Das gilt insbesondere für Vervielfältigungen, Übersetzungen, Mikroverfilmungen und die Einspeicherung und Verarbeitung in elektronischen Systemen.

Umschlaggestaltung: Horst Dieter Bürkle, Darmstadt

Gedruckt auf säurefreiem Papier

ISBN 978-3-531-12625-8   ISBN 978-3-322-97049-7 (eBook)
DOI 10.1007/978-3-322-97049-7

Inhalt

Angelika Redder
Einleitung 7

I Kultur- und diskursspezifische Erwartungen

Michael Geyer
Deutsch-deutsche Kommunikationsprobleme aus der Sicht eines Psychotherapeuten 15

Thomas Ots
Arzt-Patienten-Kommunikation und Krankheitsbegriff - Transkulturelle Erfahrungen 30

Wieland Fleischer
Wie erleben ausländische Studierende Medizin in Deutschland? - Befragungen
ausländischer Medizinstudentinnen und -studenten 43

Armin Koerfer, Karl Köhle, Rainer Obliers
Zur Evaluation von Arzt-Patienten-Kommunikation - Perspektiven einer
angewandten Diskursethik in der Medizin 53

II Medizinisches Wissen: Versprachlichung und Popularisierung

Petra Löning
Versprachlichung von Wissensstrukturen bei Patienten 97

Ingrid Wiese
Zum Einfluß ärztlicher Aufklärung auf Krankheitswissen und Sprachgebrauch
bei Patienten mit chronischen Krankheiten 115

Danuta Olszewska
"Fünfmarkstückgroße Infiltrate"? - Interkulturelle Aspekte im Fachunterricht
Deutsch als Fremdsprache für polnische Medizinstudenten 125

Doris Partheymüller
Moderatorenfragen in der populärwissenschaftlichen Vermittlung medizinischen
Wissens - eine exemplarische Analyse 132

III Arzt-Patienten-Kommunikation: Diskursiver Alltag und Ausbildungsmöglichkeiten

Jochen Rehbein
Zum Klassifizieren ärztlichen Fragens 147

Angelika Redder
Eine alltägliche klinische Anamnese 171

Johanna Lalouschek
"Nur ganz normale Sachen." - Aufgaben und Probleme der medizinischen
Gesprächsausbildung 199

Florian Menz
Der Einfluß von medizinischer Ausbildung und von Kontingenzen auf das
ärztliche Gespräch im Krankenhaus - Aprioris einer kommunikativen Schulung
des medizinischen Krankenhauspersonals 218

Peter Schulze
Erfahrungen eines ambulanten Chirurgen zur medizinischen Kommunikation 235

IV Psychotherapeutische Dimensionen im Arzt-Patienten-Diskurs: Anforderung, Reflexion und wissenschaftliche Analyse

Ottomar Bahrs
Vom Schwindel zum Schwindeln. Analyse eines Beratungsgesprächs
im Hausärztlichen Qualitätszirkel 241

Dieter Flader
Handlungstheoretische Rekonstruktion des 'Unbewußten' - Exemplarische Analyse
zweier psychoanalytischer Diskurse zu Antizipation und Traum 277

Claudia Albani
Eine methodenkritische Einzelfallstudie der Methode des Zentralen
Beziehungs-Konflikt-Themas (ZBKT) 289

Jennifer Hartog
Die Methode des Zentralen Beziehungs-Konflikt-Themas (ZBKT):
eine linguistische Kritik 306

Michaela Heinke
Psychische Betreuung von Leukämiekranken - Resümee einer Langzeituntersuchung.. 327

Die AutorInnen 334

Einleitung

Angelika Redder

Der Band umfaßt Beiträge von MedizinerInnen und GeisteswissenschaftlerInnen, besonders LinguistInnen, die in Forschung und Praxis tätig sind - teilweise nicht nur in der je eigenen Disziplin, sondern auch in der je anderen. Die Gemeinsamkeit besteht im Gegenstand, der medizinischen Kommunikation. Zudem ist sie geprägt durch eine zweimalige intensive Zusammenarbeit im Rahmen der Werner-Reimers-Stiftung[1]. Insofern wird ein Stück interdisziplinärer Arbeit dokumentiert - interdisziplinärer Arbeit auch auf der Basis von unterschiedlichen Erfahrungen in Ost (den neuen Bundesländern, Polen) und West (den alten Bundesländern, Österreich).

Die medizinische Kommunikation erfährt seit dem letzten Jahrzehnt zunehmende Beachtung, von Seiten der Sprachwissenschaft wie - verstärkt - auch von seiten der Medizin. Die Relevanz der Sprache, genauer: der Versprachlichung und der sprachlichen Interaktion, für die Geltendmachung von Schmerz, von Beschwerden, Leid und Angst sowie für Aufklärung, Diagnostik und Therapie ist mittlerweile unumstritten. Viele der Beiträger selbst haben diese Diskussion und die implizierte empirische Forschung entscheidend vorangetrieben. Der Kenntnisstand ist bereits derart, daß - neben immer wieder frappierenden Beobachtungen aus der unmittelbaren ärztlichen Praxis - komplexere Fragen an diese Praxis, ihre Kultur- und Wissenschaftsbedingtheit und ihre stillschweigende Ethik zu stellen sind sowie subtile Rekonstruktionen von Wissens- und Erwartungsdivergenzen, von differenten und zerbrochenen Handlungsstrukturen aus dem empirischen Diskursmaterial heraus vorgenommen werden können. Kritische Einschätzungen von als ökonomisch sich empfehlenden Gesprächstests sind vor diesem Hintergrund ebenso möglich wie die Formulierung von Anforderungen an eine verantwortliche fachsprachliche Ausbildung von Medizinern.

Die Beiträge dieses Bandes versuchen, einen Teil dieses Spektrums neuer Sichtweisen abzudecken - und spiegeln so zugleich die Bewegungen der Forschung. Der Vielfalt von methodischen Herangehensweisen und theoretischen Systematisierungen steht eine prinzipiell empirische Orientierung einigend gegenüber. Dies zeigt sich nicht zuletzt darin, daß die meisten Beiträge Beispiele aus der kommunikativen Praxis dokumentieren. Die Form, in der dies geschieht, variiert freilich: Erinnerungselemente, Verbalprotokolle und unterschiedlich detaillierte Transkripte sind Ausdruck eines Bemühens um Zugänglichkeit des faktischen Geschehens, das noch Zeichen der interdisziplinären Differenz trägt. Die LeserInnen mögen dieser Situation mit Nachsicht begegnen.

---

[1] Die Arbeitstagungen konnten mit freundlicher Unterstützung der Werner-Reimers-Stiftung am 16.11. - 17.11.1992 und 18.10. - 20.10.1993 in Bad Homburg stattfinden. Wir danken der Stiftung an dieser Stelle noch einmal sehr herzlich für diese Förderung.

Thematisch lassen sich vier Gruppen bilden, die jeweils einen kürzeren praktischen Erfahrungs- oder empirischen Ergebnisbericht und mehrere detaillierte Ausführungen umfassen.

Im ersten Themenschwerpunkt (I) *"Kultur- und diskursspezifische Erwartungen"* werden dem Arzt-Patienten-Diskurs vorgeordnete Bedingungen, Ziele und Probleme diskutiert.

Michael Geyer (Mediziner) thematisiert die jüngsten Veränderungen der gesellschaftlichen und damit zugleich medizinsoziologischen und medizinpsychologischen Bedingungen für Patienten in Deutschland. Er konfrontiert einige im common sense der West- (wie teilweise auch Ost-)Deutschen hantierte "Mythen" mit den faktischen Erscheinungen von Krankheitsbildern und psychischen Bearbeitungsformen bei Patienten aus der ehemaligen DDR sowie die abzuleitenden Aufgabenstrukturen für eine psychotherapeutische Betreuung. Langjährige Forschungs- und Praxiserfahrung in Leipzig gestatten ihm auch einen vergleichenden Blick auf die ökonomischen und wissenschaftspolitischen Bedingungen der medizin-therapeutischen Disziplin.

Thomas Ots (Mediziner und Ethnologe) widmet sich am Beispiel von China interkulturellen Differenzen des Krankheitsverständnisses - insbesondere bezogen auf die historische Entwicklung. Daraus leiten sich einerseits andere Therapieformen ab, die zugleich relativ zur deutschen, apparate-technischen Medizin differente Reichweiten haben. Andererseits folgen daraus auch andere, stärker nonverbal ausgeprägte Kommunikationsformen zwischen Arzt und Patient. Durch langjährige Aufenthalte und Studien in der VR China hatte Ots die Möglichkeit, die dortigen Verfahren intensiv zu studieren und auf mögliche Integrationsstellen in die westliche Medizin zu überprüfen.

Wieland Fleischer (Linguist) hatte durch seinen Schwerpunkt in der Fachsprachenlehre im Rahmen der Deutschausbildung ausländischer Studenten am Herder-Institut in Leipzig die Gelegenheit, in einer Fragebogenaktion die Erwartung ausländischer Medizinstudenten und -studentinnen an die deutsche Medizin zu eruieren. In seiner knappen Resümierung zeigt sich, daß die medizinische Wissenschaft in Deutschland sehr hoch geschätzt wird, während etwa über Krankheitskonzepte kaum spezifische Erwartungen ausgebildet sind.

Dem außerordentlich schwierigen und stets virulenten Problem einer medizinischen Diskursethik widmet sich der ausführliche Beitrag von *Armin Koerfer (in der Medizin tätiger Linguist), Karl Köhle (Mediziner) und Rainer Obliers (in der Medizin tätiger Psychologe)*. Bei sorgfältiger Einbettung der Arzt-Patienten-Kommunikation in die Konzeptionsgeschichte von somatischer, psychosomatischer und bio-psycho-sozialer Medizin stellt sich das interdisziplinäre Team nicht zuletzt die Frage, ob die von Habermas vertretenen diskursethischen Entwürfe auch für die medizinische Kommunikation Gültigkeit beanspruchen können.

Den zweiten Themenschwerpunkt (II) bildet ein mentaler Bereich der Interaktanten, nämlich das Wissen, und die daraus abgeleitete Verbalisierung. Sein Titel lautet *"Medizinisches Wissens: Versprachlichung, Kommunikation und Popularisierung".*

Danuta Olszewska (Linguistin) reflektiert ihre Erfahrungen bei der Deutschvermittlung für polnische Medizinstudenten in einem für den medizinischen Diskurs durchaus sensiblen Bereich, nämlich der adjektivischen Attribuierung. Genau in diesen lexikalischen Mitteln wird zuweilen die Differenzierung der Symptomatik gesucht - jedoch, wie sich zeigt, keineswegs in einer einfach übersetzbaren, sondern in einer kulturspezifischen Weise.

Ingrid Wiese (Linguistin) konzentriert ihre Forschungen zur medizinischen Fachsprache auf die Seite der Patienten und untersucht mithilfe eines Fragebogens, welches Krankheits- und Therapiewissen Langzeitpatienten in welcher sprachlichen Form wiedergeben. Diese Formen vergleicht sie mit den Formulierungen aus der voraufgegangenen Aufklärung der Patienten durch die Ärzte. Es zeigt sich ein erstaunlich hoher Anteil an sprachlicher Reproduktion des medizinischen Fachwortschatzes durch die medizinischen Laien.

Petra Löning (Linguistin) geht in ihrer Analyse des patientenseitigen medizinischen Wissens methodisch einen anderen Weg: Im Rahmen von Diskursanalysen authentischer Arzt-Patienten-Kommunikation versucht sie, das Verhältnis von mentaler Kategorisierung und verbaler Ausdrucksform genauer zu erfassen, wobei die diskursive Einbettung der Ausdrücke und ihre Diskursgeschichte relevant werden. Terminologisch differenziert sie zwischen "professioneller", "semi-professioneller" und "pseudo-professioneller Kategorisierung".

Der populärwissenschaftlichen Wissensvermittlung am Beispiel der Fernsehsendung "Die Sprechstunde" widmet sich der Beitrag von *Doris Partheymüller (Linguistin)*. In diskursanalytischer Herangehensweise untersucht sie Struktur und Typ der Moderatorenfragen und kommt zu dem Schluß, daß trotz scheinbar gelingender Vermittlung zwischen Experten und Laien-Zuschauern die medizinisch ausgebildete Moderatorin durch spezifische Fragetypen eine diskursive Großform realisiert, die man analytisch als "Vortrag mit verteilten Rollen" rekonstruieren kann.

Der dritte Themenschwerpunkt (III) *"Arzt-Patienten-Kommunikation: diskursiver Alltag und Ausbildungsmöglichkeiten"* wendet den Blick vom Mentalen hin zum Verbalen - und zu seiner Vermittlung in der medizinischen Ausbildung.

Jochen Rehbein (medizinisch ausgebildeter Linguist) unterbreitet - auf der Basis intensiver empirischer Detailanalysen - eine Typologie des ärztlichen Fragens. Daraus leiten sich zugleich typenspezifische Steuerungen der Patientenantworten ab. Sie sind an unterschiedlich bestimmten Diskurspositionen funktional. Die handlungstheoretische Herangehensweise Rehbeins erlaubt eine Vermittlung von mentaler Planung, sprachlicher Form und Funktion der Frage, die zugleich als Kritik mancher kommunikativer Ratschläge an Ärzte zu lesen ist.

Eine alltägliche klinische Anamnese ist Gegenstand der diskursanalytischen Untersuchung von *Angelika Redder (Linguistin)*. Es wird versucht, die institutionell bedingte Struktur der Diskursart, insbesondere die Modifikation der anamnestischen Arzt-Frage relativ zur Arzt-Frage im allgemeinen darzustellen. Dabei findet auch die häufige Verwendung eines 'hm' anstelle der ausgelagerten Bewertung Beachtung. Schließlich werden Strukturtypen des Wissens beim erinnernden Umgang mit verschiedenen Leiden anhand der Patienten-Antworten rekonstruiert, um so unter anderem deren Selbst-Bild zu ermitteln.

Johanna Lalouschek (Linguistin) berichtet von einem Wiener Modellversuch, bei dem MedizinstudentInnen während ihrer zweiten Ausbildungsphase lernen, mit realen Patienten psycho-soziale Anamnesen durchzuführen. Es zeigt sich, daß die Sozialisation in die somatische Medizin dafür bereits ein erhebliches Hemmnis darstellt, so daß sie die psycho-sozialen Angaben der Patienten kaum diagnostisch auszuwerten verstehen, geschweige denn therapeutisch weiterverfolgen. Differenzierte Vorschläge für sequenzierte Trainingsprogramme werden an diese Erfahrungen angeschlossen.

Die Untersuchungen von *Florian Menz (Linguist)*, ebenfalls im Zusammenhang des Wiener Projektes entstanden, widmen sich der Vielschichtigkeit institutioneller Handlungsbedingungen in der Ambulanz. Exemplarisch wird das Ineinandergreifen von medizinischer Versorgung, medizinischer Ausbildung in actu und verwaltungsorganisatorischer Einbindung aus dem empirischen Diskursmaterial rekonstruiert und als Dilemma für die Arzt-Patienten-Kommunikation bestimmt. Kriterien, die sich aus der Durchschaubarmachung dieser schwierigen Situationserfordernisse für das Krankenhauspersonal handlungspraktisch ergeben könnten, werden umrissen.

Peter Schulze (Mediziner) berichtet von den differenten Handlungserfordernissen, denen sich ein Arzt in der ambulanten Unfallchirurgie ausgesetzt sieht - und für die er gewöhnlich nicht geschult wurde. Die konkrete Praxis wird in ihrer mitmenschlichen Dimension greifbar.

Der vierte Themenschwerpunkt betrifft psychische Dimensionen in Diagnostik und Therapie: *"Psychotherapeutische Dimensionen im Arzt-Patienten-Diskurs: Anforderung, Reflexion und wissenschaftliche Analyse"*.

Ottomar Bahrs (in der Medizin tätiger Soziologe) legt eine detaillierte, Oevermanns "objektiver Hermeneutik" verpflichtete Analyse eines transkribierten Arzt-Patienten-Gespräches vor, durch die die Doppelbödigkeit, besser: die zweifache Dimensioniertheit des Verbalisierten zu erfassen gesucht wird. Psychische Basiertheit von Erkrankung oder zumindest vom Umgang mit einer Erkrankung wird erkennbar und als therapeutisch-kommunikative Herausforderung an das ärztliche Handeln formuliert.

In einer grundsätzlicheren Weise widmet sich der Beitrag von *Dieter Flader (psychoanalytisch ausgebildeter Linguist)* den psychischen, mentalen Bedingungen des Handelns sowie den wissenschaftlichen Möglichkeiten, diese aus dem sprachlichen Handeln heraus analytisch zu rekonstruieren. Am Beispiel zweier aufeinander bezogener psychoanalytischer Diskursausschnitte - einer Handlungsantizipation und eines Traums - führt er die Methoden und Konzepte Freuds durch eine konsequent handlungstheoretische Interpretation kritisch fort und zeigt exemplarisch die Leistungsfähigkeit dieser Reanalyse für die Interpretation des konkreten Beispiels wie für das Konzept des 'Unbewußten' im allgemeinen auf.

Claudia Albani (Medizinerin) und *Jennifer Hartog (in der Medizin tätige Linguistin)* setzen sich jeweils kritisch mit einem in der Medizin recht verbreiteten Verfahren der Kommunikationsbetrachtung auseinander: dem ZBKT (Zentralen Beziehungs-Konflikt-Thema). Es handelt sich hierbei um eine inhaltsanalytische Methode.
Albani schlägt anhand einer Einzelfallstudie Modifikationen des Ratingverfahrens vor, die vorschnelle Kategorisierungen der "narrativen" Einheiten eindämmen sollen. Relativ zu anderen therapeutischen Erhebungsverfahren wird das ZBKT-Verfahren als das weitreichendste und insofern reformwürdigste eingeschätzt.
Demgegenüber greift die linguistisch detailliert ausgeführte Kritik von *Hartog* an die präsupponierten Grundlagen des Verfahrens. Es erweist sich erstens empirisch als unzureichend, indem die Gesprächsprotokolle wesentliche Phänomene wie z. B. Kurzeinwürfe, Überlappungen und Pausierungen unberücksichtigt lassen und insofern das faktische Bild verzerren, und zweitens als analytisch unzureichend, indem gerade die therapeutisch relevanten Formulierungen am Rande oder außerhalb des "Thematisierten" zu finden sind und weitreichende Rekonstruktionen erlauben würden, wenn man sich ihnen diskursanalytisch näherte.

Michaela Heinke (Medizinerin) zieht aus eigener Erfahrung und einer breiter angelegten Erhebung zum Umgang mit Leukämiekranken den Schluß, daß - wider Erwarten - eine ausführliche ärztliche Aufklärung den Umgang mit der Krankheit kaum verändert. Statt dessen besteht das Erfordernis nach ihrer Einschätzung sehr viel mehr in einer psychischen oder psychotherapeutischen Betreuung, die wiederum spezifische Bedingungen und eine Schulung der Ärzte voraussetzt.

Betrachtet man die Beiträge insgesamt, so läßt sich erkennen, daß die Forschungen zum Gegenstand der medizinischen Kommunikation mit Blick auf Diskurspraxis, Diskursethik und Diskursanalyse bereits interdisziplinär aufeinander zugehen. Es steht zu hoffen, daß dies auch für den Rezeptionsprozeß gelingt und der vorliegende Band[2] Leserinnen und Leser aus allen beteiligten Disziplinen erreicht, wodurch die begonnene Diskussion wiederum weitergetrieben werden kann.

---

[2] Für technische Unterstützung bedanke ich mich bei Caroline Trautmann, Diana Durner und Alexander Bofinger.

I

Kultur- und diskursspezifische Erwartungen

Deutsch-deutsche Kommunikationsprobleme aus der Sicht eines Psychotherapeuten [1]

Michael Geyer

Daß unser Denken und Handeln mitunter mehr von Ansichten und Überzeugungen als von wissenschaftlichen Tatsachen bestimmt wird, wird jeder einräumen. Sind wir mit unserem therapeutischen Tun deshalb schon Ideologen? Wir sind es sicher, wenn wir den Begriff so auslegen, wie es die Ausgang des 18. Jahrhunderts als Ideologen bezeichneten französischen Philosophen (z. B. Cabanis 1799) taten. Diese "Ideologen" versuchten seinerzeit, aus Analysen der körperlichen und seelischen Organisation des Menschen, auch seiner Krankheiten, praktische Regeln für Erziehung, Moral, Recht und Politik zu gewinnen. In diesem Sinne scheinen mir therapeutisch Tätige rechte Ideologen zu sein. Von jeher versuchen wir, therapeutisch gewonnene Erfahrungen von den Grenzen menschlicher Anpassungsfähigkeit gesellschaftlich wirksam zu machen. Die Gesellschaft erlaubt es uns schließlich, in öffentliche Vorgänge zum Wohle unserer Schutzbefohlenen einzugreifen. Wir tun dies mit Konzepten, die ein Gemisch aus ethischen, medizin-anthropologischen und biologischen - bei genauerem Hinsehen eben meist ideologischen - Argumenten darstellen. Es ist eben in erster Linie eine Frage des Menschen- und Gesellschaftsbildes, ob ich einen Alkoholabhängigen oder schwer Persönlichkeitsgestörten bestrafe oder behandele. Davon soll jedoch nicht weiter die Rede sein. Ich möchte mich auf zwei - wie ich glaube - für das Zusammenwachsen meiner Berufsgruppe außergewöhnlich bedeutsame Gruppen von ideologisch unterlegten Sichtweisen des jeweils anderen konzentrieren: Zum einen geht es um Art und Weise, wie heutzutage vom politischen System auf die darin lebenden Menschen geschlossen wird. Zum anderen um die nicht zuletzt daraus erwachsenden, aber auch aus den jeweils verschiedenen Sozialisationsbedingungen ost- und westdeutscher Therapeuten resultierenden Projektionen auf unser Tätigkeitsfeld, die den Dialog stören.

1 Zur ideologischen Instrumentalisierung klinischer, medizinal-statistischer und epidemilogischer Befunde

Von jeher werden Gesundheitsdaten ideologisch mißbraucht, indem menschliche und gesellschaftliche Komplexität auf schlichte Formeln reduziert wird. Ich erinnere an die noch in den 50er Jahren dominierende Gesundheitsideologie der Stalinisten: "Wenn wir die Gesellschaft vom Kapitalismus heilen, gibt es keine Krankheiten mehr." Wie wir sehen werden, ist diese Formel nicht sehr weit entfernt von einem heute aktuellen Leitsatz, der die Opfer von Diktatur und Unterdrückung verhöhnt: "Autoritäre Regime bringen charakterlich und gesundheitlich angeschlagene, für die Demokratie untaugliche Menschen hervor."

---

[1] Nach einem Vortrag zur Eröffnung des 17. Bundeskongresses des Fachverbandes Drogen und Rauschmittel e.V. "Von der Ideologie zum Handwerk"; Dresden, 16.-19. Mai 1994

Zweifellos haben Krankheiten und Störungen etwas mit sozio-kulturellen Vorgängen zu schaffen, aber eben auf wesentlich kompliziertere Weise, als meist gedacht. Wie Krankheiten und Störungen instrumentalisiert werden können und werden, zeigt uns der Umgang mit klinischen Befunden und medizinalstatistischen Daten im Zuge der jüngsten geschichtlichen Vorgänge. Betrachten wir die gegenwärtige Situation in Deutschland nach der Vereinigung, hat man den Eindruck, daß wir hier geradezu ein Spielfeld für Ideologen vorfinden. Wir haben es mit einer ganzen Reihe von Mythen zu tun, die die Funktion haben, den Ostdeutschen für krank, psychisch gestört und lebensuntüchtig zu erklären.

Ich widme den größeren Teil meiner Ausführungen diesem Punkt, weil sich hier durch Ideologien verfälschte Fehlbeurteilungen der Realität besonders klar benennen lassen und ich die Hoffnung habe, durch Informationen über die wirklichen Verhältnisse Barrieren abbauen zu können.

Mythos Nr 1: "Der Ostdeutsche verfügt aufgrund seiner bisherigen Lebensbedingungen über einen miserablen Gesundheitszustand, der sich in der Folge mißlingender Anpassung an die westdeutsche Leistungsgesellschaft noch mehr verschlechtert." Wie sieht es in Wirklichkeit aus? Zunächst einige bevölkerungs- und medizinalstatistische Befunde. Tatsächlich hat sich auf dem Gebiet der ehemaligen DDR der Gesundheitszustand der Bevölkerung seit den 60er Jahren nicht in der gleichen Weise verbessert wie in Westdeutschland. Die durchschnittliche Lebenserwartung eines neugeborenen Ostdeutschen lag kurz vor der Vereinigung Deutschlands etwa 2-3 Jahre unter der des Westdeutschen. 1992 starben zwar immer noch deutlich mehr Ostdeutsche als Westdeutsche zwischen 16 und 80 Jahren je Bevölkerungseinheit, aber bei der Betrachtung aller Todesursachen verringert sich die Zahl der Todesfälle zwischen 1989 und 1992 auf die Hälfte des vorherigen, lange vor der Wende kontinuierlich vorhandenen Abstandes von den Westdeutschen. Dieser markante Anstieg der Lebenserwartung der Ostdeutschen bereits 3 Jahre nach der Grenzöffnung kommt trotz dramatischer Zunahme der Todesfälle in 3 Krankheitsgruppen zustande. Es handelt sich zum einen um deutliche Anstiege der Herzinfarkt- und Schlaganfallmortalität zwischen 1989 und 1991, die zwar 1992 wieder abflachen, aber noch über den Werten von 1989 bleiben. Zum andern ist der Tod durch chronische Leberkrankheiten und -zirrhosen in den neuen Bundesländern weiterhin im Ansteigen begriffen, eine Todesart, die, ähnlich dem Herzinfarkt, sich noch vor 1989 unter der Rate der alten Bundesländer befand und 1992 immerhin auf ca. 36 je 100.000 Einwohner (1989: 21) anstieg (Westdeutschland unverändert 21).

Auf dem Hintergrund dieser Fakten können wir immerhin konstatieren, daß die gewaltigen sozialen und ökonomischen Umbrüche, die sich seit 1989 auf dem Gebiet der ostdeutschen Länder vollzogen haben, Mortalität und Morbidität deutlich beeinflußt haben - und dies besonders auffällig in jenen Störungsgruppen, in deren Pathogenese kulturell geprägte Faktoren (z.B. Essen und Trinken, Leistungsverhalten) eine wesentliche Rolle spielen.
Der medizinalstatistisch meßbare positive Einfluß der deutschen Vereinigung auf die Lebenserwartung der Ostdeutschen realisiert sich jedoch keineswegs über diese Krankheits-

gruppen, sondern kommt trotz ihrer (bis auf die Suizide) gesicherten Zunahmen zustande. Insofern wäre auch in der Krankheitsstatistik der neuen Länder eher eine Zunahme psychosozial mitverursachter Störungen zu erwarten.
Dem scheint jedoch nicht so zu sein. In der einzigen repräsentativen Untersuchung über Körperbeschwerden der Ost- und Westdeutschen (DHP-Gesundheitssurvey 1991) zeigten sich in allen Altersgruppen bei Frauen und Männern ein niedrigeres Ausmaß funktioneller Beschwerden der Ostdeutschen, obwohl letztere weniger zufrieden mit ihrer Lebensumwelt (Kontakte, Familie, Wohnung, Freizeit, Gesundheit, Arbeit und Geld) waren.
Im klinisch stationären Sektor der Psychosomatik und Psychotherapie sind allerdings zumindest beträchtliche Umschichtungen des Krankenguts nachzuweisen. In einer ostdeutschen Universitätsklinik für Psychotherapie und Psychosomatische Medizin (Leipzig) mit 34 Behandlungsplätzen wurde anhand zahlreicher soziologischer, biographischer und nosologischer Kriterien eine "Vor-Wende"-Stichprobe (T1: 1.1.1985 bis 31.7.1989; n = 148) mit jeweiligen Vollerhebungen des stationären Patientengutes in der "Wendezeit" (T2: 1.8.1989 bis 31.3.1991; n = 117) und der "Nach-Wende-Zeit" (T3: 1.4.1991 bis 31.12.1992; n = 130) verglichen. Dabei wurden teilweise hochsignifikante Veränderungen des Patientengutes vor der Vor-Wende-Zeit (T1) zur Phase des akuten gesellschaftlichen Umbruchs (T2) sichtbar, die ab Mitte 1991 (T3) teilweise wieder rückgängig waren.
Am deutlichsten zeigt sich der Einfluß der neuen Verhältnisse mit rapide gestiegenen Leistungserwartungen an der Zunahme derjenigen Patienten im Krankengut unserer Klinik, die vor der stationären Aufnahme nicht arbeitsunfähig geschrieben werden. Während vor 1989 jeder zweite arbeitsunfähig zur Aufnahme kam, ist es bereits 1990 nur noch jeder fünfte. Dies ist um so bemerkenswerter, als die Schwere der Störungen insgesamt eher zugenommen hat. Die Quote der mittelfristigen und der Langzeitarbeitsunfähigkeit reduzierte sich immerhin auf ein Drittel der ursprünglichen Zahl.
Parallel dazu sank auch die absolute Anzahl der Patienten, die in diesem Zeitraum zur Aufnahme kamen. Beide Tendenzen weisen in die Richtung deutlicher Überanpassungserscheinungen an die neuen marktwirtschaftlichen Bedingungen und gehen folgerichtig nach 1991 wieder zurück - ohne allerdings wieder den Ausgangswert zu erreichen. Auch beruflicher Hintergrund und Qualifikation unserer Patienten ändern sich nach der Wende eindrucksvoll. Insgesamt verringert sich kontinuierlich die Zahl der Hochschulabsolventen. Die Arbeitslosenrate im Krankengut verzehnfacht sich zwischen 1989 und 1992. Damit erhöht sich auch die Quote der sozial deutlich Abgestiegenen auf das Doppelte der Ausgangszahlen. Auch sonstige biographische Merkmale unserer Patienten verändern sich. Im Vergleich zur Vor-Wende-Zeit steigt die Anzahl der ohne Mutter Aufgewachsenen unter unseren Patienten deutlich an. Stabile aktuelle Objektbeziehungen verringern sich in hochsignifikanter Weise. Entsprechend erhöht sich der Anteil lediger Patienten, die in unsere Behandlung kommen. Therapeutisch besonders bedeutsam ist das Anwachsen der Persönlichkeitsstörungen und psychosomatischen Erkrankungen im engeren Sinne, insbesondere der Eßstörungen, aber auch der Magenbeschwerden, funktionellen Herzbeschwerden und Kopfschmerzen. Zumindest im ersten Nachwendejahr läßt sich somit eine deutliche Tendenz zur "Somatisierung" in unserem Krankengut nachweisen. Waren schon in den letzten Jahren vor dem Umbruch die klassischen Neurosen deutlich zugunsten der Gruppe der sog. frühen

oder strukturellen Störungen im Rückgang, verstärkt sich dieser Trend in den Monaten nach der Wende schlagartig. Immerhin steigen bereits im ersten Jahr danach die Persönlichkeitsstörungen von 4,9 % auf 12,4 % (inzwischen hat sich diese Zahl mindestens noch einmal verdoppelt). Damit geht auch suchtartiges Verhalten verstärkt einher. Gleichzeitig treten Krankheitsbilder in Erscheinung, die vorher extrem selten zu sehen waren. Stellvertretend möchten wir die Bulimie nennen, die als Krankheitsbild mit speziellem kulturellen Bezug seit der "Wende" stetig zunimmt. (In epidemiologischen Studien des Jahres 1989 wurde die Ausprägung von Eßstörungen - z.B. Bulimia nervosa - bei jungen ostdeutschen Erwachsenen im Vergleich zu Österreich und Ungarn noch extrem niedrig gefunden). Fassen wir die vorliegenden Daten zusammen, sehen wir tatsächlich einen deutlichen Einfluß der sozial-ökonomischen Umwälzungen auf die gesundheitlichen Parameter, aber gerade im Sinne der Umstrukturierung des Krankheitsgeschehens und der deutlichen Veränderung des Krankheitsverhaltens. Es handelt sich eindeutig um außerordentlich rasch verlaufende Anpassungsreaktionen an die neuen Verhältnisse - nicht unbedingt ein Zeichen gesundheitlicher Schwäche eine Volkes.

Mythos Nr.2: "Die politischen Verhältnisse in der DDR haben einen starken Anstieg der Suizidrate zur Folge gehabt." Hier kann ich immerhin mit einer fast 100-jährigen Statistik aufwarten. Bekanntlich nimmt das heutige Ostdeutschland in bezug auf die Suizidhäufigkeit bereits seit 1898 eine Spitzenposition unter den deutschen Ländern ein. Die Sachsen, Anhaltiner und Thüringer hatten beispielsweise 1898 über 30 Suizide pro 100.000 der Bevölkerung, während der Rest Deutschlands 18 aufwies. Die mitteldeutschen, jetzt ostdeutschen Länder stiegen 1932 auf 38 Selbsttötungen pro 100.000 an, während das übrige Deutschland bei 25 blieb. Seit 1985 ist ein Absinken der Suizidhäufigkeit in Ost und West zu beobachten. Seit 1989 gleichen sich die Zahlen in Ost und West zunehmend an. Zu diesen Zahlen kontrastiert die deutliche Zunahme des "Todes durch Vergiftungen" und "Todes durch sonstige Gewalteinwirkungen" (außer Unfall und Suizid). Obwohl politische Bezüge im Hinblick auf Ansteigen und Sinken der Suizidziffern besonders im Osten Deutschlands naheliegen, ist doch zu vermerken, daß seit Mitte der 80er Jahre im Osten und Westen Deutschlands ein Abstieg zu verzeichnen ist, der mittlerweile zur niedrigsten Suizidhäufigkeit in diesem Jahrhundert in ganz Deutschland geführt hat. Die hier und da geäußerte Behauptung, der rapide gesellschaftliche Wandel nach der Vereinigung habe zu einem Anstieg der Selbsttötungsrate im Osten geführt, trifft also nicht zu.

Mythos Nr.3: "Ostdeutsche sind durchweg gestörte Persönlichkeiten und untauglich für ein Leben in einer freiheitlich-demokratischen Gesellschaft." Auch dieses Klischee, zu dem nicht zuletzt ostdeutsche Psychotherapeuten wie Maaz (1990, 1991) oder Journalisten wie Wedel (1994) ihren Teil beigetragen haben, findet keine wissenschaftliche Bestätigung. Becker u. a. (1991) ermittelten bei Ihrer ausführlichen Testuntersuchung von je etwa 300 Ost- und Westdeutschen zwar einige Unterschiede, doch keineswegs solche, die die Pathologisierung des Ostdeutschen unterstützen würden.
Ihre Ergebnisse in Kurzform: - Ostdeutsche sind verhaltenskontrollierter als Westdeutsche.

Pointiert formuliert, erweisen sie sich in ihren Wertvorstellungen und in ihrer Mentalität als die "deutscheren Deutschen". - Westdeutsche zeigen mehr Improvisationsfreude und Autonomie, Ostdeutsche sind "liebesfähiger". - Keine Unterschiede lassen sich in der Fähigkeit zur Bewältigung von Lebensanforderungen und im Selbstwertgefühl nachweisen.

Schauenberg et al. (1994) berichten Ergebnisse einer Studie zu Persönlichkeitsaspekten und psychischer Befindlichkeit von Studierenden der Universitäten Halle und Göttingen (n = 438). In den Selbstbildskalen erleben sich ost- und westdeutsche Studierende ähnlich. Es finden sich Unterschiede zwischen einzelnen Studienfächern, die darauf hinweisen, daß ein engerer Zusammenhang zwischen Persönlichkeit und dem gewählten Fach als mit dem Studienort in Ost oder West besteht. Sowohl Frauen wie Männer zeigen in Ostdeutschland Hinweise auf mehr traditionelle Geschlechtsrollenstereotype. Prinzipiell überwiegen auch bei den Werthaltungen die Gemeinsamkeiten zwischen Ost und West.

Mythos Nr. 4: "Ursache aller jetzigen Mißstände im Osten sind die katastrophalen familiären Verhältnisse der Ostdeutschen in den letzten 40 Jahren gewesen. Die kollektivistische Krippenerziehung ist wesentliche Ursache für pathologische Entwicklungen und insbesondere die Gewaltbereitschaft ostdeutscher Jugendlicher." Dieser Mythos hält sich besonders in Therapeutenkreisen hartnäckig und ist auch durch die jetzt vorliegenden repräsentativen Untersuchungen sicher nicht auszurotten. Scholz, Mattejat et al. (1994) haben die Auswirkungen der unterschiedlichen Familienformen auf die innerfamiliären Beziehungen untersucht, indem sie eine repräsentative Stichprobe von 560 Jugendlichen im Alter von 11 - 16 Jahren aus Leipzig mit einer 236 Jugendliche umfassenden Stichprobe gleichen Alters in Oberhessen verglichen. In den Valenzbeziehungen (Nähe, Wärme, Bindung) erleben die Leipziger Jugendlichen ihre Familien in fünf der sechs Ebenen signifikant näher und verbundener als die Jugendlichen in Oberhessen. Lediglich in der Beziehung der Mutter zum Jugendlichen nähern sich die Einschätzungen an. Das bedeutet, daß sich der Leipziger Jugendliche den Eltern näher, aber auch verbundener fühlt. Ebenso empfindet er die Beziehung seiner Eltern zueinander als sehr nah. Die oberhessischen Jugendlichen spüren dagegen eine stärkere emotionale Distanz in den Familien. Ein Vergleich mit der klinischen Stichprobe anorektischer Patienten - also von Kranken, die teilweise suchtähnliche Verhaltensweisen zeigen - aus dem Leipziger Raum zeigt, daß diese Familien sich nur in einer Beziehung - der zwischen den Eltern, die deutlich unterkühlter ist - von der ostdeutschen Normalpopulation unterscheidet. Bei altersabhängiger Betrachtung wird der Unterschied zwischen Ost- und West-Familien besonders bei den männlichen Jugendlichen deutlich. Hier zeigt sich, daß die männlichen Jugendlichen aus Leipzig sich im Verlauf der Adoleszenz sehr behutsam und nur wenig von Vater und Mutter entfernen, wogegen die männlichen oberhessischen Jugendlichen eine einschneidende Distanzierung erleben, die erst im Alter von 16 Jahren wieder abnimmt. Auf der Potenzebene (Selbstsicherheit, Autonomie) stellt sich ein ganz anderes Ergebnis dar. Hier sind die Beziehungen der oberhessischen Jugendlichen zu ihren Eltern durch signifikant höhere Autonomie und Selbstsicherheit bestimmt. Auch der Vater ist im Erleben des Jugendlichen ihm gegenüber viel sicherer. In der Beziehung zur Mutter unterscheiden sich die Jugendlichen nicht wesentlich. Interessant ist, daß der Unterschied zwischen der Leipziger und der Hessischen Population hinsichtlich der Autonomie und Selbstsicherheit den Eltern gegenüber ausschließlich durch die männlichen Jugendlichen zustande kommt. Das bedeutet, daß die weiblichen hessischen Jugendlichen sich ähnlich den ostdeutschen männlichen und weiblichen Jugendlichen in einer eher abhängigen Position gegenüber ihren Eltern empfinden. Die Ergebnisse sprechen dafür, daß die ostdeutschen Jugendlichen auch in der Pubertät sehr mit ihren Familien verbunden sind und klare Generationsgrenzen zwischen dem Subsystem der Eltern und dem der Kinder existieren. Der männliche Jugendliche in Hessen dagegen dominiert über seine Mutter, womit die Generationsgrenzen teilweise aufgehoben werden. Die Beziehung zwischen Vater und Mutter empfinden die Leipziger Jugendlichen autonomer, selbstsicherer und gleichzeitig näher und wärmer. Dieser Unterschied ist besonders bemerkenswert vor dem Hintergrund der deutlich höheren Scheidungsquote in der ehemaligen DDR. Brähler (1994) untersuchte das erinnerte elterliche Erziehungsverhalten, die Lebenszufriedenheit und die körperliche Befindlichkeit von Studierenden in den alten und neuen Bundesländern. Die Ergebnisse zeigen, daß in den Bereichen des elterlichen Erziehungsverhaltens die Rückerinnerung der Ostdeutschen an ihre Familien besser ist als die der Westdeutschen. Studierende im Osten fühlten sich als Kinder eher von Vater und Mutter akzeptiert und empfanden emotionale Wärme - vor allem von der Mutter - ausgeprägter als im Westen. Dies könnte bedeuten, daß trotz des geringen zeitlichen Budgets, das den Müttern im Osten für ihre Kinder zur Verfügung stand, die Qualität des Kontaktes zu Mutter und Vater besser war und daß die Bestätigung der Frauen durch den Beruf zu einer Qualitätsbesserung der Beziehung zum Kind in der - wenn auch verkürzten - Zeit geführt hat. Dies mag auch die höhere Akzeptanz der Kinder durch die Mütter erklären. Eine Erklärung der Nähe der Kinder zum Vater könnte nach Ansicht des Autors darin liegen, daß durch die gleichzeitige Berufstätigkeit von Mutter und Vater ähnliche Beziehungsmuster zu den Kindern gefördert wurden. Denkbar ist auch, daß es Reglementierungsversuchen des Staates zum Trotz zu einer höheren Bewertung des Familiären im Osten gekommen ist, und daß eher die Konsum- und Freizeitgesellschaft im Westen zu einer Verschlechterung des Binnenklimas in Familien geführt hat. Hier liegt u. E. auch der Schlüssel zur Erklärung der deutlich geringeren Affinität der ostdeutschen Halbwüchsigen zu Rauschgift und Drogen. Die Art der Ablösung von den elterlichen Normen favorisiert auch eher ein an die elterlichen Gewohnheiten angelehntes Suchtmuster. Insofern bleibt der Alkoholkonsum als Ausdruck der ostdeutschen familiären Suchtkultur zunächst dominierend. Erst nach dem in einigen Jahren zu erwartenden Umbau der ostdeutschen Familie nach dem westdeutschen Muster wird sich auch deren Suchtkultur der westdeutschen angleichen.

Mythos Nr. 5: "Die Ostdeutschen drücken ihre Ablehnung der neuen Verhältnisse durch die Verweigerung der Reproduktion aus. Der dramatische Geburtenrückgang signalisiert eine Art Selbstauslöschung des Volkes." Tatsächlich sind die Geburtsraten seit 1989 drastisch gefallen. Erst in diesem Jahr - also vier Jahre nach der Wende - steigen sie wieder an, und ich denke, sie erreichen in einigen Jahren das westdeutsche Niveau. Diese Zahlen verraten m. E. am allerwenigsten etwas über die spezielle Neigung zur Selbstreduzierung der Ostdeutschen. Wenn wir bedenken, daß das Erstgraviditätsalter der Frauen im Osten mehr als vier Jahre früher als das der westdeutschen Frauen lag, wird auch dieses Phänomen in die Reihe der Anpassungserscheinungen an eine neue Gesellschaftsform einzuordnen sein. Eine andere Frage ist die, ob gesellschaftliche Verhältnisse, die eine derartig niedrige Geburtenrate in ganz Deutschland bedingen, nicht problematisiert werden müßten.

Mit der Schilderung dieser wenigen ideologisch motivierten Fehlbeurteilungen der Realität möchte ich diesen Abschnitt beenden. Worauf es mir ankam, war zu zeigen, daß sich das Mißverständnis für viele Zwecke instrumentalisieren läßt. Es macht offensichtlich gegenwärtig Sinn, die Ostdeutschen zu Kranken und Gestörten zu machen. Eine Gesellschaftsform, die weit von unseren politischen Grundüberzeugungen entfernt ist, produziert halt kranke Individuen, die dann eine kranke Kultur bilden, für die dann eine sogenannte Ethnotherapie her muß (Wetter 1974). Auf diese Weise legitimiert sich der Umgang mit dem Ostdeutschen und dessen Lebensbedingungen als zwar schmerzhafte, aber unausweichliche Heilbehandlung, die umso weniger Ungemach bereitet, je herzhafter und mitleidloser die notwendigen Schnitte angesetzt werden. Aber auch für viele Ostdeutsche ist die Feststellung "Wir werden immer kränker und gestörter" attraktiv. Die mit den gesellschaftlichen Umwälzungen verbundenen Verluste und Kränkungen sind leichter zu ertragen, wenn sie den Untergang ihrer eigenen Welt als den der ganzen Teilnation erleben können.

Auf einer weniger vordergründigen Erklärungsebene läßt sich die Abwehr des Ostdeutschen als umfassenderer Prozeß der Bewältigung des Zerfalls der alten Bundesrepublik beschreiben. Dabei provozieren unterschiedliche Ängste und Bedürfnisse gleichsinnige Abwehrleistungen (Geyer 1991, 1992, 1994).

Meine erste Vermutung ist: Das Ostdeutsche wird zum Stigma organisiert. Der Ostdeutsche eignet sich hervorragend als Projektionswand alles dessen, was den nie versiegenden deutschen Selbsthaß nährt. Wenn es stimmt, daß der Deutsche hin- und hergerissen bleibt zwischen einerseits den Ansprüchen seines "vererbten" pathologischen Ich-Ideals (Deutsche müssen die besten Demokraten, edelsten und beliebtesten Mitmenschen, die besten Europäer, recht eigentliche Übermenschen sein) und andererseits der Notwendigkeit, sein Selbstgefühl angesichts alltäglicher Erfahrungen deprimierender Abhängigkeit und mangelnder Kontrolle zu schützen; wenn es richtig ist, daß dieser innere Zwiespalt psychische Mechanismen auf den Plan ruft, die diese Spannung zuungunsten der realen Verhältnisse auflösen, indem das eigene Unerträgliche externen Objekten, gewöhnlich den "Anderen", zugeschrieben, dort wahrgenommen und dann zur Bewahrung des eigenen Ich-Ideals bekämpft werden kann; wenn unsere Neigung, die Welt in Gut und Böse zu spalten, zwangsläufig zur Folge hat, im jeweils anderen das Böse, das uns verfolgt, festmachen zu müssen, um uns dem Guten zurechnen zu dürfen; wenn dies alles stimmt, dann könnten diese Muster viel von dem erklären, was an Abscheu, Ekel, haßerfüllter Distanzierung und Pauschalisierung im Verhältnis zum Ostdeutschen beobachtet wird. Wenn es für uns Deutsche so schwer zu sein scheint, wenigstens das "... emotionale Wissen über die Gefährdung unserer Idealität, unserer Moral und unserer Menschlichkeit..." (Krause 1991, S. 63) in uns allen aufzubewahren, wie unsäglich schwierig ist es dann erst, das alltägliche eigene Versagen, aber auch die Unvollkommenheit des Gemeinwesens, dem wir angehören, als Realität zu akzeptieren. In dieser Situation kommt der andere Deutsche, der gerade wieder neue Ideale sucht und seine alte Unzulänglichkeit voller Selbstverachtung und mit Wollust (seit den publizistischen Erfolgen meines Freundes Achim Maaz "Maazochismus" genannt) ausbreitet, gerade recht. Der Ostdeutsche eignet sich vorzüglich zum "häßlichen" Deutschen, der dann vom Deutschen aus dem "richtigen" Deutschland, der ja eigentlich gar kein Deutscher alter Art mehr ist, sondern ein "Überdeutscher", nämlich ein Europäer, als unsagbar fremd erlebt werden kann. Daß es sich um typisch deutsche Abstoßungsreaktionen eigener Gewöhnlichkeit handelt, beweist deren ubiquitärer Charakter in Ost und West. Psychologisch macht es keinen Unterschied, ob das Ich-Ideal im Falle des "Ostdeutschen" durch krampfhaftes Festhalten am guten Kern der verlorenen DDR (und gleichzeitiger, heimlicher oder offener Verachtung der moralisch minderwertigen Marktwirtschaftler) bewahrt wird oder durch die bei "Westdeutschen" geradezu epidemisch aufblühende Überidentifikation mit Staat und Gesellschaft, die sie ihren bankrotten östlichen Schwestern und Brüdern gegenüber grenzenlos moralisch und ökonomisch überlegen macht.

Es liegt in der Natur der Sache, daß die Realitäten eher den "Ostdeutschen" einholen, während sich ihnen der "Westdeutsche" länger entziehen kann. Asylanten entfalten darüber hinaus in Ost und West gleichermaßen ihr identitätsstiftendes Potential.

Meine zweite Vermutung untersetzt die erste in einem zentralen Punkt. Sie bezieht sich auf die Möglichkeit, die narzißtische Grundverfassung des hochzivilisierten Menschen und dessen damit zusammenhängende Verlorenheit und Leere im Kontrast zur verherenden Unkultur des DDR-Menschen erträglicher zu erleben. Motto: Nie war die BRD so schön wie im Vergleich mit der DDR! (Schneider 1990) Dies alles wurde vor der Vereinigung viel deutlicher reflektiert. Dank der "Ostdeutschen" ist das Leiden am westdeutschen Lebensstil völlig tabu geworden. Das Andrängen von gierigen und gefräßigen "Ostdeutschen" oder Asylanten hat die Lebenslüge der Arbeitsgesellschaft, man würde arbeiten für das, was man braucht, befestigt. Das Erlebnis des Ansturms auf die westlichen Fleischtöpfe provoziert einerseits wütende Verteidigungsanstrengungen, andererseits Schuldgefühle angesichts eines ungehemmten Konsums. Uns geht es gut, vielleicht auf Kosten anderer, aber wir sind schon recht beneidenswert mit unserer Lebensweise. Unter dem Strich bleibt übrig, was Gabriela Simon (1992) eine grandiose Selbstvergewisserung der Arbeits- und Konsumgesellschaft nennt.

Meine dritte Vermutung wiederum richtet sich auf die Möglichkeit, die peinliche Seite der gemeinsamen Vergangenheit als ostdeutsches Problem zu organisieren. Darüber hinaus hilft das Erlebnis offener gesellschaftlicher Gewalt in der DDR-Diktatur und deren Fortsetzung in den neonazistischen Eskalationen dabei mit, das in der Öffentlichkeit weitgehend tabuisierte Problem der Vermittlung subtilerer Formen gesellschaftlicher Gewalt in einer demokratischen Gesellschaft weiterhin vom öffentlichen Bewußtsein fernzuhalten.

2 Innerdeutsche Kommunikationsprobleme der Therapeuten untereinander

Im folgenden beschäftigen uns ideologische Kommunikationsbarrieren, die teilweise zu beträchtlichen Turbulenzen zwischen den Berufsgruppen in Ost und West beitragen. Wie ich zu zeigen versuche, resultieren diese Divergenzen aus Unterschieden in tief verwurzelten Überzeugungen und Anschauungen, die sehr wesentlich die jeweilige professionelle Identität befestigen. Entsprechend empfindlich reagieren wir auf Angriffe gegen derart identitätsstiftende Ideologien.

Fragen wir uns zunächst, was macht uns so anfällig gegenüber ideologischen Strömungen? Ich glaube, es geht in erster Linie um die Alltagserfahrungen, das unsere Möglichkeiten der Hilfe begrenzt sind, daß Psycho- und Soziotherapie nur ansatzweise gesellschaftliche Benachteiligung, Ungerechtigkeit und Diskriminierung aufheben kann, daß wir nicht zuletzt durch eigenes Wirken eine gesellschaftliche Wirklichkeit stabilisieren, mit der wir keineswegs immer zufrieden sind. Es hat etwas mit unserer Helferpersönlichkeit zu tun, der Illusion nämlich, daß wir, indem wir den zu kurz Gekommenen und Gescheiterten zur Seite stehen, uns selbst aus eigener Hilflosigkeit befreien. Unsere Anfälligkeit für einfache Lösungen, wie sie uns Ideologien vorgaukeln, hat jedoch auch mit unserer Vermittlerrolle zwischen Individuum und Gesellschaft zu tun. Die durchaus unterschiedlichen Interessen des Individuums auf der einen und der Gesellschaft auf der anderen Seite verlangen von uns einen Spagat, den wir alle mehr oder weniger gut beherrschen. Indem wir uns - wie übrigens alle helfenden Berufe - bemühen, die Konflikte zwischen beiden Parteien zu nivellieren, besitzen wir schon beinahe eine staatstragende Funktion. Die meisten von uns schämen sich, wenn sie sich dabei ertappen, daß sie als Kinder der Gesellschaftsform, in der sie leben, irgendwie auch angepaßt an dieses System arbeiten oder gearbeitet haben. Umso peinlicher wird dieses Gefühl, wenn solche Arrangements mit einer Gesellschaftsordnung zu Tage kommen, deren moralische und sonstige Qualitäten als außerordentlich fragwürdig gelten. Aus dieser Perspektive liegt der Rechtfertigungs- und Anpassungsdruck zweifellos auf den ostdeutschen Psychotherapeuten. Ich möchte Ihnen mich selbst als Beispiel eines solchen unbewußten Arrangements anbieten. Ich habe bis zur Wende mehr als 20 Jahre lang in der DDR therapeutisch gearbeitet. Ich habe trotz vieler Widrigkeiten eine - wie ich rückblickend festzustellen mir erlaube - sehr solide handwerkliche Ausbildung genossen. Besondere Faszination übte auf mich eine Form der analytisch orientierten Gruppentherapie aus, die den Patienten zu Autonomie und Selbstbestimmung führen sollte, wobei ausdrücklich die Auseinandersetzung mit der Autorität thematisiert und fokussiert wurde. Meine Kollegen und Freunde, mit denen ich damals zusammenarbeitete, litten wie ich unter den beengten, repressiven Verhältnissen, und wir schufen uns mit unseren Methoden die Illusion, ein Stückchen mehr Freiraum in der Gesellschaft zu öffnen. Viele von uns haben gemeint, mit unseren therapeutischen Methoden die politischen Verhältnisse beeinflußen zu können. Möglicherweise haben wir damit diesen oder jenen unserer Patienten überfordert. Auf jeden Fall war es das Feigenblatt, hinter dem wir unsere politische Abstinenz verborgen hielten. Ich nehme an, diese Vermischung politischer und therapeutischer Zielstellungen dürfte so manchem westdeutschen Therapeuten meiner Generation bekannt vorkommen. Ich erinnere mich daran, wie verständnislos ich dem Treiben der aus der 68er Bewegung hervorgegangenen und in die Rote Armee Fraktion einmündenden Therapeuten des sogenannten Heidelberger Patientenkollektivs gegenüberstand, die unter der Losung "Die beste Psychotherapie ist die Revolution" ihre Patienten direkt zum politischen Kampf anhielten. In subtiler, verdeckter Form geistert immer noch eine solche Mißbrauchsideologie durch manches Sprechzimmer. Die aktuellen innerdeutschen, fachbezogenen Kommunikationsprobleme sind allerdings anderer Art. Sie ergeben sich aus einer völlig unterschiedlichen beruflichen Sozialisation in Ost und West.

Bevor auf die mehr oder weniger subtilen Unterschiede auf dem Gebiet der Psychotherapie eingegangen wird, soll zunächst betont werden, daß es im Vergleich zur restlichen Welt zweifellos mehr Gemeinsamkeiten als Unterschiede gibt. Sie betreffen in erster Linie den hohen Grad der Institutionalisierung von Psychotherapie als eigenständiges Fachgebiet der Medizin. So gab es in Ost- und Westdeutschland eine Fülle von stationären Einrichtungen mit insgesamt etwa 10.000 Betten, die ausschließlich der psychotherapeutischen Versorgung dienen. Schepank hat in seiner bekannten Übersicht über die stationäre Psychotherapie in der Welt festgestellt, daß es in beiden Teilen Deutschlands mehr stationäre Versorgungskapazität gab als in allen übrigen Ländern zusammen. Ebenfalls gemeinsam war die Einbindung der Psychotherapie in das System der Sozialversicherung. Insofern ist die Psychotherapie im Osten wie im Westen seit mehreren Jahrzehnten als medizinische Versorgungsleistung anerkannt und jedem Bürger prinzipiell kostenlos zugänglich. Dies korrespondiert mit einem ebenfalls in der übrigen Welt nicht vorhandenen System der Einbindung psychotherapeutischer Bildungsinhalte in das System der ärztlichen und psychologischen Aus-, Weiter- und Fortbildung. In Westdeutschland war das Lehrgebiet Psychosomatik/Psychotherapie intergraler Bestandteil der studentischen Ausbildung. Zwei Bereichsbezeichnungen repräsentierten den relativ hohen Grad der Professionalisierung der Psychotherapie im ärztlichen Sektor. Im Osten gab es bereits seit 1978 einen Facharzt für Psychotherapie sowie einen Fachpsychologen in der Medizin, und psychotherapeutische Bildungsinhalte waren in den letzten 15 Jahren obligater Bestandteil der Weiterbildung zum Allgemeinmediziner.

Zusammenfassend ist zu diesem Punkt festzustellen, daß beide damaligen Teilstaaten in jeweils spezifischer Form an den Entwicklungsstand der medizinischen Psychotherapie im Vorkriegsdeutschland angeknüpft und diesen kontinuierlich erhöht haben und daß der gemeinsame Ursprung dieser Linien bis heute zu verfolgen ist.

3 Auswirkungen der unterschiedlichen Gesellschaftssysteme auf die Psychotherapie in West- und Ostdeutschland

Im Westen war die Wissenschaft frei und durch liberal-pluralistische Grundlagen der bürgerlichen Demokratie bestimmt. Im Osten dagegen existierte stets eine staatstragende Ideologie, die in ihren stalinistischen Ausprägungen weit in die Wissenschaften einzudringen versuchte. Während das Menschenbild des Westens die Rolle des Subjekts eher in einem individualistischen Sinne betonte, sah das östliche System das Subjekt dem kollektivistischen Prinzip untergeordnet, so daß Ansprüche des Einzelnen nur zugelassen wurden, wenn sie gleichzeitig auch durch Kollektivinteressen legitimiert wurden. Von daher war auch das Verhältnis des Staates zur Psychologie durch tiefes Mißtrauen geprägt. Es sei nur am Rande daran erinnert, daß unter Stalin die Psychologie als Wissenschaft schlichtweg verboten war, da Stalin den Gegenstand der Psychologie durch den historischen Materialismus erschöpfend abgedeckt sah. Später, d. h. in den 50er und 60er Jahren, wurde im Osten die Psychologie im Sinne der Machthaber totalitär zu instrumentalisieren versucht. Dagegen galt die Medizin als eher ideologisch indifferent, so daß die Psychotherapie als Bestandteil der medizinischen Wissenschaft kaum in dieser extremen Weise indoktriniert wurde. Unter diesen unterschiedlichen gesellschaftspolitischen Bedingungen wäre als Ergebnis eine "freie westliche Psychotherapie" - was immer das auch bedeutet - und eine durch Indoktrination eingezwängte östliche Psychotherapie zu erwarten. Merkwürdigerweise sind die Verhältnisse so eindeutig nicht.

Die relativ ungehinderte Entwicklung aller Schulen der Psychotherapie im Westen ohne wissenschaftlichen oder philosophischen Begründungszwang führte naturgemäß zu einer Vielfalt von Konzepten und Richtungen. Unter dem Sog kommerzieller Interessen führte dies zu unzähligen Ausbildungs- und Behandlungsformen, von denen ein riesiger Bereich wissenschaftliche Ansprüche nicht im Ansatz erfüllen konnte. Die notwendige Folge war eine starke staatliche bzw. öffentlich-rechtliche Reglementierung und ein ungewöhnlich hoher Bürokratisierungsgrad, der den psychotherapeutisch Tätigen in seiner praktischen Tätigkeit einengt.

Im Osten dagegen bestand zwar ein deutlicher Zwang zur Begründung einer Methode innerhalb eines weitgefaßten marxistischen "biosozialen" Konzeptes. Darüber hinaus fehlten jedoch zusätzliche Behinderungen des Therapeuten in der praktischen Ausübung einer wissenschaftlich begründeten Psychotherapiemethode. Da der kommerzielle Aspekt absolut untergeordnet war, unterblieben unnötige Aufsplitterungen, und die Idee einer methoden- und berufsübergreifenden wissenschaftlichen Disziplin "Psychotherapie" konnte sich in konkreten Institutionalisierungen ausdrücken. Hier sei nur an den Facharzt für Psychotherapie erinnert.

Ebenso fehlten im Osten die ausgeprägten standespolitischen Differenzen zwischen ärztlichen und psychologischen Psychotherapeuten. Aus heutiger Sicht war auch dies der Tatsache einer nicht privatwirtschaftlich organisierten Behandlungspraxis geschuldet. Die eigentlichen Probleme entstehen also im Zuge recht unterschiedlicher Sozialisationsbedingungen. Im Westen wurde professionelle Identität eher über eine Therapieschule bzw. ein Ausbildungsinstitut hergestellt, im Osten mehr über die Zugehörigkeit zu einem Fachgebiet. Ostdeutsche Psychotherapeuten waren der Überzeugung, daß die wissenschaftliche Disziplin, der sie sich verpflichtet fühlten, einen methodenübergreifenden Charakter hat. Methoden dienten je unterschiedlichen therapeutischen Zielstellungen. Westdeutsche Therapeuten sind in erster Linie Psychoanalytiker oder Verhaltenstherapeuten. Entsprechend bilden die jeweiligen Methodenvertreter streng voneinander abgeschottete Schulen, die sich in Dutzenden von Vereinen und Verbänden streng voneinander separieren. Dies hatte auch unterschiedliche Ausbildungsgänge zur Folge. Im Westen sind sie methoden-puristisch und streng theorie- (oder sollte man besser sagen ideologie-)geleitet, im Osten war sie eher methodenintegrativ-pragmatisch. Als ostdeutscher Psychoanalytiker, der ich heute ein psychoanalytisches Ausbildungsinstitut leite, jedoch von jeher verhaltens- und gesprächstherapeutische Methoden zusätzlich verwendet habe, scheint es mir immer noch absurd, daß ich tatsächlich nur für die analytische Psychotherapie zuständig sein soll. Mit einigem Unverständnis mußte ich zur Kenntnis nehmen, daß im Rahmen der kassenärztlichen Richtlinien jede Methodenintegration mit finanziellen Sanktionen geahndet wird, so daß unsere integrativen Konzepte nur noch im stationären Bereich realisiert werden können. Andererseits war die westliche Psychotherapieszene außerordentlich bunt und vielgestaltig. Während die mit wissenschaftlichen Methoden arbeitenden Ausbildungseinrichtungen mit äußerster Strenge die Reinheit der eigenen Lehre bewachen und Abtrünnige wie Ketzer behandeln, tummeln sich auf dem freien Psycho-Markt Paradiesvögel aller nur denkbaren Art. Für den ostdeutschen Psychotherapeuten ein geradezu erschreckendes Bild der Unordnung, der Unwissenschaftlichkeit und Unübersichtlichkeit.

Es kann also festgestellt werden, daß die Psychotherapie im Osten durchaus freier, als unter politischen Gesichtspunkten anzunehmen, praktiziert werden konnte und im Westen der Vorteil einer freiheitlichen Demokratie durch kommerzielle Aspekte und bürokratische Reglementierungen relativiert wurde.

4 Gemeinsame Aufgaben

Es wäre zu vermuten, daß sich die Therapeuten in Ost und West schon durch die unterschiedlichen Sozialisationsbedingungen in ihren Grundauffassungen vom Menschen und der Gesellschaft unterscheiden, also in den Vorstellungen von Gut und Böse oder den Ansprüchen, die ein Individuum berechtigterweise an die Gesellschaft stellen kann. Ich bin mir nach den Erfahrungen der Nachwendezeit mit der hohen Geschwindigkeit und Leichtigkeit der Anpassungsprozesse des DDR-Bürgers an die Werte und Normen der westdeutschen Gesellschaft nicht mehr so sicher, ob es hier tatsächlich elementare Unterschiede gibt oder ob nicht die gemeinsame abendländische Geschichte und die letztlich ebenfalls gemeinsame sozioökonomische Entwicklung zur modernen Industrie-, Konsum- und Leistungsgesellschaft mehr Ähnlichkeiten in den Grundwerten und Menschenbildern bewirkt haben, als bei bloßer Betrachtung der Staatsformen zu erwarten wäre. Für diese Vermutung spricht auch die Anfälligkeit der Ost-Therapeuten für die Segnungen des westlichen Psychomarktes, eine Anfälligkeit also für stark ideologisierte methodische Strömungen. Damit sind wir endgültig bei den Gemeinsamkeiten der deutschen Therapeuten angekommen, zumindest bei den Problemen, die uns daran hindern, die handwerklichen Aspekte unserer Tätigkeit entsprechend handlungsnah zu besprechen. Ich denke, die ostdeutschen

Therapeuten hätten mindestens auf zwei Feldern etwas beizutragen. Zum einen könnten sie ihr tiefsitzendes Mißtrauen gegen jede Form der Ideologisierung ihres Handelns einbringen.
Folgende Fragen wären zu stellen:
Machen wir nicht zu viele Referenzen an Zeitgeist und Modeströmungen? Haben wir uns es nicht auf beiden Seiten abgewöhnt, die sogenannten wissenschaftlichen - in Wirklichkeit ideologischen - Grundlagen unserer Konzepte zu hinterfragen? Sollten wir es tatsächlich weiter zulassen, daß manche dieser Konzepte weitgehend unbeeindruckt vom Gang der Wissenschaft bleiben? Gibt es beispielsweise etwa irgendein wissenschaftliches Indiz dafür, daß die Verbindung aufdeckender und übender Verfahren obsolet ist? Sitzen wir nicht Mythen auf, die bar jeden wissenschaftlichen Beweises sind, wenn wir Entwicklungstheorien folgen, die die störungsfreie Entwicklung des Kindes an Bedingungen knüpfen - ich denke an totale und bedingungslose Zuwendung und Liebe der Mutter -, die weder real noch erstrebenswert sind, wie wir aus der entwicklungspsychologischen Forschung wissen, oder wenn wir andererseits auf der Basis von Theorien behandeln, die weder Entwicklung noch ein Seelenleben kennen? Sollten wir wirklich unsere in der Praxis gewonnenen Erfahrungen von den Möglichkeiten der Kombination mehrerer Methoden verwerfen, nur weil bürokratische Regelungen und Leistungsvorschriften es verbieten?

Hier eröffnet sich eine Fülle gemeinsamer Aufgaben. Wir hätten insbesondere die Frage zu verfolgen, inwieweit unsere therapeutischen Haltungen, Methoden und Techniken im Dienste unreflektierter Menschen- und Gesellschaftsbilder stehen und mehr berufsständigen Macht- oder ökonomischen Interessen dienen als unseren Patienten.
Darüber hinaus könnten zum anderen ostdeutsche Therapeuten ihre eigene, in DDR-Zeiten gewachsene Sensibilität auch den versteckten und subtilen Formen gesellschaftlicher Gewalt unseren Landsleuten im Westen zur Verfügung stellen. Wir, die wir mit allen Formen staatlicher Gewalt unsere Umgangsformen besitzen, staunen im allgemeinen fassungslos über die mangelnde Bewußtheit, die im Westen gegenüber Formen der sogenannten strukturellen Gewalt, d. h. gegenüber den subtilen bürokratischen und pseudodemokratischen Mechanismen, die diese Gesellschaft auch kennzeichnen, besteht.
Das wäre dann ein gesamtdeutscher Beitrag ostdeutscher Psychotherapeuten, der uns mehr entsprechen würde als bequeme Anpassung: Wahrheiten auch dann zu sagen, wenn sie nicht erwünscht sind, und den Anspruch des Individuums auch dann aufrechtzuerhalten, wenn er innerhalb eines demokratischen Prozesses (noch) nicht durchzusetzen ist. Aber wir sollten unsere Patienten heraushalten, wenn wir als Staatsbürger unsere legitimen Möglichkeiten wahrnehmen, Berufsfeld und Gesellschaft umzugestalten. Die vor 25 Jahren ausgesprochene Warnung Kiskers an die therapeutisch Tätigen ist nach wie vor aktuell: "Wer mit den Notgeschichten der uns anvertrauten Patienten die große Misere unserer Zeit kurieren will, handelt wie ein Barbier, der mit seinem Kunden ins Politisieren gerät und ihm dabei unversehens die Kehle durchschneidet".

5 Zusammenfassung

Das außerordentlich gesellschaftsnahe Berufsfeld des Psychotherapeuten gerät zunehmend in den Sog sozioökonomischer Gegensätze, die den deutsch-deutschen Einigungsprozeß begleiten. Dabei dienen Mythen über Persönlichkeit und Gesundheitszustand des Ostdeutschen offenbar der Abwehr gesamtdeutscher Ängste vor dem Verlust gewohnter Stabilität und Sicherheit.

Die zweifellos vorhandenen Unterschiede zwischen den Deutschen könnten jedoch mehr sein als Bestätigung und Rechtfertigung eigener Ansichten. Sie könnten den Deutschen in Ost und West als Spiegel dienen, in dem jeweils unerwartete Aspekte auftauchen, deren Problematisierung das deutsch-deutsche Selbstverständnis erweitern könnte. Wie wir gesehen haben, werden in diesem Spiegel für beide Deutsche viele Selbstverständlichkeiten als gar nicht mehr so selbstverständlich wahrnehmbar.

Literatur

Becker, P., Hänsgen, K.-D., Lindinger, E. (1991): Ostdeutsche und Westdeutsche im Spiegel dreier Fragebogentests. Trierer Psychologische Berichte 18.3
Brähler, E. (1994) Das erinnerte elterliche Erziehungsverhalten und die Lebensunzufriedenheit von Studierenden der Medizin in den alten und neuen Bundesländern. In: Brähler, E., Wirth, H.J. (Hrsg.) Entsolidarisierung - Die Westdeutschen am Vorabend der Wende. Opladen: Westdeutscher Verlag
Bundesministerium für Frauen und Jugend (Hg.) (1992): Gleichberechtigung von Frauen und Männern. Wirklichkeit und Einstellungen in der Bevölkerung. Stuttgart/Berlin/Köln: Kohlhammer
Cabanis, Pierre J.G. (1799-1802) Rapports du physique et du morale de l'homme. 2 Bde, (dt. (1804) Über die Verbindung des Physischen und Moralischen in den Menschen)
Devereux, G. (1974) Normal und anormal. Aufsätze zur allgemeinen Ethnopsychiatrie. Frankfurt/M.: Suhrkamp
Geyer, M. (1991) Deutsch-deutsche Annäherungsprobleme. In: psychosozial 14.1, 5-12
Geyer, M. (1992) Zur Situation der Psychotherapie in der ehemaligen DDR. In: Tress, W. (Hg.) Psychosomatische Medizin und Psychotherapie in Deutschland. Göttingen: Vandenhoeck & Rupprecht, 111-123
Geyer, M. (1994) Sie nehmen die Kälte nicht wahr - "Westdeutsche" aus der Sicht eines "Ostdeutschen". In: Brähler, E., Wirth, H. J. (Hrsg.) Entsolidarisierung - Die Westdeutschen am Vorabend der Wende. Opladen: Westdeutscher Verlag
Krause, R. (1991) Psychische Folgen des Holocaust. In: Rohde-Dachser, R. (Hrsg.): Beschädigungen. Psychoanalytische Zeitdiagnose. Göttingen: Vandenhoeck und Rupprecht, 49-65
Maaz, H. -J. (1990) Der Gefühlsstau. Ein Psychogramm der DDR. Berlin: Argon
Riesmann, D. u.a. (1990) Die einsame Masse. Reinbeck: Rowohlt
Schauenburg, H., Kuda, M., Rüggenberg, J., Palussek, R. (1992) Die psychische Befindlichkeit Studierender in den neuen und alten Bundesländern am Beispiel der Universitäten Halle und Göttingen. In: Wiss. Z. Univ. Halle, H. 4, 123-132
Schauenburg, H. et al.(1994) Selbstbild, Werterhaltungen und psychische Befindlichkeit von Studierenden in Ost- und Westdeutschland nach der Wende
Schauenburg, H., Kuda, M., Rüger, U. (1992) Unterschiedliche Kontrollüberzeugungen (Locus of control) bei ost- und westdeutschen Studierenden. In: Zeitschrift für Psychosomatische Medizin und Psychoanalyse 3, 258-268

Schauenburg, H., Kuda, M., Rüggeberg, J., Palussek, R. (1993): Selbstbilder und ideale Selbstbilder im Gießen-Test bei Studierenden in Ost- und Westdeutschland. In: Psychotherapie, Psychosomatik, Medizinische Psychologie 12, 439-445

Schneider, P. (1990) Man kann sogar ein Erdbeben verpassen. Die Zeit 27.04.1990, 27-28

Scholz, M., Mattejat, F., Schneider, C., Strobel, A. (1993) Wie erleben ost- und westdeutsche Jugendliche die Beziehungen zu ihren Familien? Leipzig: mimeo

Simon, G. (1992) Mehr Faulheit! Mehr Genuß! Mehr Schlendrian! Die Zeit 47, 42-52

Spangenberg, N, Clemenz, M. (1990) Die Last der Vergangenheit und der Kampf um die Zukunft. Familienkonflikte und ihre gesellschaftlichen Hintergründe: ein sozioanalytisches Modell. In: Clemenz, M. et al. (Hrsg.) Soziale Krise, Institution und Familiendynamik. Konfliktstrukturen und Chancen therapeutischer Arbeit bei Multiproblemfamilien. Opladen: Westdeutscher Verlag, 28-29

Wedel, M. (1994) Einheitsfrust. Berlin: Rowohlt

Winkler, G. (Hg.) (1990) Frauenreport 90. Soziale Situation von Frauen in der DDR. Berlin

Arzt-Patienten-Kommunikation und Krankheitsbegriff - Transkulturelle Erfahrungen

Thomas Ots

Einleitung

Dieser Beitrag widmet sich - in aller Kürze - dem Zusammenhang zwischen Arzt-Patienten-Kommunikation und Krankheitsbegriff. Ich bediene mich dabei des transkulturellen Vergleiches und stütze mich auf Untersuchungen und Erfahrungen, die ich zu diesem Thema während mehrjähriger Studien in der VR China gemacht habe.

Die These, die ich diesem Beitrag voranstelle, wird weder beunruhigen noch in Begeisterung versetzen; auch erhebe ich nicht den Anspruch, damit etwas Einzigartiges und Neues zu verkünden. Die Würze liegt eher im Detail, in den beispielhaften Ausführungen.

Die These lautet: Form und Inhalt der Arzt-Patienten-Kommunikation sind grundsätzlich abhängig von dem jeweils vorherrschenden Krankheitsbegriff und in zweiter Linie von gegebenen gesellschaftlichen Bedingungen.

Vor allem die angelsächsische Medizinanthropologie (Good, Kleinman, Lock, Young, etc.) hat in den letzten 15 Jahren darauf hingewiesen, daß das, was wir im konkreten Fall unter Krankheit verstehen, weniger einer vermeintlich objektiven naturwissenschaftlichen Sicht geschuldet, sondern soziokulturell konstruiert wird. Diese soziokulturelle Konstruktion bildet eine grobe Matrix, die Möglichkeiten zu weiteren Ausformungen und Spezifikationen bietet, je nach wissenschaftlicher Tradition bzw. 'Schule' und populärwissenschaftlicher Rezeption. Es gilt also, das Verständnis von Krankheit für beide Seiten zu beleuchten: die des Arztes und die des Patienten.

1 Die moderne Medizin und der Begriff der Krankheit

In unserer heutigen 'Schulmedizin' herrscht eine Tendenz zur mono- bzw. oligosymptomatischen Sicht von Krankheit vor. Die moderne Medizin versucht, Krankheiten semiotisch durch möglichst wenige Zeichen zu beschreiben. Diese Zeichen sollen möglichst sicher und damit objektivierbar sein. Einhergehend mit der wachsenden Technisierung der Medizin wird dann auf subjektive Aussagen der Patienten in zunehmendem Maße verzichtet. Diese reduktionistische Tendenz wird z.B. in Dahmers Lehrbuch "Anamnese und Befund" deutlich. Hier werden angehende Mediziner dazu angehalten, den Patienten zu "bitten, aus der möglichen Vielfalt seiner Beschwerden selbst das auszuwählen, was ihm am wichtigsten erscheint." (Dahmer 1988: 31) Die Aufgabe des Arztes sei es, das 'Leitmotiv' oder 'Leitsymptom' herauszufinden und die Nebenbeschwerden, die als 'vage', 'subjektiv', 'sekundär' oder 'unzuverlässig' charakterisiert werden, zu verwerfen. Symptomatischer Reduktionismus geht also einher mit einer Entfremdung des Patienten von seiner Krankheit: Wenn durch wenige 'objektive' Tests die weitschweifige Klage des Patienten ersetzt werden kann, ist es nicht mehr so wichtig, was der Patient selbst empfindet. Für den Patienten bedeutet diese Tendenz, sein Leiden und sein Klagen darüber selbst zu beschneiden. Wissend, daß der 'Herr Doktor' ihn nicht lange wird reden lassen, reduziert er während des Wartens im Wartezimmer die ursprünglichen sechs Beschwerden auf vier, und nach dem Aufrufen wird noch schnell ein weiteres fallengelassen und eines, das auf jeden Fall Beachtung finden soll, an den Anfang gestellt. Aber diese Selbstbeschneidung ist schon beinahe unwichtig, denn viele Untersuchungen (Mishler 1984, Ots 1992) zeigen, daß die meisten Patienten kaum über die Darstellung von mehr als zwei Beschwerden hinauskommen, ohne vom Arzt unterbrochen und damit in ihrer Aussage behindert und gelenkt zu werden. Wir sehen also: Eine wissenschaftliche Tradition, die - wie die moderne Medizin - auf die Werte der Meßbarkeit und der Visualisierbarkeit hält, verwirft 'Subjektives' und wird damit unweigerlich reduktionistisch. Die Ärzte erziehen dann ihre Patienten in genau diesem Sinne. Nur die Unverbesserlichen wollen dem 'Herrn Doktor' alles erzählen und erhalten nicht selten in ihrer Akte den Eintrag 'Logorrhoe'.

1.1 Beispiel: Duodenalulcus

Das eben Ausgeführte soll am Beispiel des Zwölffingerdarmgeschwüres konkretisiert werden. Dienten noch bis vor nicht allzu langer Zeit bestimmte Aussagen des Patienten über den zeitlichen Zusammenhang der Essensaufnahme mit der Zu- und Abnahme seiner Beschwerden als Differentialdiagnose zwischen einem Magen- und Duodenalulcus, so wird heute auf diese Angaben weitgehend verzichtet, da die Diagnose meist mittels Kontrast-Röntgen oder Gastroskopie objektiviert wird. Die folgenden Ausführungen sind der Demonstration halber bewußt etwas holzschnittartig: Der Chirurg kümmert sich kaum um die Ursachen des Ulcus. Er sieht seine Chance, wenn andere Methoden versagen sollten, im operativen Vorgehen. Ist das Ulcus vernäht (weitere Methoden wären die Resektion oder die Vagotomie), ist für ihn die Krankheit geheilt. Der Internist sieht bestimmte Zusammenhänge zwischen der Kankheit und den diätetischen Gepflogenheiten des Patienten, auf die er Einfluß zu gewinnen versucht. Der Psychosomatiker wird je nach Schule die Kindheit des Patienten durchleuchten oder nach spezifischen 'Lebensereignissen' suchen und des Patienten Fähigkeiten, mit Streß umzugehen (Coping), zu verbessern suchen. Wir sehen hier also verschiedene Ansätze, dem Duodenalulcus beizukommen. Doch allen Ärzten und unterschiedlichen Schulen bleibt eines gemeinsam: sie verstehen das Duodenalulcus als Krankheit, d.h. als eine ontologisch in sich geschlossene Einheit.

2 Die traditionelle chinesische Medizin: Ist das Duodenalulcus eine Krankheit?

Die traditionelle chinesische Medizin kennt keine Krankheit 'Duodenalulcus'. "Wieso denn dieses?" werde ich oft gefragt, "so ein Ulcus ist doch sichtbar, nachweisbar, manchmal kommt es sogar zum Durchbruch. Wieso soll es denn nicht existieren?" Doch die Frage ist falsch gestellt. Natürlich existiert das Ulcus. Doch was macht es damit zur ontologisch definierten Krankheit, zu einer in sich geschlossenen Kategorie? Ist es nicht möglich, daß dieses Ulcus nur ein Teil eines größeren Krankheitsgeschehens, somit nur ein Krankheitszeichen unter mehreren ist? Wenn dem so ist, dann hat dies unweigerlich Folgen für die Therapie. Denn es macht einen Unterschied, ob ich ein singuläres Duodenalulcus oder darüber hinaus eine größere Krankheitseinheit behandle. Genau dies ist der Fall in der traditionellen chinesischen Medizin. In der klassischen Medizin Chinas gilt das Duodenalulcus meist als ein Krankheitszeichen eines Beschwerdekomplexes (Symptomraster, auch Syndrom), das wir mit 'Ärgerkrankheit' übersetzen können (in der Metaphorik der chinesischen Medizin steht die Leber für Arger; siehe Ots 1991). Die meisten chinesischen Diagnosen der Inneren Medizin bestehen nicht aus kurzen, prägnanten Begrifflichkeiten, die sich auf ein bestimmtes Organ beziehen oder die eine bestimmte organische Pathologie kennzeichnen, sondern sie bestehen aus ein bis mehreren beschreibenden Sätzen, die - aus unserer Sicht - einer emotionalen Zuordnung unterliegen. Dies hat bestimmte historische Gründe und soll an folgendem Beispiel dargestellt werden, wie es in der für die traditionelle chinesische Medizin prägenden Phase vor ca. 1500 bis 2000 Jahren stattgefunden haben könnte.

Jemand hat plötzlich sehr starke Schmerzen unter dem rechten Rippenbogen. Von bestimmten Vorerfahrungen - zum Beispiel Zerstückelung von zum Tode Verurteilten - wußte man, daß sich dort Leber und Gallenblase befinden. Dies war die einzige somatisch-lokalistische Aussage, die man damals machen konnte. Was im Inneren des Körpers geschah, auf Organ- oder gar auf zellulärer Ebene, mußte unerkannt bleiben. Wollte man also das schmerzhafte Geschehen sinngebend einordnen, blieb keine andere Wahl, als nach gleichzeitig auftretenden Veränderungen Ausschau zu halten, die mit dem Schmerz in Verbindung stehen könnten. So stellte man im Laufe der Zeit fest, daß einige der Betroffenen bald darauf eine Gelbfärbung der Augen und/oder der Haut zeigten, andere nicht. Weitere Gleichzeitigkeiten bestanden in einem Völlegefühl, in Blähungen, Schmerzen am Rippenbogen und z.B. in lautstarkem Rülpsen bzw. Erbrechen. Aber diese Symptome konnten auch ohne Schmerzen unter dem rechten Rippenbogen auftreten. Dennoch war die Erkrankung durch solche Symptome schon besser charakterisiert als durch den Schmerz allein. Die Ärzte fragten solche Patienten nicht nur, was er/sie fühlte, sondern wie er/sie sich fühlte. Und es stellte sich heraus, daß viele Patienten angaben, häufig ärgerlich zu sein oder sich gerade - einige Stunden zuvor - aufgeregt zu haben. Die Angehörigen gaben an, daß der Patient sehr zum Nörgeln neige, nachtragend und oft mißgelaunt sei. Jetzt war die Erkrankung in ihren funktionellen Zusammenhängen schon recht gut beschrieben.

Es ist einsichtig, daß in diesem Stadium der biologischen Kenntnisse Erklärungsversuche von Heilern darüber, was sich im Innern des Körpers abspiele, zu einem hohen Prozentsatz falsch sein mußten. So liegt die Schwäche der chinesischen Medizin auch in der pathophysiologischen Beschreibung organischer Veränderungen. Eine höhere Aussagekraft hatte die Zuordnung des Schmerzes zu den körperlichen Symptomen, die höchste Aussagekraft aber die Zuordnung zu den emotionellen Veränderungen, denn jemand mit Schmerzen über dem Herzen, Schweißausbrüchen und Zittern zeigte eine andere Emotionalität als jemand, "dem gerade eine Laus über die Leber gelaufen war." Der Beschwerdekomplex 'Schmerz unter dem rechten Rippenbogen, Blähungen und Erbrechen' korrelierte am häufigsten mit der Emotion Wut bzw. unterdrückte Wut, also Ärger. Die chinesische Medizin hat es durch Systematisierung empirischer Beobachtungen des Zusammenhanges zwischen körperlichen Symptomen und Emotionen zu großer Meisterschaft auf dem Gebiet der Diagnose solcher Leiden gebracht, die wir als psychosomatisch definieren.

2.1 Das Denken in Symptomkomplexen

Um bei dem gegebenen Beispiel zu bleiben: Folgende Symptome gelten für den traditionellen Arzt als Hinweis auf ein pathologisches Geschehen des emotionellen Komplexes Ärger:
Bluthochdruck, Kopfschmerzen, Migräne, Augenflimmern, Aufstoßen, nervöses Erbrechen, Globusgefühl, Druck über dem Thorax, substernales Globusgefühl, Flankenschmerzen, Blähungen, Stuhlverstopfung, Duodenalulcus, Gallenkolik sowie auch die Beschwerden der Colitis ulcerosa.

Diese Symptome beziehen sich auf sehr unterschiedliche Lokalitäten, deswegen werden sie von der westlichen Medizin in keinen inneren Zusammenhang gestellt. Bei den chinesischen Patienten, die ich untersuchte, zeigten sich folgende Besonderheiten: Je deutlicher es sich um eine Erkankung auf emotionaler Grundlage handelte, desto mehr dieser Beschwerden waren vorhanden. Aufstoßen und Erbrechen können natürlich auch Symptome einer alimentär bedingten Magenverstimmung sein. Somit wären sie - isoliert betrachtet - nicht spezifisch und weisen auch nicht auf eine emotionale Störung hin. Ein Patient aber, der aufstößt oder "einen Kloß im Hals hat", der unter Blähungen und "Herzschmerzen" ("festgesetzte Luft", auch Roemheld-Syndrom genannt) leidet, auch chronische Stuhlverstopfung aufweist und möglicherweise schon einmal ein Duodenalulcus hatte, ist in hohem Maße verdächtig, eine 'Leber'-Ärger-Erkrankung auf emotionaler Grundlage zu haben. Einer emotionalen Deutung unterliegen diese Symptome also nur innerhalb eines bestimmten Komplexes.

Somit ist es für den Arzt wichtig, möglichst viele Beschwerden des Patienten in Erfahrung zu bringen und zu schauen, welcher emotionellen Veränderung sich diese Beschwerden zuordnen lassen (im Rahmen dieses Beitrages kann ich nicht darauf eingehen, welche Schlußfolgerungen gezogen werden, wenn die Symptome auf unterschiedliche emotionale Veränderungen hinweisen; siehe dazu Ots 1990).

Die folgende Tabelle gibt anhand der chinesischen Klassifikation der 'sieben Gefühle' (qiqing) eine Übersicht über die Zuordnung von somatischen und emotionellen Veränderungen.

Beziehungen zwischen emotionellen Veränderungen und körperlichen Symptomen in der traditionellen chinesischen Medizin:

Ärger	Unruhe	Niedergeschla- genheit	Furcht	Trauer
Zorn	Nervosität	Depressivität	Schreck	Kummer
thoraler Druck	Schlafstörungen	Appetitverlust	Cystitis	Atembeschwerden
Kopfschmerzen	Herzstolpern	Angst vor Kälte	Tinnitus	Asthma
Migräne	starkes Träumen	Durchfall	kalte Extremitäten	Bronchitis
Globus hystericus	Schwitzen	Schwächegefühl	Samenverlust	Neurodermitis
Schmerz über Gal- lenpol	Konzentrations- schwäche	trockener Mund	Lendenschmerz	Nachtschweiß
häufiges Seufzen	Nackenschmerzen	Parästh. der Extrem.	Miktionsbeschw.	
Bluthochdruck		Abdominales Spannungsgefühl		
Ulcus duodeni		Ulcus ventriculi		
Zwerchfellhoch- stand incl. Roem- heldsymptomatik		tiefe Rücken- schmerzen		
Aufstoßen				
Verstopfung				
Dysmenorrhoe				
Muskelzuckungen				
Schwindel	Schwindel	Schwindel	Schwindel	
Übelkeit/Erbrechen		Übelkeit/Erbrechen		
Blähungen		Blähungen		
unklares Sehen	unklares Sehen		unklares Sehen	
retrostern. Globus- gefühl		retrostern. Globus- gefühl		
		Lumbago	Lumbago	
	sexuelle Probleme		sexuelle Probleme	

Neben spezifischen Symptomen gibt es auch unspezifische, die verschiedenen Funktionskreisen zuzuordnen sind (unterhalb der gestrichelten Linie).
Entscheidend ist aber nicht das isolierte Symptom, sondern das jeweilige Symptomraster. Häufig zeigen Patienten Symptome verschiedener Symptomraster. Hier sind Überschneidungen möglich. Es muß überprüft werden, inwieweit bereits ein emotionaler Wandel eingetreten ist.

Die beschriebene Sicht der traditionellen chinesischen Medizin birgt zwei entscheidende Merkmale, die sie - in dieser Beziehung - der westlichen Medizin überlegen macht: Scheinbar zusammenhanglose und unspezifische Symptome können durch die Korrespondenz dieser Symptome zu bestimmten Emotionen, zu (psychosomatischen oder somatopsychischen) Krankheitsbildern zusammengefaßt werden. Diese Leiden können somit in anderer Art und Weise als im Westen diagnostiziert werden. Die westliche Medizin diagnostiziert psychosomatische Störungen primär durch den Ausschluß von Organpathologien; dann schließt sich - im optimalen Falle - eine verbale Exploration des psychischen Verhaltens des Patienten an. Die Ärzte der traditionellen chinesischen Medizin verlassen sich dagegen in überwiegendem Maße auf die Zuordnung von Symptomen. Ein psycho-diagnostisches Gespräch findet nicht oder nur eingeschränkt statt.

2.2 Verbales und Non-Verbales

Als ich 1979/80 in Peking an der Hochschule für traditionelle chinesische Medizin studierte, war es mir nie ganz klar geworden, wie Ärzte, ohne die psychosoziale Situation der Patienten zu erkunden, fähig waren, Aussagen über deren emotionale Lage zu machen. Vier Jahre später kehrte ich mit einem Forschungsauftrag nach China zurück, um eben diese Frage zu untersuchen. Erst während dieser intensiven Forschung eröffnete sich mir die oben beschriebenen Zusammenhänge. Wieso brauchte ich vier Jahre Nachdenken und eine weitere Forschung, um auf diese Zusammenhänge zu stoßen? Dies ist eine Frage der Erkenntniswege. In chinesischen Textbüchern werden die Zusammenhänge bzw. Korrespondenzen somatischer und emotionaler Veränderungen nirgendwo explizit ausgeführt. Und dies eben aus dem Grunde, weil die bei uns übliche begriffliche und inhaltliche Trennung zwischen Somatischem und Psychischem in dieser Weise in der chinesischen Tradition nicht existiert. Mit anderen Worten: Wer in der sog. cartesianischen Tradition aufwächst, differenziert auch dort, wo ein chinesischer Arzt die Identität sieht.

Aber holen denn die chinesischen Ärzte gar keine psychosozialen Informationen ein? Um diese Frage zu beantworten, muß kurz auf den Kontext des Arzt-Patienten-Kontaktes eingegangen werden: die Praxis der 'offenen Tür'. Die Ambulanzen, in denen wir behandelten, waren ungeeignet für das uns bekannte Intimverhältnis zwischen Arzt und Patient. Häufig saßen bis zu sechs weitere Patienten im Behandlungszimmer und warteten, bis sie an die Reihe kamen. Somit hörten sie den Gesprächen zwischen Arzt und anderen Patienten zu und konnten sich auf diese Weise medizinisch fortbilden. Es gab natürlich auch Situationen, wo diese offene Situation für bestimmte Patienten eher hinderlich war; dies vor allem dann, wenn es galt, von sexuellen Störungen zu berichten, derer die Patienten sich schämten. Für uns Ärzte bot die Praxis der offenen Tür jedoch die Möglichkeit, die Patienten über eine längere Zeit, solange sie noch nicht in direkten Kontakt mit uns getreten waren, beobachten zu können. Denn diese gaben sich nicht vornehm zurückhaltend, sondern relativ ungezwungen. So war es uns möglich, sowohl ihr Verhalten - ihre Art dazusitzen, sich zu bewegen, sich zu schneuzen, sich mit anderen Wartenden zu unterhalten, umherzuschauen und teilzunehmen - als auch ihren Gesichtsausdruck und ihr Minenspiel zu beobachten. Meine chinesischen Kollegen bestätigten mir, daß diese Beobachtungsphase ihr Denken oft schon in gewisser Weise bahnte, vor allem dann, wenn es sich offensichtlich um emotionelle Störungen handelte. Dieses Lesen in den Gesichtern war der europäischen Medizin bis Anfang dieses Jahrhunderts ebenfalls noch zu eigen, ist dann aber der bekannten 'Objektivierung' durch die Möglichkeiten der technischen Medizin mehr und mehr zum Opfer gefallen.

3 Zwei Einschränkungen

Darstellungen von Dingen in der Ferne geraten häufig zu holzschnittartig und unterliegen der Gefahr der Idealisierung. Was ich bislang als die Praxis von Ärzten der traditionellen chinesischen Medizin beschrieben habe, muß in zweifacher Weise eingeschränkt werden, soll das dargebotene Bild nicht schräglastig sein.

3.1 Der lao yi

Im Selbstbild der chinesischen Medizin, aber auch in Laienkreisen, existiert ein bestimmtes Idealbild eines Arztes. Dies ist der weißbärtige, Würde ausstrahlende alte Arzt (lao yi). Er zeichnet sich durch seine große Belesenheit und Kenntnis klassischer medizinischer Texte aus; auch schaut er auf mindestens sechs Generationen von Ärzten in seiner Familie zurück. Beides garantiert, daß ihm das alte Wissen, die alten Geheimrezepte und -techniken bekannt sind. Das entscheidende Charakteristikum seiner Größe ist jedoch folgendes: Er stellt keine Fragen, denn er weiß alles. So erging es mir in Peking einige Male, daß Patienten auf meine sehr intensive Befragung verstört reagierten und konterten: "Wieso fragen Sie eigentlich mich? Sie sollten es doch wissen, Sie sind doch der Arzt, oder nicht?" Hier äußerte sich ein Patientenselbstverständnis, daß der Patient nur sich selbst anzubieten habe, der Arzt aber alle notwendigen Informationen ersehen bzw. erlesen könne.

Das klassische Idealbild einer Arzt-Patienten-Interaktion, wie es in der Literatur Chinas häufig anzutreffen ist, sieht dann folgendermaßen aus: Ein Arzt wird zu einer Patientin gerufen. Sie liegt auf der Lagerstatt, ist vor den Blicken des Arztes durch einen Vorhang geschützt. Er bekommt von ihr nur die entgegengestreckte Hand zu sehen. Er fühlt dann ihren Puls an drei Positionen des Handgelenks, schreibt ein Rezept aus und verläßt den Raum. Die ganze Begegnung läuft ohne ein einziges Wort und ohne eine einzige Information

über die Beschwerden der Patientin ab.
Hinter diesem Idealbild versteckt sich ein Urvertrauen in die Objektivität - oder mit anderen Worten: die Gesetzmäßigkeit - der chinesischen Medizin. In der Pulsdiagnostik, die an drei benachbarten Stellen am Handgelenk und in drei Tiefen durchgeführt wird, sind knapp 30 verschiedene wahrnehmbare Qualitäten beschrieben worden. Da die unterschiedlichen Positionen unterschiedlichen Topographien bzw. 'Funktionskreisen' am Körper zugeschrieben werden, erhält somit der Arzt eine Aussage über das im Patienten ablaufende Geschehen.

Ich habe 1980 in Peking noch Ärzte kennengelernt, die diese Sichtweise vertraten. Allerdings verzichteten sie nicht darauf, die Patienten zu betrachten bzw. zu betasten (zur Puls-Diagnostik gesellt sich dann noch die Zungendiagnostik mit entsprechenden topographischen Zuordnungen). Aber sie stellten nur wenige Fragen, da ja die Krankheit aus dem Puls und von der Zunge abgelesen werden kann.

3.2 Zum Kontext 'allgemeingültiger' Aussagen

Die zweite Einschränkung betrifft den zeitlichen Kontext, in dem die traditionelle chinesische Medizin im Westen bekannt wurde. Obwohl erste Veröffentlichungen über sie bereits im 18. Jahrhundert in Europa bekannt wurden und obwohl sich nach dem Zweiten Weltkrieg in Frankreich und etwas später in Deutschland florierende Akupunkturgesellschaften bildeten, wurde die chinesische Medizin erst im Laufe der siebziger Jahre zu einem Massenphänomen westlicher alternativer Medizinzirkel. Dies war die Zeit der eigentlichen Informationsbeschaffung. In der VR China können Ausländer seit den siebziger Jahren von der WHO geförderte Akupunkturkurse belegen. So wundert es nicht, daß die chinesische Medizin, die der Westen zu dieser Zeit kennenlernte, als 'die chinesische Medizin' generalisiert wurde.

Die siebziger Jahre waren aber die Zeit der ausgehenden 'Großen Proletarischen Kulturrevolution', mithin einer Epoche in der chinesischen Geschichte, die durch ein hohes Maß politischer Unruhe und gesellschaftlichen Wandels gekennzeichnet war. Ein hervorstechendes Merkmal dieser Zeit war die von bestimmten revolutionären Institutionen ausgeübte Kontrolle über das Denken der Menschen. So war man allseits darauf bedacht, so wenig wie möglich Persönliches an die Öffentlichkeit dringen zu lassen. Für die Ärzte, die zur Hochzeit der Kulturrevolution als Intellektuelle einen schwierigen Stand hatten, bedeutete diese Situation, sich mit Äußerungen über den psychischen Zustand der Patienten und womögliche gesellschaftliche Gründe dieser Störungen zurückzuhalten. Eine so einfache Aussage wie "Ihre gesundheitlichen Schwierigkeiten sind Folge Ihrer Unzufriedenheit mit ihrem Arbeitsplatz; vielleicht sollten Sie sich nach einer anderen Arbeit umsehen" hätte für den betreffenden Arzt schon verhängnisvoll sein können, denn eine Kritik am Arbeitsplatz war immer auch eine Kritik an der damit verbundenen politischen Instanz, der sog. 'Einheit' (danwei). Wer aber keine Möglichkeiten einer sozial-orientierten Therapie hat, der verzichtet auf eine entsprechende Anamnestik. Die Folge ist ein starkes Desinteresse an den psychosozialen Lebensverhältnissen der Patienten.

So wundert es uns nicht, daß die in den letzten zwanzig Jahren von deutschen Akupunkteuren veröffentlichten Bücher kaum Informationen über ärztliches Verhalten, den Zugang zum Patienten als 'Subjekt', über sein 'Kranksein' enthielten. Statt dessen wurde von denjenigen, die durch ihr Zweifeln an der entfremdeten westlichen Medizin zur Medizin Chinas gekommen waren, das objektivistische Bild einer biologisch-gesetzmäßigen Medizin nachgezeichnet, womit sie unbemerkt wieder das vertraten, an dem sie bereits einmal gezweifelt hatten. Die Gläubigkeit der deutschen Chinesische-Medizin-Gemeinde an bestimmte Prinzipien derselben ist kaum zu erschüttern. Hinweise darauf, daß viele der güldenen Regeln derselben nicht biologische Gesetze, sondern kulturelle Konstruktionen darstellen, stoßen auf keine Gegenliebe.

1980, mit der Politik der 'Öffnung Chinas zum Westen', die eine gewisse Liberalisierung einleitete, wurden auch wieder privat praktizierende Ärzte zugelassen. Als ich einige dieser Ärzte in ihren Praxen besuchte, bot sich mir eine grundlegende Veränderung der Arzt-Patienten-Kommunikation: Arzt und Patient unterhielten sich intensiv. Es wurde geradezu geschwatzt, über Gott, die Welt und die Preise von Schweinefleisch. Alles in allem: die Ärzte zeigten sich an psychosozialen Informationen der Patienten, deren Familien und ihrer Lebenswelten interessiert.

Wir müssen heute erkennen, daß die westliche Kenntnis von der chinesischen Medizin - wie sollte es anders sein - die der Medizin in einem spezifischen Kontext war, einem Kontext, der einer intensiven Arzt-Patienten-Kommunikation vielfältige Hindernisse entgegenstellte. In chinesischen Gebieten außerhalb der VR China war dies anders. Aber die dort gemachten Erfahrungen erhielten im Westen wenig Einfluß. So berichtete mir einer der großen deutschen Altmeister der chinesischen Medizin, Stephan Palos, daß traditionelle chinesische Ärzte, mit denen er in Thailand und in Singapur gearbeitet hatte, sehr viel Wert auf eine psycho-soziale Anamnese legten. Diese Ärzte sprachen mit den Patienten minutenlang über persönliche Angelegenheiten, bevor sie sich den gesundheitlichen Problemen zuwandten.

3.3 Sprachlosigkeit als Kehrbild von Allwissenheit

Doch mit den bisherigen Ausführungen ist noch nicht erklärt, wieso die Sprachlosigkeit der *lao yi* zu einem ärztlichen Idealbild innerhalb der chinesischen Medizin sowie auch unter der Bevölkerung werden konnte. Tatsächlich stellt dieses Bild einen Widerspruch zu anderen Bildern in der chinesischen Medizin dar. Dieser Widerspruch ist nicht lösbar, sondern nur erklärbar: die chinesische Medizin ist weniger einheitlich als allgemein angenommen. Beschäftigen wir uns intensiv mit der chinesischen Medizingeschichte (siehe hierzu Unschuld 1980), so stoßen wir auf verschiedene Ansichten und Schulen, die sich teilweise erbittert bekämpften. 'Die chinesische Medizin' in ihrer stromlinienförmigen Einheitlichkeit, befreit von inneren Widersprüchen, entpuppt sich somit als ein modernes Konstrukt des 20. Jahrhunderts, das seine Geburt dem national-patriotischen Streben nach einer typisch chinesischen Wissenschaft schuldete (Ots 1990: 22 ff.). Was die Chinesen am Bild der *lao yi* faszinierte, war nicht ihre Sprachlosigkeit, sondern das Gegenstück der Medaille, das Sehnen nach Allwissenheit, der Wunsch, Makro- und Mikrokosmos in Einklang zu bringen. Wenn wir in diesem Zusammenhang an die 'Unsterblichen' *(xianren)*, an die Überwindung des Todes und den Übergang von Materie in Feinstmaterie denken, Konzepte, die in der daoistischen Philosophietradition eine wichtige Rolle spielten, so erscheint uns das Bild von Ärzten, die über die Tastung des Pulses alles über die Krankheit des Patienten wußten, nicht mehr so absonderlich. Die Mehrheit der heutigen Ärzte der traditionellen chinesischen Medizin steht der Puls- und Zungendiagnostik - zu Recht, wie ich meine - sehr kritisch gegenüber. Diese Kritik betrifft nicht die Qualitäten bzw. Beschaffenheit der Zungen oder der verschiedenen Pulse, sondern vor allem die topographischen Entsprechungen. Eine Ärztin, mit der ich später in Nanking zusammenarbeitete, sagte mir folgendes:

"Was für einen Puls ich bei einem Patienten fühle, beruht zum großen Teil auf meiner Subjektivität. Die Beschwerden, die er mir nennt, sind aber seine Subjektivität. Wie könnte meine Subjektivität für seine Erkrankung wichtiger sein als seine eigene Subjektivität."

Dies ist erkenntnistheoretisch eine bemerkenswerte Aussage, die unserer westlichen Medizin mit ihrer Abwertung der subjektiven Aussage des Patienten auch gut anstehen würde. Siebzig Prozent Gewißheit der Diagnose, so schätzt die moderne Medizinanthropologie, erhält der Arzt allein aus den Aussagen der Patienten; wenn er denn nur zuzuhören weiß.

Epilog: Reduktionismus und Ganzheitlichkeit

Die transkulturelle Untersuchung anhand des chinesischen Beispiels hilft uns, die Beziehung zwischen Form und Inhalt der Arzt-Patienten-Kommunikation und dem Krankheitsbegriff zu erhellen. Ein reduktionistischer Krankheitsbegriff, der vom Patienten als Subjekt abstrahiert, d.h. der dem Leiden und den subjektiv empfundenen Beschwerden wenig Beachtung schenkt, geht unweigerlich mit einer eingeschränkten Kommunikation einher. Dies ist einmal bedauerlich, weil sich hierdurch der Arzt Wege zum Erkennen der Krankheit bzw. des Krankseins versperrt oder doch erschwert. Andererseits bedürfen gerade ältere Patienten mit ihren chronischen Störungen der Zuwendung durch Kommunikation. Denn die heutigen 'Volkskrankheiten', an denen man größtenteils nicht mehr stirbt, die aber auch nicht geheilt werden können (20% aller Frühberentungen in Deutschland gehen zur Zeit auf chronische Rückenschmerzen zurück), haben unser Verständnis von Gesundheit neu definiert: Gesundheit ist nicht die Abwesenheit von Krankheiten, sondern die Kraft, mit ihnen zu leben.

Der Zusammenhang von Kommunikation und Krankheitsbegriff gibt denjenigen von uns, die sich mit dem Gedanken einer Kommunikationsschulung für Ärzte tragen, folgende Handlungsanweisung: Eine verbesserte Arzt-Patienten-Kommunikation wird nicht ausschließlich durch das Erlernen bestimmter Gesprächstechniken zu erreichen sein. Eine neue

Kommunikationskultur geht einher mit einem veränderten Verständnis von Krankheit, d.h. dem Anerkennen des Patienten als Subjekt, seinem Kranksein, womit bestimmte Forderungen von Viktor von Weizsäcker auch nach sechzig Jahren nichts von ihrer Aktualität verloren haben.

Anhang: Fallstudie

Die folgende Fallstudie stellt weder einen Idealfall dar, noch kann aus ihr die eigentliche Gesprächsführung ersehen werden. Um dies zu dokumentieren, hätte es eines Tonbandmitschnittes bedurft, was mir damals unmöglich war. So handelt es sich hier eher um ein 'Ergebnisprotokoll'. Dieses gibt aber darüber Auskunft, welche Daten für die Diagnosestellung im Kontext der traditionellen chinesischen Medizin wichtig sind. Somit dient dieser Fall einfach der Präsentation und Dokumentation, denn ohne Kenntnisse der chinesischen Medizin können die Gedankengänge des chinesischen Arztes nicht verstanden werden. Wenn man aber die angegebenen Beschwerden gemäß der Symptomtabelle ordnet, kann man das Krankheitsgeschehen den angegebenen emotionellen Veränderungen zuordnen.
Ambulanz für Innere Medizin des Dongzhimen-Krankenhauses, Peking, 1980: Ein 45jähriger Mann, der einen müden und mißmutigen Eindruck macht, gibt auf die Frage nach seinem Beruf die Antwort, daß er Intellektueller sei. Im weiteren Gespräch ergibt sich, daß er als Ingenieur im Bergbau tätig ist. Er hat eine auffällig graue Gesichtsfarbe, ist sehr mager und hält sich - auch im Sitzen - vornübergebeugt. Er gibt folgende Beschwerden an:
-- Schwindel
-- Schweregefühl des Kopfes
-- Ohrensausen
-- unklares Sehen
-- Mißempfindungen über der linken Flanke -- allgemeine Müdigkeit und Abgeschlagenheit
-- Schwächegefühl der Beine, "weiche Knie"
-- er müsse viel Wasser lassen
-- der Stuhlgang sei ohne Besonderheiten;
-- es bestehe eine gewisse Atemnot; er sagt, daß er aber auch viel rede;
-- er habe oft einen trockenen Mund mit bitterem Geschmack, deswegen trinke er sehr viel Wasser.
Im weiteren Gespräch weist er wiederholt darauf hin, daß er als Intellektueller unter großem Arbeitsstreß stehe, daß er deswegen sehr viel nachdenke und auch grüble. Er sei oft verärgert. Die Untersuchung seines Blutdruckes ergibt keine auffälligen Werte.

Puls rechts	saitenartig gespannt, fein
Puls links	idem, zusätzlich gleitend-schlüpfrig
Zungenkörper	Neigung zum Dunklen
Zungenbelag	Neigung zum Gräulichen, dick-gelb, klebrig

Diagnose des chinesischen Arztes:

    yin-Leere von Leber und Niere
    durch *yin*-Leere bedingtes aggressives Aufsteigen
    des Leber-*yang*

Therapie:

    das yin ernähren
    das Leber-yang beruhigen
    das Leber-yang ausrichten

Erklärung des chinesischen Arztes:
Die vorliegende Symptomatik zeigt ein Überwiegen von *yang* auf dem Boden eines *yin*-Mangels. Das erste sei die äußere (*biao*) Symptomatik, das letztere die eigentliche Ursache (*li*). Für diese innere Widersprüchlichkeit spreche der Puls: die Qualität "fein" weise auf geschwächtes *yin* hin (*yin* charakterisiert die stoffliche Seite, ein "feiner" Puls entspricht demnach "zu wenig Blut" = zu wenig stofflich-materielles); der "saitenartig-gespannte" Puls entspricht der Dynamik, der Aktivität, also dem *yang* oder *qi*. Auch das Alter des Patienten sei bedeutend. Bis zum 40. Lebensjahr handele es sich bei den meisten Störungen um ein primär zu starkes *yang*. Nach dem 40. Lebensjahr liege meist eine Leere-Störung (*xu*) vor, hierauf weise die allgemeine Schwäche und Müdigkeit hin. Nach der Theorie der Fünf Wandlungsphasen bewirkt eine Leere des Nieren-*yin* eine Leere des Leber-*yin*. Durch die *yin*-Schwäche wird das *yang* der Leber zu stark, es steigt auf in den Kopf und führt dort zu den entsprechenden Symptomen.

Kommentar:
Dieser Patient zeigt die typische, in China sehr häufig diagnostizierte Ärger-Symptomatik, die immer im Zusammenhang mit dem Funktionskreis Leber (Emotion Wut, bzw. unterdrückte Wut = Ärger) gesehen wird. Nach meiner Einschätzung handelte es sich um einen Patienten, der bereits depressive Züge zeigte. Eine entsprechende Milz-Diagnose wäre gemäß der Korrespondenzen der chinesischen Medizin (Müdigkeit, Abgeschlagenheit, Kraftlosigkeit der Extremitäten, bitterer Mund, Grübeln) möglich gewesen. Statt dessen suchte der chinesische Arzt, der insgesamt etwas zu einer somatischen Sichtweise neigte, nach einer somato-psychischen Erklärung. Diese wird in der Erschöpfung der Niere als Träger der Lebensessenz *jing* gesehen.

Literatur

Dahmer, Jürgen (1984) Anamnese und Befund. Stuttgart: Thieme
Good, Byron J. (1977) The Heart of What's the Matter. In: Culture, Medicine and Psychiatry 1,1 (1977), 25-58
Kleinman, Arthur (1982) Patients and Healers in the Context of Culture: An Exploration of the Borderland between Anthropology, Medicine, and Psychiatry. Berkeley: University of California Press
Lock, Margret (1980) East Asian Medicine in Urban Japan. Berkeley: University of California Press
Mishler, Eliot G. (1984) The Discourse of Medicine - Dialectics of Medical Interviews. Norwood (N. J.): Ablex
Ots, Thomas (1990) Medizin und Heilung in China - Annäherungen an die traditionelle chinesische Medizin. Berlin: Reimer
Ots, Thomas (1990a) The Angry Liver, the Anxious Heart, and the Melancholy Spleen. In: Culture, Medicine and Psychiatry 14, 2 (1990)
Ots, Thomas (1992) The Neglect of Subjective Medical Data and the Cultural Construction of Disease - A Cross-Cultural Study. In: Thomas A. Sebeok and Jean Umiker-Sebeok (eds.). Biosemiotics - The Semiotic Web 1991. New York: Mouton, de Gruyter
Unschuld, Paul Ulrich (1980) Medizin in China - Eine Ideengeschichte. München: Beck
Weizsäcker, Viktor von (1987) Der Arzt und der Kranke - Stücke einer medizinischen Anthropologie. Gesammelte Schriften, Bd. 5. Frankfurt: Suhrkamp

Wie erleben ausländische Studierende Medizin in Deutschland? Befragung ausländischer Medizinstudentinnen und -studenten

Wieland Fleischer

Die thematisierte Frage wurde im Unterricht "Deutsch als Fremdsprache" aufgeworfen und ist aus der Sicht des Deutschlehrers nicht seriös zu beantworten. Aus diesem Grund wurden einige Aspekte, die sich dieser komplexen Frage nähern, herausgegriffen, als Einzelfragen formuliert und ausländischen Studierenden der Medizin zur schriftlichen Beantwortung vorgelegt. An der freiwilligen, anonymen Befragung am Fachbereich Medizin der Univesität Leipzig im Jahre 1992 beteiligten sich 31 Studierende des ersten und zweiten Studienjahres. Anschließend wurden die gleichen Fragen mit einer kurzen Zusammenfassung der studentischen Antworten vier in der akademischen Ausbildung und klinisch tätigen Ärzten vorgetragen. Die Ärzte waren gebeten, soweit die Fragen es zuließen, diese ebenfalls zu beantworten und die Antworten der Studierenden aus ihrer mehrjährigen Erfahrung heraus zu kommentieren.

Die im folgenden vorgenommene Auswertung der Meinung beider Seiten folgt in der Gliederung den Komplexen des Fragebogens. Größte Behutsamkeit bei dem Versuch, verallgemeinernde Schlüsse zu ziehen, geboten vor allem die mit dem Prinzip der Freiwilligkeit verbundenen Unwägsamkeiten. Außerdem muß berücksichtigt werden, daß die Antworten der Studierenden zwar stets nationalspezifisch ausfallen, aber bestimmte Fragen entscheidend schichtenspezifisch beantwortet werden. Hinzu kommt, daß nicht bekannt ist, unter welchen Ängsten bzw. Zwängen von studentischer Seite geantwortet wurde.

1 Beweggründe für die Aufnahme eines Medizinstudiums in Deutschland

Als häufigsten Grund geben die Studierenden Interesse an einem Auslandsstudium an (ca. 50%); sie verbinden damit in der Mehrzahl die Hoffnung auf eine Ausbildung auf hohem fachlichen Niveau. Eine nicht unwesentliche Rolle spielt das Interesse an medizinischer Ausbildung speziell in Deutschland (ca. 30%). Es muß aber an dieser Stelle darauf hingewiesen werden, daß sich ein nicht geringer Teil für das Medizinstudium in Deutschland entschieden hat, weil er entweder keine Zulassung in der Heimat dafür erhielt oder weil er ein Stipendium für das Studium in Deutschland (und nicht beispielsweise in Frankreich) erhalten hat oder bzw. und die Kosten des Medizinstudiums in der Heimat seine persönlichen Verhältnisse übersteigen. Die tatsächlich günstigsten finanziellen Bedingungen (Stipendium) und der gegebenenfalls hohe Aufwand des Lehrpersonals, um die Ausländerin oder den Ausländer zum Studienerfolg zu führen, gehörten zweifellos - jedoch unausgesprochen - zu den mitentscheidenden Erwägungen seitens der ausländischen Studierenden. Politische Gründe - individuell unterschiedliche - waren ebenfalls mitbestimmend, jedoch zahlenmäßig (ca. 15%) von untergeordneter Bedeutung.

So gut wie keinen Einfluß auf die Entscheidung für ein Medizinstudium in Deutschland hatte die Erwartung auf einen späteren Arbeitsplatz im Land der Ausbildung.
Keiner der Befragten gab an, daß das hohe Sozialprestige des Arztes in der Heimat seine Entscheidung mit beeinflußt hätte oder daß er sich zum Arzt berufen fühlte.
Aus dem Festgestellten kann nur geschlossen werden, daß den fachlichen und materiellen Gegebenheiten ein erheblich größeres Gewicht als den ideellen Faktoren zuzumessen ist.

2 Hauptschwierigkeiten in den ersten Semestern

Die eindeutige Mehrzahl der Studierenden (ca. 70%) sieht ihre Hauptschwierigkeiten in der noch mangelhaften Beherrschung der deutschen Sprache. Nur unbedeutend weniger belastend wird von den meisten (ca. 60%) die Isolierung, vor allem die Beziehungslosigkeit zu deutschen Mitstudierenden, empfunden. Daß in diesen Komplexen die Hauptursachen für die Schwierigkeiten zu Beginn des Studiums liegen, wird von den befragten Ärzten bestätigt, zugleich differenzierter betrachtet. Vorhandene sprachliche Unzulänglichkeiten wirkten sich wohl leistungssenkend aus, kaum aber studiengefährdend. Wenn das Studium gefährdet sei, dann primär als Folge nicht ausreichender schulischer Vorbildung, insbesondere fehlender naturwissenschaftlicher Grundlagen und ungenügender Ausprägung einer strengen Folgerichtigkeit des Denkens. Diese Meinung der Lehrenden steht insofern im Widerspruch zu der der Studierenden, als keiner der Studierenden angibt, mit den allgemeinen intellektuellen Anforderungen des Studiums Probleme zu haben.
Die Kontaktschwierigkeiten der ausländischen Studierenden durchziehen den gesamten Alltag, da in der Regel weder das geforderte studentische Betreuersystem praktisch funktionierte, noch die Wohnsituation (Ghettoisierung durch Ausländeretagen in den Wohnheimen) eine wirkliche Kommunikation mit den deutschen Studierenden förderten.
Treten diese belastenden Faktoren zusammen auf, so kann das ein allgemeines psychisches Unwohlsein zur Folge haben, wie es von ca. 6% offen ausgesprochen wird.
Andere, auch genannte Schwierigkeiten, wie z.B. sprachliche Verständlichkeit von Lehrenden, veränderte natürliche Bedingungen und ungewohnte Alltagsverhältnisse, rücken demgegenüber weit in den Hintergrund. Sie verlieren um so mehr an Bedeutung, je weiter die Sozialisation der ausländischen Studentinnen und Studenten voranschreitet.

3 Bewußtgewordene Unterschiede zwischen der Medizin in Deutschland und der Medizin in den Heimatländern

Voranzustellen ist, daß die noch geringe Erfahrung der ausländischen Studierenden zum einen als Patienten mit deutschen Ärzten (45% haben noch keinen Arzt in Deutschland konsultiert) und zum anderen als Lernende in einer heimatlichen Klinik (ca. 60% haben noch keine derartigen Erfahrungen) bewußte Vergleiche stark erschweren und die Möglichkeit, zu verbindlichen Aussagen zu gelangen, erheblich einschränken.

Verhältnismäßig unabhängig von dieser Ausgangssituation legt die große Mehrheit (ca. 80%) allerdings Wert auf die Feststellung, daß sie sich gegenüber einem deutschen Arzt nicht anders als zu einem Arzt im Heimatland verhalten. Soweit vorhanden, überwiegen die positiven Erfahrungen, indem Ärzte "freundlich" und "menschlich" erlebt wurden. Vereinzelte negative Erlebnisse (ungenügendes Verständnis, Unaufmerksamkeit oder Routine seitens des zu Rate gezogenen Arztes) können in diesem Zusammenhang außer Betracht bleiben, da sie wahrscheinlich nichts mit der spezifischen Situation Ausländer - Deutscher zu tun haben.

Ein facettenreiches Bild entsteht bei der Auswertung der Erfahrungen, die die Studierenden während des ersten Praktikums gesammelt haben. Uneingeschränkt positiv wird das Verhalten klinisch tätiger Ärzte erlebt. Vor allem wird die Hilfsbereitschaft, die sich in der Vermittlung gesammelter Erkenntnisse und der Erklärung von Handlungsweisen zur Diagnostik und Therapie äußert, hervorgehoben. Sie wird von einem Teil der ausländischen Studierenden (ca. 10%) ihnen gegenüber sogar als größer als deutschen Mitstudenten gegenüber beurteilt. Die befragten Ärzte betonen zu diesem Komplex, daß in ihrem Verantwortungsbereich keine Vorbehalte gegenüber ausländischen Studierenden anzutreffen sind, daß von einer größeren Hilfsbereitschaft nicht von vorneherein gesprochen werden kann; da sie aber nur gute Erfahrungen hinsichtlich der des Fleißes und des Einsatzwillens der ausländischen Studierenden gemacht haben und entsprechend reagierten, könnte eine derartige Sichtweise durchaus entstehen.
Wenngleich das Verhalten deutscher Patienten gegenüber ausländischen Studierenden der Medizin in der Regel als normal bis vertrauensvoll angesehen wird, so sind doch hauptsächlich Studierende aus Entwicklungsländern davon überzeugt, daß sich die Patienten in ihren Heimatländern anders verhielten, insbesondere freundlicher wären, mehr Respekt bezeigten und Anordnungen genauer befolgten. Das gelegentlich distanziertere Verhalten deutscher Patienten beruht nach Aussagen der Ärzte zumeist auf einem fehlenden Vertrauensverhältnis, dessen Ursache sprachlich bedingt ist. Vorurteilen von Patienten, die auch registriert werden, treten die Ärzte entgegen.

Das Verhältnis zwischen deutschem Pflegepersonal und deutschen Kommilitonen einerseits sowie ausländischen Medizinstudenten andererseits wird unterschiedlich wahrgenommen. Die Mehrzahl der ausländischen Studierenden erlebt den Umgang mit deutschem Pflegepersonal positiv, indem sein Verhalten als aufgeschlossen, mitunter auch als respektvoll gegenüber dem zukünftigen Arzt gekennzeichnet wird. Distanziertes Verhalten seitens des Pflegepersonals, das sehr schnell als Ablehnung empfunden wird, hat in der Regel konkrete Anlässe, wie z.B. das Nichteinhalten von Klinikbestimmungen, Unpünktlichkeit oder auch nicht angemessene Äußerlichkeiten. Unstimmigkeiten, die daraus entstehen, beruhen auf einem beiderseits fehlenden Einfühlungsvermögen und müssen durch einen wechselseitigen Lernprozeß abgebaut werden.
Ähnliches gilt für das Verhältnis zu deutschen Mitstudierenden. Obschon grundsätzliche Ablehnungen nicht gänzlich ausgeschlossen werden können, so sind es doch weitaus häu-

figer verschiedene Schattierungen der Zurückhaltung, deren Ursachen von Schwierigkeiten bei der sprachlichen Verständigung bis zu der Meinung reichen, daß ausländische Studierende Studienplätze für deutsche Abiturienten blockieren.

Zwei Unterschiede zwischen der Medizin in Deutschland und der in den Heimatländern wurden von vielen ausländischen Studierenden genannt. Der erste besteht in Ansehen und Anwendung natürlicher Heilverfahren, der zweite in der Einbeziehung und Teilnahme der Familie bei Krankheits- und Sterbefällen.

Nicht nur Studierende aus Entwicklungsländern (Vietnam, Kamerun), sondern auch aus Europa (Norwegen, Griechenland) räumen der Naturheilmedizin eine ungleich größere Bedeutung in ihren Heimatländern ein als in Deutschland. Die Hauptursachen für die weitere Verbreitung der Naturheilmedizin in den Entwicklungsländern liegt in deren ökonomischen Bedingungen, die kaum eine Basis für Schulmedizin ergibt und es Ärzten zunehmend erschwert, Schulmedizin zu praktizieren, was negative Rückwirkungen auf die ärztliche Versorgung der Bevölkerung hat.

Hinsichtlich der häufigeren Anwendung natürlicher Heilverfahren außerhalb Deutschlands in Europa dürften in erster Linie historische Gründe (Verbot des Heilpraktikers während der Nazizeit) wirken.

Eine stärkere Wahrnehmung der Verantwortung durch Familienangehörige für die Pflege Älterer und Kranker sowie die Betreuung Sterbender wird hauptsächlich von Studierenden aus Entwicklungsländern und südeuropäischen Ländern (Griechenland, Zypern) für ihre Heimat konstatiert. Neben ökonomischen Bedingungen ist dafür der viel engere Generationenkontakt und ein ungebrochenes Großfamiliendenken verantwortlich. Die bessere medizinische Betreuung der Betroffenen in Deutschland wird in diesem Zusammenhang eingeräumt. Ein ethischer Unterschied, der nach übereinstimmender Ansicht der Ärzte in dem höheren Sozialprestige eines Arztes in den Entwicklungsländern besteht, wurde von den Studierenden explizit nicht erwähnt. Die Meinung einer Vielzahl von Studierenden (ca. 40%), daß der Abstand zwischen Arzt und Pflegepersonal in heimatlichen Krankenhauseinrichtungen größer ist als in Deutschland, dort das Pflegepersonal eine mehr dienende Rolle spielt, hier eher partnerschaftliche Beziehungen herrschen, kann jedoch implizit das Bewußtsein dieses Unterschiedes ausdrücken, zumal nur sehr wenige Studierende über einschlägige Erfahrungen in einem heimatlichen Krankenhaus verfügen und somit unmittelbare Vergleichsmöglichkeiten kaum gegeben sind.

4 Wünschenswerte Themen in der Ausbildung im Hinblick auf die spätere berufliche Tätigkeit in der Heimat

Mit Nachdruck ist festzustellen, daß der absolut größte Teil der ausländischen Studentinnen und Studenten (ca. 85%) keine anderen Themen als die in der Ausbildung vorgeschriebenen und angebotenen für so wichtig hält, daß sie nennenswert wären. Vereinzelt geäußerte Wünsche (von Mikroorganismen hervorgerufene Krankheiten, ausführlichere Darstellung von

Praxisbezügen) lassen sich nicht verallgemeinern. Ein kleiner Teil (ca. 10%) äußerte den Wunsch nach mehr psychologischer Hilfestellung für die ärztliche Tätigkeit im allgemeinen und für konkrete Entscheidungssituationen. Das lag aber vor allem daran, daß bis vor kurzem Vorlesungen zu ethischen Fragen den höheren Semestern vorbehalten waren. Im übrigen ist die Meinung der befragten Ärzte dazu geteilt. Ein Teil gesteht die Vernachlässigung dieser Probleme in der Ausbildung zu, der andere Teil vertritt die Auffassung, derartige Fragen ließen sich kaum theoretisch klären.

5 Unterschiede im Grad der Öffentlichkeit medizinischer oder medizinethischer Fragen

Die Erwartung, daß erhebliche Unterschiede im Grad der Öffentlichkeit bei bestimmten Themen dieser Art beim Vergleich mit Deutschland zu verzeichnen sind, hat sich bestätigt. Das betrifft solche Fragen wie Schwangerschaftsabbruch und sexuelle Aufklärung sowie damit in Verbindung stehende, z.B. Familienplanung, Schutz vor AIDS. Dies wird von Studierenden arabischer, lateinamerikanischer und südeuropäischer Länder angemerkt, nicht aber von Studierenden aus asiatischen Ländern. Obwohl die drei erstgenannten Ländergruppen in religiöser, ethischer, kultureller und politischer Hinsicht beträchtlich voneinander abweichen, ergeben sich Gemeinsamkeiten dahingehend, daß die religiöse Ablehnung von Schwangerschaftsabbruch und intimen Beziehungen von Nichtverheirateten in den islamischen und in den vom römisch-katholischen sowie griechisch-orthodoxen Glauben geprägten Ländern zur Folge hat, daß diese Themen öffentlich nicht diskutiert werden und mitunter eine entsprechende Gesetzgebung dies politisch sehr eng begrenzt. Daraus ergeben sich enorme Schwierigkeiten für gesundheitserzieherische und familienplanerische Kampagnen. Daß damit zugleich das Wirkungsfeld des praktisch tätigen Arztes beschnitten wird, sahen Studierende aus arabischen und lateinamerikanischen Ländern durchaus. Aber nicht erwähnt wurde, daß Unterentwicklung, Armut und Unwissenheit diese Themen in bezug auf die Mehrheit der Bevölkerung zur Bedeutungslosigkeit verurteilen.

Bemerkenswert ist der Umstand, daß Vertreter gleicher Länder (Irak, Zypern) entgegengesetzte Antworten auf die o.g. Frage gaben, indem ein Teil die dargestellten Unterschiede zu Deutschland benannte, der andere Teil keine Unterschiede zugestehen wollte. Worin die Ursachen für diese Sichtweisen zu suchen sind, kann mit Hilfe dieser Befragung nicht schlüssig geklärt werden. Möglicherweise liegen hier schichtenspezifische Antworten vor; dann hätten, aus ihrer Sicht, beide Teile recht. Möglicherweise aber wirken die religiösen, ethischen Normen und politischen Verhältnisse derartig stark, daß über bestimmte Themen nicht nur nicht gesprochen wird, sondern nicht einmal die Bereitschaft vorausgesetzt werden darf, diese Differenzen zu thematisieren. Auch ein unangemessenes kulturelles Unterlegenheitsgefühl bei manchen ausländischen Studierenden, das Differenzen unbenannt läßt, weil die Verhältnisse des industriellen Nordens zum Maßstab erhoben werden, kann hier hineinspielen. Für den Deutschlehrer muß das insofern Konsequenzen haben, als er stets gründlich abzuwägen hat, ob und wie er mit einem Thema, z.B. AIDS, seine Studenten erreicht oder aufgrund ungenügender Beachtung der Bedingungen kommunikativen Austausches in Frage stellt.

6 Themen, die im Deutschunterricht besprochen werden, und solche, die nicht besprochen werden sollten

Aufschlußreich für den Deutschlehrer ist die Tatsache, daß von fast allen Studierenden die Themen bevorzugt werden, die durch einen engen Bezug zum Fachstudium gekennzeichnet sind. In eine gewisse Reihenfolge gebracht heißt das, daß erstens allgemeinmedizinische Themen - ohne nähere Charakterisierung - von Interesse sind. An zweiter Stelle stehen Themen, die sich mit moderner medizinischer Technik, neuen diagnostischen und therapeutischen Verfahren sowie neuesten wissenschaftlichen Erkenntnissen befassen. Danach werden solche Themenwünsche wie Prophylaxe, Diagnostik und Therapie von Erkrankungen, Anforderungen an einen guten Artzt und die Gestaltung eines aufgeschlossenen Arzt-Patienten-Verhältnisses genannt. Diese und damit im Zusammenhang stehende Themen - selbstverständlich auf einem dem Deutschunterricht angemessenen fachlichen Niveau - sollten deshalb den Hauptgegenstand des Unterrichts bilden. Aber beachtenswert ist darüber hinaus, daß gelegentliche thematische Einschübe etwa zu Fragen des Alltagslebens, der Alltagskultur sowie Probleme beim Lernen oder zum Medizinstudium in Deutschland im allgemeinen ebenfalls auf Interesse stoßen. Als Zeichen prinzipieller Offenheit darf es gewertet werden, daß nicht ein Thema von vornherein abgelehnt wird. Mehrdeutig bleibt dieser Fakt dennoch, da diese Aufgeschlossenheit nicht für alle Themen gleichermaßen vorausgesetzt werden darf und, wie die Unterrichtwirklichkeit immer wieder lehrt, auch nicht vorhanden ist.

Literatur

Maurer, M. (1991) Tourismus, Prostitution, AIDS (Bericht), Zürich
Müller, B.-D. (Hg.) (1991) Interkulturelle Wirtschaftskommunikation, München
Oksaar, E. (1988) Fachsprachliche Dimensionen, Tübingen
Wierlacher, A. u.a. (Hg.) (1988) Kulturspezifische Aspekte der Sprachvermittlung. In: Jahrbuch Deutsch als Fremdsprache, Bd. 14, München

F R A G E B O G E N

Heimatland:
    Semester:
Seit wann in Deutschland (Dauer):

Bitte lesen Sie jede Frage erst vollständig durch, bevor Sie sie beantworten. Bei Kurzstrichen kreuzen Sie bitte das Zutreffende nur an. Bei "Ja/Nein" unterstreichen Sie bitte das Zutreffende. Bei Fragen, die eine ausführlichere Beantwortung erfordern, genügen Antworten in unmißverständlichen Wortgruppen.
Bei allen Fragen haben Sie am Schluß die Möglichkeit, Ihnen wichtig erscheinende persönliche Beobachtungen hinzuzufügen. Fragen, die Sie nicht beantworten können, lassen Sie bitte frei.

1. Was hat Sie veranlaßt, sich für ein Medizinstudium in Deutschland (und nicht in Ihrer Heimat) zu entscheiden?

    Interesse an einem Auslandsstudium   ____
    keine Zulassung zum Medizinstudium in der Heimat   ____
    zu hohe Kosten des Medizinstudiums in der Heimat   ____
    Stipendium für ein Medizinstudium in Deutschland   ____
    Interesse an deutscher Medizin   ____
    Hoffnung auf Ausbildung mit hohem technischen Niveau   ____
    Hoffnung auf künftigen Arbeitsplatz in Deutschland   ____
    andere Gründe   ____
    Welche?

    _____

2. Worin bestanden Ihre Hauptschwierigkeiten am Anfang des Medizinstudiums? Bitte erklären Sie kurz!

2.1 Im Umgang mit deutschen Studenten   ____

2.2 Im Umgang mit den Lehrenden   ____

2.3 Im Grad der Beherrschung der deutschen Sprache   ____

2.4 In der Gewöhnung an deutsche Lebensverhältnisse   ____

2.5 In (mangelnden) Kontakten mit der Bevölkerung   ____

2.6 In der (mangelnden) Verbindung zur Heimat   ____

2.7 In anderen Gründen
    Welchen?   ─────

3. Welche praktischen Erfahrungen mit deutscher Medizin haben Sie
    gemacht? Welche Unterschiede zur Medizin in Ihrer Heimat werden
    Ihnen dabei bewußt?

3.1 Als Patient (bei einem deutschen Arzt)Wie haben Sie als Patient
    den Umgang des Arztes mit dem Patienten erlebt?

    Verhalten Sie sich als Patient gegenüber einem Arzt in Deutsch-
    land anders als gegenüber einem Arzt in Ihrer Heimat?
    Ja/Nein
    Wie?

3.2 Als Medizinstudent im Praktikum mit Patienten
    Wie verhalten sich deutsche Patienten gegnüber Ihnen als
    Medizinstudent?

    Meinen Sie, daß sich Patienten in Ihrer Heimat Ihnen gegenüber
    anders verhalten würden?
    Ja/Nein
    Wie?

3.3 Als Medizinstudent im Praktikum mit Ärzten
    Wie verhalten sich klinisch tätige Ärzte gegenüber Ihnen?

    Verhalten sich klinisch tätige Ärzte zu Ihnen anders als zu
    deutschen Medizinstudenten?
    Ja/Nein
    Wie?

3.4 Im Verhältnis zwischen Ärzten und Pflegepersonal
    Wie würden Sie das Verhältnis zwischen Ärzten und Pflegepersonal
    charakterisieren?

    Sehen Sie Unterschiede im Verhältnis Arzt-Pflegepersonal in Deutsch-
    land und dem Verhältnis zwischen Ärzten und Pflegepersonal in Ihrer
    Heimat?
    Ja/Nein
    Welche?

Wie verhält sich das Pflegepersonal in einem deutschen Krankenhaus gegenüber Ihnen als Medizinstudent?

3.5 Wie würden Sie das Verhältnis zwischen Pflegepersonal und Patienten in einem deutschen Krankenhaus kennzeichnen?

Meinen Sie, daß es Unterschiede im Verhältnis Pflegepersonal - Patienten in Deutschland und dem Verhältnis Pflegepersonal - Patienten in Ihrer Heimat gibt?
Ja/Nein
Welche?

3.6 Haben Sie sonstige praktische Erfahrungen gemacht, die Ihnen bemerkenswert erscheinen?
Ja/Nein
Welche?

4. Worin sehen Sie ethische Unterschiede zwischen der Medizin in Deutschland und der Medizin in Ihrer Heimat? Sehen Sie solche Unterschiede in bezug auf

4.1 Das Verhältnis zu alten Menschen

4.2 Das Verhältnis zu Sterbenden

4.3 Das Verhältnis zur Intensivmedizin

4.4 Das Verhältnis zu bestimmten Krankheiten
(z.B. AIDS, Nerven u.a.m.)

4.5 Das Verhältnis zu natürlichen Heilverfahren

4.6 Das Verhältnis zu operativen Eingriffen

4.7 Das Verhältnis zur Implantation körperfremder Stoffe

4.8 Das Verhältnis zur Transplantation fremder Gewebe oder Organe

4.9 Das Verhältnis zum Sezieren in der Anatomie ____

4.10 Das Verhältnis zur Palpation am entkleideten Körper
     (bes. des anderen Geschlechts) ____

4.11 Oben nicht genannte Punkte ____

5. Gibt es Themen, die im Hinblick auf die ärztliche Tätigkeit in Ihrer Heimat besonders wichtig wären, die aber während des Studiums in Deutschland keine oder eine zu geringe Rolle spielen?
    Ja/Nein
    Welche?

    Warum wird Ihrer Meinung nach darüber nicht gesprochen?

7. Über welche Themen sollte Ihrer Meinung nach im Deutschunterricht für Medizinstudenten gesprochen werden?

8. Gibt es Themen, über die sie nicht oder nur sehr ungern im Unterricht sprechen möchten?
    Ja/Nein
    Welche?

Zur Evaluation von Arzt-Patienten-Kommunikation - Perspektiven einer angewandten Diskursethik in der Medizin[1]

Armin Koerfer, Karl Köhle, Rainer Obliers

Die Medizin vollzieht gegenwärtig ihre "kommunikative Wende". Von dieser Entwicklung wird die Medizin sowohl als Wissenschaft erfaßt, deren semiotische Fundierung gerade in Vorbereitung ist[2], wie auch als Handlungs- und Versorgungssystem, dessen überfällige Reform sich nicht mehr allein mit dem technisch-naturwissenschaftlichen Fortschritt begründen läßt. Vielmehr hat eine ungebremste biotechnisch orientierte Fortschrittsgläubigkeit die gegenwärtige Sinnkrise der Medizin eher noch verstärkt, die inzwischen auf das medizinische Ausbildungssystem übergreift. In dem Maße, wie mit dem Paradigmenwechsel von der biomechanischen zur biopsychosozialen Medizin die Bedeutung des ärztlichen Gesprächs für Anamnese, Diagnose und Therapie erkannt wurde, offenbarten sich die Defizite in der medizinischen Ausbildung, die alsbald vor dem Problem stand, wie denn die *kommunikative Kompetenz* des Arztes als Teil seiner *psychosozialen Kompetenz* zu fördern sei.

Sowohl in der Forschung wie in der Lehre zur Arzt-Patienten-Kommunikation geht es letztlich um die Aufklärung und Verbesserung der Verständigungsbedingungen in der gesundheitlichen Versorgungspraxis, in der sich zunehmend das Effektivitätsproblem ärztlichen Handelns als wesentlich kommunikatives Handeln stellt. Die "Sprechende Medizin" ist inzwischen zum Tagungsthema avanciert[3], und allerorten entstehen Trainingsprogramme, die den Mediziner mit seinem Patienten in der richtigen Weise sprechen lassen sollen. Mit der Formulierung *in der richtigen Weise* sind allerdings Probleme der Normativität von Gesprächen aufgeworfen, die für die ärztliche "Sprech"-Stunde keineswegs schon als geklärt gelten können. Mit den konkreten Instruktionen, mit denen sich die Trainingsprogramme gegenständlich etwa auf das Blickverhalten, Hörerverhalten oder die Frageaktivitäten des Arztes beziehen, werden oft unter der Hand Bewertungsstandards transportiert, deren spezifische Geltung im Arzt-Patienten-Gespräch erst noch offenzulegen und kritisch zu reflektieren ist, wozu im folgenden in mehreren Schritten beigetragen werden soll.

---

[1] Diese Arbeit ist im Rahmen eines Balint-Projekts unter der Leitung von K. Köhle und R. Obliers und der Mitarbeit von J. Faber, H. Haegger, A. Koerfer, R. Schwan, D. Th. Waldschmidt u. a. am Institut für Psychosomatik und Psychotherapie der Universität zu Köln entstanden. Sofern nicht anders ausgewiesen, sind die Beispiele dem Kölner Korpus zur Arzt-Patienten-Kommunikation (=KK-APK) entnommen.

[2] Vgl. zum Abriß einer semiotisch fundierten Medizin von Uexküll (1991; 1993) sowie die elaborierte Fassung von von Uexküll/Wesiak in der 5. Neuauflage (demn.) des Lehrbuchs der "Psychosomatischen Medizin".

[3] Vgl. Tagungsprogramm der DKPM vom 09.-11.12.93, wobei die im Untertitel gestellte Frage "Leerformel oder Grundlage der Neugestaltung des Versorgungssystems?" offensichtlich noch nicht entschieden ist.

Einleitend (§ 1) wird ein kurzer Überblick über verschiedene Forschungsrichtungen zur Arzt-Patienten-Kommunikation, ihre methodischen Ansätze sowie Themenschwerpunkte gegeben. Sodann wird eine Reihe von Entwicklungstendenzen in der Medizin angeführt, deren Struktur- und Funktionswandel insgesamt die Reformulierung der traditionellen Arzt-Patienten-Beziehung überhaupt erklärlich macht (§ 2.1). Vor diesem Hintergrund sind unter der Perspektive einer angewandten Diskursethik die medizinethischen Prinzipien zu erörtern, auf deren Basis überhaupt Modelle der Arzt-Patienten-Kommunikation begründet (§ 2.2) und nachgeordnet sowohl spezifische handlungsleitende Konzepte einer patientenzentrierten Medizin (§ 3) als auch schließlich Gesprächsmaximen (§ 4) gerechtfertigt werden können. Im Anschluß daran werden spezifische Trainingsprogramme zur Arzt-Patienten-Kommunikation vorgestellt (§ 5), aus denen ausgewählte Kategorien bzw. Maximen einer exemplarischen Kritik unterzogen werden. Abschließend (§ 6) werden einige Konsequenzen für die weitere Forschung gezogen.

1 Methodische Ansätze und Forschungsthemen

In der Forschung zur Arzt-Patienten-Kommunikation lassen sich in erster Annäherung eher *normativ-pädagogische* Ansätze (z.B. Froelich/Bishop 1973, Dahmer/Dahmer 1989, Bird/Cohen-Cole 1990, Cohen-Cole 1991) von eher *empirisch-analytischen* Ansätzen unterscheiden. Letztere können weiterhin nach eher *quantitativ* orientierten Analysen (z.B. Nordmeyer 1982, Raspe 1983, West 1983, Fehlenberg 1987) oder eher *qualitativ* orientierten Analysen (Bliesener 1982, Frankel 1984, Mishler 1984, Bliesener/Köhle 1986, Rehbein 1986) differenziert werden, wobei keineswegs eine Unvereinbarkeit quantitativer und qualitativer Methoden unterstellt werden muß (vgl. Ehlich 1982). Häufig wird gerade eine Methoden-Kombination angestrebt, wie sie etwa auch von Roter/Frankel (1992) als besonders ergiebig herausgestellt wird. Darüber hinaus ist eine wechselseitige Befruchtung von normativ-pädagogischen und empirisch-analytischen Forschungsansätzen anzustreben, wofür nachfolgend weiter plädiert werden soll.

Zunächst sei mit v. Uexküll eine konvergierende Untersuchungsperspektive aufgezeigt, aus der erhellt, inwieweit eine empirische Kommunikationsanalyse zugleich normativ ist. Für v. Uexküll ist vor allem der Begriff der *gemeinsamen Wirklichkeit* wesentlich, die im Gespräch hergestellt oder aber verhindert wird, womit eben ein kritischer Beurteilungsmaßstab gewonnen wäre, an dem sich nachgeordnet alle ärztlichen Gesprächstechniken bemessen lassen müssen; zugleich wird eine spezifische Methode aufgezeigt, Erkenntnisse über die Struktur und Funktion von Gesprächen überhaupt zu gewinnen: "Die Untersuchung der Techniken, die das Zustandekommen gemeinsamer Wirklichkeiten verhindern (...) tragen zu unserem Verständnis der Funktion und Struktur des Gesprächs bei; denn wir lernen Physiologie aus der Pathologie und die Voraussetzungen für das Gelingen aus den Erfahrungen des Mißlingens, und besonders aus den Techniken, die ein Gelingen verhindern" (1987: 125). Diese gleichsam am Unglücksfall orientierte Rekonstruktionsmethode ist der Tradition der analytischen Sprachphilosophie verwandt, in der etwa Austin (1962/72) die Gelingensbedingungen von Sprechhandlungen systematisch aus der Analyse ihrer möglichen Fehlschläge ableitet. Von daher haben mißglückte Fälle von Sprechhandlungen wie analog von ganzen Gesprächen eine besondere heuristische Kraft, die es gerade in der empirischen Analyse von "negativen" Beispielen zu nutzen gilt - wie eben dies exemplarisch auch v. Uexküll unternimmt, worauf unter dem normativen Aspekt des Aufklärungsgebots in der Medizin (§ 3.1) noch gesondert einzugehen ist.

Zweifellos ist der von v. Uexküll beanspruchte Begriff der *gemeinsamen Wirklichkeit* stark werthaltig und ebenso schwer zu operationalisieren wie die in diesem Zusammenhang in Anlehnung an Mead (1934/73) benutzten Begriffe des *Rollentauschs* und der *Gemeinschaftshandlung*. Die kreative Leistung einer derart grundbegrifflich fundierten Theorie des idealen Gesprächs, nach der zudem die Analyse der zwischen Arzt und Patient gesprächsweise erzeugten Wirklichkeit dem Muster der Analyse der geglückten bzw. gestörten frühkindlichen Wirklichkeit folgt, sei unbestritten.[4] Nach dem gegenwärtigen Stand der Theoriebildung sind die Trauben jedoch tiefer zu hängen, womit empirische Analysen aus der Fragestellung, was wir denn ein *gutes Gespräch* zu nennen bereit wären, keineswegs entlassen sind (vgl. Koerfer 1994: § 4). Dies gilt für die empirische Analyse etwa von Unterrichtsgesprächen wie von ärztlichen Sprechstunden gleichermaßen.

In der Regel werden in der Forschung zur Arzt-Patienten-Kommunikation weniger konnotationsreiche Begriffe verwendet, mitunter sogar wertneutrale Deskriptionen oder doch zumindest relativ bewertungsarme Analysen reklamiert. So stellt etwa ten Have (1993) im Vergleich zu Untersuchungen, die sich wie etwa Fisher (1986), Frankel (1984) oder Mishler (1984) vor allem mit der Einschränkung der Redemöglichkeiten des Patienten durch Arzt-Fragen beschäftigen, für seine eigene Untersuchung lapidar fest: "Meine eigene Optik ist weniger bewertend" (1993: 373). Bei näherer Betrachtung wird jedoch deutlich, daß die Analysen von ten Have letztlich nicht weniger bewertend sind, sondern daß die Bewertung hinsichtlich der Funktion von Arzt-Fragen lediglich weniger negativ ausfällt. So zeigen nach ten Have seine "ersten Analysen, daß und wie Fragen von Ärzten als raumschaffende Erzähleinladungen kreiert werden können, und daß Ärzte dieser Tendenz durch unterstützende Verhaltensweisen während der Erzählung eine Fortsetzung verleihen können" (1993: 380). Daß der Arzt seine Fragen auch so stellen kann, daß der Patient "über einen nur geringfügig vorstrukturierten Antwortraum verfügt" (376), ist freilich spätestens seit Froelich/Bishop (1973) ebenso unstrittig, wie die empirischen Belege von ten Have im Einzelfall überzeugen mögen. Eine ganz andere Frage ist vielmehr die nach der vorherrschenden Wirklichkeit, deren Beantwortung umfangreiche empirische Untersuchungen mit einer gewissen Repräsentativität[5] verlangt. Erst auf diesem Wege wird sich erweisen, inwieweit die "repressive Theorie der medizinischen Befragung", wie sie von ten Have der

---

[4] Vgl. zur Entwicklung und Begründung der Diskursethik auch Habermas' (1981, Bd. 2, Kap. V) Rekurs auf Mead.

[5] So ist nach ersten Untersuchungen an unserem Kölner Korpus von sehr unterschiedlichen Kommunikationsprofilen auszugehen, wobei sich allein nach dem Maß der Non-Direktivität verschiedene Typen von Arzt-Patienten-Gesprächen unterscheiden lassen, vgl. unten § 4 und Obliers et. al. (1994), Koerfer et al. (1994), Mendler (1994).

bisherigen Forschung zugeschrieben wird, obsolet und seine eigene positive Beurteilung der Arzt-Patienten-Kommunikation gerechtfertigt ist.
So wie ten Haves Analysen nicht weniger bewertend sind, sondern im Vergleich zu eben dieser "repressiven Theorie der medizinischen Befragung" nur zu einer anderen, nämlich positiven Bewertung gelangen, so werden auch in anderen Untersuchungen mehr oder weniger explizit bestimmte Bewertungsstandards transportiert, die ebenso offen oder verdeckt bestimmten Theorien der idealen Arzt-Patienten-Kommunikation entlehnt sind oder auf eine solche Theorie hinauslaufen. Sichtet man die Literatur unter dieser Perspektive, dann sind in einem ersten Schritt ohne Anspruch auf Systematik oder Vollständigkeit etwa Aussagen folgenden Typs als charakteristisch zu kennzeichnen, wobei die evaluativen Präsuppositionen, die mit den Aussagen jeweils gemacht werden, in den Klammerausdrücken sozusagen oberflächenstrukturell sichtbar gemacht werden sollen. Während sich Aussagen vom Typ (I)-(IV) auf die Empirie realer Gespräche beziehen, die zudem wie in (I) direkt quantifizierend verglichen werden können, beziehen sich Aussagen vom Typ (V)-(VI) auf potentielle Gespräche.

(I) Dieser Patient hat in diesem Gespräch einen Redeanteil von [nur] 35 Prozent, jener Patient in jenem Gepräch [immerhin] von 55 Prozent [was erheblich besser ist, weil ...].

(II) Dieser Patient bringt in diesem Arzt-Patienten-Gespräch sein Anliegen in Form einer freien Beschwerdenschilderung vor, und zwar (a) gleich zu Gesprächsbeginn, (b) in seinen eigenen Worten und (c) zusammenhängend [und das ist jeweils gut so, weil ...].

(III) Der Arzt stellt [zu] viele geschlossene Fragen, insbesondere Suggestivfragen [wodurch eine freie Beschwerdenschilderung des Patienten verhindert wird] [und das ist schlecht, weil ...].

(IV) Der Arzt läßt die subjektive Krankheitstheorie des Patienten voll zur Entfaltung kommen [und das ist gut so, weil ...], indem er sein Interesse daran durch situationsangemessene Hörsignale und Verständnisfragen bekundet.

(V) Vermeide Unterbrechungen [denn sie unterbinden den Erzählfluß des Patienten] [und das ist schlecht, weil ...].

(VI) Pflege einen non-direktiven Gesprächsstil, indem du möglichst offene Fragen stellst und Suggestivfragen vermeidest [denn sonst ...] [und das wäre schlecht, weil ...].

In den Aussagen-Typen (V)-(VI) werden bestimmte Soll-Zustände von Gesprächen bis zu einem gewissen Grad explizit, in den Aussagen-Typen (I)-(IV) dagegen implizit formuliert. Darüber hinaus enthalten alle Aussagen weitere Präsuppositonen bei jeweils verschiedener Tiefenstruktur. Während in den Klammerausdrücken zunächst Präsuppositonen niedriger Ordnung explizit gemacht werden, wären in den Auslassungen der abhängigen weil-Sätze die theoretischen Basis-Aussagen höherer Ordnung erst noch offenzulegen, so daß sich die Architektur einer Theorie des guten Arzt-Patienten-Geprächs allmählich herausschälen könnte. Eine solche Theorie sollte unter diskursethischem Aspekt nicht nur *prozedural* orientiert sein, sondern zugleich *substantiell*[6], d.h. es müßte aus der Logik medizinischen

---

[6] Vgl. zu der inzwischen angewachsenen Auseinandersetzung um eine bloß prozedural orientierte Diskursethik z.B. Taylor (1986) und Cortina (1992).

Handelns begründet werden, warum es überhaupt sinnvoll ist, die subjektive Krankheitstheorie des Patienten in Erfahrung zu bringen. Daß diese dann mittels geeigneter Gesprächstechniken in einer Weise hervorgelockt werden soll, die dem Patienten Raum für eine Darstellung in seinen eigenen Worten gibt, ist ebenso ein nachgeordnetes Problem wie die wiederum daraus notwendig abgeleitete Erhöhung des Redeanteils des Patienten. Obwohl die Aussage-Typen (I)-(VI) gleichermaßen auf Erklärungdefizite verweisen, unterscheiden sie sich in der beanspruchten Erklärungstiefe sowie in der Operationalisierung und empirischen Validierung.

In der normativ-pädagogischen Literatur, für die etwa Aussagen vom Typ (V) und (VI) charakteristisch sind, wird vor allem anwendungsbezogen argumentiert, zumeist unter der allgemeinen Zielsetzung der Erstellung eines Katalogs von Gesprächsmaximen, mit deren Hilfe die bestehende, defizitäre Praxis der Arzt-Patienten-Kommunikation verbessert werden soll (vgl. § 4). Dabei ist freilich ein Manko dieser Forschungsrichtung nicht zu übersehen, das darin besteht, daß sich die empirische Grundlage zumeist auf direkte oder indirekte Kommunikationserfahrungen mit Patienten beschränkt. Gegenstand der wie auch immer kritischen Reflexionen sind negative wie positive Beispiele in Form von erinnerten oder konstruierten Einzeläußerungen bzw. kürzeren Dialogsequenzen (z.B. Geisler 1992, Dahmer/Dahmer 1989, Geyer 1990, Janicek 1990, Cohen-Cole 1991). Ohne die auf diese Weise gewonnenen Erkenntnisse hier schmälern zu wollen, müssen doch die methodischen Nachteile dieser Art von Forschung in Rechnung gestellt werden, wenn es um die Frage der Gültigkeit der gezogenen Folgerungen für eine verbesserte Kommunikationspraxis geht.

Erinnerte oder *vorgestellte* Kommunikation ist schließlich nicht die *reale* Kommunikation selbst, was in der kommunikationswissenschaftlichen, konversationsanalytischen oder linguistischen Gesprächsforschung immer wieder betont wird (vgl. Koerfer 1979, 1985). Nicht von ungefähr hat sich deshalb auch in der Forschung zur Arzt-Patienten-Kommunikation ein eigenständiger Forschungsansatz etabliert, dessen Erkenntnisinteresse sich gegenständlich auf empirische, häufig videographierte Gespräche zwischen Arzt und Patient richtet, die im nachhinein in bestimmter Weise (in Form von Transkriptionen) verschriftet werden und so der genaueren Analyse überhaupt erst zugänglich sind. Nur so kann methodisch kontolliert werden, ob etwa der allgemein postulierte Trendwechsel von geschlossenen Fragen hin zu offenen Fragen überhaupt realisiert und der gewünschte Effekt einer freien Beschwerdenschilderung und Erlebenskundgabe von seiten des Patienten tatsächlich erreicht wird. Diese methodischen Vorteile einer empirie-nahen Kontrolle sollten nicht verschenkt werden, wenn die gewünschten Trainingseffekte nicht nur spekulativ unterstellt werden sollen. Allein von daher erweisen sich Anleihen bei eher empirisch-analytischen Forschungsansätzen als unumgänglich.

Das Erkenntnisinteresse richtet sich dort insgesamt auf einen sehr weit gestreuten Phänomenbereich, der in einer teils hochspezialisierten Literatur behandelt wird. Die Untersuchungen zur Arzt-Patienten-Kommunikation erstrecken sich vom Zuhör- und Schweigeverhalten des Arztes (z.B. ten Have 1990) über ärztliche Fragehandlungen (z.B. Rehbein 1993) bis hin zur Konflikthaftigkeit der Teilnahmeperspektiven, die Mishler (1984) in den widerstreitenden "Stimmen" der Medizin und der Lebenswelt begründet sieht. Im einzelnen lassen sich folgende Untersuchungsschwerpunkte differenzieren:

(1) *Formal-quantitative Gesprächsmerkmale*, wobei es um die Distribution von Wörtern, Sätzen, Redebeiträgen, Informationsmodi, Fragetypen usw. geht: Racherbäumer u.a. 1979, Ahrens 1979, Raspe 1983, Nordmeyer 1982, Siegrist 1982, Westphale/Köhle 1982a und 1982b, West 1983, Fehlenberg 1987.

(2) *Sprecherwechselorganisation und Dialogsteuerung*, wobei im einzelnen Häufigkeiten bzw. Dauer von Schweigen, Blickkontakt, Interjektionen, Unterbrechungen usw. berücksichtigt werden: Frankel 1983, Löning 1985a und 1985b, ten Have 1990, Wrobel 1990.

(3) *Fachkommunikation und Verständlichkeit*, wobei es insbesondere um die Unverständlichkeit und Übersetzungsproblematik der Fachtermini geht: Oksaar 1988, Lörcher 1983, Löning 1985a, Hoffmann-Richter 1985.

(4) *Diskurs-Eröffnungen und Interventionstypen*, die vor allem unter dem Aspekt der Begrenzung/Erweiterung des Handlungsspielraums der Patienten untersucht werden: Spranz-Fogasy 1987 und 1990, Fehlenberg/Simons/Köhle 1982, Quasthoff-Hartmann 1982, Fehlenberg 1987, Fehlenberg/Simons/Köhle 1990.

(5) *Handlungsmuster und Handlungskonzepte*, wobei komplexe Handlungseinheiten (wie Frage-Antwort-Sequenzen, Beschwerdenvortrag, Erzählungen) sowie komplexe Handlungsziele (wie Einsichtsförderung, Selbstverantwortlichkeit, Compliance usw.) erfaßt werden: Bliesener 1982, Rehbein 1986, 1993, Nothdurft 1982, 1985, Mishler 1984, Bliesener/Köhle 1986, Smith/Hoppe 1991.

Unter evaluativer Perspektive werden die Einzelbeobachtungen und -ergebnisse häufig unter dem Aspekt der *Asymmetrie* diskutiert, die für die Praxis der Arzt-Patienten-Kommunikation als vorherrschend bis notwendig angesehen wird (Siegrist 1982, Fehlenberg/Simons/Köhle 1982, 1990, Fisher 1984, Löning 1985, Fehlenberg 1987, Quasthoff 1990, Meeuwesen/Schaap/Staak 1991). So werden etwa von Quasthoff (1990) die drei Prinzipien des *primären Sprechers*, der *Zuständigkeit* und *Verantwortung* als konstitutiv für institutionell-professionelle Kommunikationstypen überhaupt herausgestellt, von denen die Arzt-Patienten-Kommunikation lediglich eine besonders ausgeprägte Variante ist. In dieser Analyseperspektive ist die immer wieder (z.B. von West 1983) ermittelte asymmetrische Verteilung etwa von (Typen von) Fragen nicht weiter verwunderlich. Sie korrespondiert mit den *komplementären Rollen* von Arzt und Patient, wie sie bereits von Parsons (1951/1970 und 1964/1970) beschrieben wurden (vgl. zur Kritik Westphale/Köhle 1982, Menz 1991). Zweifellos kann der Symmetriebegriff hier nicht uneingeschränkt in dem emphatischen Sinn verwendet werden, wie er etwa dem Kommunikationsmodell von Habermas (1971, 1983, 1991) zugrundeliegt, nach dem etwa die Chancen zur Redeübernahme sowie zur Wahl von Sprechakten und Themen annähernd symmetrisch verteilt sein müssen. Hier sind verschiedene Symmetriebegriffe zu differenzieren und auf ihre Adäquanz hinsichtlich der spezifischen Arzt-Patienten-Kommunikation erst noch zu überprüfen, um schließlich im empirischen Fall *funktionale* von *dysfunktionalen* Asymmetrien unterscheiden zu können (vgl. Westphale/Köhle 1982). Dazu sollen unter der Perspektive einer angewandten Diskursethik einige evaluative Vorannahmen offengelegt werden, die bereits in quantitativen Analysen zum Tragen kommen, wenn etwa die Vorkommenshäufigkeit von Unterbrechungen oder

Fragen (eines bestimmten Typs) ermittelt und im Falle einer asymmetrischen Verteilung zugunsten des Arztes etwa der Abbau von Gesprächsdominanz nahegelegt wird.[7]

2 Arzt-Patienten-Beziehung und Medizinethik

So wie sich letzlich der Symmetriebegriff von einer allgemeinen Diskursethik herleitet, nach der unter Ausschöpfung des rationalen Potentials der Rede ein Konsens zwischen gleichberechtigten Diskursteilnehmern allein kraft guter Gründe hergestellt wird, so ist im Falle der Arzt-Patienten-Kommunikation die mögliche und zulässige Verkehrung in Asymmetrie im Rahmen einer angewandten Diskursethik zu begründen, die auf die Beziehung von Arzt und Patient als Sonderform des Diskurses abhebt.[8] Die Anwendung der Diskursethik in der Medizin steht aber noch am Anfang (vgl. Kettner 1991). Fortschritte wären vor allem durch komparative Studien zu erzielen, in denen die Anwendung der Diskursethik im Gesundheitssystem mit Anwendungen im Rechts- oder Politik- oder Wissenschaftssystem zu vergleichen wären (vgl. die Beiträge in Apel/Kettner (Hg.) 1992). Über komparative Studien wäre die differentia specifica zuallererst zu gewinnen. Vorläufig kann auf bestehende Traditionen rekurriert werden, in denen die Arzt-Patienten-Beziehung im Zusammenhang mit einer allgemeinen Medizinethik bzw. Bioethik reflektiert wird.

2.1 Struktur- und Funktionswandel der Medizin

Dabei muß zunächst dem Struktur- und Funktionswandel der Medizin Rechnung getragen werden, infolgedessen die hippokratische Tradition stark in Zweifel gezogen ist und ärztliches Handeln nicht mehr oder nicht mehr allein an einer *Tugendethik* bemessen werden kann, nach der sich der Arzt vor allem durch persönliche Eigenschaften wie Hilfsbereitschaft, Uneigennützigkeit, Wahrhaftigkeit, Verschwiegenheit, Klugheit usw. auszeichnet. Bei aller Notwendigkeit einer multifaktoriellen Erklärung können in etwa folgende Entwicklungstendenzen in der Medizin unterschieden werden, die nicht unerheblich zu einer Veränderung des traditionellen Arzt-Ideals sowie der Arzt-Patienten-Beziehung beigetragen haben.[9]

---

[7] Hier handelte es sich um folgende Vorannahmen bwz. Normierungen: (1) Wer fragt/unterbricht, dominiert. (2) Der Arzt sollte nicht dominieren, weil ... (3) Also Arzt, frage/unterbreche weniger häufig!

[8] Vgl. die Diskurstypologie von Habermas (1971: 121), bei dem der therapeutische Diskurs als eigenständiger Diskurstyp bestimmt wird. Zur empirischen Fundierung einer diskurstypologischen Bestimmung der psychoanalytischen Therapie sei auf die komparativen Untersuchungen von Koerfer/Neumann (1982) und Koerfer (1994: Kap. 6.2.) verwiesen.

[9] Für allgemeine Überblicke mit je spezifischen Schwerpunkten sei exemplarisch verwiesen auf Anschütz (1988), Pellegrino (1988), Pellegrino/Thomasma (1981 und 1988), Viefhues (1989), Wieland (1986), Wolff (1989), Veatch (1989), ten Have/Kimsma (1991).

(1) *Technisierung*, die bei der Gefahr der verselbständigten Eigendynamik bio- und medizintechnischer Neuerungen ständig die Frage nach der Zulässigkeit des Machbaren aufwirft, wobei die individuellen Entscheidungskompetenzen des Arztes und des Patienten zunehmend zugunsten von sog. medizinischen Ethikkommissionen eingeschränkt werden.
(2) *Kommerzialisierung*, die den Arzt als Unternehmer herausfordert, der sein Handeln zunehmend unter dem Diktat der Wirtschaftlichkeit zu bilanzieren genötigt ist, unter dem beim gegenwärtigen Abrechnungsmodus zeitraubende Gespräche als unattraktiv gelten müssen, so daß sie als zentrales Diagnoseinstrument zurückgedrängt werden.
(3) *Ökonomisierung*, die den Arzt zum *gate keeper* funktionalisiert (z.b. Pellegrino/ Thomasma 1988: 172-189), der sich angesichts knapper gesellschaftlicher Ressourcen etwa Problemen der Verteilungsgerechtigkeit und Sozialverträglichkeit ausgesetzt sieht und damit keineswegs immer zum Besten "seines" Patienten handeln kann.
(4) *Prävention*, die nicht zuletzt unter dem ökonomischen Aspekt der Optimierung Arzt und Patient in ein umfassendes Kontrollsystem einbindet, das bei allen unbestreitbaren Vorzügen der Gesundheitsvorsorge Gefahren einer Normierung von Lebensqualität birgt, so daß deren konkrete Ausgestaltung zwischen Arzt und Patient gar nicht mehr zur Disposition steht.
(5) *Professionalisierung* und *Spezialisierung*, die zu einem Verlust an allgemeinmedizinischen sowie psychosozialen Kompetenzen führen können, die für eine ganzheitliche Behandlung unumgänglich sind.
(6) *Institutionalisierung*, die der persönlichen Bindung und Verantwortung entgegenstehen mag, so daß sich ärztliches Handeln schließlich nur noch an einer je spezifischen Institutionenethik (vgl. Sass 1991 sowie die Beiträge in Hubig (Hg.) 1982) orientiert.
(7) *Bürokratisierung*, die sich in der Form von Krankenblättern, Arztbriefen, Abrechnungen niederschlägt, mit zunehmender Tendenz zur weiteren Standardisierung und Automatisierung etwa in der Weise der Expertensysteme (vgl. Ehlich 1993), so daß die Kommunikation zwischen Arzt und Patient selbst zunehmend präformuliert ist.
(8) *Verrechtlichung*, mit der ärztliches Handeln nach einer bloß legalistischen Ethik rechtfertigt wird, was wiederum verstärkt einer Defensivmedizin Vorschub leistet, die sich in Überdiagnostik und Übertherapie verlieren kann (vgl. Wolff 1989, Taupitz 1987).
(9) *Demokratisierung*, die den Patienten dem Arzt gegenüber als mündigen Bürger mit Recht auf Information und Selbstbestimmung auftreten läßt, so daß sich die Beziehung im Vergleich zum traditionell "fügsamen" Patienten als schwieriger erweisen kann.
(10) *Wertepluralismus*, der einen Werte-Konflikt zwischen Arzt und Patient zugleich wahrscheinlich und gerechtfertigt erscheinen läßt, so däß Dissens zulässig ist und Konsens möglicherweise erst hergestellt werden muß, jedenfalls im Arzt-Patienten-Gespräch diskursive Verfahren zum Zwecke der Verständigung konstitutiv eingebaut sind, wobei der Ausgang des Verfahrens prinzipiell ungewiß ist.

Erklärungsbedarf besteht vor allem hinsichtlich des Gewichts, mit dem die einzelnen Faktoren beim ärztlichen Handeln zusammenwirken. Die Tendenzen der Kommerzialisierung und Verrechtlichung etwa mögen sich wechselseitig verstärken, insofern etwa Überdiagnostik und Übertherapie sowohl finanziell einträglich sein können als auch die Rechtsproblematik ärztlichen Handelns abzuwehren helfen. Bestimmten, teils widerstreitenden Entwicklungstendenzen kann der individuelle Arzt mehr oder weniger nachgeben oder widerstehen, womit eben bestimmte Handlungsspielräume bezeichnet sind, die der Arzt zur persönlichen Ausgestaltung der Beziehung zum Patienten nutzen kann. Allerdings ist zu bezweifeln, daß sich der Arzt etwa der Tendenz der Institutionalisierung so weitgehend entziehen kann, wie dies offenbar Wieland annimmt, der ärztliches Handeln zunächst zum "Musterbild natürlichen Handelns überhaupt" erklärt und der dann folgert: "Deshalb konnte sich auch die Beziehung von Arzt und Patient zum Muster einer zwischenmenschlichen Beziehung von fast archetypischem Rang entwickeln, die von Institutionen in ihrem Kernbereich nicht beeinflußt werden kann" (1986: 54). Mit dem gleichen Recht könnte auch erzieherisches Handeln eines Lehrers in den Rang natürlichen Handelns erhoben werden, das gegen die Institutionalisierung immunisiert wäre. Umgekehrt müssen mit der Annahme einer zunehmenden Institutionalisierung Handlunsspielräume der Institutionsvertreter wie Lehrer, Richter, Ärzte ja nicht geleugnet werden (vgl. Koerfer 1994). Was den Entscheidungsspielraum des einzelnen Arztes anlangt, so ist mit Pellegrino (1988: 16f.) eher die konkrete Alternative zwischen der Unternehmer- und Angestelltenperspektive zu betonen, unter denen sich der Arzt je spezifischen, mehr oder weniger direkt vermittelten Zwängen der Ökonomisierung, Institutionalierung, Verrechtlichung etc. ausgesetzt sehen wird. Gerade weil aber bestimmte Entwicklungstendenzen in der Medizin insgesamt noch im Fluß sind und die Handlungsspielräume des Arztes keineswegs als vollständig und endgültig festgeschrieben gelten können, erklären sich die gegenwärtigen Kontroversen in einer ausgeprägten Debatte um das adäquate Modell der Arzt-Patienten-Beziehung und die Prinzipien ärztlichen Handelns in einer posthippokratischen Medizinethik.

2.2 Modelle der Arzt-Patienten-Beziehung

Bei näherer Betrachtung erweist sich die medizinethische Diskussion als sehr komplex und heterogen, so daß im nachfolgenden Überblick nur eine grobe Orientierung über verschiedene Modelle der Arzt-Patienten-Beziehung gegeben werden kann.[10] Ohnehin können die verschiedenen Modelle nicht hinreichend trennscharf operieren, und es muß in der Praxis mit fließenden Übergängen gerechnet werden. Sie unterscheiden sich vor allem in der Vereinseitigung bestimmter Metaphern, unter deren semantischer Sogwirkung konkrete Phänomene der Arzt-Patienten-Beziehung überhaupt sinnvoll geordnet werden können. Während das traditionelle *hippokratische* Modell wesentlich durch das *paternalistische* Prinzip bestimmt ist, nach dem der Arzt kraft seiner (väterlichen) Autorität gegebenenfalls über den

---

[10] Aus der kaum noch übersehbaren Literatur zur medizinischen Modellierung der Arzt-Patienten-Beziehung sei in Auswahl vorab verwiesen auf Pellegrino (1988 und 1989), Brody (1989), Wolff (1989), Loewy (1989), Pellegrino/Thomasma (1981), Patzig (1987), Taupitz (1987), Veatch (1989 und 1991), ten Have/Kimsma (1991), Sass (1991), Coulehan/Block (1992), speziell zur Ethik in der Psychotherapie Heigl-Evers/Heigl (1989).

als unmündig erachteten Patienten hinweg zum Besten des Patienten entscheiden und handeln kann, unterscheiden sich nachhippokratische Modelle vor allem in dem Maß, in dem eben dieses paternalistische Prinzip zurückgedrängt oder gänzlich aufgehoben wird.

Als Gegenstück zum paternalistischen Prinzip gilt das Prinzip der *Autonomie*, die in Analogie zum freien und mündigen Bürger entweder von vornherein als Patientenautonomie unterstellt oder aber als solche erst hergestellt bzw. wiederhergestellt werden muß. Als extreme Varianten, die kaum für das Gesundheitssystem im ganzen, sondern nur selektiv angewandt werden können, sind einerseits das *Business*-Modell anzusehen, bei dem sich Patient und Arzt wie Käufer und Verkäufer beim freien Warenaustausch begegnen, und andererseits das *Präventions*-Modell, bei dem Arzt und Patient keine weitere Beziehung eingehen, sondern der Arzt-Besuch etwa denselben Status wie Joggen hat, mit derselben Funktion zur Selbsthilfe (vgl. Pellegrino/Thomasma 1988: 104f). Um die ärgsten Konsequenzen einer wie auch immer bloß marktwirtschaftlich strukturierten Austauschbeziehung zwischen Arzt- und Patient abzufedern, werden im *Vertrags*-Modell analog zum Wirtschaftsrecht Schutz- und Garantiebestimmungen in die Arzt-Patienten-Beziehung eingezogen, die nunmehr zugleich auf einer legalistischen Ethik fußt (vgl. Pellegrino 1989: 60ff.). Diese verlangt nicht unbedingt förmliche Vertraglichkeit, es genügt stillschweigende Übereinkunft und Berufung auf allgemein anerkannte Grundsätze, etwa die wechselseitig geltende Wahrheitsverpflichtung. Obgleich Vertragsmodelle wesentlich auf der Idee gleichberechtigter Vertragspartner beruhen, dienen sie im Gesundheitssystem vor allem dem Schutz des verletzlichen Patienten, dessen ungleich schwächere Position im Verhältnis zur Übermacht des professionellen Helfers zu stärken ist: "Those who propose the contractual model hope to close the power gap between a powerful class of health professionals and their vulnerable patients" (Pellegrino/Thomasma 1988: 103). Besondere Regelungen zur Vermeidung von Übergriffen und Mißbräuchen dienen also nur der ungehinderten Gewährung und Inanspruchnahme frei vereinbarter Dienstleistungen, aus denen keine weiteren persönlichen Verpflichtungen abgeleitet werden.

Demgegenüber gehen Arzt und Patient im *Bündnis*-Modell konkretere, persönliche Verpflichtungen ein, deren wechselseitige Einhaltung genau den Fortbestand dieses individuellen Bündnisses ausmacht. Negativ bestimmt kann dieses Bündnis im Falle einer Verpflichtungsverletzung ebenso aufgelöst werden wie im Konfliktfall, bei der etwa ein Arzt einen gewünschten Schwangerschaftsabbruch verweigert (vgl. Sass 1991: 131). Positiv bestimmt ist der Arzt stärker auf die traditionellen Prinzipien der Schadensverhütung (*primum nil nocere*) und Heilung (*bonum facere*) festgelegt, und zwar unter der aktiven Mitwirkung des Patienten, der sich seinerseits auf die gemeinsam ausgehandelten Bündniszwecke verpflichtet. Genau diese Perspektive der konsensuellen Kooperation macht beide Akteure zu Partnern. Zieht man die Differenzlinien zwischen den verschiedenen Modellen nicht allzu detailliert, dann bewegen sich Arzt und Patient mit der wechselseitigen Bündnisverpflichtung bereits in einem *Partnerschafts*-Modell, in dem ein Partner ohne die Kooperation des anderen nicht erfolgreich handeln kann (vgl. Veatch 1991). Mit dem Partnerschaftsmodell, das die *egalitäre* Beziehungsstruktur zwischen Arzt und Patient betont, scheint der Anschluß der Medizinethik an gesellschaftskritische Gegenwartsanalysen, die den Patienten vor allem an seiner Rolle als mündigen, zugleich selbstverantwortlichen und sozialverpflichteten Bürger in einer säkularen, demokratischen und werte-pluralistischen Gesellschaftsordnung bemessen, vollends hergestellt.

Um so mehr mögen restaurative Tendenzen verwundern, wie sie von Pellegrino/ Thomasma (1988) vertreten werden, deren Programmatik bereits im Untertitel zum Ausdruck kommt: "The Restoration of Beneficence in Health Care." Damit wird offensichtlich dem Problem Rechnung getragen, daß eine Modellierung der Arzt-Patienten-Beziehung nicht in der bloßen Alternative von Paternalismus versus Autonomie aufgehen kann. Schon die bereits dem Patienten unterstellte Autonomie geht an der Wirklichkeit oft vorbei. Für die Praxis der ärztlichen Sprechstunde ist vielmehr häufig genug von einem schwachen, verletzlichen, kränkbaren, ängstlichen, trostsuchenden und hilfsbedürftigen Patienten auszugehen[11], dessen Autonomie möglicherweise erst mühsam wiederherzustellen ist. Zudem wird als Folge einer Verabsolutierung der Autonomie eine libertäre Ethik befürchtet, nach der fast jede zwischen Arzt und Patient frei vereinbarte Handlung gerechtfertigt werden könnte (vgl. Pellegrino 1988: 6). Um dem drohenden Dilemma der Aufgabe des Autonomieanspruchs und dem Rückfall in den Paternalismus zu entrinnen, werden gemäßigte Varianten beider Prinzipien vorgeschlagen (vgl. z. B. Loewy 1989, ten Have/Kimsma 1991). Darüber hinaus wenden Pellegrino/Thomasma das Dilemma positiv, indem sie sich auf das traditionell für den Arzt geltende Benefiz-Prinzip rückbesinnen, das sie gleichsam mit einer besonderen Auflage versehen: Der Arzt soll seine Verpflichtung zur Fürsorge für seinen Patienten auf der Basis von Vertrauen wahrnehmen ("benificence-in-trust"), so daß er sich auch hier nicht über Vorbehalte des Patienten hinwegsetzen kann. Da gerade Vertrauen auf Gegenseitigkeit beruht, ist die Anschlußfähigkeit etwa an das Partnerschaftsmodell der Arzt-Patienten-Beziehung nicht verstellt.

Der Vergleich der verschiedenen Modelle wirft ein erstes Licht auf die Symmetrie/ Asymmetrie-Problematik zwischen Arzt und Patient, die nun sehr verschieden perspektiviert werden kann, wenn man bestimmte Vereinseitigungen als Erkenntniszuwachs zuläßt, die der je spezifischen Metaphorik geschuldet sind.[12] Im traditionellen, paternalistischen Modell ist die Beziehung ähnlich asymmetrisch wie die zwischen Eltern und Kind oder Lehrer und Schüler. Hier ist das Prinzip der Be-vor-mundung vorherrschend, und es mag zudem gelten, daß nur antwortet, wer auch gefragt ist. Im Busines-Modell oder auch im Präventionsmodell mag die Beziehung wesentlich als symmetrische Austauschbeziehung gesehen werden, in der sich Produzent und Konsument oder Verkäufer und Käufer frei nach Angebot und Nachfrage orientieren.[13] Die augenscheinlich symmetrische Austauschbezie-

---

[11] Hier kommen zugleich spezifische psychodynamische Aspekte der Arzt-Patienten-Beziehung zur Geltung, die immer auch durch Übertragungs- und Gegenübertragungsprozesse mit je spezifischen Kollusionsmustern geprägt ist, vgl. zur Übersicht z.B. Meerwein (1986: 64 ff.) und Heim/Willi (1986: 465 ff.).

[12] Zudem ist der Abstraktionsgrad derartiger Modelle zu berücksichtigen, die so kaum in "Reinkultur" auftreten werden und etwa im Vergleich von Krankenhaus, Röntgen- und Hausarztpraxis eher in Mischformen beansprucht werden, vgl. auch Wolff (1989: 209).

hung verkehrt sich zugleich in Asymmetrie, wenn man die Besitzverhältnisse berücksichtigt, die jedem Warentausch zugrunde liegen. Im Business-Modell, aber auch noch im Vertragsmodell mag die Metaphorik des Austauschs im Sinne von *Verhandlung* (bargaining) vorherrschend sein, während im Partnerschaftsmodell oder Kooperationsmodell die Metaphorik im Sinne von *Aushandlung* (negotiation) wesentlich ist.[14] Hier geht es unter dem Aspekt der Compliance vor allem um eine Trendwende, nach der therapeutische Maßnahmen sowie Verhaltensänderungen des Patienten weniger *verordnet* als vielmehr gemeinsam zwischen Arzt und Patient *ausgehandelt* werden sollen. Gegenüber der Verordnungspraxis ist die Aushandlungspraxis jedoch immer noch die Ausnahme (vgl. z.B. Fisher 1983, 1986, Rellecke 1985). Die Umkehrtendenz manifestiert sich aber bereits in dem Vorschlag, den Begriff der Compliance überhaupt durch den der *Kooperation* zu ersetzen (vgl. Heim/Willi 1986: 471, 577). Dahinter steht die Einsicht in die Problematik einer mangelhaften Compliance, die eben häufig als kurzfristig erzwungene "Fügsamkeit" des Patienten keinen dauerhaften Bestand hat.[15] Wie aber die Behandlung vieler, insbesondere chronischer Krankheiten vom Patienten eine *aktive Partizipation* verlangt, so ist eben diese zuallererst in einem Kooperationsmodell oder Partnerschaftsmodell der Arzt-Patienten-Beziehung anzustreben, in dem der Patient nach Heim/Willi (1986: 489) von Beginn an "als gleichwertiger (wenn auch nicht gleichartiger) Partner akzeptiert" wird.

Im Gegensatz zum paternalistischen Modell, das also wesentlich auf Anordnung und Gehorsam gegründet ist, beruht das Partnerschaftsmodell auf diskursiver Verständigung zwischen gleichberechtigten Partnern. Die Symmetrie besteht in dem für beide Partner gleichermaßen wirksamen Zwang der Anerkennung guter Gründe, die den Konsens herbeiführen. Die Zustimmung des Partners wird weder durch *Überredung erschlichen*, wie etwa in der Arzneimittel-Werbung nach dem Business-Modell, noch durch *Anordnung erzwungen*, wie durch die Autorität des Arztes nach dem paternalistischen Modell. Am Ende der Arzt-Patienten-Kooperation steht weder der *überredete*, noch der *gehorsame*, sondern der *überzeugte* Patient. Für dieses Modell der Arzt-Patienten-Kommunikation ist seine Diskursivität insofern konstitutiv, als sowohl der Arzt als auch der Patient vorgängige Überzeugungen davon, was denn zum Besten des Patienten sei, zu revidieren bereit sind. Vom Beginn her muß der Ausgang demnach als prinzipiell ungewiß gedacht werden.[16] Therapeutische Wege, Umwege und Irrwege sind unter dieser Perspektive einer letztlich *diskursiven Verstän-*

---

[13] Die von Balint (1957/1991: 42 ff.) geprägte und inzwischen gängige Redeweise vom Patienten-*Angebot*, das vom Arzt "nachgefragt" oder auch mit einem *Gegenangebot* beantwortet werden kann, liegt auf dieser Interpretationslinie, obwohl die Rollen von Anbieter und Nachfragendem verkehrt scheinen.

[14] Vgl. allgemein zum Begriff 'negotiations' Strauss (1978), zu Aushandlungen speziell in Institutionen Koerfer (1994) und in der medizinischen Kommunikation Fisher (1983, 1986), Rellecke (1985), Fisher/Todd (1986), Stiles/Putnam (1992).

[15] Überblicke über Ergebnisse der Forschung zur Noncompliance geben Schmädel (1979), Anschütz (1988: 169 ff.) und Köhle/Joraschky (1990: 425 f.).

[16] Ungewißheit heißt, daß unter Umständen ein Dissens nicht ausgeräumt werden kann, der den Abbruch der Beziehung nahelegt.

digung zu bilanzieren, deren *Rationalität* zwar in kritischen Phasen, in denen es wesenlich auf einen hilfreiche Beziehung ankommt, eingeschränkt sein mag, aber nicht allein schon dadurch prinzipiell außer Kraft gesetzt ist, daß es um die thematischen Besonderheiten einer potentiellen Selbstaufklärung des leidenden Partners geht, der eben aufgrund dieses Leidens der rationalen Reflexion nicht mehr fähig wäre.

3 Handlungsleitende Konzepte einer patientenzentrierten Medizin

Mit dieser Perspektivierung der Arzt-Patienten-Beziehung von ihrem rationalen Ende her sind Durchgangsstadien, in denen der Arzt wesentlich eine hilfreiche Beziehung aufbaut (vgl. Luborsky 1988), danach zu beurteilen, inwieweit eine Hilfe zur Selbsthilfe gegeben wird, das heißt die (Wiederherstellung der) Autonomie des Patienten als Therapieziel nicht verloren geht.[17] Auf dem Wege zu einer am Ende geteilten Überzeugung davon, was denn zum Besten des Patienten sei, kooperieren beide Partner mit wechselnder Dominanz in einem *zirkulären* Prozeß, der vom Arzt *formell* und vom Patienten *substantiell* eröffnet werden muß. In nachfolgenden Informationsschleifen müssen die Informationen des einen Partners notwendig auf denen des anderen in einer Weise aufbauen, in der sich beide Partner wechselseitig als *Experten* benutzen: der Arzt den Patienten als Experten seiner Leidensgeschichte und der Patient den Arzt als Experten seiner Heilkunst (vgl. z.B. Tuckett et al. 1985, Smith/Hoppe 1991). Diese spezifischen Expertenrollen verweisen auf je spezifische Symmetrie- und Asymmetrieverhältnisse, insofern beide Interaktionspartner gleichermaßen Wissende und zugleich Nicht-Wissende sind und dies wiederum in bezug auf verschiedene individuelle bzw. professionelle Wissensbestände, für die sie sich bis zu einem gewissen Grad erst wechselseitig kompetent machen müssen. Dabei sind die spezifischen Leistungen und Gegenleistungen in den jeweiligen Expertenrollen in einem gemeinsamen Aushandlungsprozeß aufeinander abzustimmen, in dem es zu einer Relevanzverschränkung etwa von Erzählungen des Patienten und Erklärungen des Arztes kommt, damit sich die beiden Partner nicht in Beliebigkeiten verlieren, die in einen Pseudo-Konsens münden könnten (vgl. § 3.1). Ebensolchen Gefahren ist mit einer *patientenzentrierten* Medizin zu begegnen, in der ärztliches Handeln im Sinne der individuellen Ausgestaltung einer bipersonalen *Beziehungs*-Medizin an die Person und die Persönlichkeit des Patienten gebunden bleibt.[18] Neben vielen "mittleren" medizinethischen Prinzipien (etwa der *Verschwiegenheit, Wahrhaftigkeit, Gerechtigkeit* usw.) sind vor allem zwei handlungsleitende Konzepte bedeutsam geworden, die sich als spezifische Konzepte einer patientenzentrierten Medizin ausweisen

---

[17] Vgl. zur Wahrung des Autonomieprinzips nicht nur in der (psycho-)somatischen Medizin, sondern speziell auch in der analytischen Psychotherapie Heigl-Evers/Heigl (1989), die die Reduzierung irrationaler Hilfsbedürfnisse betonen und die Bemühung um Hilfe zur Selbsthilfe sowohl technisch-therapeutisch als auch moralisch-ethisch begründet sehen.

[18] Aus der umfangreichen Literatur zur Entwicklung, Begründung und Empirie der patientenzentrierten Medizin sei hier vorab exemplarisch auf Levenstein et al. (1986), Speierer (1985) verwiesen.

lassen: zum einen das *Story*-Konzept, nach dem sich der Arzt ein ganzheitliches, biographisch orientiertes Bild vom Patienten macht (§ 3.2), und zum anderen das Aufklärungskonzept des *informed consent*, das eine qualifizierte Zustimmung des Patienten anstrebt (§ 3.1). In beiden Konzepten geht es darum, die Partizipations- und Kontrollchancen des Patienten im Gespräch mit dem Arzt in *beider* Interesse zu erhöhen, so daß sich auch hier das Symmetrieproblem in der aufgezeigten Weise jeweils neu stellt. Wiederum ist die adäquate Perspektive vom rationalen Ende her zu bestimmen, an dem der Patient zum "Einverständnis" bereit und fähig sein sollte, wozu der Arzt eben das Seine beizutragen hat.

3.1 Transparenz und Konsens

Ein überzeugter Patient, der zur Selbsthilfe fähig ist, ist vor allem ein aufgeklärter Patient. In der Aufkärungsproblematik widerspiegelt sich zunächst die Wissensdifferenz zwischen dem Arzt als Experten und dem Patienten als Laien. Deswegen wird in der medizinethischen Diskussion oft mit der prinzipiellen Wechselseitigkeit der Verantwortung zugleich die spezifische Asymmetrie des Wissens betont, deretwegen dem Arzt wiederum die größere Verantwortungslast auferlegt ist: "The clinical interaction is the locus of mutual responsibility of a patient and physician. In the clinical interaction there must be an interpenetration of minds as well as physical contact, because, as Kant showed, the human mind deals with experience in concepts. Both physician and patient 'teach' one another in dialogue. However, in the clinical interaction there is an imbalance of scientific knowledge which places the heavier burden of responsibility on the physician" (Pellegrino/Thomasma 1981: 65). Diese Asymmetrie kann bei aller Wechselseitigkeit der Verantwortung nachgordnet sehr verschieden modelliert werden, so daß sie als unhintergehbar bis tendenziell abbaubar erscheinen mag. Während das Expertenwissen des Arztes im parternalistischen Modell in Form der bloßen Anordnung bzw. Verordnung gleichsam verborgen transportiert wird, d.h. hinter dem Rücken des Patienten wirksam ist, kann es im Business-Modell als Dienstleistung etwa in der Form einer Expertise "erstanden" werden, ohne deswegen schon vom Laien "angeeignet" zu sein. Dagegen sollte das Expertenwissen im Partnerschaftsmodell offengelegt und patientengerecht vermittelt werden. Als tragendes Prinzip gilt hier das *Einverständnis nach Aufklärung* (informed consent), mit dem gerade eine qualifizierte Beteiligung des Patienten erreicht werden soll, die letztlich wiederum der Wahrung bzw. Herstellung der Autonomie und Selbstbestimmung des Patienten dient.[19]

Beim Aufklärungskonzept des informed consent geht es nicht nur um die in der Medizinethik variantenreich diskutierten Extremfälle etwa einer besonders riskanten Operation, bei der möglicherweise erst noch Angehörige stellvertretend für den nicht-zurechnungsfähigen Patienten gefragt werden müssen (*proxy consent*), sondern um die generelle Aufklä-

---

[19] Zum Problem des informed consent sei hier unter medizinethischem Aspekt exemplarisch verwiesen auf Veatch (1987: 36-65), Veatch (1991: 79-85), Beauchamp (1989), Brody (1989), Wagner (1991), v. Uexküll (1987), speziell zur Psychotherapie Heigl-Evers & Heigl (1989).

rungspflicht als konstitutiver Bestandteil der Patientenversorgung bereits im Regelfall eines Allgemeinmediziners. Diese Perspektive wird aber in der Praxis nach Brody (1989) noch kaum akzeptiert: "Informed consent is still seen as bureaucratic legalism rather then as part of patient care" (1989: 5). Nach Brody ist für die Ärzte weiterhin typisch, daß sie das Informationsbedürfnis ihrer Patienten ebenso unterschätzen wie sie ihr eigenes Bedürfnis nach Beteiligung an der Entscheidungsfindung überbewerten. Davon ausgehend, daß Aufklärung nicht in der bloßen Auflistung von Behandlungsrisiken und -alternativen im Sinne eines legalistischen Standards bestehen kann, sondern ein *konversationeller* Prozeß ist, der allerdings nicht von selbst zum gewünschten Aufklärungsresultat führen muß, etabliert Brody einen *Transparenz-Standard*, nach dem Patienten zunächst mit Basisinformationen versorgt werden, die zu weiteren Fragen und Antworten führen, wobei dieser Frage- und Antwortprozeß eben bis zu dem vom Patienten gewünschten Umfang der Aufklärung fortgesetzt wird. Dies geschieht vor allem in einer auf den Patienten adäquat abgestimmten Verständigungsform: "Essentialy, the transparency standard requires the physician to engage in the typical patient-management thought process, only to *do it out loud in language understandable to the patient*" (1989: 9). Bemerkenswert ist, wie dieses Verfahren abschließend als *ethischer* Ratschlag formuliert wird, der nach Offenlegung der Basis-Informationen den eigentlichen Zweck des Verfahrens selbst markiert: "In primary care settings, the best ethical advice we can give physicians is to view informed consent as an ongoing process of conversation designed to maximize patient participation after adequately revealing the key facts" (1989: 9). An eben dieser Maximierung der Partizipation des Patienten in einem fortlaufenden Konversationsprozeß ist schließlich ärztliches Handeln zu bemessen.[20]

Ein Arzt-Patienten-Gespräch wird sich also in dem Maße als geglückt erweisen, in dem es dem Arzt zunehmend gelingt, den Patienten darin zu fördern, die für ihn relevanten Fragen zu stellen. Dies leistet der Arzt mit einer *initiativen* Transparenz, mit der er dem latenten Informationsdürfnis des Patienten gleichsam vorauseilt oder dieses erst weckt. Davon zu unterscheiden ist eine Transparenz zweiter Ordnung, die einem bereits manifesten Informationsbedürfnis *reaktiv* nachkommt. Daß gestellte Fragen auch adäquat beantwortet werden, versteht sich nach der Alltagskonvention von Paarsequenzen dieses Typs eigentlich von selbst. Hinter dieses Normativitätsniveau von Alltagsgesprächen sollte auch ein Arzt nicht zurückfallen. Von daher sind die sog. Asymmetrien, die daraus entstehen, daß die von den Patienten eingeführten Handlungsobligationen nicht oder nur unvollständig erfüllt werden, weil Fragen überhört oder durch Gegenfragen unterlaufen werden, als sekundär einzustufen (vgl. Beispiel 1 in § 5). Formen des Überhörens, Abwiegelns, Verdrehens, wie sie etwa von Siegrist (1982) und Bliesener (1982a) untersucht wurden, gehören unter diskursethischem Aspekt zweifellos zum *strategischem Handeln*, das ohnehin nicht auf Verständigung setzt.[21] Hierher gehören auch die in der Visitenkommunikation beschriebenen For-

---

[20] Dieser Maßstab ist der Operationalisierung schließlich zugänglicher als die mit v. Uexküll (oben § 1) angeführte Zielsetzung der Herstellung einer gemeinsamen Wirklichkeit.

men, in denen das Krankenhauspersonal gleichsam über die Köpfe der Patienten hinwegredet, für die die Kommunikation insgesamt undurchlässig bleibt (vgl. Nothdurft 1982, Bliesener 1982b). Dies sind Fälle von Intransparenz, die zwar für die Praxis des Arzt-Patienten-Kommunikation typisch sein mögen, aber im Falle der Selbstbeobachtung einem wie auch immer begründeten normativen Urteil der Handelnden selbst nicht standhielten. Derartige Fälle, die im Sinne von Westphale/Köhle (1982) zweifelsohne Fälle von *dysfunktionaler* Asymmetrie sind, würden auch im Urteil der beteiligten Ärzte zumeist den institutionell-organisatorischen Bedingungen speziell der Visitenkommunikation angelastet werden, ohne daß sie aus prinzipiellen Gründen zu rechtfertigen wären.

Gleichwohl können auch grundsätzliche Einwände gegen eine uneingeschränkte Transparenz ärztlichen Handelns geltend gemacht werden. Dies geschieht etwa, wenn der Arzt in schweren Krankheitsfällen das sog. *therapeutische Privileg* in Anspruch nimmt und dem schonungsbedürftigen Patienten die volle Wahrheit vorenthält (vgl. Beauchamp 1989: 195 ff., Veatch 1991: 111-120, Wolff 1991: 110 sowie allgemein zum Problem einer offenenen Kommunikation am Krankenbett Köhle & Simons & Kubanek 1990). Diese Berufung auf den schonungsbedürftigen Patienten bedarf im paternalistischen Modell, in dem der Arzt ohnehin zum Besten des Patienten entscheiden kann, keiner weiteren Rechtfertigung. Aber auch in non-paternalistischen Modellen ist mit dem Standard eines "fully informed and free consent" zunächst nur ein idealer Anspruch formuliert, dessen Einlösung in der Praxis Schwierigkeiten bereiten wird.[22] Hier stellen sich zumindest Probleme der Wahl des Zeitpunktes, der Form und des Umfangs der Aufklärung, die eben patientengerecht erfolgen sollte.

Entsprechend kann der Arzt seiner Verpflichtung nicht einfach in einem Aufklärungsmonolog nachkommen, etwa in der Form eines quasi-wissenschaftlichen Vortrags, sondern er muß sich auf die *individuelle* Wirklichkeit des Patienten gesprächsweise einlassen, das heißt die Form des Dialogs wählen, in der Mitteilen zu einem "Mit-einander-teilen" führt (vgl. v. Uexküll 1987). Um zu illustrieren, wie der Anspruch des informed consent verfehlt werden kann, führt v. Uexküll zwei Untersuchungen an, in denen der Mißerfolg per Tonband bzw. Befragung dokumentiert ist. In der ersten Untersuchung (von Korsch/Negrete 1972) zur Ambulanz einer Kinderklinik waren 76% der Mütter zunächst mit dem Gespräch zufrieden, in der Nachuntersuchung stellte sich jedoch heraus, daß nur 42% der Mütter die ärztlichen Ratschläge befolgt hatten. Neben weiteren Recherchen durch Befragung, die bereits Rückschlüsse auf mißglückte Gespräche zuließen, wurde in den Tonbandanalysen zumeist ein Übergewicht des ärztlichen Redeanteils festgestellt und zeigte sich ferner, "daß der Dialog, der an einem bestimmten Punkt zusammenbrach, dann von nur noch mechanisch vorgebrachten Oh's und Ja's gefolgt war, oder daß der Arzt unter Zeichen wachsender Ungeduld und Irritation seine Darlegungen in Monologform immer von neuem

---

[21] Ein drastisches Beispiel für einen mißglückten Versuch eines Arztes, sich über die Visite mit Intransparenz zu retten, findet sich in Heim/Willi (1986: 29f.).

[22] Gleichwohl warnt Veatch (1987) davor, einen solchen Standard als Ablenkungsmanöver zu benutzen und empfiehlt statt dessen eine Vermittlung aller "potentially useful or meaningful information" (1987: 48).

wiederholte" (1987: 124). Hier sei auf die Schwierigkeiten, die verbalen Umschreibungen von übersummativen Höreindrücken ("mechanisch vorgebracht", "Zeichen wachsender Ungeduld und Irritation"), aber auch von negativer (!) Informationsredundanz ("in Monologform immer wieder von neuem wiederholte") formal-quantitativ zu erfassen, lediglich verwiesen, wovon v. Uexkülls Resümee zur Differenz von Kommunikation und Sprechen keineswegs betroffen ist: "Die Untersuchung zeigt, daß eine gemeinsame Wirklichkeit Voraussetzung für Kommunikation ist, und daß Sprechen allein nicht genügt, um sie zustande zu bringen" (ebd.). Wenngleich es weiterhin ein Problem bleiben dürfte, den Begriff der *gemeinsamen Wirklichkeit* befriedigend zu operationalisieren, lassen sich gleichsam negative Fälle von Pseudo-Kommunikation ausgrenzen, die eine auch nur annäherungsweise hinreichende Relevanzverschränkung der Teilnahmeperspektiven vermissen lassen.[23]

Auf Fälle fehlgeschlagener Kommunikation kann nach v. Uexküll auch an einer weiteren Untersuchung (von Cassileth et al. 1980) zur Aufklärung von Krebspatienten geschlossen werden, bei der der Aufklärungs(miß)erfolg gleichsam an folgenden Ergebnissen einer Nachbefragung nach nur einem Tag abgeschätzt werden kann. Von 200 Patienten konnten nur 60% Form und Zweck der Therapie angeben, nur 55% der Patienten erinnerten sich an Komplikationen und Risiken der Behandlung, nur 40% hatten das von ihnen unterschriebene Formular auch aufmerksam gelesen, nur 27% erinnerten sich an eine der vorgeschlagenen Alternativen. Entsprechend einer allgemeinen Tendenz ließen auch in dieser Untersuchung alle Patienten die vom Arzt letztlich vorgeschlagenen Behandlungen widerspruchslos über sich ergehen, was v. Uexküll zu folgender Einschätzung gelangen läßt: "Man ist gewöhnlich der Meinung, Zustimmung zu einer vorgeschlagenen Behandlung sei 'informierte Zustimmung', 'informed consent', wenn ein Patient so weitgehend aufgeklärt worden ist, wie in dieser Untersuchung. In Wahrheit handelte es sich bei ihnen um Zustimmung aus Verwirrung, um 'confused consent', wie man es genannt hat" (1987: 125). Treffender kann man die Gefahr eines erschlichenen Konsenses, der eben nicht auf Überzeugung, sondern auf Manipulation beruht, nicht auf den Punkt bringen.[24]

Diese Gefahr einer "Zustimmung aus Verwirrung" entsteht am ehesten, wenn sich Ärzte bei ihrer Aufklärungspflicht auf einen sog. objektiven Standard zurückziehen, der gleichsam mechanisch gegenüber einem hypothetischen, vernünftigen Patienten appliziert wird. Auch hier erweist sich die Notwendigkeit eines subjektiven Standards, der nach Veatch (1991: 84) wiederum am ehesten im partnerschaftlichen Modell realisiert werden kann, in dem der Arzt

---

[23] Gegenüber dem idealen Anspruch der Herstellung einer gemeinsamen Wirklichkeit erweist sich das Postulat einer für die unmittelbaren Verständigungszwecke bloß hinreichenden Relevanzverschränkung der Teilnahmeperspektiven möglicherweise als praktikabler, vgl. Koerfer (1993) und (1994: Kap. 3.4).

[24] Vgl. zum Problem, daß die Aufklärung des Patienten immer eine Gradwanderung mit der Gefahr der Manipulation bleibt, Pellegrino/Thomasma (1981: 212ff.), die zunächst ebenfalls herausstellen "that the physician must be alert to those subtle choices of words, nuances of emphasis, or body language which tip the patient's consent in the direction of what the physician feels is good", die aber schließlich gleichwohl einräumen: "In certain cases, some degree of persuasion may even be ethically obligatory" (215). Eine Typologie derartiger Ausnahmefälle bleiben aber auch Pellegrino/Thomasma schuldig.

seiner Verpflichtung nachkommt, den Patienten ausdrücklich zur Wahrnehmung seiner persönlichen Belange zu ermuntern. Zur informierten Zustimmung bedarf es vorausgehend der Offenlegung der individuellen Patientengeschichte, in die zugleich die persönliche Lebenssituation und das Wertesystem des Patienten eingehen, vor deren Hintergrund sich die Wahl der adäquaten Behandlungsmethode überhaupt rechtfertigen läßt: "A biomedically or technomedically good treatment is not automatically a good from the patient's point of view. It must be examined in the context of the patient's life situation and his or her value system" (Pellegrino/Thomasma 1988: 79). Die Konsequenz hieraus ist, die Patientengeschichte von Beginn an zugleich als *Lebensgeschichte* und *Wertgeschichte* zu rekonstruieren.[25] Gegenüber einem solchen doppelperspektivischen Anspruch einer patientenzentrierten Medizin erweist sich der traditionelle biomedizinische Ansatz sowie das auf ihn zugeschnittene paternalistische Modell der Arzt-Patienten-Beziehung, nach dem der Arzt ohnehin zum Besten seines Patienten entscheidet, als zu restriktiv.

3.2 Biopsychosoziale Medizin und Story-Konzept

Die Diskussion um das adäquate Modell der Arzt-Patienten-Beziehung muß der Medizin nicht von außen aufgezwungen werden, sondern läßt sich ebensogut von innen her begründen. Neben den bereits (in § 2) angeführten Entwicklungstendenzen (der Verrechtlichung, Institutionalisierung, Demokratisierung etc.), die gleichsam als Reaktionsformen des gesundheitlichen Versorgungssystems auf gesamtgesellschaftliche Veränderungen aufgefaßt werden können, lassen sich eher innermedizinische Entwicklungstendenzen angeben, die mit Problem- und Schwachstellen der Medizin selbst zu tun haben. So war die wachsende Einsicht in die Problematik der Noncompliance ebenso ein naheliegender Grund für die Trendwende von der herkömmlichen Verordnungspraxis zur Aushandlungspraxis, wie die zunehmende Erkenntnis sowohl der diagnostischen als auch der therapeutischen Defizite eines biomedizinischen Ansatzes alsbald zu einem Paradigmenwechsel führte, wie er mit dem biopsychosozialen Ansatz beansprucht wird (z.B. von Uexküll/ Wesiack 1990). Dabei ist der traditionelle Dualismus einer Medizin für *Körper ohne Seelen* und einer Medizin für *Seelen ohne Körper* ebenso zu überwinden wie die beiden korrespondierenden Metaphern des *Handgriffs* und des *Wortes* in einer *biosemiotischen* Theorie erst noch zu integrieren sind (vgl. von Uexküll 1991, 1993). In seiner extensiven Auslegung ist das biopsychosoziale Modell nicht nur ein Krankheits- und Gesundheitsmodell, sondern zugleich ein Erkenntnis- und Kommunikationsmodell, in dem Anamnese, Diagnose und Therapie nach dem Muster des Situationskreises in zirkulären Gesprächsformen aufeinander bezogen und vertieft werden.

---

[25] Eine für weitere Behandlungszwecke "tragbare Wertgeschichte", die der Patient vom Facharzt bis in den Operationssaal mitnehmen könnte, würde den Patienten nach Sass (1991: 132) zugleich "gesundheitsmündiger" machen.

Mit dem biopsychosozialen Ansatz in der Medizin verbindet sich der Anspruch, die Patientengeschichte im Zusammenwirken aller drei Komponenten zu rekonstruieren: "According to the biopsychosocial model, every patient has a story that demonstrates the interaction among the biological, psychological, and social components of his or her life" (Smith/ Hoppe 1991: 470). Wird die Rekonstruktion der Patientengeschichte in diesem Sinn ernsthaft verfolgt, dann muß sich dies einerseits in der *Themenprogression* des Gesprächs manifestieren, in dem biologische, psychische und soziale Themenkomplexe wechselweise von beiden Partnern initiiert, ratifiziert und integriert werden können[26], andererseits in spezifischen *Redeformen*, die dem Erzählen zumindest verwandt sind und dadurch entsprechende Funktionen erfüllen, worin sie sich etwa von der bloßen Antwort auf eine Informationsfrage unterscheiden. Diese spezifischen Form- und Funktionsverhältnisse sind im folgenden näher zu bestimmen.

Zunächst ist die identitätsstiftende Funktion von Geschichten für unser aller Leben zu betonen, wie sie von Habermas im Anschluß an seine Mead-Rezeption in der folgenden Weise formuliert wird: "In dem Maße, wie der Erwachsene seine Biographie übernimmt und verantwortet, kann er in den narrativ eingeholten Spuren der eigenen Interaktionen auf sich selbst zurückkommen. Nur wer seine Lebensgeschichte übernimmt, kann in ihr die Verwirklichung seiner selbst anschauen. Eine Biographie verantwortlich übernehmen heißt, sich darüber klar zu werden, *wer man sein will*, und aus diesem Horizont die Spuren der eigenen Interaktionen so zu betrachten, als *seien* sie Sedimente der Handlungen eines zurechnungsfähigen Urhebers, eines Subjekts also, das auf dem Boden eines reflektierten Selbstverhältnisses gehandelt hat" (1981, Bd. 2: 151). Damit ist zugleich eine genuin therapeutische Perspektive gewonnen; denn die im Krankheitsfall möglicherweise schon länger und systematisch gestörte Übernahme der Lebensgeschichte, deren narrative Spuren in der Therapie möglicherweise gegen erhebliche (Selbst-)Verleugnungsanteile des Patienten eben erst mühsam einzuholen sind, sollte am Ende einer fruchtbaren Arzt-Patienten-Beziehung weitgehend geglückt sein.

Die Bedeutung von Narrationen für die Selbstverständigung ist nicht nur in der empirisch fundierten Therapiegesprächsforschung (z.B. Labov/Fanshel 1977, Luborsky 1988), sondern auch in der medizinischen Kommunikation im engeren Sinne erkannt worden (vgl. Smith/Hoppe 1991, Waitzkin/Britt 1993). Die Rolle des Story-Konzepts für eine *ethische Rahmentheorie* in der Medizin ist besonders von Ritschel herausgestellt worden, der zunächst die Erkenntnisfunktion des Erzählens gegenüber dem begrifflichen Unterscheiden betont: "Freilich bietet der Modus des Erzählens keinen Ersatz für saubere *Begriffe* und klare Unterscheidungen. Das Erzählen ist aber als eine Form des Sprechens (und Hörens)

---

[26] So läßt sich etwa die Themenprogression in einer Clusteranalyse von thematischen Schlüsselsymbolen (wie Magenschmerzen/Herzstiche, Spaß/Angst, Arbeit/Beruf) abbilden, die in spezifischer Weise sprachlich verknüpft werden können, z.B: "Das [= Rumsitzen im Büro] macht keinen Spaß" oder "aber die Arbeit scheint Ihnen ja tatsächlich auf den Magen zu schlagen, wa?" oder "haben sie Angst dabei [= wenn Sie die Herzstiche haben]", wozu in unserem Projekt erste Untersuchungen gemacht wurden.

erkannt worden, die noch sozusagen 'unterhalb' der Begriffe, an der Basis, hart an der Wirklichkeit seine Funktion hat. Es ist, wenn man so will, der Wirklichkeit näher als der Begriff" (1991: 163). Das Story-Konzept erstreckt sich nunmehr nicht nur auf die Therapie, um etwa im obigen Sinn eine Wertgeschichte des Patienten zu erhalten, sondern bereits auf die Diagnose, wobei zunächst nicht von einer homogenen Geschichte, sondern von der Vielfalt von Geschichten auszugehen ist, die sich nach Ritschel erst zu einer Gesamtstory zusammenfügen müssen, die letztlich mit unser aller Lebensstory, d.h. auch oder gerade der des Arztes verflochten ist: "Die Vielfalt der miteinander verknüpften Stories macht das Gesamt der Wirklichkeit aus. Erst wenn wir dieses Gesamt als Summe der Detailstories vor Augen haben, ist das Recht erworben, eine *Diagnose* zu stellen; und erst wenn wir die 'antizipierte Story' unseres Patienten hypothetisch aber verantwortlich bedenken, sind wir für *Prognosen* legitimiert. Beides - erklärender Rückblick und antizipierende Vorausschau - sind für *ethische* Entscheidungen, die das Leben dieses Patienten betreffen, absolut unabdingbar" (Ritschel 1991: 163). Mit dieser Perspektive auf eine ethische, für das Leben des Patienten relevanten Entscheidung hin ist der Anschluß an das Aufklärungskonzept des informed consent wiederhergestellt, und zwar in einer nunmehr verdoppelten Lesart. Nicht nur der Patient muß für eine qualifizierte Zustimmung zuvor hinreichend informiert werden, sondern auch der Arzt muß seinen professionellen Bedarf an Informationen gedeckt haben, die er seinerseits zu Zwecken einer kompetenten Diagnosestellung und qualifizierten Vorbereitung einer einvernehmlichen Therapieentscheidung benötigt. Hierbei liefert das Story-Konzept einen ausgezeichneten Zugang zu Informationsquellen, die patientenseitig nicht ohne weiteres *auf den Begriff* zu bringen sind und die arztseitig nicht ohne weiteres durch *Befragung* erschließbar sind.

Das Story-Konzept ist eine moderne Fortschreibung einer patientenzentrierten Medizin, deren konzeptioneller Sinn sich aus zwei Alternativen herleiten läßt: Zum einen kann der *patientenzentrierte* Ansatz mit Balint als Abkehr von einem *krankheitszentrierten* Konzept und zum anderen mit Rogers als Abkehr von einem *arztzentrierten* Konzept begründet werden. Aus dieser doppelten Begriffsbestimmung der patientenzentrierten Medizin ergeben sich ihre tragenden Kommunikationsformen, die wiederum mit Balints bekanntem Diktum zunächst negativ bestimmt werden können: "wenn der Arzt im Stile der üblichen Anamnese fragt, so erhält er eben Antworten auf seine Fragen - aber weiter auch nichts. Wenn er zu einer 'tieferen' Diagnose kommen will, dann muß er erst einmal lernen *zuzuhören* (...) Während dieses Prozesses wird er bald gewahr werden, daß es keine direkten, unumwundenen Fragen gibt, die das ans Licht bringen könnten, was er wissen will" (1957/1991: 171). Patientengeschichten können eben nicht erfragt, sondern nur erzählt werden. Genau hier kommt das von Wald (1978) eingeführte und von Quasthoff (z.B.1990) aufgenommene Prinzip des *primären Sprechers* zum Tragen, nach dem der Erzähler gegenüber dem Zuhörer im Rederecht präferiert ist, ohne daß der Zuhörer zum Schweigen verurteilt wäre. Im Gegenteil ist dieser zur Wahrnehmung seiner ihm zugedachten Zuhörerrolle durch spezifische Zuhöreraktivitäten verpflichtet, damit das Erzählen als interaktiver Prozeß in Gang bleibt.[27] Dasselbe gilt für verwandte Formen der Erzählung wie die *Illustration* oder die *Anekdote* und selbst noch die *Schilderung* (vgl. Nothdurft 1985, Rehbein 1993), die ebenfalls ein Rederecht am Stück verlangen. Gemeinsam ist diesen Formen weiterhin, daß sie vom Patienten *in seinen eigenen Worten* realisiert werden, weswegen es die von Rehbein (1993) für Arzt-Fragen als wesentlich herausgestellte Funktion der *Präformulierung* zunächst gerade zu depotenzieren gilt. Ist der Arzt an zusammenhängenden Redestücken in den eigenen Worten des Patienten interessiert, dann erweist sich die traditionelle, direktive Fragetechnik der arztzentrierten Medizin - "wenn der Arzt im Stile der üblichen Anamnese fragt" - augenscheinlich als ungeeignet.

4 Gesprächsmaximen

Als charakteristisch für die patientenzentierte Medizin gilt vielmehr die *non-direktive* Gesprächsmethode, wie sie von Rogers eingeführt und in vielfältigen Praxisformen angewandt wurde. Die non-direktive Gesprächsmethode ist hinsichtlich ihrer Gesprächsformen keineswegs schon zureichend beschrieben, wenngleich Rogers bereits früh (1942/1985) eine elegantes Testverfahren vorgeschlagen hat, um direktive von non-direktiven Gesprächen zu unterscheiden. Das Verfahren ist dem Deletionstest verwandt, wie er in der Linguistik benutzt wird, um etwa obligatorische von fakultativen Satzgliedern zu unterscheiden. Rogers wendet ein solches Verfahren auf Gespräche an, indem die professionellen Äußerungen einfach getilgt und die verbleibenden Klienten-Äußerungen auf ihre eigenständige Sinnkohärenz überprüft werden. Non-direktive Gespräche erweisen sich nun dadurch, daß die Weglaßprobe sinnhafte Gesprächsreste ergibt, für die die professionellen Interventonen des Therapeuten/Beraters anscheinend nicht konstitutiv sind. Gelungene Interventionen zeichnen sich also dadurch aus, daß sie im Prinzip entbehrlich scheinen. Dagegen ergibt die entsprechende Weglaßprobe für direktive Gespräche sinnentleerte Gesprächsreste ohne jeden Zusammenhang. Allerdings sind auch Mischformen direktiver und non-direktiver Gesprächsführungen denkbar, bei denen sich mit der Weglaßprobe sinnhafte und sinnlose patientenseitige Gesprächsfragmente abwechseln. Das von Rogers vorgeschlagene Prüfverfahren ist sicherlich geeignet, in einem ersten Schritt Typen von Gesprächen nach dem Grad ihrer Non-Direktivität zu unterscheiden[28], woran detailliertere Form- und Funktionsanalysen anzuschließen hätten.

---

[27] Insofern ist Balints Diktum nicht allzu restriktiv auszulegen, da auch dem Arzt als primärem Zuhörer kaum Alternativen jenseits von Hörersignalen und Fragen verbleiben; verpönt sind lediglich Fragen eines bestimmten Typs "im Stile der üblichen Anamnese", der die freie Themenentfaltung des Patienten verhindert, vgl. Koerfer et al. (1993).

[28] In ersten vergleichenden Untersuchungen an unserem Material hat sich die Weglaßprobe zur Identifizierung extremtypologischer Gesprächsvarianten bereits bewährt und wurde wegen ihrer heuristischen Kraft in den medizinpsychologischen Unterricht übernommen, um den Studenten erste Einsichten in die mögliche Verschiedenartigkeit von Arzt-Patienten-Gesprächen zu eröffnen, die dann wiederum zum Gegenstand videographierter Rollenspiele gemacht wurden, vgl. Koerfer et al. (1994).

Während in der Gesprächspsychotherapie die non-direktive Gesprächsmethode vorherrschend sein sollte, wird sie in der allgemeinmedizinischen Praxis zumindest für die Anfangsphase des Anamnesegesprächs gefordert (vgl. Smith/Hoppe 1991). Als phasenspezifische Zielsetzung gilt hier der ungehinderte Informationsfluß des Patienten, der in seiner freien Themenentfaltung zu fördern ist. Interventionen von seiten des Arztes beschränken sich wesentlich auf die Funktion der *Elizitierung* von Beschwerdevorträgen, Erzählungen, Schilderungen usw. (vgl. Smith/Hoppe 1991, Rehbein 1986, 1993). Soweit ein Konsens für eine non-direktive Gesprächsmethode zumindest für die Anfangsphase von Arzt-Patienten-Gesprächen weitgehend unterstellt werden kann, bedarf es darüber hinaus der Klärung, inwieweit auf Formen einer direktiven Gesprächsführung zurückgegriffen werden muß, wie dies etwa in nachgeordneten Phasen einer sogenannten Systemanamnese (Morgan/Engel 1977, Adler/Hemmeler 1989, Adler 1990) vorgesehen sein kann. Hier ist nach krankheits- und patientenspezifischen Bedingungen einer Gesprächsführung zu fragen (vgl. Meerwein 1986, Adler 1990, Smith/Hoppe 1991), die möglicherweise eine Verschiebung oder einen Wechsel zu eher direktiven Gesprächsführungstechniken (z.B. mittels geschlossener Fragen) nahelegen, vor allem bei sogenannten Problempatienten.

Unter der allgemeinen Voraussetzung einer primär patienten-zentrierten Kommunikation, die arzt-zentrierte Gesprächsphasen nicht notwendig ausschließen muß, sind die Maximen und Techniken der non-direktiven Gesprächsmethode ebenso wie der Aufklärungsmedizin einer theoretischen und empirischen Überprüfung zu unterziehen. In erster Annäherung lassen sich aus der bisher angeführten Forschung zur Arzt-Patienten-Kommunikation, und hier insbesondere unter Berücksichtigung ihrer normativ-pädagogischen Ausrichtung (vgl. § 1), insgesamt etwa folgende Gespächsmaximen herleiten, die sich zunächst grob in *Gebote* (in der Form: Tue X) und *Verbote* (in der Form: Vermeide Y) einteilen lassen, wobei ihre Gesamt-Ordnung und innere Logik erst noch zu ermitteln und ihre empirische Wirksamkeit im einzelnen zu überprüfen wäre:[29]

- **Gib dem Patienten Raum für seine Beschwerdenschilderung!**
- **Laß den Patienten ausreden!**
- **Nimm dich selbst im Gespräch zunächst zurück!**
- **Ermuntere den Patienten zur Weiterrede!**
- **Höre mit Aufmerksamkeit und Interesse zu!**
- **Zeige dein Verständnis!**
- **Halte Blickkontakt!**
- **Versichere dich des richtigen Verständnisses!**
- **Knüpfe an die Patientenäußerungen an!**
- **Nimm die subjektiven Krankheitstheorien auf!**
- **Frage dort weiter, wo der Patient aufhört!**
- **Stelle offene Fragen!**

---

[29] Eine hierarchische Ordnung ließe sich mit Hilfe von indem-Relationen abbilden, wie sie in den Aussage-Typen (IV) und (VI) in 1 benutzt wurden, so daß sich etwa folgende Supermaxime formulieren ließe: "Sei non-direktiv, indem du offene Fragen stellst oder den Patienten zur Weiterrede ermunterst, indem du mit Aufmerksamkeit und Interesse zuhörst, indem du situationsangemessen Hörersignale gibst etc."

- Sei verständlich!
- Rede in der Sprache des Patienten!
- Informiere den Patienten so gut wie möglich!
- Verhalte dich in allem, was du tust, transparent!
- Ermuntere den Patienten seinerseits zu Fragen!
- Antworte im Sinne der vom Patienten gestellten Fragen!
- Zeige Empathie!
- Gib angemessen Trost!
- Schaffe Vertrauen!
- Beteilige den Patienten an der Therapieplanung!
- Fördere die Selbstverantwortlichkeit!
- Sei offen und ehrlich!

- Vermeide Unterbrechungen!
- Vermeide Nebentätigkeiten! (Lesen, Schreiben)
- Vermeide geschlossene Fragen!
- Vermeide insbesondere Entscheidungsfragen
- Vermeide insbesondere Suggestivfragen!
- Vermeide Mehrfach-Fragen!
- Vermeide Fachsprache!
- Vermeide Themensprünge!
- Vermeide Abwiegelungen!
- Vermeide Bagatellisierungen!
- Vermeide vorschnellen Trost!
- Vermeide vorschnelle Kritik!
- Vermeide warum-Fragen, die den Patienten in einen Erklärungs-, Beweis-, oder Rechtfertigungsnotstand bringen könnten!
- Vermeide Bloßstellungen!
- Vermeide sogenannte Notlügen!

Die Wirksamkeit einiger dieser Maximen in realen Gesprächen zwischen Arzt und Patient läßt sich relativ leicht ermitteln. So läßt etwa ein Vergleich der *Redeanteile* beider Interaktionspartner zu Gesprächsbeginn Rückschlüsse darüber zu, inwieweit dem Patienten eine eigenständige Beschwerdeschilderung ermöglicht oder aber verstellt wird. Ebenso kann von der Vorkommenshäufigkeit bestimmter Typen von *Hörersignalen* oder der Häufigkeit und Dauer des *Blickkontakts* auf ein aktives Zuhören des Arztes geschlossen werden, mit dem der Patient zugleich zur Weiterrede ermuntert wird usw. In diesen Fällen kann die Wirksamkeit von Gesprächsmaximen weitgehend durch ein *formales Maß* bestimmt werden. In anderen Fällen ist die Wirksamkeit von Maximen ungleich schwerer zu ermitteln, so etwa bei Maximen für das Frageverhalten des Arztes. Hier müssen neuere Entwicklungen der Diskursanalyse berücksichtigt werden, um in einer *funktional-pragmatischen* Perspektive die Restriktionen einer äußerungsisolierenden, kontextunabhängigen Interventionstypologie überwinden zu können. Das gilt etwa für die lediglich an der sprachlichen Form orientierten Unterscheidungen von geschlossenen und offenen Fragen, die dann häufig umstandslos mit Entscheidungs- und Wort-Fragen identifiziert werden (so etwa bei Huppmann/Silbernagel 1991); dies gilt aber auch für die hiermit zumeist verbundenen impliziten oder expliziten Bewertungen, nach der etwa *Suggestivfragen* (als formal extrem geschlossene Fragen) von vornherein verpönt sind (vgl. Froelich/Bishop 1973, Dahmer/Dahmer 1989, Adler/Hemmeler 1989, Geisler 1992). Mit der verbreiteten Ächtung in der präskriptiv-pädagogisch orientierten Literatur kontrastiert jedoch die Vorkommenshäufigkeit von Suggestivfragen in empirischen Arzt-Patienten-Gesprächen, deren spezifische kommunikative Funktion im Diskursablauf allein wegen dieses empirischen Gewichts einer gesonderten Analyse zu unterziehen ist.[30] Unter diskursethischer Perspektive ist das Augenmerk darauf zu richten, daß mit der Suggestivität von Fragen gleichsam ein sanfter Zwang zur Anerkennung guter Gründe ausgeübt werden kann, wie dies schon in den maieutischen Dialogen mit der sokratischen Gesprächsmethode praktiziert wurde (vgl. Hanke 1990, Richter 1990). Diese Methode der Aneignung selbstreflexiven Wissens muß unter dem Aspekt rationaler Verständigung durchaus mit kritischem Vorbehalt gesehen werden, insofern sie in der Arzt-Patienten-Beziehung in massive Suggestion umschlagen kann. So machen auch Heigl-Evers & Heigl (1989) mit Rekurs auf Freuds Vorbehalte gegenüber allzu starken Unterwerfungen des Patienten im Fall der Hypnose analog auf Gefahren der Suggestivität in der Psychotherapie aufmerksam, in der es durchaus zu einer gewaltsamen Verletzung der Autonomie des Patienten kommen kann.

Der Bogen kann eben auch im Falle der Suggestivität überspannt werden, was ein inhaltlich-funktionales Problem in Abhängigkeit vom Entwicklungsstand einer vertrauensvollen Beziehung zum Patienten ist und weniger ein Problem des Gebrauchs etwa von Suggestivfragen überhaupt. Am Beispiel der gemeinhin verpönten Suggestivfrage werden lediglich die Gefahren einer formal-quantifizierenden Analyse exemplarisch deutlich, die augenscheinlich nur an der Äußerungsform orientiert ist und gleichwohl Bewertungsstandards transportiert, deren kritische Überprüfung erst noch aussteht. So lassen sich nach bisherigen Beobachtungen an empirischem Material für bestimmte enge Frage-Typen, wenn sie denn situationsangemessen plaziert werden, durchaus gesprächsfördernde Funktionen belegen, wie sie im allgemeinen in der normativ-pädagogischen Forschung gerade bestritten werden.

---

[30] Vgl. zur gehäuften Verwendung von Suggestivfragen sowohl die nachgestellten Dialogsequenzen von Freud im Fall der "Katharina" (1892-1901/1952: 185ff.) als auch die empirischen Arzt-Patienten-Gespräche in Adler/Hemmeler (1989: z.B "Modell-Interview", 22-36ff.), die immerhin den Charakter von Lehrbeispielen beanspruchen. Weiterhin sei auf das von ten Have (1993: 374f.) exemplarisch als positiv herausgestellte Beispiel einer längeren patientenseitigen Diskursfortsetzung verwiesen, die ebenfalls formal einer arztseitigen Suggestivfrage (hier mit Verb-Zweit-Stellung) folgt. Zur Vorkommenshäufigkeit und Funktion von Suggestivfragen in unserem Kölner Korpus sei auf Mendler (1994), Koerfer et al. (1994), Obliers et al. (1994) verwiesen. Hier sei nur die These angeführt, die andernorts weiter auszuführen wäre, daß die verstärkte Verwendung von Suggestivfragen im Arzt-Patienten-Gespräch eine moderne Fortschreibung des alten Hypnosekonzepts ist.

Dies gilt etwa für spezifische gesprächstherapeutische Handlungen wie die sogenannten *Spiegelungen* (reflections), mit denen in der Form von Entscheidungsfragen und eben auch speziell Suggestivfragen Zustimmungen bzw. Ablehnungen nahegelegt und zugleich eben häufig patientenseitige Gesprächsfortsetzungen erfolgreich angeregt werden (vgl. § 5). Ähnliches gilt für *Begründungsfragen*, die von den Patienten positiv aufgenommen und zur Plazierung ihrer subjektiven Krankheitstheorien produktiv genutzt werden können. Von daher sollte dieser Frage-Typ eben nicht grundsätzlich eines antizipierten Fehlschlagsrisikos wegen, nach dem der Patient in einen Erklärungnotstand und damit zum Verstummen gebracht werden könnte, unterdrückt werden (vgl. § 5). Insgesamt sollte gegenüber den im allgemeinen allzu kategorisch formulierten Gesprächsmaximen vom Typ "Vermeide Entscheidungs-, Suggestiv-, Begründungsfragen etc." eine flexible Anwendungspraxis verfolgt werden, die bestimmten Arzt- und Patiententypen wie den von ihnen entsprechend gemeinschaftlich hergestellten Gesprächstypen und ihren individuellen Gesprächsverlaufsvarianten adäquat Rechnung trägt (vgl. Koerfer 1994 et al., Mendler 1994, Obliers et al. 1994). Hierzu bedarf es aber weiterer empirischer Forschung realer Arzt-Patienten-Gespräche, was im folgenden in einer exemplarischen Kritik von Kategorien bzw. Maximen verdeutlicht werden soll, wie sie in spezifischen Trainingsprogrammen zur Verbesserung der Arzt-Patienten-Kommunikation zum Tragen kommen.

5 Trainingsprogramme zur Arzt-Patienten-Kommunikation

Grundsätzlich lassen sich zwei Arten von Interventionen unterscheiden, je nachdem, ob die Programme direkt auf eine Veränderung des Patientenverhaltens und damit nur indirekt auf das Arztverhalten Einfluß zu nehmen suchen (z. B. Kaplan et al. 1989) oder eben umgekehrt verfahren wird, was letztlich effektiver ist, weil von einem verbesserten Arztverhalten nachfolgend ganze Patientengenerationen profitieren können. In beiden Fällen geht es aber im Prinzip um die Erhöhung der Partizipationschancen der Patienten mit der Gesamterwartung, daß die Patientenzufriedenheit steigt und sich der Gesundheitsstatus dieser Patienten relativ verbessert.[31] In einem kurzen Überblick über drei ausgewählte Interventionsstudien sollen die Voraussetzungen, Zielsetzungen und Methoden derartiger Interventionsprogramme vorgestellt werden, bevor anhand einer vierten Studie einige zentrale Kategorien einer exemplarischen Kritik unterzogen werden.

In einer am Patientenverhalten orientierten Interventionsstudie von Kaplan et al. (1989) wurden die Patienten, die nach drei randomisierten Gruppen chronisch Kranker (Ulcus-Patienten, Hypertoniker, Diabetiker) und einer nicht-randomisierten Gruppe von Brustkrebs-Erkrankten eingeteilt waren, einerseits mit individuellen Informationen über ihre Krankheit und ihre Behandlung versorgt sowie andererseits mit Instruktionen für ein aktiveres Gesprächsverhalten versehen. So sollten etwa über einen höheren Redeanteil und

---

[31] In einer oder beiden dieser weitergehenden Zielsetzungen (erhöhte Zufriedenheit und Gesundung) trifft sich ein Großteil der Interventionsprogramme, vgl. z. B. Stewart (1984), Evans et. al. (1987), Putnam et al. (1988), Kaplan et al. (1989); eine Literaturübersicht zur Patientenzufriedenheit gibt Pendleton (1983).

eine größere Häufigkeit von Fragen und Unterbrechungen die Informations- und Kontrollchancen der Patienten gegenüber ihren Ärzten erhöht sowie durch häufigere Verbalisierung von Emotionen der Affektaustausch intensiviert werden. Vom Ergebnis her konnte für die Patienten der Experimentalgruppe eine Verbesserung ihres Gesundheitsstatus ermittelt werden, was als Erfolg dem veränderten Gesprächsverhalten der Patienten zugeschrieben wurde. Allerdings bleibt insgesamt unklar, aufgrund welcher konkreten Instruktionen und evtl. Trainingsmethoden sich das Gesprächsverhalten der Patienten überhaupt verändern sollte.

Dagegen ist die Interventionsstudie von Evans et al. (1987) direkt am ärztlichen Gesprächsverhalten orientiert, das zugunsten des Patienten verändert werden sollte. Dabei wurde u.a. von der Erkenntnis ausgegangen, daß Patienten unter einer erhöhten Ängstlichkeit vor allem infolge inadäquater Informationsvermittlung und mangelnden Ausdrucks von Fürsorge und Respekt leiden. Folglich wurde die Hypothese zugrunde gelegt, daß Patienten von entsprechend trainierten Ärzten über eine größere Zufriedenheit und verringerte Angst berichten würden, was vom Ergebnis her bestätigt werden konnte. Das Interventionsprogramm selbst erstreckte sich zeitlich auf zwei drei-stündige Seminare, in denen auf der Basis eines Programmheftes psychosoziale Probleme der Arzt-Patienten-Interaktion (wie Patientenzufriedenheit, Rückmeldung, Verständnis, compliance) sowie Techniken der Gesprächsführung lediglich vorgetragen und diskutiert wurden, so daß die gewünschten Effekte - wie von den Autoren eigens betont - ohne besonderes Training (etwa in Form von Rollenspielen) zustandekamen. Auch in dieser Studie wird der Inhalt des Programmheftes nicht weiter offengelegt, so daß der Gegenstand der Kommunikationsreflexionen relativ vage bleibt.

Ist der Interventionsansatz von Evans et al. (1987) eher im Rahmen einer Fortbildung zu verstehen, so setzt das Programm von Branch et al. (1991) bereits systematisch in der Ausbildung von Medizin-Studenten im Rahmen des problem-orientierten Lernens an, das sich zudem experimenteller Lernmethoden unter Rückgriff auf "bedside interviews" mit Patienten und Rollenspiele der Studenten untereinander bedient. Die Kurse fanden wöchentlich in zwei-stündigen Sitzungen während des ersten akademischen Jahres statt und waren in Kleingruppenarbeit unter besonders intensiver Betreuung verschiedener Spezialisten (Fachärzte, Sozialwissenschaftler, Psychiater) organisiert. Sollten die Studenten zunächst lediglich den Krankheitserzählungen der Patienten aufmerksam zuhören lernen, so sollten sie nach zehn Wochen bereits in der Lage sein, auch ohne weiteres pathophysiologisches Wissen die Krankengeschichte allein aufgrund der Gesprächstechniken wie der *offenen Frage* (open-ended question), der *Klarstellung* (clarifying) oder *Verständnissicherung* (checking) zu erheben. Der Erfolg der Kurse wurde vor allem an der positiven Einschätzung der Studenten selbst bemessen, deren Urteil in zwei 1-Jahres-Kursen sich bei einer Skala von 1 (very effectiv) bis 6 (ineffectiv) in den Werten 1.5 bzw. 1.7 manifestierte, ohne daß es zu weiteren Evaluationen kam.

Dagegen geht es in der Interventionsstudie von Putnam/Stiles et al. (1988) um eine gezielte und kontrollierte Veränderung des Interviewverhaltens von Assistenzärzten der inneren Medizin. Das Interventionsprogramm selbst erstreckte sich auf 1-2 Gruppensitzungen sowie

5-6 Einzelsitzungen mit Tonbandbesprechungen. Zusätzliche Arbeitsgrundlage war ein Manual mit Beschreibungen und Beispielen von Patienten-Expositionen und Arzt-Explanationen. Darüber hinaus wurden bestimmte Formen des Gesprächsverhaltens gelehrt sowie in Rollenspielen geübt. Insgesamt sollte das Interventionsprogramm zur Veränderung des Gesprächsverhaltens der Ärzte in der Experimentalgruppe im einzelnen zu folgenden Effekten führen:
- Zunahme von Patienten-Expositionen
- Zunahme von Arzt-Explanationen
- Abnahme von Arzt-Fragen
- Abnahme von Patienten-Ja/Nein-Antworten
- Abnahme von truncators
- Zunahme von acknowledgements
- Zunahme von reflections

Die Ergebnisse der Interventionsstudie können hier nur in Ausschnitten gewürdigt werden, die die Problematik der Wahl der vorausgehenden Kategorien betreffen, mit denen sich die Veränderung des Gesprächsverhaltens abbilden lassen sollte. Dabei ist vorwegzuschicken, daß die Erwartungen ohnehin nur für die Zunahme der Patienten-*Expositionen* mit signifikanten Ergebnissen ($p = 0.02$) bestätigt werden konnten und entgegen den Erwartungen für die *reflections* sogar eine - wenn auch nicht signifikante - Abnahme zu verzeichnen war. Die mäßige Erfüllung der Erwartungen insgesamt soll hier aber ebenso nur am Rande interessieren wie auf die grundsätzlichen Probleme der Kategorienbildung und Kodierung nur verwiesen werden kann, die aus der je spezifischen Sicht der soziologischen Inhalts- und Interviewanalyse sowie der Diskursanalyse hinlänglich beschrieben sind (vgl. z.B. Ritsert 1972, Katz/Sharrock 1976, Rehbein/Mazeland 1991). Die Kritik richtet sich keineswegs gegen den allgemeinen Reduktionismus von Kategorien-Systemen dieser Art überhaupt, wonach mit den Kategorien nicht Gleiches, sondern immer nur Ähnliches zusammengefaßt werden kann. Die spezifischen Restriktionen dieser Art von Kategorien-System, wie es von Putnam/Stiles benutzt wird, sollen vielmehr anhand ausgewählter Beispielsequenzen illustriert werden, deren empirische Reichhaltigkeit sich gegenüber den wenigen verfügbaren Kategorien als außerordentlich sperrig erweist, obwohl es sich gewiß um gewöhnliche Fälle handelt. Die ersten Beispielsequenzen betreffen unter dem Aspekt der Gesprächsorganisation die problematische Unterscheidung von sog. *truncators* versus *acknowledgements* entlang einer zweiteiligen Liste von sprachlichen Formen, deren kommunikations*beschneidende* Funktion etwa im Falle von "okay" oder "right" und deren kommunikations*fördernde* Funktion etwa im Falle von "mm-hm" oder "yeah" offenbar ohne Vorbehalt unterstellt wird. Daß hier eine Übergeneralisierung einer möglichen Funktion von Formen vorliegt, belegt die Beispielsequenz (3), in der das mehrmalige "okay" des Arztes keineswegs den unterstellten Effekt einer Kommunikationsbeschneidung (*truncation*) hat, wie er in den Beispielen (1) und auch (2) mit einem deutschsprachigen Äquivalent ("gut") erreicht zu sein scheint.

(1) D   Okay, now have the other doctors talked to you about the connection of anxiety with headaches?

P I don't know what you mean.
D Well, have they talked to you about stress and headaches? Have you talked about that at all in the past?
P No.
D Okay. How about if we decrease the dosage of the propranolol. (*cut off*)
P Mmm mm.
D Once every evening ...   [aus: Brown et al. 1986: 77]

(2) A hm ... Appetit ist bei Ihnen normal? .
    P jo, der is normal .
    A da hat sich auch nichts verändert? .
    P nein, da hat sich nix verändert .
    A ansonsten nehmen Sie keine Medikamente? .
    P doch, ich muß Isoptin, äh muß Isoptin/sag' ich schon, Normalin wegen dem zu hohen Cholesterinspiegel .
    A ja .. [1.5] .. gut, dann werden wir jetzt erstmal ... Sie untersuchen ...
       [KK-APK: BL013]

(3) D How you been doing?
    P Oh, well, I been doing okay, except for Saturday, well Sunday night. You know I been kinda nervous off and on but I had a little incedent at my house Saturday and it kinda shook me up a little bit.
    D Okay.
    P And, my ulcer, its been burning me off and on like when I eat something if it don't agree, then I'll find out about it.
    D Right, okay.
    P But lately I've been getting this funny, like I'll lay down on my back, and my heart'll go "brr" you know like that. Like it's skipping a beat or something, and then it'll just start on back off beating like when I get upset it'll just start beating boom-bom-bom and it'll just go back to it's normal beat.
    D Okay.
    P Is that normal?
    D That's, that's a lot of things. Anything else that's bothering you?
    P No.   [aus: Beckman/Frankel 1984, zit. n. Roter/Frankel 1992: 1098]

Während Beispiel (3) ein klares Gegenbeispiel gegen die generalisierte Annahme einer kommunikationsbeschneidenden Funktion von Ausdrücken wie "okay" oder "right" ist, verlangen auch schon die vorangegangenen Beispiele (1) und (2) eine Differenzierung insofern, als mit den fraglichen Ausdrücken lediglich ein Themenwechsel bzw. der Abschluß des Gesprächs (im Sinne von *opening up closings* nach Schegloff/Sacks 1973) *eingeleitet* wird, wie dies jeweils aus der Redefortsetzung des Arztes erhellt, so daß die Funktion der Kommunikationsbeschneidung nicht ohne weiteres einzelnen, isolierten sprachlichen

Formen (wie "okay" usw.) zugeschrieben werden kann. Entsprechend sind umgekehrt die Funktionen von Formen wie "hm-mm" oder "yeah" (oder "ja"), die im übrigen als Formen schon einer größeren Variabilität unterliegen als dies offenbar von Putnam/Stiles et al. (1988) unterstellt wird, nicht ohne weiteres als bloß kommunikationsfördernd zu bestimmen.[32] Allein schon von daher erweisen sich rein *form*spezifische Maximen etwa vom Typ "Gebrauche verstärkt *hm-mm* und *yeah* bzw. *ja*" und vom Typ "Vermeide möglichst *okay* und *right* bzw. *gut*" als unangemessen bis unpraktikabel. Wenn bei solcherart instruierten Ärzten tatsächlich - wie von Putnam/Stiles (1988) mit allerdings nicht-signifikantem Ergebnis - eine Tendenz zur Abnahme der verpönten truncators ermittelt wurde, stellt sich die Frage nach möglichen alternativen Formen, die die Ärzte als Substitute entwickeln, um gleichwohl einen Themenwechsel oder Gesprächsabschluß zu erreichen, der dann wiederum mangels Kategorien vom Kodiersystem nicht erfaßt werden kann. So bleibt ja die letzte Äußerung des Arztes in Beispiel (2) ein Abschlußversuch auch dann, wenn der Arzt das "gut" unterdrückt hätte. Darüber hinaus sind selbst formindifferente, augenscheinlich rein *funktions*spezifische Maximen wie "Vermeide Kommunikationsbescheidungen (truncations)!" insofern zu problematisieren, als im Sinne des allgemeinen Transparenzgebots die Notwendigkeit von Themenwechseln in eher arztzentrierten Gesprächsphasen sowie von Gesprächsabschlüssen eben nicht kaschiert, sondern gerade offenzulegen sind[33], und zwar mit den für beide Gesprächspartner geläufigen Mitteln der Alltagskommunikation.

Insgesamt ist einem Trainingsprogramm wie dem von Putnam/Stiles et al. (1988) sowie dem zugrundeliegenden Kategoriensystem eine kurzschlüssige Eins-zu-Eins-Zuordnung von Form und Funktion zueigen, die sowohl die *Variabilität* der *Formen* selbst wie auch ihre *Polyfunktionalität* im Diskurs verkennt. Diese Restriktionen erweisen sich auch für die weiteren Kategorien, mit denen insbesondere die dialogischen Eigenschaften der Äußerungen nivelliert werden. So bleibt etwa bei der beobachteten Zunahme der Patienten-Expositionen offen, inwieweit der Patient dem Arzt Informationen in der Form von bloßen *Antworten* auf *Fragen* oder aber ungefragt in der Form von relativ eigenständigen *Mitteilungen* gibt, die jedenfalls nicht unmittelbar durch vorangegangene Arzt-Äußerungen konditioniert sind. Der gleichzeitig beobachtete Rückgang von Arzt-Fragen und patientenseitigen Ja/Nein-Antworten läßt nur bedingt Rückschlüsse auf die *Dialog*-Struktur von Gesprächen überhaupt wie eben auch auf ihre Veränderung zu, zumal die Ergebnisse nicht signifikant sind. Zudem ergeben sich hier besondere Probleme der Kodierung, die an folgenden Gesprächssequenzen illustriert werden sollen, gegenüber denen sich die einfache Kategorisierung nach *Frage* und *Ja/Nein-Antwort* als zu grob erweist.

---

[32] Vgl. zur Form- und Funktionsanalyse von "hm" und "ja" Ehlich 1979, Koerfer 1979, Flader/Koerfer 1982 sowie Jefferson 1983, die etwa zum englischsprachigen Gebrauch von "yeah" und "Mm hm" folgende (nicht unstrittige) These aufstellt:"'Mm hm' exhibits 'passive recipiency', proposing that the coparticipant is the current speaker and shall go on talking. 'Yeah' is used as a recipient-so-far is moving into speakership" (1983: 10).

[33] Eine solche Offenlegung etwa der Zeitstruktur des Gesprächs fordern Adler/Hemmerler (1989) in ihrem Lehrbuch, damit sich die Patienten von Beginn an entsprechend darauf einstellen können.

(4) A seit 'n paar Jahren läuft das, immer mal wieder, ne?
    P das hat angefangen schon mehr oder weniger in den z/wie ich so ab Mitte der Zwanziger war, da hab ich vom Doktor X in Y behandeln lassen ..
    A   hm .
    P aber das war auch kein Internist .   dann ging dat net weg, da hat/der
    A   hm .
    P schrieb immer Beschwerden Oberbauch und sonst so was ... und dann hab ich gedacht, na du hast doch'n Schulfreund, der Hans Lehmann ...
    A   hm .
    P und dann bin ich mal zu dem hin .   dann hat der geröntgt, und ich hab'
    A   hm .
    P Zeug geschluckt .. und ich hab mir auch immer gut helfen können mit diesen Sachen .   muß ich schon sagen .
    A   hm .
    A hm . hm . gibts denn irgendwelche Auslöser für so was?

(5) A hm . und was für'n Tätigkeitsbereich? .
    P ich sitz im Büro rum .
    A ja, das macht keinen Spaß? .
    P tja, sagen wir mal so .. äh ich bin eigentlich nicht der Typ des Beamten .
    [...]

(6) A hm . ist sie auch berufstätig? .
    P meine Frau ist berufstätig .
    [...]

(7) A hm aber nich ... im selben- ...
    P nee, nee, die is bei 'ner anderen Behörde .

(8) A hm . hm .. [2] .. tja, aber die Arbeit scheint Ihnen ja tatsächlich auf den Magen zu schlagen, wa? .

    P [atmet hörbar ein] ja . irgendwo dieses . sss Gefühl net richtig gebraucht zu werden, find ich .   das stört mich so etwas .   nicht ausgelastet zu sein .
    A   hm .   hm .

(9) A hab'n auch nicht das Gefühl, daß die Arbeit, die Sie leisten, uhm äh wertvoll ist für irgendeinen Zeck? .
    P nein . ich halt die Arbeit für unnötig ... ich halte ... objektiv gesehen die Hälfte der Leute ... fffüü/die bei den Verwaltungen arbeiten, für ... nicht erforderlich . ich finde, die machen Arbeit, die braucht man nicht zu machen . (...)
                                                            [KK-APK: NR050]

(10)
A   mit niedrigem Blutdruck haben Sie schon länger zu tun? .
P   [nickt] ja, schon als junges Mädchen, so mit fünfzehn, sechzehn immer ...
A   hm .
P   hab ich auch gestern mir messen lassen, da hat ich ... hundertzehn zu neunzig .
    is auch nicht berauschend ...... [3] ......

(11)
A   haben Sie eine Erklä:rung, warum das jetzt so ist? ..
P   ich weiß nicht, manchmal bilde ich mir ein, daß ich irgendwo/daß das so mehr vom .... [2] .... vom Seelischen herkommt als vom Körperlichen . weil also dies Jahr ... [stößt Luft aus] ziemlich hart war, weil so einiges, was zu verarbeiten war, vielleicht hab ich das doch noch nicht so richtig verarbeitet ... daß ich-

(12)
A   das heißt .. Sie haben das, was man so als Streß bezeichnet? .
P   ja, Ärger in der Familie und ... ähm im Februar hatt ich ne Fehlgeburt und das vielleicht irgendwo ... noch nicht so verarbeitet ist, daß ich sagen kann, gut ich bin darüber weg .

(13)
A   ja, diese Fehlgeburt hat Ihnen sehr zu schaffen gemacht? .
P   ja das is-

(14)
A   is das/hab'n Sie da Probleme mit der Vaterschaft? .
P   nee, überhaupt nicht, nee .
A   Sie sind verheiratet? .
P   nee, ich bin nicht verheiratet . ich hab allerdings schon 'ne Tochter, die is schon/acht wird die jetzt . ich bin nicht verheiratet .   [KK-APK: BL030]

Legt man die von Putnam/Stiles et al. (1988) angewandte Kategorie der *yes/no responses* extensiv aus, dann enthalten alle (!) vorausgehenden Sequenzen (1)-(14) Patienten-Äußerungen, die unter diese Kategorie kodiert werden könnten, obwohl es sich zweifellos um sehr unterschiedliche Typen handelt. Wenn also aufgrund des Interventionsprogramms eine Abnahme von patientenseitigen Ja/Nein-Antworten erwartet wurde und dies tatsächlich - allerdings nicht signifikant - eintraf, stellt sich das Problem des Rückschlusses auf strukturelle Veränderungen der Gespräche, mithin auch auf die Veränderung der Vorkommenshäufigkeiten von (Typen von) Arzt-Fragen, die den Patienten-Antworten vorausgingen. Mit den letztlich gewählten Kategorien werden jedoch erhebliche Unterschiede nivelliert, wie sich an unserem Material leicht illustrieren läßt. So macht es schon einen Unterschied, ob unter der fraglichen Kategorie der Ja/Nein-Antwort ausschließlich Äußerungen der Patienten kodiert wurden, in denen sie faktisch nur mit "ja" oder "nein" bzw. "yes" oder "no" antworten wie etwa in (1) und (3), oder auch Äußerungen, in denen sie zusätzlich im ganzen Satz antworten wie in (2) und (7), oder in denen sie ohne "ja" oder "nein", aber im ganzen Satz antworten wie in (6). Weiterhin bleibt unklar, wie etwa die Äußerung des Patienten in Sequenz (2) kodiert würde, in der der Patient eine Suggestivfrage des Arztes ("ansonsten nehmen Sie keine Medikamente?") so beantwortet, daß er zunächst die vom Arzt ausgedrückte Erwartung über die Einnahme von Medikamenten wegen der Verneinung erst mit einem hierfür gebräuchlichen Ausdruck ("doch") eigens zurückweist, bevor er die entsprechende sachliche Information gibt. Besondere Kodierprobleme ergeben sich auch in den Fällen (5) und (11), in denen sich die Patienten zunächst offenbar nicht auf die Ja/Nein-Alternative festlegen lassen wollen, indem sie einleitend erst mal mit "tja" bzw. "ich weiß nicht" reagieren. In diesen wie auch in vielen anderen Fällen wie etwa in (8)-(12) ergeben sich insgesamt Probleme der Einheitenbildung, das heißt es bleibt unklar, welche nachfolgenden (Teile von) Äußerungen der Patienten noch unter der Kategorie "Ja/Nein-Antwort" verrechnet werden und welche bereits einer anderen Kategorie zufallen. Falls jedoch überhaupt keine faktischen Äußerungen, sondern nur potentielle Ja/Nein-Antworten "gezählt" wurden, verschiebt sich das Kodierproblem auf die vorangehenden Arzt-Fragen, für die dann etwa eine Kategorie "Entscheidungsfrage" oder "Ja/ Nein-Frage" aufzumachen wäre, die unabhängig von den faktischen Antworten ausgezählt worden sein könnte.

Wie dem auch sei: Von den Ergebnissen der Kategorienanalyse kann nur schwerlich auf die Veränderung der Dialogstruktur rückgeschlossen werden. Diesem Anspruch muß aber jedes Kategoriensystem dieser Art genügen können. Was bedeutet in dieser Hinsicht der von Putnam/Stiles et al. konstatierte Rückgang von Arzt-Fragen und Ja/Nein-Antworten? Handelt es sich um einen Rückgang von Dialog-Sequenzen eher vom Typ (2) oder eher vom Typ (5),(8) oder (9)? Gingen Dialog-Sequenzen wie (2) zurück, wäre dies positiv, da der Arzt hier ausschließlich die Art von Suggestivfragen stellt, die in der normativ-pädagogischen Literatur zu Recht so verpönt sind. Hier wäre es in der Tat gut, wenn der Arzt seine Suggestivfrage "Appetit ist bei Ihnen normal?" nach einem Interventionsprogramm anders stellen würde, etwa als die Entscheidungsfrage "Ist der Appetit normal?", und es wäre noch besser, wenn er sie durch die offene Ergänzungsfrage "Wie ist der Appetit?" ersetzten würde - was jeweils als Unterschied und zugleich graduelle Veränderung des Arztverhaltens in einem Kategoriensystem abzubilden wäre. Ein solches Kategoriensystem sollte zugleich sequentielle Kodierungen zulassen, um der spezifischen Dialog-Struktur von Äußerungen Rechnung tragen zu können, also in diesem Fall dem Unterschied, ob eine Äußerung des Patienten wie in (2): "(jo), der ist normal" einer Suggestivfrage des Arztes wie faktisch in (2) oder einer Entscheidungsfrage oder einer Ergänzungsfrage folgt, in der die Antwort eben nicht präformuliert ist.[34]

---

[34] In unserem Projekt werden gegenwärtig mehrere Varianten von diskursanalytisch orientierten Kategoriensystemen erprobt, die der sequentiell-dialogischen Struktur von Arzt-Patienten-Gesprächen Rechnung tragen, vgl. zu ersten Ergebnissen Mendler 1994, Koerfer et al. 1994, Obliers et. al. 1994.

Während der Rückgang von Sequenzen wie (2) als Effekt eines Interventionsprogramms also als positiv verbucht werden könnte, wäre ein Rückgang von Dialogsequenzen wie (4)-(5) und (8)-(12) als negativ zu bilanzieren. Denn diese Sequenzen zeichnen sich gerade dadurch positiv aus, daß die Patienten direkt im Anschluß an die Arzt-Fragen teils längere Redebeiträge am Stück und in ihren eigenen Worten realisieren. Bei aller Notwendigkeit einer weiteren Differenzierung lassen sich hier unter funktionalem Aspekt zwei wesentliche Typen von ärztlichen Interventionen unterscheiden, durch die derartige patientenseitige Diskursfortsetzungen offenbar begünstigt werden. Zum einen handelt es sich um die sogenannten *Spiegelungen* (reflections), die häufig in der Form einer assertiven Syntax mit Frageintonation und Sprechhandlungsaugmenten wie "ne", "wa" realisiert werden[35] und sich gegenüber dem bis dahin erreichten Informationsstand eher durch scheinbar triviale Inhalte auszeichnen, deren einvernehmliche Übernahme zumeist erfolgreich suggeriert wird. Nach einer Affirmation wird der vom Arzt offenbar als relevant gesetzte Themenfokus vom Patienten jeweils weiter expandiert, d.h. die Arzt-Äußerung durchaus im Sinne von ten Have (1993) als *Erzähleinladung* angenommen. Zum anderen handelt es sich um einen Typ, der sich insofern als *bedingte Explanationsfrage* kennzeichnen läßt, als die "eigentliche" Frage in eine Entscheidungsfrage eingebettet ist, womit offenbar im Vergleich zur direkten Warum-Frage ein geringerer Erklärungszwang ausgeübt werden soll. Während mit einer Frage vom Typ "Welche Erklärung haben Sie für..." oder "Warum ist das Ihrer Meinung nach so?" bereits präsupponiert wird, *daß* der Patient eine Erklärung hat, wird dies mit der Entscheidungsfrage offengelassen, die eben auch einfach verneint werden kann. Dies wird etwa an Sequenz (11) deutlich, in der die Patientin auf die Frage des Arztes "haben Sie eine Erklärung, warum das jetzt so ist?" zunächst mit einer Unsicherheitsmarkierung ("ich weiß nicht") reagiert, bei der sie es ohne weiteres belassen könnte, bevor sie dann doch eine Erklärung gibt, mit der sie zugleich etwas über ihre subjektive Krankheitstheorie offenbart.

Diese und weitere spezifisch sequenziell-dialogische Eigenschaften von Arzt-Patienten-Gesprächen können mit der von Putnam/Stiles et. al. gemachten Beobachtung etwa eines Rückgangs von Arzt-Fragen und Ja/Nein-Antworten schwerlich erfaßt werden. Was sich denn nach einem Training aufgrund dieser Beobachtungen im einzelnen sowie strukturell verändert hat, kann nur spekulativ abgeschätzt werden. Im besonderen Falle der unerwarteten Abnahme von *reflections* muß sogar ein negativer Trainingseffekt angenommen werden. Denn wenn die Ärzte erst einmal Ja/Nein-Antworten ihrer Patienten zu vermeiden trachteten, ist zu befürchten, daß mit den einschlägigen Arzt-Fragen, mit denen man solche Antworten riskiert, zugleich die erwünschten reflections wegtrainiert wurden.

---

[35] Beispiele mit assertiver Syntax mit und ohne Frageintonation finden sich in Rehbein (1993: 335ff), dessen komplexe Analysen des ärztlichen Fragens als Präformulieren für eine Theorie der verbalen Suggestivität in der Arzt-Patienten-Kommunikation zu nutzen wäre, vgl. zu Formen und Funktionen von Sprechhandlungsaugmenten, wie sie auch in obigen Beispielen (4) und (8) vorkommen, Rehbein (1979).

6 Konsequenzen für weitere Forschung zur Arzt-Patienten-Kommunikation

Bei allen Einschränkungen im Detail machen die Ergebnisse aus der Interventionsforschung zur Arzt-Patienten-Kommunikation insgesamt deutlich, daß im Prinzip Gesprächsverhalten lehr- und lernbar ist, d.h. die spezifisch *kommunikative* Kompetenz des Arztes als Teil seiner *psychosozialen* Kompetenz durch Reflexion und Training erweitert werden kann. Auf der allgemeinen Ebene kommunikativer Selbstreflexion ist diese Erkenntnis immer schon in der traditionellen Balint-Gruppen-Arbeit genutzt worden, die mit neueren Interventionstechniken sinnvoll ergänzt werden könnte. Allerdings sollten die modernen Trainingsmethoden, die gezielt auf eine Modifikation spezifischen Gesprächsverhaltens abgestellt sind, nicht in dem Sinn überstrapaziert werden, daß die "natürlichen" Eigenschaften auch der Arzt-Patienten-Kommunikation gleich mit wegtrainiert werden. Dies gilt etwa für spontane Unterbrechungen ebenso wie für spontane Anteilnahme oder Verwunderungen. Ihre systematische Unterdrückung durch den Arzt könnte ebenso zu patientenseitigen Irritationen führen wie eine übermäßige Abnahme oder Zunahme von Pausen, Hörersignalen, Blickkontakten etc., was je nachdem als Mangel oder aber Vortäuschung von Aufmerksamkeit, Verständnis, Akzeptanz, Interesse etc. ausgelegt werden kann. Insgesamt ist also bei den Interventionsprogrammen der vorgestellten Art die mögliche Bildung von Artefakten zu kontrollieren, wie sie sich bei einem Kommunikationstraining einstellen könnten, das sich übermäßig gegen die Alltagsgewohnheiten mündlich-dialogischer Kommunikation richtete.

Ebenso sollten die kommunikativen Kompetenzen der Ärzte, die eben auch individuell variieren können, nicht durch überzogene Kommunikations*reflexionen* blockiert werden, die auf spezifische *sprach-formale* Gesprächseigenschaften bezogen sind. Die Entwicklung von Kategorien für die Analyse von Arzt-Patienten-Gesprächen ist eine Sache, die daraus abgeleitete Formulierung und Vermittlung von Maximen für eine Verbesserung der Gespräche eine andere. Die gehäufte Verwendung von Hörersignalen *allein* macht ebensowenig den guten Zuhörer aus wie verstärktes Schweigen. Nicht von ungefähr wird in der Literatur zu den Interventionsprogrammen immer wieder von Schwierigkeiten im Umgang mit formalen Instruktionen etwa zum Gebrauch von offenen Fragen, Hörersignalen, Pausen etc. berichtet, die dann von den trainierten Ärzten häufig "mechanisch" befolgt würden (vgl. z.B. Putnam/Stiles et. al. 1988: 44f.). Gegenüber der schematischen Befolgung etwa der *formal-negativen* Maximen vom Typ "Vermeide Kommunikationsbeschneidungen, Unterbrechungen, Entscheidungs-, Suggestivfragen etc." sollten daher eher *funktional-positive* Maximen vom Typ "Gib dem Patienten Raum für seine Beschwerdeschilderung in seinen eigenen Worten" und "Höre mit Aufmerksamkeit zu" zum Ausgangspunkt von Kommunikationsreflexionen und -trainings gemacht werden, die dann im Bedarfsfall exemplarisch vertieft werden können. Das so durch Reflexion fundierte und durch Training internalisierte Kommunikationswissen dürfte sich dann nach und nach in einem verbesserten Kommunikationsverhalten manifestieren, das sich schließlich *auch* in einer Zunahme etwa von Hörersignalen und Pausen als "meßbar" erweist, ohne daß deren adäquater Gebrauch eigens hätte trainiert werden müssen.

Die Frage, worin sich denn letztlich eine verbesserte Arzt-Patienten-Kommunikation manifestiert, ist freilich elementarer als die Frage der erfolgreichen Vermittlung und Aneignung spezifischer Maximen etwa zur Sprecherwechselorganisation, die als spezifische Maximen immer von einem allgemeinen Modell der Arzt-Patienten-Kommunikation abgeleitet zu begründen sind. Hier war für eine Anwendung der Diskursethik in der Medizin plädiert worden, nach der sich Arzt und Patient in der Perspektive einer im Prinzip *rationalen Verständigung* als *gleichberechtigte* Partner begegnen, die kraft guter Gründe gemeinsam aushandeln, was denn zum Besten des leidenden Partners sei. Die augenscheinliche Paradoxie der Gewährleistung der Autonomie eines offensichtlich schwächeren, hilfsbedürftigen Partners ergibt sich vor allem aus einem mißverständlichen Symmetriebegriff, mit dem der Blick auf die in der Praxis vorfindlichen *dysfunktionalen Asymmetrien* gerade verstellt wird.[36] Maßstab ist keineswegs eine *generelle Reziprozität* aller möglichen Aktivitätstypen. Während wir uns als Nachbarn noch wechselseitig nach unserem werten Befinden fragen können bzw. müssen, ist diese Art der thematisch-interaktiven Reziprozität in der Arzt-Patienten-Kommunikation gerade nicht gemeint, wenn der Arzt die entprechende professionelle Eröffnungsfrage stellt. Hier wäre die Reziprozität eines Dialogs vom Typ "Wie geht es Ihnen?" - "Danke gut, und selbst?" denkbar unangemessen. Weiterhin sind die mit einem derart "naiven" Symmetriebegriff verbundenen Mißverständnisse auszuräumen, die in gut gemeinte Ratschläge zum Abbau von Gesprächsdominanz münden, indem sogar eine Umkehrtendenz etwa in der Rederechtsasymmetrie zwischen Arzt und Patient gefordert wird. Zu Recht bemerkt Fehlenberg (1987: 38, vgl. 203ff) in diesem Zusammenhang, daß etwa im Falle des tiefenpsychologischen Erstinterviews niemand auf die Idee käme, wegen des Übergewichts der Sprechzeit von Patienten diese Personengruppe als dominant zu bezeichnen. Die Verhältnisse sind halt komplexer.

Dies gilt etwa auch für die psychoanalytische Therapie im ganzen, in der der Therapeut zwar formale Kontrollrechte ausübt, der Patient den Diskurs jedoch substantiell über die Themenwahl kontrolliert, was Lakoff zu folgendem Resümee veranlaßt: "(...) although the analyst thus controls the discourse, he does not directly control choice of topic. He governs the inception and termination of the discourse, but not the subject-matter. Thus we are dealing with a conversational situation replete with paradox. The one who appears to hold the power does not hold it" (1980: 11, vgl. Koerfer & Neumann 1982: § 3.2). Diese Paradoxie einer scheinbaren Macht läßt sich für den psychoanalytischen Diskurstyp mit seinem spezifischen Zusammenspiel von Abstinenz- und Assoziationsregel noch relativ gut erklären, wenn man weiterhin mit Ehlich (1987) zwei Stufen der Kooperation unterscheidet: Während der Patient von Beginn an mit seinen Erzählungen und Fragen wesentlich eine *materiale* Kooperation mit dem Analytiker sucht, beschränkt sich dieser mit einer strikten Wahrnehmung der Hörerrolle zunächst wesentlich auf eine *formale* Kooperation (vgl.

---

[36] Vgl. zur kritischen Diskussion des Symmetriebegriffs in der Arzt-Patienten-Kommunikation z. B. Westphale/Köhle 1982, Fehlenberg/Simons/ Köhle 1982, Fehlenberg 1987 sowie speziell zur psychoanalytischen Therapie Hinze 1992, der bei allen Symmetriebrüchen in der psychoanalytsichen Beziehung das Symmetrische als heuristisches Prinzip betont.

Koerfer 1994: § 6.2). Dagegen sind die Verhältnisse in der (psycho-)somatischen Medizin ungleich schwieriger zu bestimmen. Für den dort vorherrschenden wie angestrebten Diskurstyp kann bestenfalls eine schwache Abbildstruktur der psychoanalytischen Therapie unterstellt werden (vgl. z. B. Wesiack 1990), weswegen dort auch eine andere Art von "Dominanz"-Struktur erwartet werden muß.

Gewiß ist es in jedem Fall ein "schlechtes" Zeichen, wenn ein Arzt übermäßig viel unterbricht, fragt und redet, wegblickt und Nebenbeschäftigungen nachgeht. In einem guten Arzt-Patienten-Gespräch können offenbar bestimmte formale Maße nicht deutlich unter- bzw. überschritten werden. Von daher ist ein Mindestmaß etwa an Redeanteilen des Patienten als notwendige, wenn auch nicht hinreichende Bedingung für ein gutes Gespräch anzusehen. Keineswegs ist von einer gleichmäßigen Verteilung der Partizipationschancen über das ganze Gespräch auszugehen. Vielmehr kooperieren beide Partner in ihren jeweiligen Expertenrollen mit wechselnder Dominanz zur wechselseitigen Wahrnehmung beider Interessen, was in verschiedenen *Metaphern* zur Arzt-Patienten-Beziehung jeweils auf folgenden Nenner gebracht worden ist: In der eher sozio-kulturellen Metapher des *Tanzes* wird die Gemeinsamkeit und Kooperativität des Handelns herausgestellt, wobei sich die Tänzer in der Rolle des führenden Tanzpartners, der gegenüber dem geführten Partner die Tanzart, das Tempo, den Rhythmus etc. bestimmt, abwechseln können (vgl. z. B. von Uexküll 1987, Smith/Hoppe 1991, Hinze 1992). In der eher merkantilen Metapher der *Investierungsgesellschaft auf Gegenseitigkeit* (Balint 1957/91: 186, 335ff., 373) wird der wechselseitige Nutzen für beide Investoren betont, die sich zu diesem Zweck der *Vermehrung des gemeinsamen Kapitals* eigens zusammenschließen. In beiden Metaphern kann die erfolgreiche Verbindung von Arzt und Patient mit der Konsequenz zu Ende gedacht werden, daß beide Partner mit einer je spezifischen Patientenzufriedenheit bzw. Berufszufriedenheit wieder ihre getrennten Wege gehen können. So erstreckt sich die rationale Verständigung schließlich bis zur einvernehmlichen Trennung einer Beziehung, deren Tragfähigkeit sich im geglückten Fall über ihre Fortdauer hinaus erweisen wird.[37]

Literatur

Adler, R. & Hemmeler, W. (1989[2]) Praxis und Theorie der Anamnese. Stuttgart: Fischer.
Adler, R. (1990[4]) Anamneseerhebung. In: Uexküll, Thure von u.a. (Hrsg.) Psychosomatische Medizin. München/Wien/Baltimore: Urban & Schwarzenberg, 212-220.
Ahrens, St. (1979) Interaktionsmuster der ambulanten Arzt-Patient-Beziehung in der Allgemeinpraxis. In: Siegrist, J. & Hendel-Kramer, A. (Hrsg.) Wege zum Arzt. München etc.: Urban & Schwarzenberg, 83-112.
Anschütz, F. (1988) Ärztliches Handeln. Grundlagen, Möglichkeiten, Grenzen, Widersprüche. Darmstadt: Wissenschaftliche Buchgesellschaft.
Apel, K.-O. & Kettner, M. (Hrsg.) (1992) Zur Anwendung der Diskursethik in Politik, Recht und Wissenschaft. Frankfurt/Main: Suhrkamp.

---

[37] Davon unbenommen ist freilich Balints (1957/91: 373) These, daß die Fortsetzung einer guten Arzt-Patienten-Beziehung im Unterschied zur psychoanalytischen Therapie im Fall des Allgemeinpraktikers immer günstig sei.

Austin, J. (1962) How to do things with words. London etc.: University Press. (dt. 1972 Zur Theorie der Sprechakte. Stuttgart: Reclam).
Balint, M. (1975) Forschung in der Psychotherapie. In: Balint, E. & Norell, J. S. (Hrsg.) Fünf Minuten pro Patient. Frankfurt/Main, 35-57. [Orig. 1970]
Balint, M. (1991) Der Arzt, sein Patient und die Krankheit. Stuttgart: Klett-Cotta [1957].
Beauchamp, T. (1989) Informed consent. In: Veatch, R.M. (ed.) Medical ethics. Boston: Jones & Barlett, 173-200.
Bird, J. & Cohen-Cole, S.T. (1990) The three-function model of the medical interview. An educational device. Advances in Psychosomatic Medicine 20, 65-88.
Bliesener, T. & Köhle, K. (1986) Die ärztliche Visite. Chance zum Gespräch. Opladen: Westdeutscher Verlag.
Bliesener, T. (1982) Die Visite - ein verhinderter Dialog. Tübingen: Narr.
Branch, W. et al. (1991) Teaching medicine as a human experience: A patient-doctor relationship course for faculty and first-year medical students. In: Annals of Internal Medicine, 114: 482-489.
Brody, H. (1989) The physician/patient relationship. In: Veatch, R.M. (ed.) Medical ethics. Boston: Jones & Barlett, 65-91.
Brody, H. (1989) Transparency: informed consent in primary care. Hastings Center Report 19/5, 5-9.
Brown, J. et al. (1986) The patient-centred clinical method. 2. Definition and Application. In: Family Practice. Vol. 2. No.2., 75-80.
Cohen-Cole, S.T. (1991) The medical interview. The three-function approach. St. Louis etc.: Mosby.
Cortina, A. (1992) Ethik ohne Moral. Grenzen einer postkantischen Prinzipienethik? In: Apel, K.-O. & Kettner, M. (Hrsg.) (1992) Zur Anwendung der Diskursethik in Politik, Recht und Wissenschaft. Frankfurt/Main: Suhrkamp, 278-295.
Coulehan, J. L.& Block, M. R. (1992) The medical interview: A primer for students of the art. Philadelphia: Davis.
Dahmer, H. & Dahmer, J. (1989) Gesprächsführung. Eine praktische Anleitung. Stuttgart: Thieme.
Dickson, D. A., Hargie, O., Morrow N. C. (1991) Communication skills training for health professionals. London etc.: Chapman & Hall.
Ehlich, K. (1979) Verwendung der Deixis beim sprachlichen Handeln. Frankfurt/Main etc.: Lang.
Ehlich, K. (1982) "Quantitativ" oder "qualitativ". Bemerkungen zur Methodologiediskussion in der Diskursanalyse. In: Köhle, K. & Raspe, H.-H. (Hrsg.) (1982) Das Gespräch während der ärztlichen Visite. Empirische Untersuchungen. München etc.: Urban & Schwarzenberg, 298-312.
Ehlich, K. (1987) Kooperation und sprachliches Handeln. In: Liedtke, F. & Keller, R. (Hrsg.) Kommunikation und Kooperation. Tübingen: Niemeyer, 17-32.
Ehlich, K. (1993) Sprachliche Prozeduren in der Arzt-Patienten-Kommunikation. In: Löning, P. & Rehbein, J. (Hrsg.) Arzt-Patienten-Kommunikation. Berlin & New York: de Gruyter, 68-90.
Evans, B.J. et al. (1987) A communication skills programme for increasing patients' satisfaction with general practice consultations. In: British Journal of Medical Psychology, 60, 373-378.
Fehlenberg, D., Simons, C., Köhle, K. (1982) Ansätze zu einer quantitativen Untersuchung ärztlicher Interventionen im Visitengespräch. In: Köhle, K. & Raspe, H.-H. (Hrsg.) (1982) Das Gespräch während der ärztlichen Visite. Empirische Untersuchungen. München etc.: Urban & Schwarzenberg, 232-248.
Fehlenberg, D., Simons, C., Köhle, K. (1990) Die Krankenvisite - Probleme der traditionellen Stationsarztvisite und Veränderungen im Rahmen eines psychosomatischen Behandlungskonzepts. In: Uexküll, Th. von et al. (Hrsg.) Psychosomatische Medizin. 4. Auflage. München /Wien/Baltimore: Urban & Schwarzenberg, 265-286.
Fehlenberg, D. (1987) Kommunikation zwischen Arzt und Patient. Bochum: Brockmeyer.

Fisher, S. (1983) Doctor-talk/patient talk: How treatment decisions are negotiated in doctor-patient communication. In: Fisher, S. & Todd, A. D. (eds.) (1983) The social organisation of doctor-patient communication. Washington, DC: The Center for Applied Linguistics, 135-157.

Fisher, S. (1984) Institutional authority and the structure of discourse. In: Discourse Processes 7, 201-224.

Fisher, S. (1986) In the patient's best interest. Women and the politics of medical decisions. New Brunswick: Rutgers University Press.

Frankel, R. M. (1983) The laying on of hands: Aspects of the organization of gaze, touch, and talk in medical encounter. In: Fisher, S. & Todd, A. D. (eds.) The social organization of doctor-patient Communication. Washington, D.C.: Center for Applied Linguistics, 19-54.

Frankel, R.M. (1984) From sentence to sequence: Understanding the medical encounter through microinteractional analysis. In: Discourse Processes 7, 135-170.

Freud, S. (1895) Studien über Hysterie. In: Freud, S. (1977) Gesammelte Werke Bd. 1. 5. Aufl. Frankfurt/Main: Fischer, 73-312.

Froelich, R.E. & Bishop, F.M. (1973) Die Gesprächsführung des Arztes. Ein programmierter Leitfaden. Berlin etc.: Springer.

Geisler, L. (1992³,erw.) Arzt und Patient - Begegnung im Gespräch. Frankfurt: Pharma.

Geyer, Michael (1990) Das ärztliche Gespräch. Allgemein-psychotherapeutische Strategien und Techniken. 2. Aufl. Berlin: Verlag Gesundheit.

Habermas, J. (1971) Vorbereitende Bemerkungen zu einer Theorie der kommunikativen Kompetenz. In: Habermas, J. & Luhmann, N. (1971) Theorie der Gesellschaft oder Sozialtechnologie. Frankfurt/Main: Suhrkamp, 101-141.

Habermas, J. (1976) Was heißt Universalpragmatik? In: Apel, K.-O. (Hg.) Sprachpragmatik und Philosophie. Frankfurt/Main: Suhrkamp, 174-272.

Habermas, J. (1981) Theorie des kommunikativen Handelns. 2 Bde. Frankfurt/Main: Suhrkamp.

Habermas, J. (1983) Moralbewußtsein und kommunikatives Handeln. Frankfurt/Main: Suhrkamp.

Habermas, J. (1991) Erläuterungen zur Diskursethik. Frankfurt/Main: Suhrkamp.

Hanke, M. (1991) maieutike techne. Zum Modell der sokratischen Gesprächstechnik. In: Flader, D. (Hg.) Verbale Interaktion. Suttgart: Metzler, 50-91.

Heigl-Evers, A. & Heigl, F.S. (1989) Ethik in der Psychotherapie. In: Psychother. med. Psychol. 39, 68-74.

Heim, E. & Willi, J. (1986) Psychosoziale Medizin. 2. Bde. Berlin etc.: Springer.

Hinze, Eike (1992) Die Symmetrie in der Beziehung zwischen Analytiker und Analysand. In: Jahrbuch der Psychoanalyse. Bd. 29. Stuttgart: frommann-holzboog, 9-27.

Hoffmann-Richter, U. (1985) Der Knoten im roten Faden. Eine Untersuchung zur Verständigung von Arzt und Patient in der Visite. Bern etc.: Lang.

Hubig, Ch. (Hg.) (1982) Ethik institutionellen Handelns. Frankfurt/Main: Campus.

Huppmann, G .& Silbernagel, W. (1991) Patienten führen, Compliance fördern. Würzburg: Königshausen & Neumann.

Janicek, R. (1990) Mit Patienten richtig reden. Gesprächsführung im Krankenhaus. Melsungen: Bibliomed.

Kaplan, Sh., Greenfield, Sh., Ware, J. (1989) Assessing the effects of physician-patient interaction on the outcomes of chronic desease. In: Medical Care, 27, 3: 110-127.

Katz, B. A. & Sharrock, W. W. (1976) Eine Darstellung des Kodierens. In: Weingarten, E., Sack, F., Schenkein, J. (Hrsg.) Ethnomethodologie. Frankfurt/Main: Suhrkamp, 244-271.

Kettner, M. (1991) Diskursethik in der Medizin. In: Ärzteblatt Baden-Würtemberg 10, Sonderbeilage 41, 3 S.

Koerfer, A. & Neumann, Ch. (1982) Alltagsdiskurs und psychoanalytsicher Diskurs. In: Flader, D., Grodzicki, W.-D., Schröter, K. (Hrsg.) Psychoanalyse als Gespräch. Frankfurt/Main: Suhrkamp, 96-137.

Koerfer, A. (1979) Zur konversationellen Funktion von 'ja aber'. In: H. Weydt (Hg.) Die Partikeln der deutschen Sprache. Berlin & New York: de Gruyter, 14-29.

Koerfer, A. (1981) Probleme und Verfahren der Notation von Face-to-Face Interaktion. In: Lange-Seidel, A. (Hg.) Zeichenkonstitution. Berlin etc.: de Gruyter, 187-197.
Koerfer, A. (1985) Zum Beobachter-Paradoxon in der Sprachwissenschaft. In: W. Kürschner & R. Vogt (Hrsg.) Sprachtheorie, Pragmatik, Interdisziplinäres. Tübingen: Narr, 187-200.
Koerfer, A. (1994) Institutionelle Kommunikation. Eine komparative Studie zur Handlungsanalyse. Opladen: Westdeutscher Verlag.
Köhle, K. & Joraschky, P. (1990) Die Institutionalisierung der Psychosomatischen Medizin im klinischen Bereich. In: Uexküll, Th. von et al. (Hrsg.) Psychosomatische Medizin. 4. Auflage. München etc.: Urban & Schwarzenberg, 415-460.
Köhle, K. & Raspe, H.-H. (Hrsg.) (1982) Das Gespräch während der ärztlichen Visite. Empirische Untersuchungen. München etc.: Urban & Schwarzenberg.
Köhle, K., Simons, C., Kubanek, B. (1990[4]) Umgang mit unheilbar Kranken. In: Uexküll, Th. von et al. (Hrsg.) Psychosomatische Medizin. München etc.: Urban & Schwarzenberg, 1199-1244.
Labov, W. & Fanshel, D. (1977) Therapeutic discourse. Psychotherapy as conversation. New York etc.: Academic Press.
Lalouschek, J., Menz, F., Wodak, R. (1990) Alltag in der Ambulanz. Gespräche zwischen Ärzten, Schwestern und Patienten. Tübingen: Narr.
Levenstein, J. (1986) The patient-centred clinical method. 1. A model for the doctor-patient interaction in family medicine. In: Family Practice. Vol 3., No.1, 24-30.
Loewy, E. H. (1989) Beneficience in trust. Review: For the patient's good: The restauration of Beneficience in health care. By E. D. Pellegrino and D. C. Thomasma. In: Hastings Center Report 19/1, 42-43.
Löning, P. (1985) Das Arzt-Patienten-Gespräch. Gesprächsanalyse eines Fachkommunikationstyps. Bern etc.: Lang.
Löning, P. (1985) Probleme der Dialogsteuerung in Arzt-Patienten-Gesprächen. Löning, P. & Sager, S.F. (Hrsg.) Kommunikationsanalysen ärztlicher Gespräche. Hamburg: Buske, 105-126.
Lörcher, H. (1983) Gesprächsanalytische Untersuchungen zur Arzt-Patienten-Kommunikation. Tübingen: Narr.
Luborsky, L. (1988) Einführung in die analytische Psychotherapie. Berlin etc.: Springer.
Mead, G. H. (1973) Geist, Identität und Gesellschaft. Frankfurt/Main: Suhrkamp. [Orig. 1934]
Meerwein, F. (1986) Das ärztliche Gespräch. Bern etc.: Huber.
Meeuwesen, L., Schaap, C., van der Staak, C. (1991) Verbal analysis of doctor-patient communication. In: Soc. Sci. Med. Vol.32.No.10, 1143-1150.
Menz, F. (1991) Der geheime Dialog. Medizinische Ausbildung und institutionalisierte Verschleierungen in der Arzt-Patient-Kommunikation. Eine diskursanalytische Studie. Frankfurt etc.: Lang.
Mishler, E.G. (1984) The discourse of medicine: Dialectics of medical interviews. Norwood: Ablex.
Morgan, W.L. & Engel G.L. (1977) Der klinische Zugang zum Patienten. Anamnese und Körperuntersuchung. Bern etc.: Huber.
Nordmeyer, J. (1982) Formal-quantitative Aspekte der Arzt-Patient-Beziehung. In: In: Köhle, K. & Raspe, H.-H. (Hrsg.) Das Gespräch während der ärztlichen Visite. Empirische Untersuchungen. München etc.: Urban & Schwarzenberg, 58-69.
Nothdurft, W. (1982) Zur Undurchlässigkeit von Krankenhaus-Visiten. In: Köhle, K. & Raspe, H.-H. (Hrsg.) Das Gespräch während der ärztlichen Visite. Empirische Untersuchungen. München etc.: Urban & Schwarzenberg, 23-35.
Nothdurft, W. (1984) "... äh folgendes Problem äh ...". Die interaktive Ausarbeitung des Problems in Beratungsgesprächen. Tübingen: Narr.
Nothdurft, W. (1985) "Schilderung von Beschwerden" in ärztlichen Sprechstundengesprächen - Die interaktive Konstitution des klinischen Sachverhalts. Löning, P. & Sager, S.F. (Hg.) Kommunikationsanalysen ärztlicher Gespräche. Hamburg: Buske, 17-38.
Oksaar, E. (1988) Probleme der Arzt-Patient-Interaktion. In: Oksaar, E. (1988) Fachsprachliche Dimensionen. Tübingen: Narr, 171-185.

Parsons, T. (1970³) Definition von Gesundheit und Krankheit im Lichte der Wertbegriffe und der sozialen Struktur Amerikas. In: Mitscherlich, A., Brocher, T., Mering, O. von, Horn, K. (Hrsg.) Der Kranke in der modernen Gesellschaft. Köln/Berlin: Kiepenheuer & Witsch, 57-87. [Orig. 1964]
Parsons, T. (1970) Struktur und Funktion der modernen Medizin. Eine soziologische Analyse. In: König, R. & Tönnesmann, M. (Hrsg.) Probleme der Medizin-Soziologie. Köln/Opladen: Westdeutscher Verlag, 10-57 [Orig. 1951]
Patzig, G. (1987) Wertvorstellungen als Leitbilder ärztlichen Handelns: Philosophische Aspekte. In: Allgemeinmedizin 16, 9-16.
Pellegrino, E. D. & Thomasma, D. C. (1981) A philosophical basis of medical practice. New York & Oxford: Oxford University Press.
Pellegrino, E. D. & Thomasma, D. C. (1988) For the patient's good. The restoration of beneficence in health care. New York & Oxford: Oxford University Press.
Pellegrino, E. D. (1989) Der tugendhafte Arzt und die Ethik in der Medizin. In: In: Sass, H. M (Hg.) Medizin und Ethik. Stuttgart: Reclam, 40-68. [Orig.1985]
Pendleton, D., Schofield, T., Tate, P., Havelock, P. (1984) The consultation. An approach to learning and teaching. Oxford etc.: University Press.
Pendleton, D. (1983) Doctor-patient communication: A review. In: Pendleton, D. & Hasler, J. (eds.) Doctor-patient communication. London etc.: Academic Press, 5-53.
Putnam, S., Stiles, W., Jacob, M., James, Sh. (1988) Teaching the medical interview: An intervention study. In: Internal Medicine, 3: 38-47
Quasthoff, U. (1990) Das Prinzip des primären Sprechers, das Zuständigkeitsprinzip und das Verantwortungsprinzip. Zum Verhältnis von "Alltag" und "Institution" am Beispiel des Rederechts in Arzt-Patient-Interaktionen. In: Ehlich, K., Koerfer, A., Redder, A., Weingarten, R. (Hrsg.) Medizinische und therapeutische Kommunikation. Opladen: Westdeutscher Verlag, 66-81.
Quasthoff-Hartmann, U. (1982) Frageaktivitäten von Patienten in Visitengesprächen: Konversationstechnische und diskursstrukturelle Bedingungen. In: Köhle, K. & Raspe, H.-H. (Hrsg.) Das Gespräch während der ärztlichen Visite. Empirische Untersuchungen. München etc.: Urban & Schwarzenberg, 70-101.
Racherbäumer, I. et al. (1979) Manual zur Analyse von Gesprächssituation und Informationsaustausch. Anlage 1 zum Abschlußbericht SFB 129 (Teilprojekt B). Ulm. Mimeo.
Raspe, H.-H. (1983) Aufklärung und Information im Krankenhaus. Göttingen. Verlag für Medizinische Psychologie.
Rehbein, J. & Mazeland, H. (1990) Kodierentscheidungen. Zur Kontrolle interpretativer Prozesse bei der Kommunikationsanalyse. In: Flader, D. (Hg.) Verbale Interaktion. Stuttgart: Metzler, 166-221.
Rehbein, J. (1979) Sprechhandlungsaugmente. Zur Organisation der Hörersteuerung. In: Weydt, H. (Hg.) Partikeln der deutschen Sprache. Berlin etc.: de Gruyter, 58-79.
Rehbein, J. (1986) Institutioneller Ablauf und interkulturelle Mißverständnisse in der Allgemeinpraxis. Diskursanalytische Aspekte der Arzt-Patient-Kommunikation. In: Curare 9, 297-328.
Rehbein, J. (1993) Ärztliches Fragen. In: Löning, P. & Rehbein, J. (Hrsg.) Arzt-Patienten-Kommunikation. Berlin /New York: de Gruyter, 311-364.
Rellecke, E.-M. (1985) Selbstverantwortung und Mitbestimmung des Patienten bei seiner Behandlung. Löning, P. & Sager, S. F. (Hrsg.) Kommunikationsanalysen ärztlicher Gespräche. Hamburg: Buske, 39-83.
Richter, H. (1991) Regelmißbrauch und Regelexplikation in einem Platonischen Dialog. In: Flader, D. (Hg.) Verbale Interaktion. Stuttgart: Metzler, 92-123.
Ritschel, D. (1991) Das "Storykonzept" in der medizinischen Ethik. In: Sass, H.-M. (Hg.) Güterabwägung in der Medizin. Berlin etc.: Springer, 156-167.
Rogers, C. R. (1985) Die nicht-direktive Beratung. Frankfurt/Main: Fischer [Orig. 1942].
Roter, D. & Frankel, R. (1992) Quantitative and qualitative approaches to the evaluation of the medical dialogue. In. Soc. Sci. Med. 34/10, 1097-1103.
Sass, H.-M. (1991) Ethische Expertise und Güterabwägung. In: Sass, H.-M. (Hg.) Güterabwägung in der Medizin. Berlin etc.: Springer, 116-136.

Schegloff, E. & Sacks, H. (1973) Opening up closings. In: Semiotica 8, 289-327.
Schmädel, D. (1979) Nichtbefolgung ärztlicher Verordnungen. Ausmaß und Ursachen. In: Siegrist, J. & Hendel-Kramer, A. (Hrsg.) Wege zum Arzt. München etc: Urban & Schwarzenberg, 139-171.
Siegrist, J. (1982) Asymmetrische Kommunikation bei klinischen Visiten. In: Köhle, K. & Raspe, H.-H. (Hrsg.) (1982) Das Gespräch während der ärztlichen Visite. Empirische Untersuchungen. München usw.: Urban & Schwarzenberg, 16-22.
Smith, R.C. & Hoppe, R.B. (1991) The patient's story: Integrating the patient- and physician-centered approaches to interviewing. In: Annals of Internal Medicine 115, 470-477.
Speierer, G.-W. (1985) Das patienten-orientierte Gespräch. Baustein einer personenzentrierten Medizin. München: Causa.
Spranz-Fogasy, Th. (1987) Alternativen der Gesprächseröffnung im ärztlichen Gespräch. In: Zeitschrift für germanistische Linguistik 15. 3, 293-302.
Spranz-Fogasy, Th. (1990) Ärztliche Kommunikation. Transfer diskursanalytischen Wissens in die Praxis. In: Ehlich, K., Koerfer, A., Redder, A., Weingarten, R. (Hrsg.) Medizinische und therapeutische Kommunikation. Opladen: Westdeutscher Verlag, 143-155.
Spranz-Fogasy, Th. (1992) Ärztliche Gesprächsführung - Inhalte und Erfahrungen gesprächsanalytisch fundierter Weiterbildung. In: Fiehler, R. & Sucharowski, W. (Hrsg.) Kommunikationsberatung und Kommunikationstraining. Anwendungsfelder der Diskursforschung. Opladen: Westdeutscher Verlag, 68-78.
Stewart, M.A. (1984) What is a successful doctor-patient interview? A study of interaction and outcomes. In: Soc. Sci. Med. Vol. 19. No. 2, 167-175.
Stiles, W. & Putnam, M. (1992) Verbal exchanges in medical interviews: concepts and measurement. In: Soc. Sci. Med. Vol. 35. No. 3, 347-355.
Strauss, A. (1978) Negotiations. Varieties, Contexts, Processes, and Social Order. San Francisco etc.: Jossey-Bass.
Taupitz, J. (1987) Wertvorstellungen als Leitbilder ärztlichen Handelns: Rechtliche Bindungen des Arztes. In: Allgemeinmedizin 16, 21-28.
Taylor, Ch. (1986) Sprache und Gesellschaft. In: Honneth, A. & Joas, H. (Hrsg.) Kommunikatives Handeln. Frankfurt/Main: Suhrkamp, 35-52.
ten Have, H. & Kimsma, G. (1991) Der Wandel der Anschauungen der medizinischen Ethik. In: Sass, H.-M. (Hg.) Güterabwägung in der Medizin. Berlin etc.: Springer, 137-155.
ten Have, P. (1990) Und der Arzt schweigt. Sprechstunden-Episoden, in denen Ärzte auf Patienteninformationen sprachlich nicht reagieren. In: Ehlich, K., Koerfer, A., Redder, A., Weingarten, R. (Hrsg.) (1990) Medizinische und therapeutische Kommunikation. Opladen: Westdeutscher Verlag, 103-121.
ten Have, P. (1993) Fragen von Ärzten. Erste Bemerkungen. In: Löning, P. & Rehbein, J. (Hrsg.) Arzt-Patienten-Kommunikation. Berlin & New York: de Gruyter, 373-383.
Tuckett, D., Boulton, M., Olson, C. Williams, A. (1985) Meetings between experts. An approach to sharing ideas in medical consultations. London & New York: Tavistock.
Veatch, (1987) The patient as partner. A theory of human-experimentation ethics. Bloomington: Indiana University Press.
Veatch, R. M. (1989) Lebensstil, Gesundheitsrisiko und Solidarität. In: Sass, H. M. (Hg.) Medizin und Ethik. Stuttgart: Reclam, 329-347. [Orig. 1980]
Veatch, R. M. (1991) The patient-physician relation: The patient as partner. Part 2. Bloomington: Indiana University Press.
Viefhues, H. (1989) Medizinische Ethik in einer offenen Gesellschaft. In: Sass, H. M. (Hg.) Medizin und Ethik. Stuttgart: Reclam, 17-39.
von Uexküll, Th. & Wesiack, W. (1990) Wissenschaftstheorie und psychosomatische Medizin, ein bio-psycho-soziales Modell. In: Üexküll, Th. von u.a. (Hrsg.) Psychosomatische Medizin. 4. Aufl. München-Wien-Baltimore: Urban & Schwarzenberg, 5-38.
von Uexküll, Th. (1987) Gedanken über die Wirkungsweise eines Gesprächs. In: Rhetorik 6, 115-127.

von Uexküll, Th. (1991) Das Problem einer bio-psycho-sozialen Theorie. In: Brähler, E. u.a. (Hrsg.) Psychotherapie in in der Medizin. Opladen: Westdeutscher Verlag, 12-18.
von Uexküll, Th. (1992) Semiotische Modelle in der Rehabilitation. Höxter: mimeo.
von Uexküll, Th. (1993) Rückmeldung als Modell interpersonaler Beziehungen: Psychosomatische Medizin als Beziehungsmedizin. In: Fundamenta Psychiatrica 7, 58-63.
Waitzkin,H. & Britt, Th. (1993) Processing narratives of self-destructive behavior in routine medical encounters: Health promotion, disease prevention, and the discourse of health care. In: Soc. Sci. Med. Vol. 36. No 9, 1121-1136.
Wald, B. (1978) Zur Einheitlichkeit und Einleitung von Diskurseinheiten. In: Quasthoff, U. (Hg.) Sprachstruktur - Sozialstruktur. Königstein/Ts.: Scriptor, 128-149.
Wesiack, W. (1990) Das ärztliche Gespräch - Versuch einer Strukturanalyse.In: Uexküll, Th. von et al. (Hg.) Psychosomatische Medizin. 4. Auflage. München/Wien/Baltimore: Urban & Schwarzenberg, 258-264.
West, C. (1983) "Ask me no questions ..." An analysis of queries and replies in physician-patient dialogues. In: Fisher, S. & Todd, A.D. (eds.) (1983) The social organisation of doctor-patient communication. Washington, DC: The Center for Applied Linguistics, 75-106.
Westphale, C. & Köhle, K. (1982) Visitengespräche: Gesprächssituation und Informationsaustausch. Abschlußbericht 1 des SFB 129 (Teilprojekt B5). Ulm.
Wieland, W. (1986) Strukturwandel der Medizin und ärztliche Ethik. Philosophische Überlegungen zu Grundfragen einer praktischen Wissenschaft. Heidelberg: Winter.
Wolff, H. P. (1989) Arzt und Patient. In: Sass, H. M (Hg.) Medizin und Ethik. Stuttgart: Reclam, 184-211.
Wrobel, A. (1990) Der Therapeut schweigt. Zur konversationellen Struktur und Funktion von Schweigehandlungen in der Psychotherapie. In: Ehlich, K., Koerfer, A., Redder, A., Weingarten, R. (Hrsg.) Medizinische und therapeutische Kommunikation. Opladen: Westdeutscher Verlag, 241-255.

II

Medizinisches Wissen:

Versprachlichung und Popularisierung

Versprachlichung von Wissensstrukturen bei Patienten[1]
Petra Löning

1 Vorbemerkung

Betrachtet man Arzt-Patienten-Gespräche in verschiedenen Konstellationen (z. B. Facharztpraxen unterschiedlicher Disziplinen, Allgemeinarztpraxis etc.), so wird deutlich, daß der Arzt-Patienten-Diskurs grundsätzlich ein kooperativer Handlungsprozeß ist. Die Kooperativität der Aktanten ergibt sich daraus, daß beide in der Institution Arztpraxis demselben gesellschaftlichen Zweck unterstellt sind, der sich etwa folgendermaßen beschreiben läßt: Bei dem gemeinsamen Handeln von Arzt und Patient in der Institution Arztpraxis geht es darum, die von der subjektiven Normalität des Patienten oder von einer objektiven Normalität abweichenden Körpervorgänge physischer und psychischer Natur in einen professionellen Erklärungszusammenhang zu bringen, um die indizierten Maßnahmen ergreifen zu können, die der Beseitigung oder Linderung der nicht normalen Körpervorgänge und damit einer möglichen Herstellung von körperlicher und psychischer Normalität, nämlich der Gesundheit, dienen. Wie auch bei anderen kooperativen Handlungsmustern spielt dabei die Sprache als Mittel der Verständigung eine zentrale Rolle, die nicht nur das gemeinsame Handeln koordiniert, sondern auch das jeweilige Wissen transferiert. Verständigung über das gemeinsame Handeln sowie über das Wissen des anderen sind somit eine grundlegende Voraussetzung für die gemeinsame Kooperation zwischen Arzt und Patient.

"Für einen großen Teil ihres Zusammenwirkens gilt daher, daß es unproblematisch auf dem Boden eines gemeinsamen Wissens abläuft; daher sind elementare Verständigungsprozesse wechselseitig von den Kooperanten vorausgesetzt, damit die Kooperation überhaupt ablaufen kann (....)." (Rehbein 1977, 114)

In der Arzt-Patienten-Interaktion betreffen die von Rehbein genannten 'elementaren Verständigungsprozesse' sowohl das gemeinsame Handeln als auch das Wissen von Arzt und Patient, das in seinem Umfang und in seinen Strukturen unterschiedlich ist. Deshalb machen Verständigungsprozesse einen großen Teil des Arzt-Patienten-Diskurses aus. Ziel meiner Analyse ist es, die Unterschiedlichkeit des Wissens zwischen Arzt und Patient zunächst anhand von sprachlichen Strukturen in Patientenäußerungen deutlich zu machen, um dann im weiteren aufzeigen zu können, wie das Wissen der Patienten nicht nur transferiert, sondern in die professionellen Strukturen des Arztwissens transformiert wird.

---

[1] Ich danke besonders Angelika Redder für viele kritische und weiterführende Anmerkungen zu einer früheren Fassung dieser Arbeit.

Ausgangspunkt der Analyse sind Äußerungen von Patienten aus verschiedenen Gesprächen, die zu einem Corpus von 189 Arzt-Patienten-Gesprächen gehören.[2] Methodologisch verfahre ich in Anlehnung an Ehlich & Rehbein (1977, 43), die das "Anknüpfen an Verbalisierungen des Wissens", die "Rekonstruktion" aus exemplarischen Handlungen und die "Systematisierung" von Kenntnissen als wesentliche methodologische Techniken zur Auffindung von Wissensstrukturen dargestellt haben.

Diese Form der Untersuchung von Wissen hebt sich von der systemlinguistischen Zielsetzung, Klarheit über weite und weniger weite Ränder des Sprachzeichens zu bekommen, insofern ab, als durch die Analyse der Propositionen in tatsächlichen Äußerungen eines Sprechers neben dessen Zielsetzungen auch das versprachlichte Gewußte von der Wirklichkeit in einem Begriffskonzept eruierbar wird. Das zu erarbeitende Konzept aus den Verbalisierungen des Sprechers ist somit ein zweifaches, als es zunächst allgemeine, allen Aktanten zugängliche Wissenspartikel enthält als auch spezifische sprecherbezogene Erfahrungswissenselemente. In der Analyse zeigt sich, daß in der Kommunikation einerseits auf gemeinsames Wissen zurückgegriffen wird, daß aber andererseits spezifische sprecherbezogene Wissenselemente kommunikativ erarbeitet werden müssen oder im negativen Fall unausgesprochen bleiben. Eine vollgültige Verständigung der Aktanten umfaßt aber beide Anteile des Wissens.

2 Versprachlichung der 'inneren Wirklichkeit' in Patientenäußerungen

2.1 'Innere Wirklichkeit' im kommunikativen Modell

Grundlegend besteht ein Unterschied, ob Patienten in Äußerungen zu ihrem Krankheitswissen, d. h. zu Beschwerden, Empfindungen, Krankheitsbildern etc., Wissen versprachlichen, das auf eigenes Empfinden, d.h. in irgendeiner Weise Wahrgenommenes zurückgeht, oder ob sie bereits von Dritten versprachlichtes Wissen wiedergeben (siehe dazu den Begriff der 'hearsay evidence' bei Chafe (1986, 268)).

An dieser Stelle soll der Aspekt des Wissens näher betrachtet werden, der auf eigenen Empfindungen der Patienten basiert.

---

[2] Das Corpus wurde 1989-1990 in Zusammenhang mit dem von der DFG geförderten Projekt zur "Arzt-Patienten-Kommunikation" erhoben. Es umfaßt 152 fachärztliche Gespräche und 37 allgemeinärztliche Gespräche, die in Form von Transkriptionen, Äußerungslisten, Tonbandaufnahmen und Videoaufnahmen vorliegen. Die Transkriptionen sind mit dem Programm SyncWriter erstellt worden und sind elektronisch gespeichert. Zum Projekt gehören als Leiter Prof. Jochen Rehbein, Germanisches Seminar der Universität Hamburg, und Prof. Dr. U. Kleeberg, Gemeinschaftspraxis Altona, als Forschungsassistentin Dr. Petra Löning und als Studentische Hilfskräfte K. Anders, K. Bührig, H. Dießel, M. Hartung, Ch. Hohenstein, C. Knapheide.

In der Arzt-Patienten-Kommunikation wird dieses Wissen von den Patienten auf Anforderung durch den Arzt wiedergegeben und ist in einer Folge von sprachlichen Handlungen des Assertierens oder in einer einzelnen Assertion repräsentiert.

Dabei ist das Wiedergeben "nicht eine einfache, unbearbeitete Reproduktion des Wahrgenommenen, sondern der Sprecher prägt den einzelnen Wissenselementen eine Kategorisierung auf: Er ordnet sie - von seinem Verstehen her - in einen begrifflichen Zusammenhang ein." (Rehbein 1982, 238).

Rehbein bezieht sich dabei in seinem Aufsatz auf die Wiedergabe von Wirklichkeit (P) insgesamt, in diesem Fall auf die Wiedergabe eines Fernsehausschnitts, während es sich bei der Wiedergabe von Körperempfindungen bei Patienten um die Wiedergabe von Wissen zu einem Teil von Wirklichkeit handelt, der hier mit 'innerer Wirklichkeit' bezeichnet werden soll. Somit ist das kommunikative Modell, das von Ehlich & Rehbein (1986, 96) für die Wiedergabe von Wirklichkeit (P) in der sprachlichen Äußerung (p) entwickelt wurde, für meine Zwecke folgendermaßen zu spezifizieren:

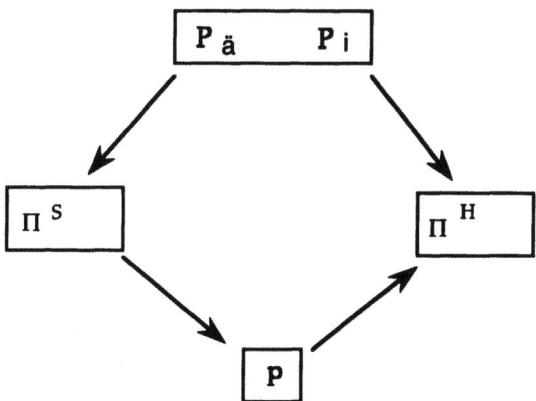

Diagramm P - Π - p ($P_ä$ steht für äußere Wirklichkeit, P_i für innere Wirklichkeit, Π für den mentalen Bereich des Hörers oder Sprechers)

2.2 Versprachlichung der 'inneren Wirklichkeit'

In Äußerungen von Patienten, die sich auf selbst Erlebtes bzw. eigenes Empfinden beziehen, finden sich im Gegensatz zu Äußerungen, die bereits von Dritten versprachlichtes Wissen beinhalten, keinerlei sprachliche Mittel, die den Grad der Sicherheit des Wissens bearbeiten. Das Wissen wird als faktisch Erlebtes bzw. Wahrgenommenes versprachlicht. Dies hat offensichtlich seinen Grund darin, daß der Zugriff auf das Wissen, als abgespeichertes

Gewußtes im Gedächtnis, für den Sprecher einen hohen Sicherheitsgrad hat, da dieses Wissen zurückgeht auf eigenes Erleben oder Empfinden von körperlichen Vorgängen.

Nach Anderson (1989, 80), der die Wissensbearbeitung aus dem Blickwinkel der kognitiven Psychologie näher betrachtet, bleibt bei der wahrnehmungsmäßigen Wissensrepräsentation die Struktur der ursprünglichen Wahrnehmung teilweise erhalten (z.B. mentale Bilder/Vorstellungsbilder oder lineare Ordnungen), während bei der Abspeicherung verbaler Informationen eine bedeutungsmäßige Wissensrepräsentation erfolgt, die von Wahrnehmungsdetails abstrahiert und die Bedeutung des Wahrgenommenen abspeichert. Während bei der wahrnehmungsmäßigen Wissensrepräsentation eine mögliche Beeinflußung des eigenen Wissens durch fremdes Wissen dem Wissenden selten bewußt ist, hat der Wissende bei der bedeutungsmäßigen Wissensrepräsentation eine Bewußtheit von möglichen Verzerrungen durch den Verstehensprozeß. Dies ist m. E. ein Grund dafür, daß Patienten bei der Versprachlichung von eigenen Empfindungen keine 'Attitüdenmarker' zum Wissen verwenden, während sie bei der Wiedergabe von gehörtem Wissen einerseits die Quelle des Wissens benennen, andererseits entsprechende 'Attitüdenmarker' zum Wissen verbalisieren. Unter 'Attitüdenmarker' sollen hier in Anlehnung an Rehbein (zum Begriff der "propositionalen Attitüde" siehe ders. 1977, 37-38) sprachliche Mittel verstanden werden, mit denen der Sprecher eine bestimmte Einstellung zu der Proposition der Äußerung kenntlich macht (z. B. "ich kann mir vorstellen, daß ...", "möglicherweise" etc.).
Die Sicherheit des Zugangs zum Wissen bei selbst Empfundenem ist offensichtlich zwischen Arzt und Patient ein unhinterfragter Tatbestand. Dabei gehen beide davon aus, daß das versprachlichte Wissen auf der 'evidence' von Wahrnehmungen basiert (s. z. B. Chafe 1986). "Über das, was der Aktant in seinem Wahrnehmungsfeld wahrnimmt, hat er eine Evidenz seiner Sinne." (Rehbein 1977, 27)
Diese Wahrnehmung wird im Wissen bearbeitet und in die adäquate sprachliche Form gegossen.

Im folgenden möchte ich einige sprachliche Strukturen bei der Wiedergabe von 'innerer Wirklichkeit' genauer untersuchen. Dabei betreffen die folgenden Phänomene mentale Prozesse der Verarbeitung von Wahrnehmung und deren Versprachlichung, und nicht eine mögliche Einstellung des Sprechers zum Wissen selbst. Durch die Analyse der sprachlichen Strukturen wird deutlich, wie komplex der Weg von der Wahrnehmung körperlicher Phänomene über die Wissensrepräsentation zur Versprachlichung ist, d. h. also der Weg von P_i über Π zu p.

2.2.1 Kategorisierungen

Bei der Wiedergabe von Wissen, das auf Wahrnehmung zurückgeht, werden Kategorisierungen eingesetzt. Ich möchte im folgenden genauer klären, was unter 'Kategorisierungen' zu verstehen ist.

'Kategorisierungen' stellen mentale Prozeduren dar, wie sie in der kognitiven Psychologie anhand der Konzept- und Kategorienidentifikation beschrieben worden sind (Anderson 1989, Mandl & Spada 1988). Dabei wird das, was wahrgenommen oder erlebt wird, mit den Merkmalen von begrifflichen Kategorien (z. B. "Tasse"), die im Wissen vorhanden sind, verglichen und ggf. in diese Kategorien eingeordnet. Diese Einordnung von Wissenselementen in einen begrifflichen Zusammenhang bestimmt Rehbein (1982, 238) als Kategorisierung. Bevor also ein Patient seine Körperwahrnehmungen versprachlichen kann, wird er zunächst versuchen, das Erlebte oder Wahrgenommene in Einklang zu bringen mit begrifflichen Kategorien, die bereits in seinem Wissen vorhanden sind. Erst deren Vorhandensein ermöglicht dem Sprecher die Versprachlichung seines Wissens. Dabei ist beim Sprecher ein Identifikationsprozeß notwendig, der das Erlebte oder Wahrgenommene als abgespeichertes Gewußtes mit der im Wissen vorhandenen Kategorie und ihren Merkmalen als übereinstimmend erkennt. Dies beinhaltet eine komplexe mentale Tätigkeit, wie sie etwa Anderson (1989, 122 ff.) bei der Erkennung von visuellen Objekten beschrieben hat. Die Einordnung verschiedener visueller Reize unter eine im Wissen vorhandene Kategorie geschieht mittels Überprüfung von Merkmalen, die dann besonders schwierig wird, wenn es die Grenzen einer Kategorie betrifft. Analog zur Einordnung von visueller Wahrnehmung kann m.E. die Einordnung von körperlicher Wahrnehmung anhand bestimmter Merkmale von Empfindungsreizen unter bekannte Kategorien angenommen werden, deren Resultat die Kategorisierung des Erlebten/Empfundenen ist. Dabei stehen für die Kategorien - wie auch bei Anderson - in der Regel sprachliche Benennungen zur Verfügung und werden von Patienten in ihren Äußerungen benutzt. Inwieweit Kategorien bereits sprachlich im Wissen repräsentiert sind oder lediglich eine hierarchische Struktur der Bedeutungskomponenten vorliegt, kann an dieser Stelle nicht geklärt werden. Vielmehr wird die besondere Struktur der sprachlichen Mittel aufgezeigt, die die Patienten bei der Versprachlichung ihres Wissens von Körperempfindungen gegenüber dem Arzt benutzen. Dabei ist davon auszugehen, daß diese auf einer analogen mentalen Prozedur basieren. Die Formen der Versprachlichung in den Äußerungen der Patienten lassen sich aufgrund der jeweiligen Wissensbasis und der entsprechenden sprachlichen Mittel folgendermaßen differenzieren:
1) alltagssprachliche, nicht-professionelle Kategorisierungen
2) semi-professionelle und pseudo-professionelle Kategorisierungen
3) professionelle Kategorisierungen.

2.2.1.1 Alltagssprachliche, nicht-professionelle Kategorisierungen

Mit Symbolfeldausdrücken, die zum Bereich alltagssprachlicher nennender Ausdrücke gehören, werden von Patienten spezifische Körperempfindungen eingeordnet, wobei die wahrnehmungsmäßige Wissensrepräsentation versprachlicht wird. Das deskriptive Benennen (Rehbein 1993, 342) ist ein wesentlicher Bestandteil der Arzt-Patienten-Kommunikation, das von Patienten oft mithilfe solcher Kategorisierungen geleistet wird. Das eigene Empfinden wird dabei mit den im Vorwissen vorhandenen Kategorien verglichen und eingeordnet (s. o.). Die Kategorisierungsleistung der Patienten bezüglich ihrer eigenen

Empfindungen wird sprachlich manifest, indem sie den entsprechenden sprachlichen Begriff mit dem bestimmten Artikel oder im Plural auch ohne Artikel verwenden, d. h. es werden die symbolische Prozedur und die operative Prozedur der Determination - als System der Artikel - kombiniert (zum Begriff der Prozedur im funktional-pragmatischen Sinn siehe Ehlich (1985, 32)). Patienten versprachlichen häufig die gewußte Empfindung mithilfe einer mental repräsentierten Kategorie und versuchen nicht, ihre spezifische Empfindung in Form einer Beschreibung mit eigenen Worten auszudrücken.

(B1) " . Weil *der Druck* ja auch da war, . hatt ich ja auch die Übelkeit, . aber ..."
(APK-090889/E/01/64/34A/Die/D, Frau Braun, 59)

(B2) "Und *Kopfschmerzen* sind auch seltener geworden."
(APK-300190/R/06/121/51B/Ho/C, Frau Wax, 171)

(B3) Äh weil . äh: ich hab da oben schon Bescheid gesagt, weil Doktor Werl mich äh äh:m schon . vorher hinschicken wollte zum, weil ich so *wahnsinnige Rückenschmerzen* hatte."
(APK-210889/K/06/79/38A,B/Ho/F, Frau Bartels, 71-74)

(B4) "Und dann setzt *der Durchfall* auch sofort wieder ein."
(APK-020290/W/07/137/55A,B/Kn/D, Frau Hendel, 148-149)

(B5) "Und trinke jetzt auch noch jeden Tag . eine, weil ich *die Bauchschmerzen*, also das/ *die Darmschmerzen* nicht mehr aushielt, nich?"
(APK-020290/W/07/137/55A,B/Kn/D, Frau Hendel, 13-15)

Vermutlich ist im Wissen der Patienten nicht die spezifische Empfindung repräsentiert; aufgrund einer wahrnehmungsmäßigen Wissensrepräsentation (s. o. bei Anderson) bleibt die Struktur der ursprünglichen Wahrnehmung als Gewußtes Γ erhalten. Auf Anfrage des Arztes wird diese Struktur, die als Gewußtes im Gedächtnis vorhanden ist, abgerufen und in Form der Kategorisierung eingeordnet und versprachlicht. Dabei verbalisieren Patienten ihre Körperempfindungen so, daß die Empfindung selbst die Qualität eines agens-unabhängigen Objektes oder gar eines eigenständigen Agens annimmt, das "ist", das der Patient "hat" oder das eine Handlung vollzieht (s. B4). Es wird nicht die Wahrnehmung des Patienten selbst in Form einer Beschreibung versprachlicht, etwa "mir ist x", "ich fühle mich x", "ich spüre, fühle x", sondern die Empfindungen werden einer entsprechenden Kategorie zugeordnet, die durch ein Substantiv repräsentiert ist, z. B. "Rückenschmerzen", "Kopfschmerzen" oder "Bauchschmerzen". Dabei wird die Kategorie "Schmerz" durch die entsprechende Lokalität spezifiziert, die sich in der Versprachlichung durch die Form eines zusammengesetzten Substantivs manifestiert. Die jeweils individuelle Ausprägung der Wahrnehmung von "Kopfschmerzen" oder "Rückenschmerzen" - jeder hat eine spezifische Wahrnehmung, die er als "Schmerz" identifiziert - geht nicht in die Versprachlichung ein. Durch die Kategorisierung entsteht, so läßt sich aus der Versprachlichung rekonstruieren, mental bei den Patienten eine Distanz zum eigenen tatsächlich Erlebten/Empfundenen. Diese eigentümliche Distanz findet in der oben beschriebenen Versprachlichung ihren Niederschlag. Da unsere Sprache arm an präzisen alltagssprachlichen Ausdrücken zur Benennung von Gefühlen und Empfindungen ist (s. Fiehler (1990, 120) sowie Ehlich (1993, 77), der von einer Defizienz des Symbolfelds spricht), haben Patienten häufig nur die Möglichkeit, ihre spezifischen Körperempfindungen durch distanzierende Kategorisierungen auszudrücken. Auf dieses Phänomen hat auch Cassell hingewiesen: "Feverishness, then, is something I can be, a fever is something that enters me. Indeed, for many centuries, fever was considered a disease in itself that did invade the body." (Cassell 1976, 144)

Dabei begründet er die Tatsache, daß Krankheit und Beschwerden von Patienten als eigenständige, unabhängige Entitäten versprachlicht werden, mit der Entwicklung in der modernen Medizin, deren Krankheitskonzept auf biochemischen und zellulären Prozessen basiert, so daß Krankheit zu einem Objekt geworden ist, das in den Körper eindringt.

Die Verwendung der symbolischen Prozedur in Kombination mit der operativen Prozedur der Determination stellt somit eine Verbalisierungsform von körpereigenen Empfindungen dar, die m. E. eine kulturspezifische Haltung zu Krankheit und zum eigenen Körpererleben repräsentiert. Sie wird von Kranken nicht so sehr beim alltäglichen Reden über ihre Krankheit verwendet, als vielmehr besonders in der institutionellen Arzt-Patienten-Kommunikation. Als Patient ist der Kranke auf einen spezifischen Hörer orientiert, nämlich den Arzt als Agenten der Institution, demgegenüber er sich institutionsadäquat ausdrücken möchte. Subjektive Beschreibungen von Empfindungen müßten vom Arzt erst nachvollziehend eingeordnet werden, so daß der Patient sich vermeintlich oder wirklich kooperativer verhält, wenn er seine Empfindungen bereits in Form von Kategorisierungen versprachlicht. Die Einordnung der körperlichen Wahrnehmungen in institutionsadäquate Kategorien, die eine mentale Bearbeitung der konkreten Empfindungen voraussetzt, liefert dem Arzt das Wissen bereits in einer aufbereiteten, reduzierten Form, die er für seine Anschlußhandlung (z. B. die Diagnose) nutzen kann. Beschreibende alltagssprachliche Verbalisierungen von Körperempfindungen finden sich auch dem Arzt gegenüber gehäuft, wenn es sich nicht um Beschwerden handelt (z. B. "Etwas durstig war ich, merkwürdig." (APK-090889/E/01/64/ 34A/Die/D, Frau Braun, 54-55)) oder wenn es um positive Wahrnehmungen geht (z. B. "Ich fühl mich dabei ja nich unwohl!" (APK-090889/E/02/65/34A/Ho/D, Herr Paulsen, 41), "Und mir geht's so gut!" (APK-300190/R/06/121/51B/Ho/C, Frau Wax, 42-43)). Entscheidend bei den alltagssprachlichen, nicht-professionellen Kategorisierungen ist, daß hier der Patient eine mentale Einordnung von P in Π auf der Basis seines Alltagswissens vornimmt, die dann ihre sprachliche Entsprechung in den oben beschriebenen alltagssprachlichen Strukturen in p findet. Dagegen gibt es Patientenäußerungen, in denen aufgrund der sprachlichen Ausdrücke eine Einordnung von P in Π aufgrund anderer Wissensdimensionen als dem Alltagswissen der Patienten anzunehmen ist, wie die Analyse der folgenden Beispiele zeigen soll.

2.2.1.2 Semi-professionelle und pseudo-professionelle Kategorisierungen

Häufig versprachlichen Patienten ihre körperlichen Phänomene mithilfe von Kategorisierungen, die aus alltagssprachlichen Ausdrücken des Symbolfeldes in professioneller Weise zusammengesetzt sind. Diese bezeichne ich als semi-professionelle Kategorisierungen, in der Verwendung durch den Laien als pseudo-professionelle Kategorisierungen, - so meine empirisch gewonnene Einsicht, die ich im folgenden genauer entwickeln möchte.[3] Beispiele für die sprachliche Übernahme semi-professioneller Kategorisierungen in Patientenäußerungen sind:

(B6) ". Und . vor zwölf Jahren w/ lag ich im EWH mit *ner Nierenbeckenentzündung*, und da wollten die mir die schon rausnehmen, aufgrund/ weil sie halt vergrößert wär und mein Blutbild stimmte nich und so weiter."
(APK-220889/R/02/88/40A/Ho/F, Frau Korn, 16-19)

(B7) "Und zwar .. habe ich häufiger *Magenschleimhautentzündungen*."
(APK-010889/E/06/63/33A/Kn/G, Frau Begmann, 48-49)

(B8) "Damit schoß *der . Blutdruck* in die Höhe."
(APK-020290/W/07/137/55A,B/Kn/D, Frau Hendel, 37-38)

(B9) "Diese *Kopfschmerzschübe* hab ich gar nicht mehr."
(APK-300190/R/06/121/51B/Ho/C, Frau Wax, 173-174)

Wie kommt es nun zu einer derartig komplexen Ausdrucksform bei Patienten für ihre körperlichen Empfindungen? Wenn Patienten z. B. auf einem längeren Weg durch verschiedene Institutionen der medizinischen Versorgung von Professionellen semi-professionelle Kategorisierungen für ihre körperlichen Phänomene hören, haben sie die Möglichkeit,

---

[3] Der Ausdruck 'semi-professionell' wurde von Rehbein (1993, 6) geprägt. Dabei handelt es sich um eine sprachliche Adaption des professionellen Wissens für Laien, indem der Professionelle (Arzt) die Ebene der professionellen Ausdrucksweise verläßt, um sich dem Laien gegenüber verständlicher auszudrücken: " When the plan of treatment is verbalized professional medical knowledge is transformed into medical knowledge for nonspecialists (see Möhn 1979, Rehbein 1985). Since most of the doctor's utterances contain traces of reference to his/her professional knowledge, I term this kind of agent discourse semi-professional speech. In order to achieve the patient's mental acceptance (with compliance as the aim), a doctor uses procedures with which he/she can steer the patient's 'action apparatus' in the specific direction of a 'motivation mechanism' (Rehbein 1977)." (Rehbein 1993, 6) Der Arzt geht dabei von seinem professionellen Wissenstableau aus, das er im Verbalisierungsprozess dem Wissen des Patienten sprachlich anzupassen sucht. Somit ist seine Ausdrucksweise nicht mehr professionell zu nennen, - wie etwa im Austausch mit einem professionellen Hörer, bei dem er ein ebenso professionelles Wissen annehmen kann - , sondern eben semi-professionell, da sie sich am nicht-professionellen Wissen des Patienten orientiert.

sich diese semi-professionellen Kategorisierungen zu eigen zu machen. Sie übernehmen sie also in ihr eigenes sprachliches Handlungsrepertoire, d. h. Patienten übernehmen semi-professionelle Kategorisierungen aus professionellen Zusammenhängen in ihr Wissen. Eine andere Genese verläuft nicht diskursiv, sondern vermittelt über Texte. Semi-professionelle Kategorisierungen werden von Patienten auch aus Zusammenhängen erworben, die dem Bereich der Patientenaufklärung zuzuordnen sind, wie etwa Beipackzettel, Apothekerzeitschriften, Gesundheitsmagazine etc. Somit stellen die semi-professionellen Kategorisierungen institutionell erworbene Kategorisierungen des Patienten dar, die im Gegensatz zu den alltagssprachlichen Kategorisierungen (wie etwa 'Bauchweh') nicht aus dem Alltagswissen der Patienten stammen. Bedeutet nun die Übernahme der sprachlichen Ausdrücke semi-professioneller Art, daß die Patienten zugleich das entsprechende professionelle Wissen übernommen haben? Verfügen sie also tatsächlich über neu erworbene semi-professionelle Kategorisierungen, die ihnen aufgrund des umfassenderen professionellen Wissens eine adäquatere mentale Einordnung ihrer Empfindungen erlauben? Dies ist wohl nicht anzunehmen, wenn wir uns das Verhältnis von P - Π - p im Diskurs zwischen dem Arzt als dem Professionellen und dem Patienten als dem Nicht-Professionellen ('Laien') genauer ansehen, d. h. differenzieren, ob der Arzt semi-professionelle Kategorisierungen in seinen Äußerungen gebraucht oder ob diese semi-professionellen Kategorisierungen von Patienten wieder verwendet werden. Die Identität in der sprachlichen Dimension bei Patienten und Ärzten, präziser im sprachlichen Ausdruck, darf nicht darüber hinwegtäuschen, daß diese Identität für die Bedeutung, d. h. für die mentale Dimension nicht gegeben ist. Ärzte nämlich nehmen eine Transformation ihrer professionellen Kategorisierungen in semi-professionelle Ausdrücke gegenüber Patienten ('Laien') vor. Dabei bleibt die Wirklichkeit (P^{pr}) für sie eine wissenschaftlich systematisierte Abstraktion vielfältiger realer Krankheitserscheinungen, das darauf bezogene Wissen bleibt ein wissenschaftliches mit entsprechenden Kategorisierungen (Π^{pr}), nur die sonst übliche Versprachlichung gegenüber Kollegen in professionellen Ausdrücken (i. a. häufig lateinisch-griechischer Provenienz) (p^{pr}) wird zugunsten einer patientenorientierteren Ausdrucksform (p^{semi}) mit semi-professionellen Kategorisierungen aufgegeben. Die Wahl einer vermeintlich patientenorientierteren Ausdrucksform mit Hilfe von semi-professionellen Kategorisierungen basiert auf den verschiedensten Motiven bei den einzelnen Ärzten, eines scheint mir jedoch die Antizipation von besseren Verstehensmöglichkeiten bei Patienten, aus der heraus eine sprachliche Adaptierung an antizipiertes Patientenwissen erfolgt. Zusammengefaßt läßt sich der Weg der semi-professionellen Kategorisierung bei Ärzten schematisch etwa folgendermaßen darstellen:

Sprecher Arzt: P^{pr} - Π^{pr} - p^{semi}

Wir haben also auf der Seite des Arztes eine Transformation von wissenschaftlich professionellem Wissen in patientenorientiertes semi-professionelles Reden.

Für den Patienten, der als Hörer die semi-professionelle Kategorisierung in sein Wissen zu integrieren versucht, stellt sich nun das Problem, daß ihm das zugehörige professionelle

Wissen fehlt und damit auch die identische mentale Kategorie nicht zur Verfügung steht. Aufgrund der alltagssprachlichen Anteile in den semi-professionellen Kategorisierungen hat er aber aus seinem sprachlichen Wissen und seinem Wissen über Krankheiten Erschließungsmöglichkeiten, so daß es zu einer Kategorisierung seiner Empfindungen kommt, die in Abgrenzung zu den semi-professionellen Kategorisierungen als pseudo-professionell zu bezeichnen ist, da der Patient vermeint, mit p^{semi} einen Zugriff auf Π^{pr} zu erhalten. Durch die Benutzung semi-professioneller sprachlicher Mittel täuscht der Patient für den professionellen Hörer eine Professionalität im Wissen vor, ohne über das zugehörige professionelle Wissen zu verfügen.[4] Die Verwendung von semi-professionellen Kategorisierungen durch Patienten ist hinsichtlich der mentalen Dimension (Wissen und Verstehen) analytisch angemessener als pseudo-professionelle Kategorisierung zu bezeichnen. Dabei bleibt offen, inwieweit Diskurserfahrungen und andere Verfahren der Wissensgewinnung dem Patienten bereits ein partielles professionelles Wissen erschlossen haben, ein wissenschaftliches und insofern in größeren Zusammenhängen systematisiertes Wissen wird es allerdings ohne die entsprechende wissenschaftliche Ausbildung in den seltensten Fällen sein. Analog zu den semi-professionellen Kategorisierungen läßt sich der Weg für die pseudo-professionellen Kategorisierungen schematisch wie folgt darstellen:

Hörer Patient: $p^{semi} - \Pi^{nicht-pr}$

Sprecher Patient: $P^{nicht-pr} - \Pi^{nicht-pr} - p^{pseudo}$

Auf der Seite des Patienten finden sich somit ebenfalls Adaptierungsversuche, indem erfahrungsbezogenes Alltagswissen angesichts konkreten Krankheitserlebens in eine professionell und institutionell adaptierte Ausdrucksform transformiert wird. Patienten antizipieren dabei meist, daß sie sich innerhalb der Institution adäquater ausdrücken und damit möglicherweise kooperativer handeln. Die Schwierigkeit bei den semi-professionellen wie bei den pseudo-professionellen Kategorisierungen liegt darin, daß der sprachliche Ausdruck identisch ist, während die mentale Dimension bei Arzt und Patient erheblich differieren kann. Von den alltagssprachlichen, nicht-professionellen Kategorisierungen in Patientenäußerungen lassen sich die pseudo-professionellen Kategorisierungen insofern unterscheiden, als die sprachliche Struktur in einer spezifischen professionellen Zusammensetzung

---

[4] Bei der Suche nach einem passenden Begriff, der das Phänomen beschreibt, daß Patienten in ihren Äußerungen sprachliche Mittel verwenden, die aus dem professionellen Wissenszusammenhang stammen, danke ich besonders J. Rehbein und A. Redder für ihre Unterstützung, die mir in gemeinsamen Diskussionen wertvolle Anregungen gegeben haben. Der zunächst vorgeschlagene Begriff para-professionell ist insofern zu verwerfen, als er von der professionellen Wissensbasis ausgeht, über die der Patient gerade nicht verfügt. Der von K. Ehlich vorgeschlagene Begriff quasi-professionell umreißt das Phänomen m. E. zu ungenau, da damit nicht deutlich wird, daß der Patient durch die Verwendung der sprachlichen Mittel nur den Eindruck vermittelt, daß er über das professionelle Wissen verfügt. Aus diesem Grund scheint der Begriff pseudo-professionell am ehesten zu passen, da damit die vorgetäuschte Professionalität des Patienten erfaßt wird.

von alltagssprachlichen Ausdrücken besteht, die so nicht bei den alltagssprachlichen Kategorisierungen zu finden ist. Diese spezifisch professionelle Struktur deutet auf die oben beschriebene Genese der pseudo-professionellen Kategorisierungen hin, die ihren Ursprung in der mentalen Dimension eines Professionellen haben.

Wie sieht die sprachliche Seite der semi-professionellen/pseudo-professionellen Kategorisierung nun genauer aus? Wie bereits oben angedeutet, sind sie aus alltagssprachlichen Ausdrücken des Symbolfeldes in spezifisch *professioneller* Weise zusammengesetzt, so daß die *einzelnen* alltagssprachlichen Anteile vermeintlich an das Alltagswissen der Patienten anknüpfen. Die Zusammensetzung ist analog zu der Systematisierung professionellen Wissens hierarchisch organisiert. An erster Stelle steht das Substantiv, das die Lokalität (das Organ, den Körperteil) des Krankheitsgeschehens benennt (Magen, Niere, Blut, Kopf), an nächster Stelle - soweit dies präzisiert werden muß - der Teil des Organs, an dem sich das Geschehen abspielt (-becken, -schleimhaut), an der folgenden Stelle die Qualität des Geschehens/derEmpfindung (-entzündung, -schmerz, -druck) und an letzter Stelle - soweit relevant - die Quantität des Auftretens der Empfindung. Diese spezifisch sprachliche Zusammensetzung repräsentiert die Komplexität des damit verbundenen professionellen Wissens, das der Patient nicht einfach aus der Summe der einzelnen Ausdrücke gewinnen kann, z. B. "Nierenbeckenentzündung", "Magenschleimhautentzündungen" etc.

Semi-professionelle Kategorisierungen dienen wie professionelle Kategorisierungen dazu, Empfindungen anderer auf der Basis eines abstrakten Faktenwissens einzuordnen, während mithilfe pseudo-professioneller Kategorisierungen selbst Wahrgenommenes eingeordnet wird. Patienten bedenken häufig nicht, daß der Professionelle auch bei der semi-professionellen Kategorisierung nicht sein Alltagswissen abfragt, sondern sein professionelles Wissen. Der komplexe Wissenszusammenhang, aus dem heraus die semi-professionelle Kategorisierung zunächst erfolgt, wird mit dem sprachlichen Ausdruck nicht transferiert, so daß die Versprachlichung aus dem professionellen Wissenszusammenhang isoliert wird. Dabei kann für die professionelle Kategorisierungsleistung der Phänomene eine einfache 'Übersetzung' in entsprechende Zusammensetzungen alltagssprachlicher Ausdrücke vorgenommen werden, etwa "Magenschleimhautentzündungen", "Nierenbeckenentzündungen" (Gastritis, Pyelitis).

Patienten übernehmen diese semi-professionellen Kategorisierungen lediglich vermittelt über die sprachliche Form in ihr Wissen. Dies ermöglicht es ihnen, sie als pseudo-professionelle Kategorisierungen in ihren eigenen Äußerungen zu verwenden. Dabei fungieren sie gleichsam als 'sprachliches Etikett', denn die Patienten ordnen sie ihrerseits nicht einem abstrakten medizinischen Wissen zu, sondern ihren eigenen körperlichen Empfindungen und Wahrnehmungen. Die alltagssprachlichen Anteile aus den zusammengesetzten Symbolfeldausdrücken aktivieren das Alltagswissen der Patienten. Z. B. besteht "Magenschleimhautentzündungen" (B7) aus 'Entzündung', 'Schleimhaut', 'Magen', die mit einzelnen wahrnehmungsmäßigen Wissenselementen der Patienten assoziiert werden. Inwieweit Patienten jemals bei der Verwendung pseudo-professioneller Kategorisierungen den dazugehörigen professionellen Wissenszusammenhang oder auch nur Fragmente davon aktivieren, ist nicht generell zu klären. Der Begriff der 'Magenschleimhautentzündung' ist inzwischen ein so gängiger Begriff, daß er bereits zum alltagssprachlichen Inventar gerechnet werden könnte, also als alltagssprachliche, nicht-professionelle Kategorisierung gelten könnte. Er ist aber im Gegensatz zu 'Übelkeit' oder 'Durchfall', die eine konkrete körperliche Empfindung aus dem Alltagswissen benennen, ursprünglich von Professionellen als patientenorientiertere Ausdrucksform für die professionelle Kategorie 'Gastritis' geschaffen worden, die ein bestimmtes Krankheitsbild mit festen Kriterien und Symptomen umfaßt, das dem Laien in seinem Wissen nicht zur Verfügung steht. Die konkrete körperliche Empfindung wird bei 'Magenschleimhautentzündung' nicht benannt ('Entzündung' ist nicht die Empfindung selbst, sondern deren Quelle), sondern es wird wie oben ausgeführt in hierarchisch strukturierter Form der Ort und die Qualität des körperlichen Geschehens zum Ausdruck gebracht. Die Patientin versprachlicht in (B7) aber ihr eigenes Erleben und ihre konkreten Empfindungen, also ein partikulares Erlebniswissen. Insofern liegt analytisch der Fall einer pseudo-professionellen Kategorisierung vor. Der Arzt geht gerade als Hörer nicht von seinen eigenen Empfindungen, sondern von seinem professionellen Wissenstableau aus (s. Rehbein 1993, 334). Somit wird er auch in diesem Diskurs sein professionelles Wissen aktivieren und weniger an die Empfindungen der Patientin denken. Dies wird häufig von Patienten nicht bedacht, wenn sie ihre Empfindungen mit pseudo-professionellen Kategorisierungen versprachlichen.

Wir haben also sprachlich-diskursiv eine Konvergenz im Ausdruck vorliegen, jedoch eine Divergenz hinsichtlich der mentalen Dimension der Kategorisierung: pseudo-professionelle Kategorisierung seitens der Patientin als Sprecherin und über semi-professionelle Kategorisierung erschließbare professionelle Kategorisierung seitens des Arztes als Hörer. Die pseudo-professionelle Kategorisierung von körperlichen Empfindungen kann den Arzt zu dem Trugschluß führen, es läge auch beim Patienten ein dem semi-professionellen Ausdruck zugrundeliegendes professionelles Wissen vor. Gerade hier berücksichtigt der Arzt häufig nicht, daß mit der Kategorisierung von seiten des Patienten nicht auf das abstrakte professionelle Faktenwissen zurückgegriffen wird, sondern auf wahrnehmungsbasiertes Wissen von Empfindungen. Mit welchem genauen Wissen der Patient diese pseudo-professionellen Kategorisierungen füllt, bleibt unklar. So versprachlicht in (B8) die Patientin eine eigene körperliche Empfindung mit der pseudo-professionellen Kategorisierung "der Blutdruck", der die Handlung "in die Höhe schießen" zugeordnet wird. Mit Sicherheit greift sie dabei auf die alltagssprachlichen Anteile 'Druck', 'Blut' und 'höher werden' zurück, die ihrer körperlichen Wahrnehmung entsprechen, während von professioneller Seite die objektiv sichtbare Veränderung des Blutdrucks auf dem Meßgerät und damit verbundene Krankheitsbilder sprachlich eingeordnet werden. Inwieweit die Patientin bei dieser pseudo-professionellen Kategorisierung, die ihre Empfindung vom 'Druck' des 'Blutes' wiedergibt, Wissenselemente aus dem professionellen Wissen mitversprachlicht, wird zwischen Arzt und Patientin nicht weiter geklärt.

Patienten benutzen bei der Schilderung ihrer körperlichen Empfindungen gegenüber Ärzten diese pseudo-professionellen Kategorisierungen, da sie, wie gesagt, im Bereich der Institution auf eine vermeintlich höhere Akzeptanz stoßen. Deshalb kann es aber gerade hier zu Störungen im Wissenstransfer zwischen Arzt und Patient kommen, da der Arzt als Hörer, wie dargelegt, im Verstehen retrograd von der semi-professionellen Kategorisierung auf die professionelle Kategorisierung zurückgreift und nicht die patientenseitigen Empfindungen abfragt. Es besteht zudem die Möglichkeit, daß der Patient seine wahrnehmungsmäßige Wissensrepräsentation, also sein Gewußtes Γ, mit der falschen pseudo-professionellen Kategorisierung versieht, da er den zusammengesetzten alltagssprachlichen Ausdruck aus seinem Alltagswissen auflöst und der professionelle Wissenszusammenhang fehlt. Aufgrund des alltagssprachlichen Charakters der pseudo-professionellen Kategorisierung wird im Diskurs nicht deutlich, welches Wissen der Patient damit verbindet, ob er lediglich das 'sprachliche Etikett' für die Verbalisierung seiner Empfindungen benutzt, oder ob er tatsächlich eine semi-professionelle Kategorisierung aufgrund von übernommenen professionellen Wissenselementen leistet.

2.2.1.3 Professionelle Kategorisierungen

Auf ähnlichen diskursiven Wegen wie bei den pseudo-professionellen Kategorisierungen kommt es bei Patienten zur Verwendung von professionellen Kategorisierungen für die Versprachlichung ihrer körperlichen Empfindungen. So hat die Patientin in (B11) zuvor die Auswirkung des Medikamentes auf ihren Stuhlgang mit "totaler Ruhe" beschrieben, die dann vom Arzt mit der professionellen Kategorisierung "vollständige Obstipation" eingeordnet wird. Diesen Ausdruck übernimmt sie sofort und benutzt ihn im weiteren Gespräch für ihre körperliche Wahrnehmung. Das zugehörige detaillierte professionelle Wissen ist aber vom Arzt nicht in den Diskurs eingebracht worden, so daß die Patientin weiterhin ausschließlich ihr eigenes Wissen von der körperlichen Empfindung mittels der professionellen Kategorisierung versprachlicht.

(B10) "Ich hab eine *starke Bronchitis* gehabt."
(APK-010889/E/06/63/33A/Kn/G, Frau Begmann, 121)

(B11) "((3s)) *Obstipation* kann man..."
(APK-020290/W/07/137/55A,B/Kn/D, Frau Hendel, 177-178)

(B12) "Das hab ich ja aus der anderen Erfahrung, als ich die *schwere Depression* hatte, da hab ich mich ja/ äh hieß es ja, also gar nich erst schlafen gehen und wach im Bett liegen, sondern erst gehen, wenn..."
(APK-020290/W/07/137/55A,B/Kn/D, Frau Hendel, 104-107)

Obwohl bei patientenseitigem Verwenden von professionellen Kategorisierungen ähnlich wie bei den pseudo-professionellen Kategorisierungen der Eindruck entstehen könnte, daß die Patienten über das professionelle Wissen verfügen, sollte hier nicht der Terminus 'pseudo-professionell' verwendet werden, da im Gegensatz zu oben durch die sprachliche Form dem Hörer offensichtlich bleibt, daß es sich um professionelle Kategorisierungen handelt, zu denen der Patient nicht das zugehörige professionelle Wissen haben kann. Während bei den pseudo-professionellen Kategorisierungen aufgrund der alltagssprachlichen Form einer ehemals professionellen Wissensbearbeitung die damit nur vermeintliche Professionalität des Patienten für den Hörer (Arzt) nicht immer bewußt werden, indizieren die sprachlichen Strukturen der professionellen Kategorisierungen dem Arzt eindeutig, daß der Patient nicht sein Alltagswissen für die Versprachlichung der Empfindung heranzieht, sondern daß er von Professionellen übernommene Kategorisierungen benutzt. Dadurch kann professionelles Wissen nicht vorgetäuscht werden. Allenfalls liegt es an der Aufmerksamkeit des zuhörenden Arztes, den sprachlich-mentalen Zusammenhang richtig zu erkennen, daß hier Patientenwissen mit einem professionellen Ausdruck versprachlicht wird.

Daß Patienten aber häufig meinen, mit der professionellen Kategorisierung auch das adäquate professionelle Wissen übernommen zu haben, zeigt sich sprachlich darin, daß sie ihre Empfindungen ausdrücken, ohne die Quelle der Kategorisierung explizit zu benennen. Dabei wird das Wissen als eigenes Wissen verbalisiert und nicht etwa als von Dritten versprachlichtes Wissen gekennzeichnet. Wenn Patienten dieses Wissen dagegen als nicht eigenes Wissen deutlich machen wollen, werden professionelle Kategorisierungen mit der Benennung der professionellen Wissensquelle verbunden. Etwa:

(B13) "((4,5s)) Da man auch, ohne . daß ich Beschwerden hatte, bei einer solchen Untersuchung mal festgestellt hat, daß ich . hin und wieder *Herzrythmusstörungen* habe, die aber auch nicht ständig sind, die mir aber auch keine Beschwerden verursachen, geh ich da natürlich dann häufiger hin, um das insgesamt kontrollieren zu lassen, ne?"
(APK-010889/E/06/63/33A/Kn/G, Frau Begmann, 64-69)

(B14) "Ich kann Ihnen das sagen, daß mein Arzt *erhöhte Leukozyten* bei mir festgestellt hat und *erhöhte Thrombozyten*."
(APK-010889/E/06/63/33A/Kn/G, Frau Begmann, 11-12)

In diesen Äußerungen wird die Herauslösung der professionellen Kategorisierung aus dem professionellen Wissenszusammenhang indiziert, indem Patienten das 'sprachliche Etikett' der professionellen Kategorisierung zitierend in ihre Äußerung einfügen. Die Benennung der Wissensquelle erfolgt häufig nicht in Form einer Redewiedergabe. Wie in Beispiel (B13) und (B14) wird vielmehr die den Befund feststellende institutionelle Instanz genannt. Da diese Vertreter der Institution ihren Befund aber gegenüber der Patientin versprachlicht haben müssen, damit die Patientin ihn überhaupt wiedergeben kann, soll die Nennung der feststellenden Instanz hier als implizite Redewiedergabe bezeichnet werden. Besonders deutlich wird die Herauslösung der professionellen Kategorisierung aus dem zugehörigen Wissenszusammenhang dann, wenn sich in der Äußerung Unstimmigkeiten in der korrekten Versprachlichung der Proposition zeigen, so daß ganz offensichtlich nur das professionelle 'sprachliche Etikett' in das Wissen der Patienten integriert wurde. So hat die Patientin in (B14) die professionelle Kategorisierung "erhöhte Leukozyten" und "erhöhte Thrombozyten" übernommen, dies wird von ihr mit der Versprachlichung der Wissensquelle "mein Arzt" markiert. Sie verbalisiert hier allerdings keine Empfindung, sondern das Ergebnis eines Laborbefundes. Dennoch zeigt sich an diesem Beispiel durch die Verwendung des Adjektivs "erhöht", das von Professionellen verkürzend für den Sachverhalt "erhöhte Anzahl von Leukozyten" benutzt wird, daß die Patientin die professionelle Kategorisierung übernommen hat, ohne den komplexen professionellen Wissenszusammenhang zu kennen. Nicht die Leukozyten und Thrombozyten sind erhöht, sondern deren Anzahl im Blut.

Im Unterschied zur Verwendung von pseudo-professionellen Kategorisierungen wird in Äußerungen mit professionellen Kategorisierungen durch die sprachliche Form deutlich, daß es sich um eine Übernahme von Versprachlichungsformen in das Wissen des Patienten handelt und nicht um eine Verbalisierung aus dem eigenen Alltagswissen. Die nennende Prozedur wird dabei entweder durch professionelle Fachtermini oder durch Nomen realisiert, die aus einer spezifisch professionellen Verbindung bestimmter Adjektive mit Fachtermini bestehen ("starke Bronchitis" (B10) und "schwere Depression" (B12)). Hinzu kommt die bereits typische Kombination mit der operativen Prozedur aus dem System der Artikel.

Dies bedeutet, daß auf der sprachlichen Ebene manifest wird, daß es sich hier um professionelle Kategorisierungen handelt, die in einem komplexen professionellen Wissenszusammenhang geleistet wurden. Das Wissen über diesen professionellen Wissenszusammenhang kann im Diskurs von einem Professionellen erfragt werden oder evtl. nachgeschoben werden, so daß auch der Patient partiell Zugang zu den entsprechenden Wissenselementen hat. Dennoch wird der gesamte Wissenszusammenhang, der für die Richtigkeit der professionellen Kategorisierung notwendig ist, nicht ohne weiteres erfaßt werden können. Die patientenseitige Übernahme solcher professionellen Kategorisierungen für die Versprachlichung ihrer Empfindungen geschieht anhand einzelner professioneller Wissenselemente, so daß ebenfalls die Gefahr der falschen Kategorisierung besteht. "Bronchitis" (B10) wird deshalb häufig für die Einordnung von kräftigem Husten und/oder ein subjektiv schweres Krankheitsgefühl verwendet, ohne daß die Kriterien für die professionelle Kategorisierung "Bronchitis" tatsächlich immer gegeben sind. Durch die spezifische nicht alltagssprachliche, sondern dem Lateinischen, Griechischen oder Arabischen entlehnte sprachliche Form bleibt aber dennoch offensichtlich, daß es sich hier nicht um eine Kategorisierung aus dem Patientenwissen handelt, sondern daß die Kategorisierung genuin von einem Professionellen geleistet wurde, die der Laie übernommen hat. Die Verwendung professioneller Kategorisierungen läßt auf eine längere institutionelle Auseinandersetzung des Patienten mit seiner Krankheit schließen, wobei immer berücksichtigt werden muß, daß

Patienten auch mit solchen Kategorisierungen auf der Basis von Wahrnehmungen und Empfindungen versprachlichen und meist nur fragmentarisch professionelles Wissen dafür heranziehen können.

3 Abschließende Überlegungen

Wie für die eingangs beschriebenen (2.2.1.1.) Kategorisierungen aus dem Alltagswissen der Patienten gilt auch für den Gebrauch von pseudo-professionellen und professionellen Kategorisierungen durch Patienten, daß eine Distanz zum eigenen Körperempfinden entwickelt wird. Bei der Verwendung von pseudo-professionellen wie von professionellen Kategorisierungen durch Patienten ist der Weg von P_i über Π zu p allerdings komplexer als bei den alltagssprachlichen, nicht-professionellen Kategorisierungen. Zunächst findet eine Bearbeitung von 'professionellem p' im Vorwissen der Patienten statt, die zu der anschließenden Kategorisierung ihrer Empfindung in Π führt. D.h. es findet vor der patientenseitigen Kategorisierung zunächst eine komplexe mentale Prozedur statt, die p aus der Arztäußerung bearbeitet, um nach einem Identifikationsprozeß das 'sprachliche Etikett' von p für das eigene Gewußte über die Wirklichkeit P_i in der Verbalisierung wieder zu verwenden. Insgesamt handelt es sich bei den Versprachlichungsprozessen von Vorgängen aus der inneren Wirklichkeit nicht um eine einfache nennende Prozedur mithilfe von Ausdrücken aus dem Symbolfeld. Die nennende Prozedur, die einen Austausch der Aktanten über die richtige Benennung eines von beiden wahrnehmbaren Gegenstands beinhaltet - Bühler (1982, 150) bezeichnet die "Nennwörter" als "Gegenstandssymbole" -, wird im Bereich der inneren Wirklichkeit nur in Kombination mit anderen Prozeduren eingesetzt, um eine kategorisierende mentale Prozedur - wie sie Anderson (1989) anhand von Versuchen aus der kognitiven Psychologie beschrieben hat - zu versprachlichen. Diese Versprachlichungsform ergibt sich m. E. dadurch, daß nicht einfach Substantive oder Verben für die Wiedergabe von Sachverhalten in der Wirklichkeit zur Verfügung stehen, sondern daß die in der inneren Wirklichkeit empfundenen Phänomene mental verarbeitet und in ihrer Struktur mit einer im Wissen repräsentierten Kategorie verglichen und eingeordnet werden müssen. Dabei kann die im Wissen vorhandene Kategorie aus dem Alltagswissen der Patienten stammen oder aus dem professionellen Wissenszusammenhang isoliert und übernommen worden sein. Kategorisierungen sollen offensichtlich dazu beitragen, daß der Hörer (Arzt) das Gewußte bereits in mental bearbeiteter Form sprachlich angeboten bekommt, um es adäquat verarbeiten zu können. Eine weitergehende Analyse der Funktion von Symbolfeldausdrücken und deren Prozeduren kann an dieser Stelle nicht geleistet werden, in Anlehnung an Ehlich (1986) soll aber auf die Relevanz einer solchen Analyse hingewiesen werden:

"Durch die Detailuntersuchung einzelner operativer Prozeduren und ihres Wechselspiels z. B. mit komplexeren Formen der deiktischen Prozedur, aber auch durch eine neue Analyse der Funktionen von Symbolfeldausdrücken wird es zugleich möglich, etwas über die Wissensorganisation und den Wissenseinsatz herauszufinden und, so vermute ich, für eine sprachbezogenere Form der Logik, als es die gegenwärtige darstellt, sowie für einen neuen Typ von Lexikologie Grundlagen zu erarbeiten, die sich nicht in den obsoleten und willkürlichen Scheidungen von "enzyklopädischem" und "Regelwissen" verliert." (Ehlich 1986, 35f)

Für die Arzt-Patienten-Kommunikation ergibt sich aus den beschriebenen Formen der Verbalisierung von Patientenwissen, daß der Arzt die Verwendung von Kategorisierungen durch Patienten im Diskurs hinterfragen sollte, um so einen besseren Zugang zu dem Wahrnehmungswissen der Patienten zu bekommen. Die mit alltagssprachlichen, nichtprofessionellen Kategorisierungen versprachlichten Empfindungen sollten gezielt erfragt werden, um Klarheit über das Beschwerdebild des Patienten zu erlangen. Bei den pseudoprofessionellen und professionellen Kategorisierungen muß vom Arzt geklärt werden, inwieweit der Patient seine Wahrnehmung richtig versprachlicht und nicht eine körperliche Wahrnehmung mit dem falschen 'sprachlichen Etikett' versehen hat, um eventuellen Mißverständnissen vorzubeugen. Wenn Patienten von "Magenschleimhautentzündung" oder von "Bronchitis" sprechen, sollte anhand der einzeln zu erfragenden Empfindungen im Diskurs überprüft werden, ob es sich tatsächlich um ein Krankheitsbild handelte, dem diese professionelle Kategorisierung zukommt und welches professionelle Wissen Patienten damit verbinden.

Literatur

Anderson, J. R. (19892) Kognitive Psychologie. Eine Einführung. Heidelberg: Spektrum-der-Wissenschaft-Verlagsgesellschaft
Bühler, K. (1982) Sprachtheorie. Stuttgart: Fischer (ND von Jena: Fischer, 1934)
Bischoff, C. & Zenz, H. (Hg.) (1989) Patientenkonzepte von Körper und Krankheit. Bern: Huber
Huber Cassell, E. (1976) Disease as an "it": Concepts of Disease revealed by Patients' Presentation of Symptoms. In: Social Science and Medicine 10/1976, 143-146
Chafe, W. (1986) Evidentiality in English Conversation and Academic Writing. In: Chafe, W. & Nichols, J. (eds.) (1986) Evidentiality: The Linguistic Coding of Epistemology. Norwood, N.J.: Ablex, 261-272
Ehlich, K. & Rehbein, J. (1977) Wissen, kommunikatives Handeln und die Schule. In: Goeppert, H. (Hg.) (1977) Sprachverhalten im Unterricht. München: Fink, 36-114
Ehlich, K. (1986) Funktional-pragmatische Kommunikationsanalyse - Ziele und Verfahren. In: Hartung, W. (Hg.) Untersuchungen zur Kommunikation - Ergebnisse und Perspektiven. Linguistische Studien Reihe A. Berlin: Akademie, 15-40
Ehlich, K. & Rehbein, J. (1986) Muster und Institution. Untersuchungen zur schulischen Kommunikation. Tübingen: Narr
Ehlich, K. (1993) Sprachliche Prozeduren in der Arzt-Patienten-Kommunikation. In: Löning, P. & Rehbein, J. (Hg.) (1993) Arzt-Patienten- Kommunikation. Analysen zu interdisziplinären Problemen des medizinischen Diskurses. Berlin, New York: de Gruyter, 67-90
Fiehler, R. (1990) Kommunikation und Emotion. Theoretische und empirische Untersuchungen zur Rolle von Emotionen in der verbalen Interaktion. Berlin, New York: de Gruyter
Mandl, H. & Spada, H. (Hg.) (1988) Wissenspsychologie. München, Weinheim: Psychologie-Verlags-Union

Rehbein, J. (1977) Komplexes Handeln. Elemente zur Handlungstheorie der Sprache. Stuttgart: Metzler
Rehbein, J. (1982) Zu begrifflichen Prozeduren in der zweiten Sprache Deutsch. Die Wiedergabe eines Fernsehausschnitts bei türkischen und deutschen Kindern. In: Bausch, K.-H. (Hg.) (1982) Mehrsprachigkeit in der Stadtregion. Düsseldorf: Schwann, 225-281
Rehbein, J. (1993) Ärztliches Fragen. In: Löning, P. & Rehbein, J. (Hrsg.) (1993) Arzt-Patienten-Kommunikation. Analysen zu interdisziplinären Problemen des medizinischen Diskurses. Berlin, New York: de Gruyter, 311-364
Rehbein, J. (1993) Rejective Proposals. Semi-professional speech and client's varieties in intercultural doctor-patient-communication. Germanisches Seminar, Hamburg: mimeo, 1-34

Zum Einfluß der ärztlichen Aufklärung auf Krankheitswissen und Sprachgebrauch bei Patienten mit chronischen Krankheiten

Ingrid Wiese

1 Zielstellung und Materialgrundlage

Im Rahmen diagnostisch-therapeutischer Handlungen der verschiedenen medizinischen Disziplinen wird der Arzt-Patienten-Beziehung eine hohe Bedeutung beigemessen. Insbesondere für das ärztliche Aufklärungsgespräch besteht die Verpflichtung, Informationen über diagnostische und therapeutische Maßnahmen umfassend und angemessen zu vermitteln (vgl. Mann 1984, 8). Es kann daher davon ausgegangen werden, daß ärztliche Aufklärungsgespräche einen wesentlichen Einfluß auf das Krankheits- und Behandlungswissen des Patienten haben. Im folgenden soll aufgezeigt werden, über welches Wissen Patienten zu medizinischen Sachverhalten, die Gegenstand der medizinischen Aufklärung waren, verfügen und in welchem Maße die von den Patienten formulierten Antworten durch den Gebrauch fachsprachlicher Ausdrücke geprägt sind. Dazu werden Patientenantworten analysiert, die auf die im Rahmen einer schriftlichen Fragebogenerhebung zum diagnostischen und therapeutischen Wissen gestellten Fragen formuliert wurden.

Zielgruppe der Befragung waren Patienten mit einer chronischen Hepatitis B bzw. Hepatitis C, die eine Interferontherapie (neuartige schwerwiegende Therapie viraler Lebererkrankungen, bei der stärkere Nebenwirkungen zu erwarten sind) begonnen hatten.[1] Die meisten der in der Patientenbefragung zum Krankheits- und Behandlungswissen gestellten Fragen basieren auf den in der Interferonaufklärung vermittelten Informationen. Außerdem wurde in den Fragen auf einige Sachverhalte eingegangen, die während der Langzeitbehandlung wiederholt Gegenstand von Arzt-Patienten-Gesprächen waren (siehe Anhang).

Zentrale Punkte der Interferonaufklärung waren Informationen zur Wirkung von Interferonen, zu möglichen Nebenwirkungen, zum Ziel der Behandlung und vorhandenen Alternativen sowie zum gegenwärtigen Stand der Wissenschaft auf diesem Gebiet. Zur biochemisch-serologischen und histologischen Sicherung der Behandlungsdiagnose waren Blutuntersuchungen und eine Leberbiopsie erforderlich. Daher erhielten die Patienten im Rahmen der Risikoaufklärung die Merkblätter über "Blutuntersuchungen zur Krankheitserkennung einschließlich AIDS-Test" und "Aufklärungsgespräch mit dem Arzt über die Leberpunktion" (perimed Compliance Verlag). Das Merkblatt zur Blutuntersuchung informiert über die AIDS-Erkrankung und die Gründe für den AIDS-Test sowie über die

---

[1] Wir danken dem Leiter der 2. Klinik für Innere Medizin des Städtischen Klinikum St. Georg, Leipzig, Herrn Chefarzt Dr. med. W.-D. Kirsch und Herrn Oberarzt Dr. med. habil. M. Wiese für die Unterstützung bei der Durchführung der Fragebogenerhebung.

Blutentnahme. Das Merkblatt zur Leberpunktion enthält Informationen über das Untersuchungsverfahren und mögliche Komplikationen des Eingriffs sowie über das Verhalten nach der Untersuchung. Da diese Merkblätter die Funktion der Einverständniserklärung haben, verbleiben sie in der Klinik. Weiterhin erhielten die Patienten ein durch den behandelnden Arzt erstelltes Merkblatt, das Hinweise zur Selbstinjektion von Interferon enthielt. Dieses Merkblatt war zum Verbleib beim Patienten bestimmt. Daneben stand den Patienten als Informationsquelle die Packungsbeilage zum Interferonpräparat zur Verfügung.

Die Befragung erfolgte anonym. 26 Patienten (= 68,5 % der angesprochenen Patienten) haben den Fragebogen ausgefüllt. Die befragte Patientengruppe war durch folgende Merkmale charakterisiert: Alle Befragten befanden sich in mehrjähriger, teilweise bis 15jähriger Behandlung. Die Patientengruppe bestand aus 21 Frauen (= 80 %) und 5 Männern im Alter von 23 bis 65 Jahren (Durchschnittsalter: 39,5 Jahre). 61,5 % der befragten Patienten[2] verfügen über einen Hoch- oder Fachschulabschluß.

2 Informationsquellen und Informationsbedürfnisse der Patienten

Nach den auf dem Fragebogen gemachten Angaben hat sich die Hälfte der Patienten neben den Gesprächen mit dem Arzt bzw. mit den Schwestern zusätzlich über ihre Krankheit und die Interferontherapie informiert. Als Informationsquellen wurden Gespräche mit anderen Ärzten (Hausarzt, Kurarzt) und mit Verwandten, Bekannten und Kollegen genannt. Ein Viertel der Patienten gab an, Bücher als Informationsquelle genutzt zu haben. Über die Hälfte der Patienten hat Erfahrungen mit anderen Patienten ausgetauscht.
Die Mehrheit der Patienten (61 %) sprach sich dafür aus, umfassend - und schriftlich - über die Risiken aufgeklärt zu werden.[3]

3 Patientenwissen und Formen der sprachlichen Realisierung

Bei den zum Krankheits- und Behandlungswissen gestellten Fragen waren im Regelfall keine Antwortmöglichkeiten vorgegeben. Vielmehr wurden die Patienten um selbständig formulierte Antworten gebeten. Trotz der aus medizinischer Sicht relativen Homogenität der befragten Patientengruppe weisen die frei formulierten Antworten eine große Vielfalt sowohl inhaltlich als auch hinsichtlich der Form der sprachlichen Realisierung auf. Im folgenden sollen exemplarisch die zu einzelnen Fragestellungen gegebenen Patientenantworten nach dem Gesichtspunkt der Adäquatheit bzw. nach dem Grad der Präzision der Aussage sowie nach dem Gesichtspunkt des Gebrauchs fachsprachlicher bzw. allgemeinsprachlicher Ausdrücke analysiert werden.

---

[2] Ich verbleibe beim in der Medizin üblichen generischen Maskulinum.
[3] Diese Angabe entspricht den von H. Wimmer (1986, 9) mitgeteilten Prozentzahlen.

Erste Schwerpunkte sollen Detailanalysen zu den Themen 'Wirkungsweise von Interferonen' und 'Begründung der Behandlung' sein.

Bei der Erläuterung der Wirkungsweise von Interferonen wurde über die antivirale Wirkung ("wirkt gegen das Virus", "Hemmung der Virusvermehrung", "Elimination des Virus") und die immunmodulatorische Wirkung ("Interferone greifen in das Immunsystem ein und verändern die Immunantwort") informiert. Die sich auf diesen Sachverhalt beziehende Frage (12) "Wogegen wirkt das Interferon, und wie soll Ihre Hepatitis ausgeheilt werden?" wurde von nahezu allen Patienten (88,5 %) beantwortet. Nur in wenigen Antworten wird die immmunmodulatorische Wirkung beschrieben: "Das körpereigene Immunsystem soll gestärkt werden, damit die Hep.-Viren wirkungsvoll bekämpft werden können". Die Mehrheit der Patienten geht bei der Beantwortung dieser Frage auf die antivirale Wirkung des Interferons ein. Zumeist werden dafür folgende Formulierungen verwendet: "Bekämpfung des Virus in der Leber", "gegen den Virus", "gegen die Viren". Mehrfach wird der Virustyp genannt: "Zerstörung des Hepatitisvirus", "gegen den HCV-Virus". Andererseits wird auch der Oberbegriff "Krankheitserreger" und in einem Fall fälschlicherweise die Bezeichnung "Bakterien" verwendet. In einigen Antworten wird unpräziser formuliert, indem anstelle von "Virus" die Krankheit genannt wird: "Hepatitis C eliminieren aus dem Körper", "gegen chronische Leberentzündung durch Einwirken auf die Leberzellen". Ausführlichere Informationen über die Wirkungsweise des Interferons werden beispielsweise in folgender Antwort gegeben: "Unterbindung weiterer Virusvermehrung, Eliminierung des Hepatitis-B-Virus". Andererseits wird in der Antwort "Es erhöht die Abwehrkraft des Körpers" die Wirkung von Interferon nur sehr allgemein beschrieben. Vereinzelt werden allgemeinsprachliche Zusätze hinzugefügt, wie z.B. die medizinisch unübliche Charakterisierung "gefährlich" ("gegen Hepatitisviren; Töten der gefährlichen Viren"). Die Verwendung von modalisierenden Anführungszeichen in folgendem Beispiel "soll den Virus 'austreiben'" verweist darauf, daß der Ausdruck "austreiben" offenbar bereits beim Formulieren der Antwort als unangemessen empfunden wurde. Vereinzelt kommt in den Antworten ein teilweise falsches Verständnis der Pathogenese zum Ausdruck: "gegen kranke Leberzellen, Verzögerung des Abbaus bzw. Aufbau neuer, gesunder Leberzellen", "Neuaufbau der kranken Leberzellen". Eine Regenerierung der Leber findet faktisch jedoch spontan statt und wird nicht durch das Medikament herbeigeführt.

Die Frage (16) "Weshalb sollte Ihre chronische Hepatitis ausgeheilt werden?" bezieht sich auf die in der ärztlichen Aufklärung gegebene Information, daß durch die Interferontherapie die mögliche Entwicklung einer Leberzirrhose bzw. eines Leberzellkarzinoms verhindert werden soll. Auf diese möglichen Folgezustände gehen über die Hälfte der Befragten ein, wobei vielfach fachspezifische Ausdrucksweisen wie "Entwicklung zur Leberzirrhose und Leberzellkarzinom möglich", "Verhinderung einer Leberzirrhose bzw. eines Leberzellkarzinoms", "Übergang in Zirrhose oder Leberkrebs", "um eine spätere Leberzirrhose als Endstadium einer chronischen Lebererkrankung zu verhindern" verwendet werden. Die Gefahr der "Leberzirrhose" ("Zirrhose") wird dabei am häufigsten erwähnt. Nur einige Patienten verweisen auch auf die mögliche Entwicklung zum "Leberzellkarzinom" ("Leberkarzinom",

"Leberkrebs", "Leberkrebserkrankung"). In einzelnen Antworten werden die möglichen Folgen einer chronischen Hepatitis allgemein beschrieben, z.B. "um die Leberzerstörung aufzuhalten bzw. zu verlangsamen". Ein Viertel der Befragten geht nicht auf die Sachverhalte Leberzirrhose bzw. Leberzellkarzinom ein, sondern nennt Aspekte wie "Erhöhung der Lebenserwartung", "stark reduzierte Leistungskraft" u.a. 19 % der befragten Patienten haben diese Frage nicht beantwortet.

Die hier dargelegten Detailanalysen der Patientenantworten, die auf die Frage nach der Wirkungsweise von Interferonen und nach der Begründung für die Therapie gegeben wurden, veranschaulichen, daß ein Verständnis der in der ärztlichen Aufklärung vermittelten Grundaussage im Regelfall gegeben ist.

Differenzierungen zeigen sich in bezug auf den Grad der Präzision und hinsichtlich der Ausführlichkeit der Aussage. Es wird auch deutlich, daß für den einzelnen Patienten offenbar jeweils unterschiedliche Aspekte des medizinischen Sachverhaltes im Vordergrund stehen können. Die Formulierungen sind teilweise stark fachsprachlich geprägt. Vergleicht man die Patientenantworten zum Thema Wirkungsweise von Interferonen mit entsprechenden Passagen in der wissenschaftlichen Literatur, so zeigt sich, daß die im wissenschaftlichen Sprachgebrauch verwendeten Ausdrücke "antiviral" und "Virusreplikation" in den Patientenantworten nicht vorkommen. Dies weist darauf hin, daß in der ärztlichen Aufklärung bei diesen Sachverhalten eine Umformulierung in die sprachlich verständlichere Ausdrucksweise "wirkt gegen die Viren" bzw. "Virusvermehrung" erfolgt ist. Löning (in diesem Band) würde von einer "semiprofessionellen Vermittlung" sprechen, die bei den Patienten zu "pseudo-professionellen Kategorisierungen" führt.

Ein Vergleich der Patientenantworten auf die Frage (11) nach den Nebenwirkungen mit den Antworten auf die Frage (7) nach den möglichen Komplikationen bei der Leberpunktion zeigt, welchen Einfluß das persönliche Erleben auf den Wissenserwerb hat. Während auf die Frage nach den Nebenwirkungen umfassend eingegangen wurde, hat ein großer Teil der befragten Patienten die Frage nach den Komplikationsmöglichkeiten - obwohl dieses Problem Inhalt der mündlichen und schriftlichen Risikoaufklärung war - unbeantwortet gelassen oder den Begriff Komplikationsmöglichkeiten der Leberpunktion nicht in der fachspezifischen Bedeutung erfaßt, sondern auf das eigene Schmerzempfinden bei bzw. nach der Punktion bezogen. Hinsichtlich der gewählten sprachlichen Ausdrucksebene ist festzustellen, daß laienhafte, unprofessionelle Formulierungen nicht sehr häufig verwendet werden. Nebenwirkungen und Komplikationen werden im Regelfall mit Fachausdrücken bezeichnet, z.B. "Grippegefühl", "Abgeschlagenheit", "Konzentrationsschwäche", "Kreislaufstörungen" bzw. "Blutung", "Nachblutung", "Schock", "innere Blutung". Diese Benennungen zeichnen sich allerdings durch eine große Alltagsnähe aus. Allgemeinsprachlich formulierte Beschreibungen der Nebenwirkungen treten nur bei der Angabe der selbst erlebten Symptome auf: "oft müde und abgeschlagen", "schlapp", "kaputt", "Befinden war allgemein schlecht, z.B. Muskelkater", "Kribbeln in den Gliedern", "Zittern der Hände sowie am ganzen Körper", "Kreislaufschwierigkeiten". Die Graduierungsangabe bei Fieber wird nur in einer Antwort mit "etwas Fieber" angegeben, bevorzugt wird die eher fachspezifische Angabe "leichtes Fieber". Für eine laienhafte Vorstellung der Komplikationsmöglichkeiten sind folgende Formulierungen charakteristisch: "Nerv ankratzen", "Nerv kann getroffen werden, Leber leicht angerissen werden".

Welche Vorstellungen Patienten mit dem spezifischen Ausdruck Transaminasen, den sie sich im Laufe ihrer Patientenkarriere angeeignet haben, verbinden, sollte mit Hilfe der Frage (20) "Was wissen Sie über die sogenannten Transaminasen (ALAT-Wert)?" erkundet werden. Die Höhe der Transaminasen stellt für die an einer Lebererkrankung leidenden Patienten eine wichtige Information dar, da von diesen Werten die Einschätzung der Schwere der Erkrankung und gegebenenfalls weitere Entscheidungen, wie z.B. die Entlassung aus der stationären Behandlung abhängen. Es ist daher erklärlich, daß die Mehrheit der befragten Patienten (70%) mit diesem spezifischen Begriff auf Grund ihrer langjährigen Erfahrung zumindest eine allgemeine Vorstellung verbindet. Einige der Erklärungen zu dieser Frage enthalten genaue Beschreibungen des Begriffes, z.B. "Transaminasen sind Enzyme, die in der Leberzelle enthalten sind. Diese Enzyme treten bei Leberschädigung ins Blut über und können dort nachgewiesen werden." Die Mehrheit der gegebenen Erklärungen ist allgemeinerer Art: "Es sind Leberwerte, die über die Funktion der Leber Auskunft geben", "Wert, an dem die Lebererkrankung ablesbar ist", "zeigen die Arbeitsweise der Leber an", "daraus kann der Entzündungsgrad der Leber erkannt werden" u.a. Mehrfach wurden nur einzelne, aber für den Patienten wichtige Wissenselemente wie "normaler Wert ist 0,45", "Transaminasen über 0,52 erhöht", "es gibt zwei" angeführt. In einigen Antworten wird lediglich identifizierend auf den Begriff "Leberwerte" ("Das ist der Leberwert") verwiesen. Die hier vorliegende Identifizierung der Begriffe Transaminasen und Leberwerte ist von den Patienten aus dem Sprachgebrauch des klinischen Alltags übernommen worden. Der Bekanntheitsgrad der Ausdrücke "Transaminasen" bzw. "Leberwerte" zeigt sich auch in der Beantwortung der Frage (2) nach den bei den Patienten durchgeführten Blutuntersuchungen. Von der Mehrheit der Patienten wurde jeweils u.a. "Leberwerte" bzw. "Transaminasen" angegeben.

Mit der Frage, ob eine spezielle Leberdiät bei Hepatitis erforderlich sei (Frage 21), sollte der Frage nachgegangen werden, inwieweit sich die in Langzeitbehandlung befindenden Patienten den geltenden medizinischen Standard zu eigen gemacht haben. Nach Auskunft des behandelnden Arztes ist es häufig der Fall, daß trotz wiederholter Erklärung, daß bei der Hepatitis keine spezifische Leberdiät erforderlich sei, Patienten erneut nach Diätvorschriften fragen. Da im Alltagsbewußtsein das Wissen um die früher bei Lebererkrankungen üblichen diätetischen Maßnahmen weiterhin verankert ist, werden Patienten durch die mit Verwandten oder Freunden geführten Gespräche häufig verunsichert. 88,5 % der befragten Patienten haben diese Frage richtig beantwortet, nur 3 Patienten (11,5 %) ließen diese Frage unbeantwortet. Der Zusatz "nach Auskunft des Arztes", den eine Patientin ihrem "Nein" hinzugefügt hat, soll vermutlich auf die Diskrepanz zwischen Alltagswissen und ärztlicher Aussage hinweisen.

Abschließend soll auf Fragen der Benennung der Krankheitseinheit Hepatitis eingegangen werden. Im Fragenkomplex (19) wurden die Patienten gebeten, die von ihnen im Gespräch über ihre Krankheit bevorzugte Bezeichnung anzugeben. Aus den Angaben der Patienten wird deutlich, daß den Termini technici "Hepatitis" bzw. "Virushepatitis" der Vorzug gegeben wird. Daneben wurden auch die allgemeinsprachlichen Benennungen "Gelbsucht" und "Leberentzündung" sowie die veraltete medizinische Bezeichnung "Serumhepatitis" und die Oberbegriffe "Lebererkrankung" bzw. "Leberkrankheit" genannt. (Mehrfach wurden zwei Benennungen angegeben.) Über ein Viertel der befragten Patienten gab an, je nach Gesprächspartner unterschiedliche Benennungen zu verwenden. Dies zeigt, daß sich die Patienten des Status der einzelnen im Alltag synonym gebrauchten Krankheitsbezeichnungen bewußt sind. Die Frage nach der Typenbezeichnung ihrer Hepatitis (Frage 18) wurde von allen Patienten beantwortet.[4] Neben den Typenbezeichnungen "Hepatitis B" bzw. "Hepatitis C" wurde auch die Typenbezeichnung "Hepatitis NonA-nonB" genannt. In diesen Fällen haben die Patienten bisher nicht nachvollzogen, daß ihre Krankheit auf Grund neuerer Erkenntnisse die Typenbezeichnung "C" erhalten hat, da dieser Typ aus der Gruppe der "NonA-nonB-Hepatitiden" ausgegliedert werden konnte.

4 Zusammenfassung

Die Betrachtung der Einzelaussagen unter dem Aspekt, in welchem Maße das in der ärztlichen Aufklärung vermittelte Wissen von der befragten Patientengruppe aufgenommen worden ist, zeigt, daß die Mehrheit der befragten Patienten die zur Wirkung von Interferonen, zu möglichen Nebenwirkungen und zum Ziel der Behandlung vermittelten propositionalen Gehalte der Arztäußerungen im wesentlichen wiedergibt. Dies korrespondiert mit dem geäußerten Wunsch der Patienten, umfassend informiert zu werden, und ist Ausdruck des Interesses, das Patienten, die sich in Langzeitbehandlung befinden, neuen Therapiemöglichkeiten entgegenbringen.[5] Die Analyse der Patientenantworten weist auf einen fachsprachlich, teilweise eher semi-professionell, teilweise professionell, geprägten Lernprozeß hin. Im Vordergrund steht dabei die Übernahme medizinischer Fachausdrücke für praxisrelevante Kategorien wie Krankheitseinheiten, Nebenwirkungen, Labortests und andere Untersuchungsverfahren. Die Kenntnis der Typenbezeichnungen der Virushepatitis erklärt sich aus der großen Bedeutung, die der Differenzierung der Hepatitiden in bezug auf eine mögliche Therapie zukommt. Neben der Übernahme einzelner Benennungen werden auch pathogenetische Prozesse fachsprachlich beschrieben, z.B. "Leberzirrhose als Endstadium einer chronischen Lebererkrankung", "Übergang in Leberzirrhose". Ausgesprochen laienhafte Vorstellungen sind im vorliegenden Material eher selten ("Nerv ankratzen"). Daß der Gebrauch eines spezifischen Fachausdruckes nicht automatisch das Verständnis des

---

[4] Eine Überprüfbarkeit ist infolge der Anonymität der Befragten nicht gegeben.
[5] Dieses Ergebnis differiert von dem bei Heinke (in diesem Band) dargestellten. Möglicherweise spielt die ungleich stärkere existenzielle Betroffenheit der von Heinke betreuten Patienten eine entscheidende Rolle.

medizinischen Sachverhaltes einschließt, wird aus den Angaben der Patienten zum Ausdruck "Transaminasen" deutlich. Teilweise werden mit diesem Begriff nur bruchstückhafte Vorstellungen verknüpft.

Bei der Analyse der Patientenantworten im Hinblick auf ihre fachspezifische Prägung ist zu beachten, daß im Aufklärungsgespräch bereits Umformulierungen aus dem wissenschaftlichen Sprachgebrauch in eine sprachlich verständlichere Form erfolgt sind. Der Sprachgebrauch des Patienten wird vor allem durch den ärztlichen Sprachgebrauch und auch durch den Klinikjargon geprägt. Aus ärztlicher Sicht wird eine "medizinisch angereicherte Bildungssprache" (Buchborn, 1990, 43) des Patienten als erleichternd empfunden und als eine wesentliche Basis für die Erzielung der Compliance angesehen. Linguistische Untersuchungen verweisen auf die Problematik, die mit der Anpassung an den Sprachgebrauch des Arztes verbunden ist (Lörcher 1983, 98). Dabei ist aber zu beachten, daß chronisch kranke Patienten und akut kranke Patienten sich hinsichtlich ihres Krankheitswissens wahrscheinlich stark voneinander unterscheiden.

Die vorliegende Untersuchung soll als Versuch verstanden werden, aufzuzeigen, inwieweit es möglich ist, durch die Analyse selbständig formulierter Patientenantworten Aussagen darüber zu erhalten, inwieweit die in der ärztlichen Aufklärung vermittelten Informationen in den Antworten der Patienten wiedergegeben werden und in welchem Maße fachsprachliche Ausdrücke übernommen werden. Sprechhandlungstheoretisch ausgedrückt: In welchem Ausmaß und in welcher Form verstehen und reproduzieren die Patienten auf Befragen die im Aufklärungsdiskurs vermittelten propositionalen Gehalte oder zumindest wesentliche Elemente davon. Die "Stimmigkeit" der meisten Antworten deutet zumindest auf ein wissensmäßig adäquates Lokalisieren das neuen Wissens hin. Wie sich dadurch jedoch das Gesamtwissen des Patienten umstrukturiert und qualitativ ausbildet, müßte im handlungsmäßigen Umgang der Patienten mit diesem Wissen analysiert werden. Hier ist der Anknüpfungspunkt der Fachsprachenanalyse an die diskursanalytischen Untersuchungen von Löning (in diesem Band).

Literatur

Buchborn, E. (1990) Medizin und Sprache. In: Tutzinger Materialien Nr.61, 41 - 48
Löning, P. (in diesem Band) Versprachlichung von Wissensstrukturen bei Patienten.
Lörcher, H. (1983) Gesprächsanalytische Untersuchungen zur Arzt-Patienten-Kommunikation. Tübingen: Niemeyer
Mann, F. (1984) Aufklärung in der Medizin: Theorie - empirische Ergebnisse - praktische Anleitung. Stuttgart / New York: Schattauer.
Wimmer, H. (1986) Die Bedeutung psychosozialer Betreuung - Notwendigkeiten, Möglichkeiten, Folgen. In: Strotzka, H./ Wimmer, H.: Arzt-Patient-Kommunikation im Krankenhaus. Wien, 5 - 2

Anhang
Liste der an die Patienten gestellten Fragen[6]

Zu Beginn Ihrer Interferonbehandlung bekamen Sie mehrere Merkblätter zur Unterschrift und wurden wiederholt mündlich aufgeklärt. Was wissen Sie noch?

1. Ihre 1. Unterschrift setzten Sie auf ein Merkblatt über "Blutuntersuchungen einschließlich AIDS-Test". Hatten Sie beim Lesen irgendwelche negative Empfindungen.
   Ja   oder   nein

2. Nennen Sie einige übliche Blutuntersuchungen, die bei Ihnen schon oft gemacht worden sind :

3. Glauben Sie, daß der AIDS-Test in Ihrem eigenen Interesse lag?
   Ja, weil ....oder nein

4. Wissen Sie, ob die Durchführung des AIDS-Testes in Beziehung zur Interferon-Behandlung steht?
   Ja   oder   nein

5. Fühlten Sie sich durch das Merkblatt "Blut-/AIDS-Test" genügend aufgeklärt ?
   __ ausreichend
   __ weitgehend
   __ nicht ausreichend

   Wie haben Sie das Merkblatt gelesen?
   __ nicht genau gelesen, nur überflogen
   __ einmal gelesen
   __ mehrmals gelesen

   Gab es Formulierungen auf dem Merkblatt, die sie nicht verstanden haben?
   Ja   oder   nein

   Hätten Sie weitere Fragen gehabt?
   Ja   oder   nein

6. Das 2. Merkblatt befaßte sich mit der Leberpunktion. Halten Sie eine solche eingehende Aufklärung für richtig? Oder meinen Sie, daß man dem ausführenden Arzt einfach vertrauen und von seinen Fachkenntnissen überzeugt sein muß?
   __ Ich halte neben der mündlichen eine umfangreiche schriftliche Aufklärung für wichtig. Gründe : ...
   __ Eine mündliche Aufklärung halte ich für ausreichend. Grund: ...
   __ Ich habe volles Vertrauen zum Arzt und wünsche keine besondere schriftliche Aufklärung über alle Risiken des Eingriffes. Gründe: ...
   __ Was soll die Aufklärung über Risiken? Wenn der Eingriff

---

[6] Eventuelle eigene Bemerkungen oder Ergänzungen zu den einzelnen Fragen bitte auf der Rückseite!

notwendig ist, macht mir die Aufklärung nur Angst.

7. Können Sie sich an Komplikationsmöglichkeiten der Leberpunktion erinnern und einige nennen?
    Hat Sie das Wissen um die möglichen Komplikationen
    __ eher beruhigt?
    __ Ihre Angst vergrößert?
    __ keinen Einfluß auf Ihre Gefühle ausgeübt?

8. Wie muß man sich nach der Leberpunktion verhalten?

9. Sie injizieren sich 1 Jahr lang Interferon. Wie müssen die Ampullen aufbewahrt werden?

10. Was muß vor der subkulanten Injektion der Interferon-Lösung getan werden?

11. Welche Nebenwirkungen der Interferongabe kennen Sie und welche sind bei Ihnen aufgetreten?

12. Wogegen wirkt das Interferon und wie soll Ihre Hepatitis geheilt werden?

13. Was wissen Sie über den zu erwartenden Behandlungserfolg nach dem gegenwärtigen Stand der Wissenschaft?

14. Aus welchen Gründen sollte eine Schwangerschaft unter der Behandlung vermieden werden?

15. Halten Sie Ihre Hepatitis für eine schwere oder leichte Erkrankung?
    Schwer oder leicht

16. Weshalb sollte Ihre chronische Hepatitis ausgeheilt werden?

17. Können Sie erklären, was bei der Behandlung mit Interferon in Ihrer Leber vorgeht?

18. Ist Ihnen die Typbezeichnung Ihrer Hepatitis bekannt (A, B, C, D, NonA-nonB)?
    __ ja, welche ...
    __ Nein

    Bei welchen Hepatitistypen wird z.Z. mit Interferon behandelt?

19. Welche Bezeichnung benutzen Sie, wenn Sie mit anderen Menschen über Ihre Krankheit sprechen? (Gelbsucht, Virushepatitis, Hepatitis, Leberkrankheit, Viruserkrankung oder ...)

    Verwenden Sie je nach Gesprächspartner unterschiedliche Bezeichnungen?
    __ Ja (welche? .....)
    __ Nein

Sprechen Sie mit den Menschen, die nicht zu Ihrer Familie gehören, über Ihre Krankheit? Oder haben Sie Gründe, das nicht zu tun?

20. Was wissen Sie über die sogenannten Transaminasen (ALAT-Wert)?

21. Ist eine spezielle Leberdiät bei Ihrer Krankheit erforderlich?

22. Haben Sie die Auskünfte Ihres behandelnden Arztes
    __ fast immer zufrieden gestellt?
    __ weitgehend zufrieden gestellt?
    __ häufiger nicht zufrieden gestellt?

    Aus welchen Gründen haben Sie den Arzt nicht danach gefragt, falls wichtige Fragen offen geblieben sind?

    Haben Sie sich neben den Gesprächen mit Arzt/Schwester selbst über Ihre Krankheit informiert?
    __ nein
    __ Wenn ja, wie haben Sie sich informiert?

    Haben Sie mit Mitpatienten Erfahrungen über Ihre Krankheit ausgetauscht?
    __ nein
    __ gelegentlich
    __ häufig

23. Informieren Sie sich im allgemeinen über Medizin (in der Presse, im Fernsehen)?
    __ nein
    __ gelegentlich
    __ häufig

    Besitzen Sie medizinische Bücher oder ein Gesundheitslexikon?
    __ kein Buch
    __ 1 medizinisches Buch
    __ mehrere medizinische Bücher

Angaben zu Ihrer Person:

Geschlecht:
   männlich
   weiblich

Alter:
   Jahre

Schulbildung:
   8.Klasse
   10.Klasse
   Abitur

Familienstand:
   ledig
   verheiratet
   verwitwet
   geschieden

Erlernter Beruf: ....
Jetzige Tätigkeit: ....

"Fünfmarkstückgroße Infiltrate"? - Interkulturelle Aspekte im Fachunterricht Deutsch als Fremdsprache für polnische Medizinstudenten

Danuta Olszewska

1 Einleitende Bemerkungen zur allgemeinen Untersuchungssituation

Gegenstand des Beitrages sind Erfahrungen, die im fachsprachlich orientierten Deutschunterricht mit polnischen Medizinstudenten gesammelt wurden. Das Ziel des Unterrichts bestand darin, die allgemeinsprachlich fortgeschrittenen Studenten zu einem immer besseren Leseverstehen von medizinischen Texten zu befähigen. Die Thematik der Texte entstammte der praktischen, klinischen Medizin und konzentrierte sich auf Krankheitsbeschreibungen. Die Lektüre dieser Texte hat eine ausgeprägte Tendenz zur Attribuierung der Substantive sichtbar gemacht. In bezug auf die Verwendung des Adjektivs konnte eine Vielfalt an Problemen beobachtet werden.

Der Adjektivgebrauch hat sich in vieler Hinsicht als recht kompliziert und differenziert erwiesen. Dabei bereiteten den Lernenden solche Bezeichnungen wie "ein *intrathorakaler* Tumor", "eine *karzinomatöse* Entartung" oder "*abdominale* Schmerzen" keine besonderen Schwierigkeiten. Auf Grund der Lateinkenntnisse wurden sie von den Studenten schnell entschlüsselt. Darüber hinaus stehen die genannten Bildungen griffbereit in medizinischen Lexika und konnten nachgeschlagen werden.

Verständnisprobleme erschienen hingegen bei solchen Adjektiven wie "ein *pflaumengroßer* Tumor", "eine *birnenförmige* Entartung", "*messerstichartige* Schmerzen" oder "*apfelgeleefarbene* Infiltrate". In diesen Fällen wurden die Lernenden sowohl von allgemeinsprachlichen als auch medizinischen Wörterbüchern in Stich gelassen. Die einzige Entschlüsselungshilfe bildete die deutsche Wortbildungslehre und die Aufstellung der Halbsuffixe, die beim Entstehen derartiger Vergleichsadjektive produktiv sind, und zwar: -groß, -förmig, -ähnlich, -artig, -farben bzw. -farbig. Problematisch blieben jedoch die Basismorpheme der zusammengesetzten Bildungen, also die zum Vergleich herangezogenen Bezugsgrößen.

Die skizzierte Unterrichtspraxis bildete einen unmittelbaren Anstoß zu einer gründlicheren Untersuchung, deren Ziel es war, die für medizinische Texte charakteristischen Adjektive zu ermitteln und linguistisch aufzuarbeiten (Olszewska 1992). Das Textkorpus für die Untersuchung umfaßte zwei für Unterricht und Forschung wichtige Textsorten, und zwar Lehrbuch- und Zeitschriftentexte. Als Grundlage der Analyse dienten dabei Texte, in denen Krankheiten beschrieben werden. Die Krankheitsbeschreibungen bilden Basistexte der klinischen Medizin, da in diesen der direkte Bezug auf die Grundkategorie des Gebietes, auf eine Krankheit, genommen wird.

2 Ergebnisse der Untersuchung

Die ermittelten Adjektive wurden unter dem Begriff "thematisch relevante Adjektive" zusammengefaßt. Es handelt sich dabei um Adjektive, die für die klinische Thematik wesentlich sind. Sie erscheinen als aussagekräftige Attribute der substantivischen medizinischen Termini und haben einen unmittelbaren Anteil an der Realisierung des terminologischen Wortschatzes. Wegen ihrer Häufigkeit in den Texten kann man sie auch als fachtexttypische Adjektive bezeichnen.

Die vordringlich zu beantwortende Frage war die Frage nach der semantischen Leistung des Adjektivs für den klinischen Kommunikationsbereich. Mit anderen Worten: "Warum verwendet der Arzt so viele verschiedene Adjektivformative" ?

Erstens braucht der Arzt das Adjektiv, um medizinische Sachverhalte zeitlich zu differenzieren. Die Kategorie der Zeit bildet einen der wichtigsten Aspekte, unter welchem medizinische Sachverhalte vom Kliniker charakterisiert werden. Der zeitlichen Differenzierung bedürfen insbesondere die Kategorien "Krankheitsverlauf" und "Krankheitsphase".
Zweitens dient das Adjektiv dem Arzt dazu, einen Grad zu bestimmen. Neben dem Zeitbezug spielt die Skalierung bei der Darstellung medizinischer Sachverhalte eine große Rolle. Der Arzt bestimmt mit Hilfe des Adjektivs den allgemeinen Schweregrad einer Erkrankung sowie den Ausprägungsgrad eines Symptoms, darunter am häufigsten des Fiebers und der Schmerzen.
Drittens verwendet der Arzt das Adjektiv, um gewisse Sachverhalte zu beurteilen. Mit Hilfe des Adjektivs beurteilt er vor allem den konkreten Fall im Hinblick auf die Norm und die Prognose. Die Beurteilung im Hinblick auf die Norm erfolgt meist im Falle der Kategorien "Befund" und "Symptom". Die Beurteilung im Hinblick auf die Prognose dagegen spielt bei den Kategorien "Krankheit" und "Komplikation" eine besondere Rolle.
Schließlich leistet das Adjektiv gute Dienste beim Beschreiben vielfältiger Sachverhalte. Dabei handelt es sich insbesondere um das Beschreiben spezifischer Merkmale eines Krankheitsbildes, d.h. der Symptome.

Eine weitere Frage, die im Zusammenhang mit dem verstärkten Adjektivgebrauch beantwortet werden mußte, war die Frage nach einer Systematisierung und Klassifizierung der ermittelten Adjektive. Auf Grund einer Merkmalanalyse lassen sich die erfaßten thematisch relevanten Adjektive in folgende semantische Gruppen und Untergruppen einteilen.
Über die Reihenfolge der (Unter-)Gruppen entscheidet die Vorkommenshäufigkeit ihrer Elemente in den untersuchten Texten.

1. Adjektive, die zeitliche Dimensionen charakterisieren:
1.1. Adjektive, die die Dauer charakterisieren:
fulminant, foudroyant, perakut, hochakut, akut, subakut, chronisch, subchronisch

1.2. Adjektive, die den Zeitpunkt des Beginns bestimmen:
schlagartig, blitzartig, plötzlich, allmählich
1.3. Adjektive, die ein Vorübergehen bzw. Andauern ausdrücken:
permanent, passager, flüchtig, hartnäckig
1.4. Adjektive, die Phasen benennen:
1.4.1. eine aktuelle Phase: *frisch*
1.4.2. Phase "vor dem Ereignis", z.B. *präoperativ, präinfarktiell*
1.4.3. Phase "während des Ereignisses", z.B. *intraoperativ*
1.4.4. Phase "nach dem Ereignis", z.B. *postoperativ, postinfarktiell*
1.5. Adjektive, die eine Wiederholung ausdrücken: *morgendlich, abendlich, nächtlich*
2. Adjektive, die verschiedene Grade angeben:
2.1. Adjektive, die eine Schwere/Stärke bestimmen:
schwer, mittelschwer, leicht, bland, mild, stark, hochgradig, mittelgradig, gering(gradig)
2.2. Adjektive, die einen Manifestationsgrad ausdrücken:
manifest, latent, subklinisch, apparent, inapparent, symptomarm, stumm
2.3. Adjektive, die die Ausprägung von Fieber bestimmen:
hochfebril, hochfieberhaft, febril, fieberhaft, subfebril
2.4. Adjektive, die die Ausprägung von Schmerzen angeben:
schmerzhaft, schmerzarm, schmerzlos
3. Adjektive, die das äußerliche Aussehen beschreiben:
3.1. Adjektive, die den ersten Gesamteindruck wiedergeben, z.B.:
appendizitisähnlich, rheumaartig, infarktähnlich
3.2. Adjektive, die eine ungefähre Größe angeben, z.B.:
linsengroß, haselnußgroß, walnußgroß, pflaumengroß, faustgroß, kopfgroß
3.3. Adjektive, die eine spezifische Form bezeichnen, z.B.:
birnenförmig, sanduhrförmig, spindelförmig, flaschenförmig
3.4. Adjektive, die eine charakteristische innere Beschaffenheit wiedergeben, z.B.:
erbsenbreiartig, teigartig, geleeartig, kaffeesatzartig, muskatnußähnlich
3.5. Adjektive, die eine spezifische Konfiguration beschreiben, z.B.:
girlandenförmig, schachbrettartig, perlschnurartig
3.6. Adjektive, die eine feine Farbnuance wiedergeben, z.B.:
fleischwasserähnlich, apfelgeleefarben, rostfarben, lachsfarben
3.7. Adjektive, die eine charakteristische Oberflächenstruktur bezeichnen, z.B.:
himbeerartig, blumenkohlartig, rattenbißartig
4. Adjektive, die sich auf eine Norm beziehen:
typisch, atypisch, klassisch, auffällig, unauffällig
5. Adjektive, die im Hinblick auf die Prognose beurteilen:
benigne, maligne, gutartig, bösartig, semimaligne, hochmaligne, lebensbedrohlich, lebensgefährlich, ernst
6. Adjektive, die zum Ausdruck einer Bejahung oder Verneinung dienen: *positiv, negativ*

7. Adjektive, die zum Ausdruck einer Sicherheit oder Unsicherheit bzw. Vagheit dienen:
   suspekt, verdächtig, fraglich, unsicher, zweifelhaft
8. Adjektive, die ein Ausmaß bestimmen: *diffus, massiv, spärlich*

Zum Umfang der einzelnen (Unter-)Gruppen und zur Frequenz in den Texten soll noch folgendes hinzugefügt werden: Die Zahl der Adjektive, die die Mehrheit der (Unter-)-Gruppen repräsentieren, ist nicht groß; sie wurden hier vollständig vorgestellt. Die einzelnen Adjektive gehören jedoch zu den (relativ) häufigen lexikalischen Einheiten in den medizinischen Texten. Etwas anders verhält es sich mit der Gruppe 3, also mit den Vergleichsbildungen. Die einzelnen Vergleichsadjektive gehören zwar nicht zu den höchstfrequentierten, jedoch zu den äußerst charakteristischen Lexemen des medizinischen Kommunikationsbereiches. Sie stellen als ein Ganzes eine medizintypische Erscheinung dar, die nur auf Grund ausgewählter Beispiele näher betrachtet werden kann. Ein Teil der Vergleichsadjektive ist in den schriftlichen Texten stärker, ein anderer teils weniger stark vertreten. Ohne Anspruch auf Vollständigkeit erheben zu wollen, wurden für die Untersuchung in erster Linie die Bildungen herangezogen, die in medizinischen Fachzeitschriften (relativ) häufig verwendet werden, die also in medizinischen Texten eine gewisse Stabilität aufweisen. Sie wurden hier als Beispiele angegeben.
Auch die die Untergruppen 1.4.2., 1.4.3. und 1.4.4. vertretenden Adjektive sind als Beispiele zu verstehen. Die Lexeme mit den Präfixen "prä-", "intra-", und "post-" haben einen reihenbildenden Charakter. Es wurden hier die häufigsten Beispiele angeführt.

Die behandelten Adjektive haben verschiedene Kollokationsmöglichkeiten. In dieser Hinsicht kann man die Adjektive in drei Gruppen gliedern.
Als erste Gruppe sind Adjektive zu nennen, die eine weite Anwendung finden, d.h. die mit vielen verschiedenen Substantiven, darunter sowohl allgemeinen Oberbegriffen (z.B. Krankheitsfall, Krankheitsverlauf, Krankheitsbild) als auch speziellen Termini (z.B. Appendizitis, Bronchitis) kompatibel sind. Zu solchen Adjektiven gehören z.B. "akut", "chronisch", "schwer", "latent". Diese Adjektive lassen sich ermitteln, indem man allgemeine medizinische Oberbegriffe in die Analyse einbezieht.

Die zweite Gruppe bilden Adjektive, deren Kompatibilitätsmöglichkeiten beschränkt sind, d.h. die sich nur mit einer bestimmten Kategorie medizinischer Termini verbinden können. Beispielsweise beziehen sich die Adjektive "maligne" und "benigne" meist auf eine Krankheitskategorie, und zwar auf Tumore. Für das Adjektiv "hartnäckig" gelten schwer zu heilende Hautveränderungen als typischer Partnerbereich. Die Verbindungen "ein hartnäckiges Geschwür" oder "hartnäckige Urtikaria" sind als typische Kollokationen anzusehen. Die zahlreichen -groß-Bildungen, wie z.B. "faustgroß", "erbs(en)groß" beziehen sich hingegen auf dreidimensionale Gebilde, verschiedene Haut- und Gewebsdefekte. Um die Adjektive dieser Gruppe zu ermitteln, muß man nicht nur allgemeine, sondern auch viele spezielle Begriffe für Krankheiten und Symptome mit berücksichtigen.

Die dritte Gruppe bilden Adjektive, die einen festen Kontextpartner haben. Folgende Beispiele können angeführt werden: "erbsenbreiartige Stühle", "himbeerartige Zunge", "kaffeesatzartiges Erbrechen", "muskatnußähnliche Leber". Diese Adjektive lassen sich nur ermitteln, wenn man in die Analyse sehr spezifische, dabei oft sehr charakteristische und als Leitsymptome geltende Merkmale bestimmter Krankheiten einbezieht. Liest man eine Typhusbeschreibung, so ist es höchstwahrscheinlich, daß dabei die Kollokation "erbsenbreiartige Stühle" erscheint. Bietet man den Studenten eine Scharlachbeschreibung, so kann man damit rechnen, daß dort die Kollokation "eine himbeerartige Zunge" auftauchen wird. Analysiert man das Krankheitsbild eines Magengeschwürs, so findet sich dabei aller Voraussicht nach die Verbindung "kaffeesatzartiges Erbrechen". Die genannten Bezeichnungen haben bei diesen Krankheiten einen hohen diagnostischen Wert. Zum großen Teil bestehen die Vergleichsadjektive aus allgemeinsprachlichen Mitteln und sind ein einleuchtendes Beispiel für den Bezug der medizinischen Fachsprache zur Allgemeinsprache. Wenngleich also diese Adjektive als allgemeinsprachliches Wortgut angesehen werden können, so ist doch ihr medizinischer Gebrauch so deutlich ausgeprägt, daß man sie als fachlexikalische Einheiten charakterisieren kann.

3 Vergleiche zwischen Deutsch und Polnisch im untersuchten lexikalischen Bereich

Eine kontrastive Analyse zwischen den deutschen und polnischen fachtexttypischen Adjektiven im medizinischen Kommunikationsbereich war nicht Gegenstand meiner Dissertation. Konfrontative Bemerkungen sind jedoch eine logische Konsequenz solch einer Untersuchung und können eine wertvolle Ergänzung des Fremdsprachenunterrichts bilden. Sie sollen hier kurz dargestellt werden.
Die konfrontativen Besonderheiten können unter zwei Gesichtspunkten betrachtet werden, und zwar unter einem formalen und unter einem interkulturellen Gesichtspunkt.
Unter dem formalen Aspekt sollen zwei Fragen hervorgehoben werden. Erstens findet der polnische Medizinstudent in den deutschen Texten wesentlich mehr Adjektive fremder, darunter insbesondere lateinischer Herkunft, als in den polnischen Texten. In der deutschen medizinischen Fachsprache haben fremde Adjektive einen weiten Anwendungsbereich, d.h. sie werden sowohl zur Bildung von Termini technici als auch in eingedeutschten Formen in Verbindung mit allgemeinen medizinischen Oberbegriffen verwendet, z.B. "Appendicitis acuta" und "ein akuter Krankheitsverlauf", "Porphyria fulminans" und "ein fulminanter Krankheitsbeginn", "Tumor blandus" und "eine blande Symptomatik", "Syphilis latens" und "eine latente Phase". In der polnischen medizinischen Fachsprache ist der Gebrauch der fremden Formative nur auf Termini technici für Krankheitsentitäten beschränkt. In bezug auf allgemeine Oberbegriffe, wie "Krankheitsverlauf", "Krankheitsphase", "Krankheitsbeginn", "Krankheitsfall" dominieren einheimische Bezeichnungen. Die Tendenz zur Prägung von einheimischen Formativen ist dabei nach Freidhof (1980) als eine für die polnische Sprache typische Erscheinung anzusehen.

Zweitens muß der polnische Medizinstudent, genauso wie in der Allgemeinsprache, mit den deutschen medizinischen Adjektivkomposita umgehen können. Der Aspekt der sprachlichen Verdichtung im Deutschen läßt sich auch in diesem Bereich nicht übergehen. Eine ganze Reihe von deutschen stark komprimierten adjektivischen Zusammensetzungen, wie z.B. "karzinomverdächtig", "muskatnußähnlich", "mannskopfgroß", muß im Polnischen mit Hilfe von Wortgruppen oder Sätzen paraphrasiert werden. Es handelt sich dabei sehr oft um Wortbildungsmuster, die in der Allgemeinsprache weniger in Gebrauch sind.

Bei dem interkulturellen Gesichtspunkt handelt es sich um das Bestehen der besonders für die deutsche medizinische Fachsprache typischen, durch eine Kulturspezifik bedingten Adjektivlexeme. Sie wurden im Bereich der Vergleichsadjektive beobachtet. Neben den Metaphern finden sie sowohl in der deutschen als auch in der polnischen medizinischen Fachsprache eine weite Anwendung beim Beschreiben medizinischer Sachverhalte, insbesondere der Symptome. Im Gebrauch der Vergleichsadjektive in beiden Sprachen läßt sich insgesamt eine weitgehende Parallelität beobachten. So lesen wir beispielsweise bei der bakteriellen Endokarditis in beiden Sprachen über eine "grippeähnliche Symptomatik" und eine "milchkaffeeartige Hautfärbung". Bei der Ulkuskrankheit wird das Erbrechen sowohl von den deutschen wie auch den polnischen Medizinern als "kaffeesatzartig" bezeichnet. Der Urin kann im Falle einer Nierenerkrankung als "fleischwasserähnlich" charakterisiert werden, das Gesicht bei der progressiven Sklerose als "maskenartig", der Thorax bei der Akromegalie als "faßförmig", die Auftreibungen der Fingergelenke bei Rheumatoid-Arthritis hingegen als "spindelförmig". Die Größe der Gebilde wird wiederum in beiden Sprachen nicht nur in mm und cm ausgedrückt, sondern es gibt neben der Verallgemeinerung "verschiedener Größe" auch konkrete Angaben, wie "stecknadelkopfgroß", "kirschgroß", "hühnereigroß". Man kann noch mehrere Beispiele zur Parallelität im Gebrauch der Vergleichsadjektive in diesen zwei verschiedenen Sprachen anführen. Diese zahlreichen Übereinstimmungen der zum Vergleich herangezogenen Bezugsgrößen zeugen davon, daß Deutschland und Polen demselben europäischen Kulturkreis angehören. Da aber die Mediziner, wie es schon seit dem Altertum gang und gäbe war, die Vergleiche aus ihrer nächsten Umgebung schöpfen, kann manchmal diese Parallelität gestört sein. Innerhalb desselben größeren Kulturkreises erscheinen nämlich auch feine Differenzierungen und interkulturelle Merkmale, die sich in der Sprache widerspiegeln. Ein Beispiel dafür kann das Adjektiv "linsengroß" bilden, das in den deutschen medizinischen Texten relativ häufig verwendet wird. Von den polnischen Medizinern werden aber Linsen äußerst selten zum Vergleich herangezogen, weil sie in der polnischen Küche wenig bekannt sind. Deshalb können "linsengroße Hautdefekte" polnische Medizinstudenten, Ärzte oder auch Übersetzer in Verlegenheit bringen.

Auch die als Bezugsgrößen dienenden Münzen haben ihren vollen Informationswert nur für den gegenwärtigen Vertreter der gegebenen Nation oder einer bestimmten Sprachgemeinschaft. "Fünfmarkstückgroße Infiltrate" oder "markstückgroße Flecke" sind im Polnischen sowie wohl auch in anderen Sprachen nicht zu finden. Neben den Vergleichen, die aus dem gemeinsamen Kulturkreis resultieren, kann es also auch solche geben, die für die jeweilige Nation oder den jeweiligen geographischen Raum als spezifisch aufgefaßt werden können, wie z.B. "linsengroß", "fünfmarkstückgroß" und "markstückgroß" für das Gebiet Deutschlands. Wenn man also die hier genannten Vergleichsadjektive als medizintypische Lexeme anerkennt, so zeigt sich, daß interkulturelle Aspekte nicht nur in der Allgemeinsprache, sondern auch in einem fachlichen Kommunikationsbereich zum Ausdruck kommen können.

Es erhebt sich dabei die Frage nach der Äquivalenz der aus den kulturspezifischen Merkmalen resultierenden Bezeichnungen in anderen Fremdsprachen. Auf Grund der Lektüre der polnischen medizinischen Texte darf angenommen werden, daß der "deutschen Linse" eine kleine Erbse im Polnischen entspricht. Diese wird von den polnischen Ärzten häufig zum Vergleich herangezogen. Damit kann für das deutsche Adjektiv "linsengroß" die polnische Wortgruppe "so groß wie eine kleine Erbse" als bedeutungsäquivalent angesehen werden.

Bei den Bezeichnungen "fünfmarkstückgroß" und "markstückgroß" scheint das Problem einfacher zu sein. Die deutschen Münzen sind durch einheimische Münzen zu ersetzen, die in ihrer Größe miteinander übereinstimmen. Im Falle Polens ist aber das Problem nicht so einfach. Die instabile ökonomische Situation Polens in den letzten Jahren, eine hohe Inflation und der Wertverlust des polnischen Geldes haben dazu geführt, daß Geldstücke von den polnischen Medizinern nicht mehr zum Vergleich herangezogen werden können. Die Bezugsgröße "Geldstück" ist aus der polnischen objektiven Realität fast völlig verschwunden. Die deutschen Adjektive "fünfmarkstückgroß" und "markstückgroß" wurden demzufolge für die polnische Sprache äquivalentlos. Eine nicht nur für das Polnische befriedigende Lösung bringt hier die zunehmende Verwendung exakter Angaben in Form von mm und cm. Das bedeutet aber nicht, daß die -groß-Bildungen aus dem medizinischen Kommunikationsbereich völlig verbannt werden. Es sind praktische, zweckmäßige, in der Perzeption stark verankerte, anschauliche Bezeichnungen, die gemäß Schulz & Stobbe (1986, Bd.1, 20) dem Prinzip "des ersten Eindrucks" im medizinischen Alltag gut Rechnung tragen. Im deskriptiven Vorangehen wird das Vergleichen nach wie vor fast als ein Verfahren genutzt und auch die moderne Medizin kann ohne Vergleiche nicht ganz auskommen. Wo objektive Daten schwer zu erfassen sind, ist die wissenschaftliche Sprache, sei es die deutsche, sei es die polnische, auf den Vergleich angewiesen. Polnische Medizinstudenten, die medizinische Texte studieren wollen, sollten sich daher erstens mit den medizintypischen Vergleichsadjektiven vertraut machen und sollten zweitens auch wissen, wie eine Linse, ein Markstück und ein Fünfmarkstück aussehen.

Literatur

Freidhof, G. (1980) Quantifizierungen im medizinischen Fachwortschatz. Studien zu Fachwortschatzsystemen der süd- und westslawischen Sprachen. München: Otto Sagner
Olszewska, D. (1992) Untersuchungen zum thematisch relevanten adjektivischen Wortschatz der deutschen medizinischen Fachsprache. Leipzig: Diss.
Schulz, F.-H. & Stobbe, H. (Hrsg.) (1986) Grundlagen und Klinik innerer Erkrankungen. Ein Lehrbuch in 3 Teilen. 5., überarb. Aufl. Berlin

Moderatorenfragen in der populärwissenschaftlichen Vermittlung medizinischen Wissens - eine exemplarische Analyse

Doris Partheymüller

Kommt heute ein Patient zum Arzt, so verfügt er in der Regel neben dem die individuelle Ausprägung seiner Krankheit betreffenden "partikularen Erlebniswissen" (cf. Ehlich/ Rehbein 1977, 47 f.) auch über ein gewisses Maß an Wissen über Krankheit und Gesundheit im allgemeinen. Eine wichtige Quelle für letzteres stellen populärwissenschaftliche Fernsehsendungen zu medizinischen Themen dar.

Am Beispiel der "Sprechstunde" sollen im folgenden einige Aspekte, die bei einem solchen Wissenstransfer an Laien eine Rolle spielen, näher beleuchtet werden.

1 Die Sendung

"Die Sprechstunde" ist eine Ratgebersendung, die wöchentlich im Fernsehprogramm des Bayerischen Rundfunks ausgestrahlt wird. Sie dauert 45 Minuten und beschäftigt sich im Gegensatz zu anderen medizinischen Sendungen jeweils nur mit einem Thema. Die Sendung besteht zum Teil aus Filmbeiträgen und zum Teil aus Gesprächen mit den Studiogästen, die als Experten eingeladen sind. Bei diesen Gesprächen handelt es sich jedoch nicht - wie der Titel "Die Sprechstunde" nahelegen könnte - um eine direkte Kommunikation zwischen Arzt und Patient. Statt dessen werden den Medizinern von einer Moderatorin, die selbst Ärztin ist, Fragen zu dem aktuellen Thema gestellt; es liegt die professionelle Diskursart "Experteninterview" vor, die durch das Zusammenspiel der folgenden Gegebenheiten ein hohes Maß an Komplexität aufweist.

1) Zwei Aktanten(-gruppen) (Moderatorin / Experte(n)) treten in einen Diskurs mit dem Ziel, Wissen an Dritte zu vermitteln.

2) Die eigentliche Zielgruppe ist aufgrund der medialen Gegebenheiten nicht direkt in die Gesprächssituation eingebunden und hat somit keine Möglichkeit der unmittelbaren Einflußnahme auf den Diskurs (z.B. Ausdruck von Nichtverstehen etc.).

3) Die Interessen dieser Aktantengruppe müssen durch die Moderatorin repräsentiert werden. Sie stellt eine Brücke zwischen Studiogästen und Publikum dar, wobei das jeweilige Vorwissen zum Thema von entscheidender Bedeutung ist (Experten/Fachärzte; Ärztin; medizinische Laien mit unterschiedlicher persönlicher Betroffenheit).
Als Vertreterin der Institution Fernsehen hat die Moderatorin auch eine Vielzahl organisatorischer Aufgaben zu erfüllen. Sie muß die Einhaltung des Zeitplans gewährleisten, das

Programmkontinuum in Fluß halten und der gesamten Sendung eine für die Zuschauerinnen und Zuschauer transparente Struktur verleihen. Ihre Aufgabe als Koordinatorin zwischen den Interessen des Publikums, der Studiogäste und der Institution gestaltet sich demnach als außerordentlich vielseitig und anspruchsvoll.

4) Eine besondere Anforderung an alle Beteiligten stellt die Tatsache dar, daß im Unterschied zu einem "normalen" Sprechstundendiskurs in der Sendung nicht ein konkreter Patient mit der individuellen Manifestation einer bestimmten Krankheit im Mittelpunkt steht, sondern eine Krankheit als absenter und abstrakter Sachverhalt.

Ein wichtiges sprachliches Mittel, diese sich aus den o.g. Punkten ergebende diffizile Konstellation in den Griff zu bekommen, stellt die institutionelle Funktionalisierung des alltagssprachlichen Frage-Antwort-Musters dar, auf die ich bei der Darstellung mein Hauptaugenmerk richten werde.

2 Institutionelle Funktionalisierung des Frage-Antwort-Musters zum Zweck der Wissensvermittlung an Dritte

2.1 Das Frage-Antwort-Muster

Der Zweck einer Frage liegt, ganz allgemein gesehen, darin, daß sie durch Initiierung der Frage-Antwort-Sequenz einen Wissenstransport aus dem mentalen Bereich des Angesprochenen in den des Sprechers in Gang setzt (cf. Ehlich/Rehbein 1986, 70 und 1979, 264 ff.).

Die Frage setzt voraus, daß beim Sprecher ein Wissensdefizit vorliegt, über das er sich bereits soweit im klaren ist, daß er ein "bestimmtes Gewußtes" von einem "bestimmten Nicht-Gewußten" abgrenzen kann (cf. Redder 1990, 50). Durch die Frage gewinnt der Sprecher Zugriff und Einfluß auf das Hörerwissen, beim Hörer wird eine Ausrichtung auf das Wissensdefizit des Sprechers bewirkt. Er orientiert sich auf das Wissenselement, das die Lücke schließen kann, und auf dessen Verbalisierung. Dieser Ablauf geht nahezu automatisch vonstatten. Vorausgesetzt, der Gefragte versperrt sich dem nicht, erfolgt die Antwort. Für die Antwort, d. h. für den verbalen Wissenstransfer, "stellt das Handlungsmuster *Assertieren* die gesellschaftlich ausgearbeitete Form dar." (Ehlich/Rehbein 1979, 265) War die Assertion tatsächlich geeignet, das Wissensdefizit auszufüllen - was der Fragende dem Antwortenden in der Regel durch irgendeine Form eines "Okay's" zu verstehen gibt -, gilt das Muster als abgearbeitet. War sie es nicht, hat der Hörer die Möglichkeit, durch einen Meta-Diskurs über die ihm angebotene Information - was eine spezifische Reparaturform darstellt - zu reagieren bzw. das Frage-Antwort-Muster neu zu initiieren.
Man kann Frage-Antwort-Abfolgen somit als "dreischrittig [bezeichnen] mit der Frage in initialer Stellung, der Antwort in medialer und der Reaktion des Fragenden in terminaler." (Rehbein 1988, 1182)

2.2 Funktionalisierung des Frage-Antwort-Musters in institutionellen Zusammenhängen - "Uneigentliche" Fragen im Experteninterview

In gewissen institutionellen Zusammenhängen kann es nun vorkommen, daß das oben beschriebene Muster zu bestimmten Zwecken funktionalisiert wird.[1]
Schwitalla (1979) sieht in der Verwendung von sogenannten "uneigentlichen Fragen" ein Hauptkriterium, das das Experten-Interview von anderen Interviewtypen unterscheidet. "Eine 'uneigentliche' Frage ist eine solche, bei der [...] der Fragende [...] schon weiß, was er erfragt." (Schwitalla 1979, 276)
Dieser Fragetypus läßt sich laut Schwitalla dadurch erklären, daß der Interviewer, bei dem selbst kein Wissensdefizit vorliegt, *stellvertretend* für das Publikum die Fragen stellt, bei dem gewisse Wissenslücken und ein dementsprechender Informationsbedarf antizipiert werden.
Die Aufgabe des Interviewers ist hier jedoch nicht darauf beschränkt, die Fragen "wie ein Unwissender" auszusprechen. Sie liegt vielmehr auch darin, die eigene Sachkompetenz bei der Fragestellung dahingehend zu nutzen, daß sich ein sinnvoller, an den Zuschauerinteressen orientierter Gesprächsablauf ergibt und Abschweifungen, Unverständlichkeiten und gegebenenfalls "Fachsimpelei" vermieden werden. Dadurch, daß die Antworten für ihn bereits bekannt und damit berechenbar sind, kann er das Gespräch in einem Maße steuern und vorplanen, wie es jemandem, für den sich die nächste Frage immer erst ad hoc aus der vorhergehenden Antwort ergibt, nie möglich wäre.

Hält man sich nochmals das zum Frage-Anwort-Muster Gesagte vor Augen, so gestaltet sich die Situation aus der Perspektive der *Zuschauer* folgendermaßen: Ohne daß sie selbst sich eines Wissensdefizits bewußt sein müssen bzw. ohne dieses äußern zu müssen, werden ihnen durch die Antworten der Experten vielfältige Wissenselemente zur Verfügung gestellt, aus denen sie die für sie relevanten auswählen und in ihr eigenes Wissen integrieren können. Nachdem die Zuschauer aber selbst keine Fragen stellen, sind sie auch nicht gezwungen, zu dem behandelten Thema für sich persönlich eine Trennung in "bestimmtes Gewußtes" und "bestimmtes Nicht-Gewußtes" vorzunehmen. Es ist zu vermuten, daß dieses mangelnde Bewußtsein über eigene Wissenslücken leicht dazu führen kann, daß Wissenselemente vom Zuschauer gar nicht erst als relevant erkannt und somit auch nicht rezipiert werden. Eine Chance, dieser Gefahr entgegenzuwirken, stellen die Fragen des Moderators dar. Sie erhalten vor diesem Hintergrund ein ganz neues Gewicht. Der Zuschauer kann sich mit dem Fragesteller identifizieren, falls er vorhandene, aber ihm bisher nicht bewußte Wissenslücken verbalisiert sieht, was im günstigen Fall sein Interesse an der Sendung und seine Bereitschaft, Wissen aufzunehmen, erhöhen dürfte. Selbst wenn der Zuschauer die Frage auch beantworten könnte, kann eventuell eine Überprüfung des eigenen Wissens ein Motiv für gesteigerte Aufmerksamkeit bei der Antwort des Experten abgeben.

---

[1] Eine derartige Funktionalisierung wurde bisher v.a. für den Unterrichtsdiskurs, also für die Institution Schule, beschrieben. (cf. Ehlich/Rehbein 1986).

Zwischen dem Interviewer und dem *Interviewten* findet im Experteninterview insofern eine Kooperation statt, als die Fragen dem Experten einen Anlaß bzw. eine Vorlage dafür bieten, bestimmte Informationen zu geben. Schwitalla spricht in diesem Zusammenhang auch von einer Komplizenschaft, wenn er sagt: "Wenn Interviewer so tun, als wüßten sie das Erfragte noch nicht, nehmen sie zum Interviewten die Haltung eines Komplizen ein." (Schwitalla 1979, 276)

Die Moderatorin profitiert gegenüber den Experten aber auch in ganz spezifischer Weise von der Tatsache, daß ein Sprecher durch die Frage Zugriff auf den mentalen Bereich des Hörers erlangt. Hier wird die Parallele zur Funktionalisierung des Frage-Antwort-Musters in einem ganz anderen institutionellen Rahmen evident, nämlich der Schule. So wie die Moderatorin in den meisten Fällen bereits über ein Wissen bezüglich des von ihr Erfragten verfügt, kennt auch der Lehrer in der Schule schon den propositionalen Gehalt der Antworten, die er von den Schülern erwartet. Nur durch ihr Vorwissen ist es beiden, der Interviewerin wie dem Lehrer, möglich, die Frage ganz gezielt zur Prozessierung, d. h. zur Entwicklung des zu behandelnden "Stoffes" einzusetzen. Und dies kann er über einzelne Lehrerfragen hinaus sequenziell gekoppelt, Schritt für Schritt nutzen. Ehlich/Rehbein sprechen in diesem Zusammenhang - bezogen auf die Schule - von der sogenannten "Regiefrage", die "ihren *Zweck* darin [hat], die *Steuerung* eines Aktanten durch einen anderen zu bewirken." (1986, 71) Ihr "Effekt ist, daß sie etwas eröffnet, was nur in einer ganz bestimmten Richtung weitergehen kann." (ebd., 73)

Für eine Unterrichtsstunde konnten Ehlich/Rehbein (1986) exemplarisch nachweisen, wie mit Hilfe des Einsatzes von Regiefragen ein sog. "Vortrag mit verteilten Rollen" zustande kommt, der dadurch gekennzeichnet ist, daß der propositionale Gehalt eines Vortrags auf zwei Aktanten (-gruppen) verteilt wird, indem bestimmte in der Frage enthaltene Vorgaben in der Antwort - dem Plan und der Erwartung des Fragenden entsprechend - fortgesetzt werden.[2] Diese institutionsspezifische Diskursart, der "Vortrag mit verteilten Rollen", weist zwar die Vorteile des Vortrags auf, der - einem relativ strikten propositionalen Gesamtplan folgend - "besonders für den Transport von komplexem Wissen geeignet ist" (ebd., 82), umgeht aber dessen Nachteil. Dieser liegt vor allem darin, daß der Vortrag eine besonders "intensive, konzentrierte mentale Mitarbeit auf seiten des Auditoriums" (ebd., 83) erfordert, um die dargebotene Information in das eigene Wissen zu integrieren. Diese Bereitschaft zur Mitarbeit ist jedoch nicht immer im ausreichenden Maße vorhanden und auch nur sehr schwer über einen längeren Zeitraum hinweg aufrecht zu halten. Durch den Wechsel von Fragen und Antworten sind dagegen alle Beteiligten mental gefordert, einem "Abschalten" der Zuhörer wird somit entgegengewirkt.

---

[2] So wird beispielsweise in der beschriebenen Deutschstunde die Proposition "In dieser Geschichte begegnen uns der Vater, der Heino und die Mutter, und dann Rolf, Achim und Gerd." - denkbarer Ausschnitt eines Lehrervortrags - verteilt auf eine Lehrerfrage: "Welche Personen begegnen uns hier?" und eine Schülerantwort: "Der Vater, der Heino und die Mutter und dann Rolf, Achim und Gerd." (cf. ebd. 77; 80)

Ich habe an anderer Stelle (cf. Partheymüller 1992) in Anlehnung an die Vorgehensweise von Ehlich/Rehbein (1986) gezeigt, daß sich auch das sprachliche Material eines Experteninterviews der "Sprechstunde" nach Aufhebung der Frage-Antwort-Struktur als Text darstellen läßt, der durchaus als Vortrag denkbar wäre.
So könnte z.B. der propositionale Gehalt der folgenden Frage-Antwort-Sequenz:

M: Und dieses Gefühl des Drucks gehört das dann dazu, wenns wirklich wächst und sich ausbreitet?

E: Kann sein. Ja. Es kann zum Druck kommen. Muß aber nicht sein.

von einem Sprecher (sowohl von der sachkompetenten Moderatorin als auch von einem der Experten) präsentiert werden als "Dieses Gefühl des Drucks kann auftreten, wenn die Hämorrhoiden wachsen und sich ausbreiten."

Die Tatsache, daß die Tilgung der Frage-Antwort-Struktur des Gesamtdiskurses einen kohärenten Text mit deutlicher sinnvoller Gliederung entstehen läßt, und nicht etwa nur eine beliebige Aneinanderreihung einzelner Propositionen, macht die Bedeutung des Vorwissens und der dadurch möglichen Diskursplanung der Moderatorin deutlich. (Würde man im Gegensatz dazu die Fragen und Antworten eines Diskurses, der auf einem echten Wissensdefizit des Fragenden basiert und bei dem sich für diesen jede neue Frage ad hoc aus der vorausgehenden Antwort ableitet, in derselben Weise verknüpfen - was ja durchaus auch möglich wäre -, ergäbe sich wahrscheinlich kein derartiger "vortragsgeeigneter" Text, weil eben die Frage-Antwort-Abfolge spontan und nicht einem Plan entsprechend vonstatten ging.)

Neben dem Unterricht in der Schule hat sich somit das Experteninterview im Fernsehen als ein weiterer institutioneller Rahmen erwiesen, in dem ein "Vortrag mit verteilten Rollen" mit den eben beschriebenen Charakteristika stattfinden kann. Ein Unterschied besteht jedoch darin, daß im Fernsehen noch eine weitere Kommunikationsachse, nämlich die zu den Zuschauern, hinzukommt. Dementsprechend wirkt sich das Vorwissen der Moderatorin, durch das "uneigentliche" Fragen und damit die Funktionalisierung des Frage-Antwort-Musters überhaupt erst möglich werden, auf die beiden Adressatengruppen in unterschiedlicher Weise aus. Während bei den *Experten* die Möglichkeit der *Steuerung* im Vordergrund steht, ist es auf seiten der *Zuschauer* eine *Verstehensoptimierung* bzw. -*erleichterung*.

3 Exemplarische Analyse ausgewählter Interviewteile

Anhand ausgewählter Interviewteile[3] möchte ich exemplarisch darstellen, wie sich die oben genannten institutionsspezifischen Gegebenheiten in den konkreten Fragen der Moderatorin niederschlagen.

---

[3] Alle hier zitierten Beispiele beziehen sich auf die Sendung "Die Sprechstunde" vom 24.3.1992 zum Thema "Hämorrhoiden - Beschwerden über die man nicht spricht".

1) Die Moderatorin kann durch ihr Vorwissen und durch ihre Autorität als Institutsvertreterin Hinweise für die Bearbeitung der Fragen geben.

(B1) (s1) M: Aber was is es denn da überhaupt?
 (s2) M: *Gehen wir doch einfach mal von dem Namen aus,*
 (s3) M: es klingt ja schon so kompliziert.
 (s4) M: Herr Prof. H., Sie sind Chirurg und operieren relativ viele.
 (s5) M: Was heißt denn Hämorrhoiden?
 (s6) M: *Übersetzt erst einmal.*

Der Abschnitt beginnt mit der Frage nach einer Definition *was ist es?*, wobei die Phorik *es* sehr unspezifisch für *Hämorrhoiden* verwendet wird. Die Moderatorin geht offenbar davon aus, daß die Zuschauer die Definition in dem vorhergehenden Film nicht mitbekommen, nicht verstanden haben. So will sie mittels *denn* in einer paraoperativen Prozedur dieses Thema, speziell das *is*, neu fokussieren. "Das bestimmte Nicht-Gewußte [...] wird als Nicht-Verstandenes zur Geltung gebracht." (Redder 1990, 53)
(s2) zeigt sehr deutlich die "Rollenvielfalt" der Moderatorin: In der anfänglichen Frage war sie als Vertreterin der Zuschauer (d.h. der "Unwissenden") aufgetreten. Nun schließt sie sich aber durch das Personalpronomen *wir* in den Kreis derer, die zu antworten haben (der "Wissenden"), mit ein (was ihr ja als Ärztin auch zusteht). Aus dieser Position heraus kann sie sich nun unter Zuhilfenahme der Autorität, die sie als Institutionsvertreterin innehat, an die "Spitze" der Experten stellen, indem sie bestimmt, wie bei der Beantwortung vorzugehen ist, nämlich ausgehend vom Namen.
Während das Wissen über den Sachverhalt die Voraussetzung dafür ist, überhaupt "Bearbeitungsvorgaben" machen zu können, werden diese aber erst durch den expliziten Hinweis auf die Zugehörigkeit zum "Kreis der Kompetenten" (durch *wir*), gepaart mit der impliziten Autorität, "akzeptabel". (Man stelle sich als Kontrast einen medizinischen Laien vor, der gegenüber einem Experten seine Frage nach der Definition einer bestimmten Krankheit durch "Gehen Sie doch einfach mal vom Namen aus." erweitert!)
Die von der Interviewerin nahegelegte Vorgehensweise wird in (s3) noch einmal begründet, indem auf die bekannte (vgl. *ja*) Tatsache verwiesen wird, es würde schon so kompliziert klingen.
(s5) und (s6) enthalten schließlich (nach der direkten Anrede eines der beiden Experten und einem Hinweis darauf, warum er ein kompetenter Informant ist (vgl. *operieren relativ viele* (s4)) sowohl eine Präzisierung der ersten Frage als auch der Aufforderung (s2): *Was is* wird eingeengt auf *Was heißt* und statt des ungenauen *es* wird der entsprechende Symbolfeldausdruck *Hämorrhoiden* gewählt. Nachdem *Was heißt* immer noch mehrere Antwortmöglichkeiten offen läßt, wird durch den Nachschub (s5) dem Gesprächspartner eindeutig genannt, was er zu tun hat, nämlich erst einmal eine Übersetzung zu liefern.

Das Vorgehen der Moderatorin in diesem ersten Beispiel läßt zusammenfassend die folgenden Schritte erkennen:

- Antizipation eines Nicht-Verstehens beim Zuschauer
- daraus resultierend: Frage
- Aufforderung zu einer bestimmten Art der Bearbeitung
- Begründung dafür
- Präzisierung a) der Frage, b) der gewünschten Bearbeitung

2) Die Abfolge der Fragen und damit auch die Eingrenzung der Antwortmöglichkeiten ist gekennzeichnet durch die Anwendung der "Trichter-Technik"

Der Übergang von einer sehr offenen Art der Fragestellung hin zu immer weiteren Eingrenzungen wurde von Haller als "in den Trichter hineinfragen" (1991, 245) bezeichnet. Auch wenn er dabei eine Frageabfolge im Blick hat, die sich über mehrere turn-Wechsel aufbaut, scheint mir das "Trichter-Bild" auch für das Vorgehen der Moderatorin zutreffend, die "Trichter-Technik" ein weiteres Charakteristikum ihres institutionellen Fragens.
Ein derartiger Fokussierungsprozeß kann - wie im obigen Beispiel 1 - in einer Präzisierung einer Ergänzungsfrage durch eine zweite bestehen (vgl. auch B2), oder aber es folgt eine Alternativfrage (B3):

(B2)   (s1) M: Ja, äh und was kommt sonst dazu?
       (s2) M: Wann kommt denn der Juckreiz überhaupt, über den so viele klagen.

(B3)   (s1) M: Und was macht da eigentlich die Salbe oder das Zäpfchen?
       (s2) M: Lindert das nur den Juckreiz oder kann das auch die Hämorrhoiden wieder zum Abschwellen bringen?

Dabei gibt die erste Frage dem direkten Adressaten wie auch dem Zuschauer noch relativ weit gefaßt den Bereich an, in dem das Wissensdefizit lokalisiert ist (bei Beispiel 1: die Definition, bei Beispiel 3: die Wirkungsweise bestimmter Arzneimittel). Mit der zweiten Frage wird der mentale Suchprozeß des Hörers schließlich auf ganz bestimmte Elemente des erfragten Gebietes gerichtet (z.B. die *Übersetzung* bei Beispiel 1), die im Fall der Alternativfrage auch schon propositional vorgegeben werden (*Linderung des Juckreizes* bzw. *Abschwellen der Hämorrhoiden*). Diese Vorgehensweise kommt dem institutionellen Zweck, einen bestimmten vorgegebenen Plan diskursiv abzuarbeiten, natürlich sehr entgegen und beugt einem Abschweifen der Experten vor, indem andere potentiell durch die erste Frage aktivierte Elemente (z.B. andere Wirkungsweisen von Zäpfchen und Salben) ausgeblendet werden.
Auffallend bei Beispiel 2 ist zudem, daß die Moderatorin den Juckreiz, der bis zu dieser Stelle im Diskurs (auch im Film) noch nicht aufgetreten war, als etwas scheinbar Bekanntes behandelt, indem sie ihn mit einem Bekanntheit indizierenden Determinator (*der*) versieht. Damit wird die Tatsache, daß sie selbst in ihrer Fragestellung eine neue Information einbringt, weniger evident. Der Relativsatz in (s2) legitimiert dies jedoch nachträglich, da er die Verbreitung des Symptoms durch *so viele* verdeutlicht und sich somit zumindest bei den

Betroffenen auf etwas tatsächlich schon Bekanntes bezieht. Die Aussage, daß *so viele darüber klagen*, verleiht dem Thema auch eine besondere Relevanz. Handelt es sich bei Hämorrhoiden tatsächlich um ein "Tabuthema", wie zu Beginn der Sendung konstatiert, läßt diese Stelle das ärztliche Fachwissen der Moderatorin auch insofern durchblicken, als sie bezüglich eines Themas, über das angeblich niemand spricht, über häufige Klagen Bescheid weiß.[4]

3) Insgesamt orientieren sich die Fragen und damit auch die gesamte Themenentwicklung an einer typisch "lehrbuchhaften" Reihenfolge

Bezogen auf den Gesamtdiskurs hat die relativ starke Steuerungstätigkeit der Moderatorin u.a. den Effekt, daß die Themen in "lehrbuchhafter" Reihenfolge behandelt werden können (Definition, Symptome, Ursachen/Risikofaktoren, Diagnose, Therapie, Prophylaxe). Diese Struktur würde sich sicher nicht ergeben, wenn tatsächlich Laien im Studio wären und den Medizinern Fragen stellen würden. Durch die Sendung wird damit erreicht, daß sich die professionelle Unterteilung des Krankheitsgeschehens in bestimmte Phasen allmählich auch beim Publikum einprägt. D.h. neben dem inhaltlich auf ein bestimmtes Krankheitsbild bezogenen Wissen erweitert sich auch das medizinische Institutionswissen der Zuschauer.

4) Im Rahmen der Fragestellung werden bereits professionelle Kategorien verwendet

(B4)   (s1) M: Im *Anfangsstadium*, worauf wird man denn da aufmerksam?

(B5)   (s1) M: Aber wenn es also hier noch so geht, daß man sozusagen *konservativ behandeln* kann (...) mit Ernährung und Lebensweise (...)

(B6)   (s1) M: Denn man weiß ja auch,
       (s2) M: wenn zum Beispiel größere Krampfadern *verödet* werden, kanns oft passieren, daß es ein sogenanntes *Rezidiv* gibt

Es werden Kategorien verwendet, die für den professionellen Umgang mit dem Krankheitsgeschehen typisch und auch standardisiert sind. Dadurch kann die Moderatorin den Experten sehr genau signalisieren, welchen Bereich ihres Fachwissens sie zu aktualisieren haben. Sie erleichtert den Medizinern damit zum einen ihren mentalen Suchprozeß, da diese nicht erst

---

[4] Die Tatsache, daß sich die Moderatorin aufgrund ihrer professionellen Vorerfahrung nicht auf partikulares Erlebniswissen beschränken muß, sondern im Rahmen ihrer Fragestellung immer wieder auf weit verbreitete Probleme, Vorstellungen und Fragen eingehen kann, stellt einen weiteren typischen Unterschied zum "laienhaften" Fragen dar. (Vgl.: "Da wird ja immer wieder gesagt, das sind Krampfadern am After." "Und immer wieder diese Frage: ...", zit. nach Partheymüller 1992, 66f.)

alltagssprachliche - vom individuellen Krankheitsempfinden des Patienten geprägte - Formulierungen mit ihrem professionellen Wissen in Bezug setzen müssen; der "Zugriff" kann somit direkter geschehen. Darüber hinaus kann die Moderatorin durch ihre Spezifikationen aber auch verhindern, daß von den Experten andere als die an dieser Stelle im Diskurs "erwünschten" Wissenselemente behandelt werden (also z.B. das Akutstadium noch vor dem Anfangsstadium, die operative statt der konservativen Behandlung oder aber die Heilung statt des Rezidivs).

5) Gegensteuerung / Abschwächung

Der Verwendung von Fachtermini steuert die Moderatorin häufig durch eine Einbettung in oder ein Hinzufügen von umgangssprachliche/n Konstruktionen entgegen.

Um das eigene Wissen und die eigene Professionalität nicht allzu deutlich werden zu lassen, schickt die Moderatorin den Fachausdrücken - wie bereits zu sehen war - häufig relativierende lexikalische Mittel wie beispielsweise das *sozusagen* (vgl. B5) oder *sogenannt* (vgl. B6) voraus. Einem ähnlichen Zweck dient sicher auch die Einbettung professioneller Ausdrücke in betont umgangssprachliche Konstruktionen, wie etwa in Beispiel 7, wo wir eine Kombination von *Bindegewebsschwäche* und *hormonellen Einflüssen* einerseits und *zu tun haben* andererseits vorliegen haben.

(B7)   (s1) M: Hat es tatsächlich was mit der Bindegewebsschwäche zu tun?
       (s2) M: Hat es was mit hormonellen Einflüssen zu tun?

(B8)   (s1) M: Haben Sie denn die Möglichkeit, wenn einer wirklich sehr schmerzhaft gereizten Zustand hat, ein lokales Betäubungsmittel aufzusprühen?
       (s2) M: Sowas zu machen.
       (s3) M: Können Sie das nicht erleichtern?

Auch (B8) weist wieder diese gegenläufigen Formulierungen auf: Hier wird der *schmerzhaft gereizte Zustand* - ein Begriff, durch dessen Verwendung sich die Moderatorin eindeutig als medizinische "Insiderin" zu erkennen gibt - ganz lapidar "einem" zugeschrieben, der ihn "hat".

Derartige Kombinationen sind m.E. ein typisches Resultat aus verschiedenen, (teilweise) miteinander konkurrierenden Maximen[5] der Moderatorin:
M1:   Zeige den Experten, aber auch den Zuschauern deine eigene Kompetenz als Medizinerin!
M2:   Setze Dein Vorwissen zur Steuerung der Experten und damit für die Einhaltung des inhaltlichen sowie des Zeitplans ein!

---

[5] Zum Wissensstrukturtyp 'Maxime' cf. Ehlich / Rehbein (1977, 58ff).

M3: Trete als glaubhafte Vertreterin der Zuschauer auf! Sprich wie sie und möglichst für alle verständlich!

M4: Mache nicht die Fragen durch die Demonstration von zuviel Vorwissen unglaubwürdig bzw. redundant!

Für die Analyse von Beispiel 8 bedeutet dies folgendes: In (s1) dominieren eindeutig die ersten beiden Maximen. Die Moderatorin verwendet in der Fragestellung ganz selbstverständlich ihren Fachwortschatz in Form von *lokales Betäubungsmittel*[6], von dem sie natürlich auch die adäquate Applikationsart (*aufsprühen*) weiß (vgl. M1). Der propositionale Gehalt dessen, was in dem angesprochenen Zustand zu tun ist, ist somit bereits vorgegeben, und durch die Präsentation der Frage als einer reinen Entscheidungsfrage ist auch der Handlungsspielraum der Antwortenden eng begrenzt (vgl. M2).

Nachdem diese massive Vorgabe jedoch mit den Maximen 3 und 4 zu konfligieren droht, steuert die Moderatorin nun entgegen, indem sie zur Relativierung ein typisch umgangssprachliches, eher auf eine vage Vorstellung hindeutendes *sowas zu machen* hinzufügt, um dann schließlich in (s3) bei einem "Kompromiß" anzugelangen, der zwischen der fachsprachlichen und der allzu unspezifischen Variante angesiedelt ist.

Insgesamt zeigt das Beispiel auch, daß neben der oben besprochenen "Trichter-Technik" (von offenen zu immer engeren Fragen) auch das komplementäre Vorgehen bei der Eingrenzung der Antwort Verwendung findet.

4 Zusammenfassung - Konsequenzen für "laienhaftes" Fragen

Die Analyse der Beispiele zeigt, daß die Fragen der Moderatorin in vielerlei Hinsicht von "alltäglichen" Fragen abweichen und eine sehr starke institutionelle bzw. professionelle Prägung aufweisen. Dabei kommen sowohl das medizinische Vorwissen der Moderatorin als auch ihre Routine und Autorität als Interviewerin zum Tragen. So kann und "darf" sie (wie in B1) Bearbeitungsvorgaben machen, das Antwortspektrum durch den geschickten Einsatz der "Trichter-Technik" eingrenzen (B2 und B3) und auch durch die Verwendung von medizinischen Fach-Termini in den Fragen (B4, B5 und B6) den erfragten und in der Antwort erwünschten Wissensbereich genau spezifizieren. Durch Vorwissen und Autorität kann auch die Einhaltung des Plans und die Abarbeitung der Themen in "lehrbuchhafter" Reihenfolge gewährleistet werden. Der "rote Faden" bleibt erkennbar.

Bei allen Vorteilen, die diese professionelle Art des Fragens zweifellos für die Wissensvermittlung an die Zuschauer und insbesondere auch für den reibungslosen, der Vorplanung entsprechenden Sendeablauf hat, sollte m.E. jedoch ein Aspekt nicht aus dem Auge verloren werden: Die durch die Sendung geleistete Wissensvermittlung soll u.a. auch dazu dienen,

---

[6] Wobei bereits *lokales Betäubungsmittel* eine gewisse Adaption an das Laienwissen darstellt (im Gegensatz zu *Lokalanästhetikum*)

die Zuschauer zu verantwortungsvollem Handeln in bezug auf ihre Gesundheit bzw. Krankheit zu befähigen (cf. Bayer. Rundfunk (Hrsg.) 1991, o.S.). Es besteht natürlich kein Zweifel an der Wichtigkeit, die Wissen und Informiertsein für die Übernahme von Verantwortung einnimmt. Ein zweiter Aspekt, der für verantwortungsvolles Handeln - gerade auch in der Arzt-Patienten-Interaktion - jedoch eine sicher genauso wichtige Rolle spielt, ist damit aber noch nicht angesprochen. Es liegt in der Fähigkeit des Patienten, dieses Wissen auch "einsetzen" und vor allem auch selbst vom Arzt Wissen bzw. Informationen erfragen zu können. Wie West (1983) in einer quantitativen Analyse belegen konnte, sind die Frageaktivitäten von seiten der Patienten im Vergleich zu denen der Ärzte enorm unterrepräsentiert, d.h. der Arzt ist derjenige, der in der Regel die Fragen stellt, der Patient der, der sie beantwortet. Initiierten die Patienten dennoch selbst Fragen, so waren diese häufig beeinträchtigt durch Unsicherheitsphänomene wie Stottern oder Steckenbleiben. "Simply put, patients displayed considerable difficulty 'spitting out' their questions" (ebd., 96). Während die Patienten auf nahezu alle ihnen gestellten Fragen Antworten lieferten, blieben ihre eigenen (wenigen!) Fragen häufig unbeantwortet (cf. ebd., 88 f.).
Es scheint also für Patienten - und somit auch für die Zuschauer - durchaus keine Selbstverständlichkeit zu sein, sich mit ihren Wissensdefiziten an den für sie zuständigen Arzt zu wenden, d.h. wirklich aktiv und verantwortungsvoll zu handeln.

Vor diesem Hintergrund wird deutlich, daß es offenbar tatsächlich sowohl medizinischer als auch journalistischer Professionalität - wie sie die Moderatorin aufweist - bedarf, um einer möglichen ärztlichen Tendenz, Fragen unbeantwortet zu lassen, zu unterbrechen oder vom eigentlich Erfragten abzuweichen[7], entgegenzuwirken und die Vermittlung der geplanten und relevanten Inhalte zu gewährleisten.[8] Dennoch wäre es m.E. zu bedenken, ob nicht eine *teilweise* Einbeziehung von Laien, die "in alltagssprachlicher Weise", d.h. aus einem echten Wissensdefizit heraus, Fragen an die Experten im Studio richten - selbst auf die Gefahr hin, daß die Fragen nicht so "glatt" präsentiert würden - sinnvoll wäre. Würden die Experten dann in die von West dargestellten Verhaltensweisen zurückverfallen, so könnten diese zumindest einmal - unter Mithilfe der Moderatorin, die dann eine echte Vermittlerrolle wahrnehmen könnte -, thematisiert und problematisiert werden. Wären die "Laien" jedoch mit ihren Fragestellungen erfolgreich, würde ein solches positives Beispiel vielleicht bei so manchem Zuschauer den Mut und die Hartnäckigkeit gegenüber dem eigenen Arzt erhöhen. Durch die Ausräumung des Eindrucks, nur professionelle Fragesteller kämen bei den

---

[7] Interessant wäre zu untersuchen, inwieweit im psychosomatischen Kontext diesbezüglich andere ärztliche Verhaltensweisen vorherrschen.

[8] Es ist erstaunlich, wie sehr sich die Mediziner in den untersuchten Experteninterviews den Vorgaben der Moderatorin unterordnen. Ergreift ein Studiogast z.B. tatsächlich einmal einen eigene Initiative zum thematischen Vorgehen, kann diese durch Äußerungen der Interviewerin wie "Das mach mer gleich.", Bleiben wir erstmal bei ..." problemlos zurückgewiesen werden; der Experte reagiert lediglich mit zweifachem zustimmenden "Ja". (cf. Partheymüller 1992, 62). Sogar sachlich unzutreffende Äußerungen der Moderatorin werden ohne Widerspruch stehengelassen, was zu weitreichenden Mißverständnissen im Diskurs führen kann (cf. ebd. 72ff.).

Experten an ihr Ziel bzw. durch die Problematisierung dieser Tatsache (falls sie sich bestätigen sollte) könnte sicherlich ein entscheidender Beitrag zu einem eigenverantwortlichen und selbstbewußten Handeln der Zuschauer geleistet werden.

Literatur

Bayerischer Rundfunk (Hrsg.) (1991) Fernsehproduktionen 1954-1986, (3 Bde) Bd.3: Information. München
Ehlich, K. & Rehbein, J. (1977) Wissen, kommunikatives Handeln und die Schule. In: Goeppert, H.C. (Hg.) Sprachverhalten im Unterricht. Zur Kommunikation von Lehrer und Schüler in der Unterrichtssituation. München: Fink, 36-114
Ehlich, K. & Rehbein, J. (1979) Sprachliche Handlungsmuster. In: Soeffner, H.-G. (Hg.) Interpretative Verfahren in den Sozial- und Textwissenschaften. Stuttgart: Metzler, 243-274
Ehlich, K. & Rehbein, J. (1986) Lehrervortrag mit verteilten Rollen. In: dies. Muster und Institution. Tübingen: Narr, 59-87
Haller, M. (1991) Das Interview. Ein Handbuch für Journalisten. München: Ölschläger
Partheymüller, D. (1992) Populärwissenschaftliche Vermittlung von medizinischem Wissen am Beispiel der TV-Reihe "Die Sprechstunde" - exemplarische Analysen der "Experten-Interviews". München: Institut f. Deutsch als Fremdsprache (Magisterarbeit)
Redder, A. (1990) Grammatiktheorie und sprachliches Handeln: 'denn' und 'da'. Pragmatische und syntaktische Untersuchungen zu operativen Ausdrücken. Tübingen: Niemeyer
Rehbein, J. (1988) Ausgewählte Aspekte der Pragmatik. In: Ammon U. et al. (Hrsg.) Soziolinguistik. Ein internationales Handbuch zur Wissenschaft von Sprache und Gesellschaft. 2. Halbband. Berlin: de Gruyter, 1181-1195
Schwitalla, J. (1979) Dialogsteuerung in Interviews. München: Hueber
West, C. (1983) "Ask me no questions ..." An analysis of queries and replies in physician-patient-dialogues. In: Fisher, S. & Dundas Todd, A. (eds.) The Social Organization of Doctor-Patient-Communication. Washington D.C.: Center for Applied Linguistics, 75-106

III

Arzt-Patienten-Kommunikation:

Diskursiver Alltag und Ausbildungsmöglichkeiten

Zum Klassifizieren ärztlichen Fragens[1]

Jochen Rehbein

1 Das Problem

In einer früheren Arbeit habe ich das ärztliche Fragen als ein institutionelles sprachliches Muster analysiert, das sich durch spezifische Veränderungen aus dem alltäglichen Muster der Frage herleitet (Rehbein 1993). So hat der fragende Arzt ein professionelles Wissensdefizit dergestalt, daß ihm zwar typmäßig ein Wissen über Krankheit, Diagnose und Behandlung verfügbar ist, nicht jedoch dessen konkrete Instanz beim Patienten. Der Arzt muß die Fragen deshalb so stellen, daß er das für sein professionelles Wissensdefizit einschlägige (= "saliente") Wissen aus dem Patienten "herausfragt": In dieser Perspektive wurde gesagt, daß der Arzt die Antwort der Patienten präformuliere und bereits beim Fragen typisches professionelles Wissen appliziere. Dies bedeutet jedoch nicht, daß der Arzt den Patienten "Suggestivfragen" stellt (so Koerfer, Köhle & Obliers 1994), sondern nur, daß er in Anbetracht des professionellen, bestimmten Nichtgewußten mit vielen Antworten der Patienten nichts anfangen kann; nichts wäre für die ärztliche Wissensgewinnung unangemessener, als den Patienten die Antwort in den Mund zu legen.

Mit dem Muster der Frage haben die Ärzte einen *sprachlichen* Schlüssel zum Wissen der Patienten, wurde gesagt; dieses Wissen schlägt sich in "inneren Wahrnehmungen" nieder. Durch Fragen werden beim Patienten institutionsspezifische Suchprozesse nach diesem Wissen ausgelöst, die Antwort verbalisiert das zugängliche Wissen. Entsprechend wurden eine Reihe von Antworten der Patienten typisiert und danach unterteilt, ob in der Verbalisierung eine Bearbeitung der Beschwerden oder eine objektivierende Beobachtung stattfindet. Es wurden z.B. als Antworten Diskursarten wie Illustrieren, Schildern und Darstellen als sprachliche Formen des Empfindungsausdrucks eingestuft und Untertypen der Diskursart des Beschreibens gegenübergestellt. Auf diese Weise gelangte die obige Arbeit zu einer dichotomischen Klassifizierung ärztlichen Fragens nach Antworttypen, die die jeweilige Frage bewirkt.

Eine derartige Klassifizierung scheint jedoch die Vielfältigkeit ärztlichen Fragens in ihren sprachlichen Realisierungen noch nicht zureichend zu erfassen. Dieser Umstand zeigt sich allein daran, daß viele Fragen nicht immer eindeutig eine Diskursart in der Antwort hervor-

---

[1] Die Arbeit wurde im Rahmen des DFG-Projekts "Arzt-Patienten-Kommunikation" (Re 524/4-1) abgefaßt. Den sprachlichen Daten des Beitrags liegen die Sprachaufnahmen der fachärztlichen Kommunikation des Forschungsprojekts zugrunde. Dem Projekt gehören J. Rehbein und U. Kleeberg als Leiter, P. Löning als Forschungsassistentin sowie K. Anders, K. Bührig, M. Dießel, M. Hartung, Ch. Hohenstein und C. Knapheide als studentische Hilfskräfte an. - Angelika Redder sei für eine kritische Lektüre einer ersten Fassung dieser Arbeit recht herzlich gedankt.

bringen. Vor allem beruhte die Unterteilung auf einer zu einfachen Zweiteilung der Formulierung professionellen Wissens in der ärztlichen Frage. Aber auch eine Klassifizierung nach Sprechakt-Subtypen (wie Erkundigung, Information, Vergewisserung, Präzisierung usw.) erscheint mir gegenwärtig nicht traktierbar, da diese allein sprecherseitig qualifizieren.

Eine satzgrammatische Unterteilung der Alltagsfrage (nach Ergänzungs-, Entscheidungs- und Alternativfragesätzen) (vgl. etwa Rehbock 1991) reicht für eine Bestimmung des ärztlichen Fragens nicht aus, wenngleich die syntaktisch-intonatorischen Formcharakteristika der Frage zu berücksichtigen sind (vgl. Ehlich 1981, 1990, Ehlich & Rehbein 1986, Rehbein 1984, Grießhaber 1987 für andere Institutionen).

Eine Klassifizierung des Fragens muß bei den Wissensprozeduren des Hörers ansetzen, die durch das in der Frage formulierte Wissensdefizit ausgelöst werden. Unter dieser Problemsetzung erweist es sich dann als erforderlich, das Fragen selbst weiter zu zerlegen und zu sehen, ob es aus sprachlichen Prozeduren - und gegebenenfalls aus welchen - zusammengesetzt ist. Diese Prozeduren operieren zwar alle auf dem Wissensdefizit des Fragenden und dem passenden Wissenszugriff des Antwortenden, bewirken jedoch durchaus unterschiedliche Füllungen. Es sind dies innerhalb der Fragehandlung operierende sprachliche Prozeduren, die wiederum beim Hörer unterschiedliche Prozesse der Wissensgewinnung auslösen. Als zentrales Einteilungskriterium werden also die durch Fragen initiierten Wissensprozesse angesehen.

Warum wird überhaupt ein Versuch unternommen, das ärztliche Fragen zu klassifizieren? Weil, so ist zu antworten, ein gewisser Bedarf besteht, Kriterien für richtige und für falsche Fragen zur Hand zu haben. Richtige Fragen wären solche, die zu einer Heilung der Patienten beitragen, falsche solche, die eine Heilung erschweren. Für eine Heilung ist aber auch die psychische Bewältigung der Krankheit essentiell, die nicht zuletzt durch Fragen in Gang gesetzt werden kann.

2 Zum inneren Aufbau der Frage: Frageelement und propositionaler Gehalt

Eine Frage kann allgemein in einen *propositionalen Gehalt* und ein *Frageelement* zerlegt werden. Im propositionalen Gehalt der Frage wird jener Bereich des Wissens ("Wissensdomäne") versprachlicht, den der Hörer zur Basis seiner Wissenssuche macht. Gleichwohl ist der propositionale Gehalt nicht als das gesuchte Wissen, sondern als jenes zu ver-stehen, an dem ein bestimmtes Nichtgewußtes markiert wird und als Suchbereich und Rahmen die Suchprozesse des Hörers leitet.

Mit dem Frageelement wird (i) ein bestimmtes Nichtgewußtes des Sprechers (= dessen Wissensdefizit bzw. Wissenslücke) am Gewußten charakterisiert und (ii) der Hörer aufgefordert, das bestimmte Nichtgewußte durch eine Wissensprozessierung auszufüllen. Im Frageelement wird also ein spezifisches Verhältnis zwischen dem *Gewußten* des Fragenden ("Wissensdomäne") und dem *bestimmten Nichtgewußten* hergestellt derart, daß das Frageelement die Prozedur charakterisiert, mit der der Hörer das gesuchte Wissen findet.

Versuchsweise ist zu formulieren: Die Fragen des Arztes sind nach dem *Typ der Wissenslücke* zu klassifizieren, die mit der Antwort des Patienten geschlossen werden soll.

Im *propositionalen* Gehalt wird jener Bereich des Wissens ("Wissensdomäne") versprachlicht, den der Hörer zur Basis seiner Wissenssuche macht, wurde soeben gesagt. Für die Arzt-Patienten-Kommunikation ist nun eine Erweiterung dieser Bestimmung in zwei Richtungen vorzunehmen:
(i) In die explizite Formulierung des propositionalen Gehalts geht *Diskurswissen* und/oder das *Allgemeinwissen* ein;
(ii) In die explizite Formulierung des propositionalen Gehalts geht professionell Gewußtes und professionell Nichtgewußtes ein.

Während das *Diskurswissen* und/oder das *Allgemeinwissen* (i) als gemeinsames vom Arzt beim Patienten vorausgesetzt wird, ist das professionelle Wissen (ii) zwar auf der Seite des fragenden Arztes, kaum aber beim Patienten vorhanden (wenngleich Patienten auch professionelles Wissen zu verwenden scheinen, das sich bei näherem Hinsehen als *pseudo-professionell* herausstellt; vgl. zu diesem Terminus Löning 1994). Deshalb ist es vor allem (ii) eine Sache der *sprachlichen* Formulierung, aufgrund derer die Patienten als Hörer einen Zugang zu ihrem eigenen Wissen allererst herstellen.

3 Ein Beispiel[2]

(B1) 200290/APK/RA/09/146/56B,57A,B/MP/Lö.Bü/35m
110490/190690/1:50/Kn/D/ 9/98 ff.
A: Dr. Richard; P: Herr Horner; er hatte einen Herzinfarkt erlitten (Erstgespräch)

(112)	A	Wenn Sie sich nun körperlich belasten und Sie haben die Beschwerden nich, kriegen Sie sie dann immer?
(113)		((1,6s)) Nehmen wir mal an, Sie müssen schnell laufen, Treppen steigen oder so, was haben Sie dann für Beschwerden?
(114)	P	Ach, das is auch ... Luftnot.
(115)	A	. Is dann die Luft knapp?
(116)	P	Luftnot.

---

[2] Ich dokumentiere im folgenden die Transkriptausschnitte in segmentierter Form und mit den Nummern, die den Segmenten in der Gesamttranskription zukommen.

(116a)   Jaja
(117) A   Hm̃'
(118) P   Luftnot.
(119) A   Also wenn Sie sich jetzt belasten, dann bekommen Sie als, als Limit sozusagen für die Belastung, dann bekommen Sie Luftmangel?
(120) P   So is es, ja.
(121) A   Hmhm̃
(122)   Dann gar nich mal die Schmerzen?
(123) P   Nein.
(124) A   Hmhm̃

Die erste Frage in Segment (112) des Arztes A wird von P nicht beantwortet (sie ist ohnehin schwer verständlich, was auch die 1,6 Sekunden lange Pause zeigt); sie wird mit (113) umformuliert (da das Umformulieren nicht nur Fragen betrifft, erfassen wir es in dieser Typisierung nicht; zum Umformulieren s. jetzt Bührig 1994). Gleichwohl ist "Sie müssen schnell laufen, Treppen steigen oder so" (112) eine Konkretisierung der ihre professionelle Herkunft kaum verhüllenden Formulierung: "Wenn Sie sich nun körperlich belasten" (113).

Um die *Wissensdomäne* der Frage zu erkennen, ist (113) folgendermaßen zu paraphrasieren: >Beschwerden bei Schnellaufen, Treppensteigen und ähnlichen Tätigkeiten<, womit A die Wissensdomäne im propositionalen Gehalt formuliert. Wir sehen, daß "Beschwerden" durch die Beschreibung der Konstellation ihres Auftretens näher bestimmt werden. Die nähere Charakterisierung der Beschwerden ist in der Wissensdomäne anzusetzen, die dem Patienten als Ansatzpunkt seiner Wissensprozesse dient. Ein solcher Ansatzpunkt ist offenbar mit der zuerst vorgebrachten professionell-abstrakten Formulierung "Wenn Sie sich nun körperlich belasten" (113) nicht erreicht. Insofern wird nun vom Arzt im propositionalen Gehalt verstärkt das professionelle Wissen in Allgemeines bzw. Diskurswissen gemeinsamer Art überführt.

Das *Frageelement* "was ... für (Beschwerden)" kennzeichnet *charakteristische Instanzen der Wissensdomäne* >Beschwerden bei Schnellaufen, Treppensteigen und ähnlichen Tätigkeiten< *als bestimmtes Nichtgewußtes* in der Frage. (Statt "was für" wäre auch "welch" möglich.) So können in der Antwort Beispiele/Fälle angeführt werden.

Die Suche nach dem geeigneten Gewußten wird beim Patienten durch genau die im Frageelement vorgenommene Charakterisierung des Nichtgewußten an der Wissensdomäne geleitet. Entsprechend befragt der Patient sein Wissen unter der Domäne >Beschwerden< auf Konstellationen der anstrengenden Bewegung wie Schnellaufen, Treppensteigen usw. hin ab und findet als Ergebnis ein Wissenselement, das er als geeignet ansieht, die Wissenslücke des Fragenden zu füllen, so daß er es in seiner Antwort bringt:

(114) "Ach, das is auch ... Luftnot".

Das "auch" bestätigt die Analyse, daß "Luftnot" als eine unter anderen Beschwerden anzusehen ist (eine Instanz). Damit präzisiert der Patient die generelle Kategorie >Beschwerden<. Die Assertion "Ach, das is auch ... Luftnot" (114) ist nun näher zu betrachten. Es ist nämlich nicht einfach die *Beschreibung* (Deskription) einer Beobachtung. Vielmehr ist es die Formulierung einer Wahrnehmung mit einer direkten Stellungnahme (in der Interjektion "Ach"). Insofern liegt in der Äußerung die Instanz einer *Schilderung* bei P vor. Damit hat die Frage dem Patienten einen Zugriff auf das eigene Wissen und eine Verbalisierung auch eigenen Wissens (selbstbeobachtend) *ermöglicht*. Es wird zu fragen sein, welche *sprachliche* Basis in der Frage dafür gelegt wird.

(115) steht als ärztliche Frage durchaus noch im Horizont der Präzisierungsfragen, denn mit "Is dann die Luft knapp" nennt der Arzt eine (erwartete bzw. mögliche) Instanz der >Beschwerden bei Schnellaufen, Treppensteigen und ähnlichen Tätigkeiten<, die der Patient bejaht. (115) ist also noch als *Fortführung* einer Fragesequenz einzuordnen (s. die Bemerkungen zur Fragerekursion in §6).

Anders steht es mit der sich in (119) anschließenden Frage des Arztes: "Also wenn Sie sich jetzt belasten, dann bekommen Sie als, als Limit sozusagen für die Belastung, dann bekommen Sie Luftmangel?" Hier wird zum einen im propositionalen Gehalt der Frage das vom Patienten Gesagte vom Arzt zusammengefaßt (dies wird schon an dem einleitenden "also" deutlich). Die Zusammenfassung bringt die Antwort des Patienten auf den Nenner einer semi-professionellen Formulierung "Limit für die Belastung", "Luftmangel": Im propositionalen Gehalt wird eine (vom Patienten kaum noch abzucheckende) Wissensdomäne verbalisiert, in der bereits eine Überführung ins professionelle Wissen stattfindet, das der Patient aber noch (in einer Antwort) bewerten soll (zu dem Begriff des semi-professionellen Wissens vgl. Rehbein 1994). Die Frageform ist die einer (scheinbaren) Entscheidungsfrage. Obwohl wir also scheinbar eine Ja- *oder* Nein-Bewertung als Antwort erwarten können, ist (institutionell) de facto nur eine einzige Antwort angemessen: "So ist es, ja". Ich verstehe die Frage, die am Ende einer Sequenz steht, als eine stark steuernde Form, nach der dem Patienten lediglich das Zustimmen bleibt.

4 Ausdrucksklassen des ärztlichen Fragens

In der Zerlegung des Fragens (propositionaler Gehalt als Wissensdomäne der Suche, Frageelement als Charakterisierung des bestimmten Nichtgewußten und Aufforderung an den Hörer) ist noch ein Schritt weiter zu gehen. Einerseits sind die Frageelemente zu differenzieren, andererseits ist der propositionale Gehalt selbst auf die Elemente seiner Verbalisierung hin zu bestimmen. Aus den Elementen gewinnen wir charakteristische Klassen von Ausdrücken, die die Wissensprozesse der Patienten spezifisch leiten. Solche Ausdrucksklassen könnten die Bausteine für eine Klassifizierung ärztlichen Fragens liefern. Wir versuchen also, die unterschiedlichen Leistungen ärztlichen Fragens aus ihrem unterschiedlichen *inneren* Aufbau abzuleiten.

Die im folgenden zu Gruppen zusammengefaßten Ausdrücke werden auf ihre Einwirkung auf den Hörer zu untersuchen und zu ordnen sein. Sie wurden durch Sichtung von 50 Transkriptionen, die ich aus unserem Corpus von ca. 150 Aufnahmen von fachärztlicher Kommunikation mit Schwerkranken ausgewählt habe, empirisch gewonnen. Anschließend werden Konkretisierungen an einigen Beispielen diskutiert. Die übergeordnete Klassifikation der Ausdrücke geschieht nach der handlungstheoretischen Bestimmung "sprachlicher Felder", die durch die Scheidung von "Symbolfeld" und "Zeigfeld" durch Bühler (1934) begründet und mittels der weitergehenden Differenzierung zusätzlich von "Lenkfeld", "operativem Feld" und "Malfeld" durch Ehlich (z.B. 1993) systematisch ausgearbeitet wurde. Demgemäß werden die einem Feld zugehörenden sprachlichen Mittel als solche zum Vollzug kleinster sprachlicher Handlungseinheiten bestimmt, nämlich (nennenden, deiktischen, expeditiven, operativen oder malenden) "Prozeduren". Die Prozeduren erscheinen zumeist in einer den institutionellen Zwecken angepaßten sprachlichen Form.

Demnach sind in ärztlichen Fragen folgende unterschiedliche Ausdrucksklassen festzustellen:

1. Generelle Benennungen

Sie thematisieren größere Bereiche der Arzt-Patienten-Kommunikation wie *Krankheit, Behandlung, Beschwerden, Schmerzen (Plural), Therapie* oder einfach auch *Probleme*. Diese Ausdrücke werden oft von entsprechenden allgemeinen Verben wie etwa *körperlich belasten* begleitet, aber auch funktionsverbähnliche Bezeichnungen wie *machen, gehen* (wie in: *was macht/wie geht es Ihr/em Arm*). Dieses sind Symbolfeldausdrücke, die beim Patienten institutionsspezifische bzw. allgemein mit der Krankheit verbundene Bereiche ansprechen und in ihrer Allgemeinheit letztlich auf einem professionellen Wissen beruhen, allerdings die Möglichkeit geben, semiprofessionell eine Brücke zum Wissen des Patienten herzustellen.

Eine besondere Gruppe von Ausdrücken der generellen Benennung sind Verben der Thematisierung wie *gehen, kommen, herführen* usw., die in den Eingangsfragen der Arzt-Patienten-Gespräche verwendet werden.

2. Spezifische Benennungen

Sie sind Symbolfeldausdrücke, die auf Aspekte und Instanzen von Krankheiten, Symptomen, Beschwerden bzw. Körperteile und -regionen bzw. bestimmte Handlungen, Erfahrungen, Ereignisse, Hemmungen usw. beim Patienten zugreifen, wie z.B. *Magenbeschwerden, Schmerzen im Schulterblatt, das Rauchen aufgeben, sich verdreht oder verhoben haben, starke Bronchitis, schlecht/gut schlafen, Bauchschmerzen, Stuhlgang, Blutdruckwert, Appetit, erbrechen, Maßangaben wie eine Tasse Kaffee*, spezifische Therapieelemente wie *Essen, Tabletten einnehmen* usw. Auch hier liegt beim Arzt ein professioneller Hintergrund vor, jedoch werden zumeist semi-professionelle Formulierungen verwendet, um zum Wissen des Patienten Zugang gewinnen zu können.

3. *Mentale und sprachliche Tätigkeiten benennende Ausdrücke*

Ausdrücke dieser Klasse wie *Gefühl, Vorstellungen, Ungewißheit, denken* usw. rufen beim Partienten häufig die Tätigkeit hervor, seine Eindrücke über bestimmte Beschwerden zu formulieren und auf diese Weise eine innere Wahrnehmung zu verbalisieren - durchaus bis hin zu einer gewissen Distanzgewinnung gegenüber den Beschwerden. Ausdrücke dieser Klasse rufen damit tendenziell beim Patienten dem *Schildern* nahestehende Diskursartprozessierungen hervor, in denen das Wissen bearbeitet wird.

4. *Bewertungen*

Ein bislang in der Forschung der Arzt-Patienten-Kommunikation wenig beachteter sprachlicher Bereich sind Symbolfeldausdrücke, die Bewertungen benennen, wie *am meisten, nicht ausreichen, mehr werden, so schlimm, noch x, (nicht) schlecht, (nicht) gut, ein wenig wehtun, (nicht) doll, eher schon, (nicht) stark* usw. - allesamt Ausdrücke, die einen "Maßstab" oder eine "Skala" unterstellen und die zumeist im Prädikatsbereich der Proposition zu finden sind. Sie rufen beim Hörer Einschätzungen über das Erfragte hervor. Für die Verbalisierung von Einschätzungen (zumeist über den subjektiv empfundenen Zustand der Krankheit) wird häufig mehr als nur eine Assertion benötigt, so daß wir es hier tendenziell ebenfalls mit einem diskursart-konstituierenden Element der Wissensprozessierung zu tun haben.

In die Klasse der Bewertungen fallen auch das Rhema spezifizierende Ausdrücke wie die Aspektdeixis *so* in prärhematischer Verwendung: *so ein kleines bißchen (Asthma), so n richtiges (x), so n (Ziehen), so n (Stechen)* usw. Auf diese Weise werden die Ausdrücke metaphorisch in ähnliche Wissensbereiche verschoben und können beim Hörer innere Wahrnehmungsprozesse auslösen.

5. *Ausdrücke der Aktualisierung des (Krankheits)Zustands*

Mit einer Klasse von Ausdrücken werden Patienten zur (inneren) Aktualisierung ihres (Krankheits)Zustands geführt, entweder mittels die Aufmerksamkeit fokussierender Prozeduren wie *jetzt* und *hier* oder durch die Gegenwart thematisierende Ausdrücke wie *im Augenblick, im Moment* usw. Es ist auffällig, daß diese Ausdrücke in ärztlichen Fragen häufig verwendet werden (oft in Verbindung mit Ausdrücken aus den Klassen 1 und 3). Insgesamt haben sie die Funktion, die Wissensabfrage des Patienten möglichst einzuschränken und nicht assoziativ abschweifen zu lassen.

6. *Frageelemente*

Die in den vorstehenden Punkten genannten Ausdrücke verbalisieren wesentliche Elemente des propositionalen Gehalts der ärztlichen Frage, und zwar in einer (hauptsächlich) benennenden Weise, die geeignet ist, ihn unter Bezug auf das professionelle Wissen an das Wissen der Patienten anzupassen. Diese zu Klassen zusammengefaßten (propositionalbezogenen) Ausdrücke werden nun aber mit unterschiedlichen Frageelementen verbunden, so daß die Wissenslücke, genauer, das bestimmte Nichtgewußte, in spezifischer Weise am propositionalen Gehalt kategorisiert wird. In dieser Kategorisierung des bestimmten Nichtgewußten liegt die operative Qualität der Frageelemente (vgl. Redder 1990). Darüber hinaus sind es die Frageelemente, aufgrund deren der Hörer aufgefordert wird, das Nichtgewußte aus *seinem* Wissen kategorial aufzufüllen. In der sprachlichen Prozedur, die in den Frageelementen steckt, werden also drei qualitativ unterschiedliche Wissensbereiche miteinander verknüpft: Das Gewußte des Fragenden (die Wissensdomäne der Frage, verbalisiert im propositionalen Gehalt), das bestimmte Nicht-Gewußte (die Wissenslücke) sowie das (kategorial vorstrukturierte) Wissen des Hörers. Insofern scheinen Frageelemente Prozedurenkombinationen (vgl. Ehlich 1992) zu enthalten.

In der sequentiell erwarteten Sprechhandlung des Hörers wird dieses Wissen daher nicht als Information geäußert, sondern als mit der Qualität eines angeforderten Gewußten ausgestattet verbalisiert. In einem derartigen Verständnis ist die Verbalisierung des *kategorial passenden Wissens* (bzw. Nichtwissens) charakteristisch für die Assertion(en) beim Antworten.

Nicht zuletzt in Anbetracht des empirischen Materials unserer Aufnahmen dürfte mit dem simplen linguistischen Urteil aufzuräumen sein, daß sogenannte "w-Fragen" bewirken, daß der Hörer das gewünschte erfragte Wissen in der Antwort durch Präsentation des gewünschten Satzglieds bzw. der Konstituenten ergänzt. Auch eine "Satzfrage" (Satz mit Frageintonation, Inversion u.ä.) bewegt den Patienten fast immer zu mehr als zu einem einfachen 'Ja', 'Nein' oder 'Doch'. Denn es sind die Frageelemente, die eine hörerseitige Suche nach dem Wissen auslösen: Sie markieren ein Defizit auf der Seite des Arztes als Defizit am propositionalen Gehalt der Frage und fordern auf der Basis einer Wissensdomäne entsprechend passendes Wissen vom Patienten an. Der Patient durchläuft je nach Struktur des sprachlichen Frageelements unterschiedliche mentale Prozesse, wie an seinen Assertionen, die die Wissenslücke der Fragenden füllen, abzulesen ist.

So löst etwa *welche x* häufig eine Aufzählung aus; ein propositionaler Gehalt mit Frageintonation nicht nur Ja-/Nein-Antworten, sondern differenzierte Darstellungen; Fragen mit *warum* bewirken längere Begründungen, Rechtfertigungen, aber auch Erzählungen über das jeweils Erfragte; Fragen mit *irgendwelche/irgendein/überhaupt ein x* bewirken ebenfalls eine Aufzählung (mit und); *was* in Kombination mit *machen, wie* in Kombination mit *gehen* bewirken häufig eine längere Darstellung auf der Seite des Patienten, scheinen also zur Elizitierung seiner Eigenwahrnehmungen geeignet.

Der operative Ausdruck *denn* in Zusammenhang mit der Frageintonation einer Entscheidungsfrage liefert häufig als unerwarteten Effekt die Zweiteilung der Antwort des Patienten: In einer ersten Assertion gibt der Patient eine Antwort auf das Erfragte, in einem zweiten Teil der Antwort begründet er zuweilen diese Assertion. Ich führe diesen Effekt auf die Verwendung des Wörtchens 'denn' in der Frage zurück. *Denn* offenbart damit die (von Redder 1990 herausgefundene) Kraft, vom Hörer eine Begründung für das bestimmte Nichtgewußte als Nichtverstandenes anzufordern.

Eine weitere Kombination des Frageelements mit einer anderen operativen Prozedur ist: *(gar) kein x/ (gar) nicht x?;* solche und ähnliche Ausdrücke bewirken häufig gezielte, gleichsam zirkumskripte Antworten.

7. *Ausdrücke für Einstellungen*

Ausdrücke, die das im propositionalen Gehalt ausgedrückte Wissen epistemisch modalisieren wie *wahrscheinlich, überhaupt, eigentlich* usw., werden in Frage und Antwort verwendet. Ausdrücke mit den gemeinten Funktionen benennen eine Einstellung gegenüber dem im propositionalen Gehalt formulierten Wissen und modifizieren insofern auch die Illokution. Sie nehmen also eine gewisse vermittelnde Stellung zwischen den in 1.-5. aufgeführten Ausdrucksformen und den in 6. genannten Frageelementen ein. - Ich möchte auch Ausdrücke der Negation *(nicht; kein)*, die sich auf das Komplement des jeweils Ausgedrückten beziehen, sowie die alternativanzeigenden koordinativen Konjunktionen *oder* und *und* ebenfalls in dieser Klasse aufführen. Auch der (operative) *Konjunktiv* (Redder 1992) ist hier zu nennen. Alle diese Ausdrücke bzw. Ausdruckselemente differenzieren die im propositionalen Gehalt der Frage ausgedrückte Wissensdomäne und beziehen sie auf das der Frage zugrundeliegende bestimmte Nichtgewußte. Darüber hinaus ist zu erkennen, daß in diesen Ausdrücken der Fragende hörerseitige Modalisierungen antizipatorisch bzw. retrozeptiv formuliert.

8. *Andere Operative Prozeduren (der Hervorhebung)*

Wichtig ist nicht zuletzt die (allgemeine) Kennzeichnung des erfragten propositionalen Elements als rhematisch, etwa durch Wortstellung (prä-verbinfinit vor dem zweiten Teil der Satzklammer bzw. in Endstellung) und/oder durch prosodische Verfahren der Akzentuierung. Auch die strukturbezogene Positionierung des erfragten propositionalen Elements in der Äußerung steuert nämlich die Wissenssuche des Hörers beim Antworten.

Ich diskutiere nun an einigen Ausschnitten aus unseren Transkriptionen die kommunikative Leistung der skizzierten Ausdrucksklassen.

5 Beispiele, nach der "Sphäre des Wissens beim Antworten" geordnet

(B2) 220889/APK/R/10/95/42B/MP/9min 30sec/An.Lö
231089/271089/Nakamichi/1:52/Die/D
A: Arzt Doktor Richard; P: Patientin Frau Gattermann

(43)	A	Fräulein Gattermann! ((Schritte, Tür knarrt, Patientin kommt ins Sprechzimmer,5s))
(44)		Nehmen Se noch mal Platz! ((Schritte, 7,5s))
(45)		Fräulein Gattermann,. also da is eine Verengung. im Dickdarm.
(46)	P	((stöhnt)).
(47)	A	((2,5s)) (Ich meine), Sie müssen. n: bißchen drauf achten, daß der/... wie der Stuhlgang geht.
(48)		Wenn (Sie) heftige Bauchschmerzen (drin haben), dann melden Sie sich lieber.
(49)	P	Hm̃
(50)		Hmhm̃
(51)	A	((holt tief Luft, 1,5s)) Sie nehmen jetzt welche Tabletten wie ein?
(52)	P	((räuspert sich)) Nur noch die Sarostad,. drei mal zwei.
(53)	A	((2,5s)) Drei mal zwo.
(54)	P	[Hmhm̃] [sehr leise
(55)	A	((2s))((verschließt Füllfederhalter))
(56)	P	((stöhnt)) Ich hab s ja geahnt, ej.
(57)	A	((raschelt mit Papier, 5s))
(58)	P	((stöhnt)) Das hätt mich jetzt echt gewundert, ej.
(59)	A	[(Und) Beschwerden ham Se (ja). nun gar nich so stark]? [raschelt mit Papier
(60)	P	Nee:, eigentlich gar nich, ne?
(61)	A	Hm̃
(62)	P	Ich hab keine Bauchschmerzen, kein Blut im Stuhl, nix, ne?
(63)		Es is nur so, daß also drei Mal. am Tag Stuhl.
(64)	A	Nur daß Sie. drei Mal am Tag Stuhl ham.
(65)	P	Und die letzten beiden Male sind eher weich und manchmal sogar flüssig, ne?
(66)		((1,5s)) Aber sonst nix.
(67)	A	Und Sie essen auch alles?
(68)	P	((1s)) Nö, alles eß ich nich, ne?
(69)		. . . Also [äh: . hier so: .] Schwarzbrot und solche Sachen, das eß ich überhaupt nich mehr. [stockt

(70)		Ich trink vielleicht eine Tasse Kaffee in der Woche oder zwei.
(71)		((1s)) Ich paß schon auf, ne?
(72)	A	Jä
(73)	P	Ich hab so n Essensplan von Lübeck mitgekriegt, né, .. so was ich essen soll und was nich.
(74)	A	. Hm̃
(75)	P	Getränke bin ich noch nich so...
(76)		Weiß ich noch nich so genau.
(77)		... Aber... ((1s)) ((stöhnt)) ich weiß nich, ich kann nich den Rest meines Lebens Malzbier trinken, ne?
(78)	P	... Also, .. da kommt s mir echt hoch, ne?
(79)	A	Hm̃
(80)	P	Aber mal sehen, weiß ich nich.
(81)		... Aber ich hab mir das schon fast gedacht.
(82)	A	((schreibt, 7s))
(83)	P	Naja, dann is das ja nur noch wieder ne Frage der Zeit, bis die nächste OP kommt, ne?
(84)	A	((schreibt, 1s)) Nein, die Verengung kann auch noch mal aufgehen.

Der Ausschnitt ist einem Gespräch mit einer an Morbus Crohn erkrankten Patientin entnommen; er steht ganz im Zeichen der Mitteilung des Arztes (in Segment (45)) an sie, daß ihr Darm eine neuerliche Verengung zeigt und somit eine Verschlechterung ihres Zustands eingetreten sein dürfte. Die Patientin reagiert angesichts der zu erwartenden Unannehmlichkeiten, vor allem auch wegen eines gefürchteten anus präter, mit Stöhnen und Ausrufen (Stöhnen ist hier nicht der Ausdruck eines körperlichen, sondern eines aktuellen psychischen Schmerzes).

Wir betrachten drei Fragen des Arztes (in den Segmenten (51), (59) und (67)) sowie deren Antworten.

(51) enthält eine Doppelfrage, die die spezifische Therapie abfragt; auf das propositionale Element "jetzt", mit dem der Arzt die Patientin auf den aktuellen Therapiestand fokussiert, antwortet die Patientin mit "nur noch". Die Wissensprozessierung des Aufzählens ist durch die Doppelfrage vorgegeben (so daß hier noch ein klassischer Fall der Arztfrage vorliegt).
(59) setzt die begonnene Fragesequenz fort, beginnend mit "und". Dieses (häufig verwendete) *und* macht deutlich, daß Wissensdefizite in einer umfänglichen professionellen Wissensdomäne vom Arzt gefüllt werden sollen, so daß mit "und" sequentiell aneinandergereihte Fragen erforderlich sind (zur Funktion von äußerungseinleitendem *und* in Sequenzen vgl. Redder 1988). "Beschwerden" ist nun eine generelle Benennung, die jedoch im propositionalen Gehalt der Frage mit einer negierten Bewertung "gar nicht so stark" versehen wird. Dieses sprachliche Element leitet ihre Wissensprozedur in der Assertionsverkettung der Antwort: Die Patientin gibt eine Aufzählung möglicher, aber nicht

eingetretener Beschwerden bzw. positiv zu bewertender Symptome in nahezu professioneller Darstellung. Die Gesamtdarstellung ist eine positive Einschätzung ihres Krankheitszustands, sie bringt also in der Verkettung ein Wissen vom Typ Einschätzen.

Auch der erste Teil der Antwort auf Frage (67), die mit "und" ein weiteres therapeutisches Wissensdefizit thematisiert ("und Sie essen auch alles?"), zeigt, daß die Patientin die gewünschten Wissenselemente der Therapie äußert und ihr eigenes therapeutisches Handeln damit positiv einschätzt: Wissensbearbeitungen in der Antwort also.

Nach einer kurzen Zäsur am Beginn von (71) bricht jedoch die Sorge über ihren Krankheitszustand als Reaktion auf die Mitteilung (45) aus ihr heraus (zum Typ *Frage der Sorge* bei Patienten vgl. Rehbein 1994). Dadurch enthüllt sich nachträglich, daß auch ihre Antworten zuvor bereits von der Sorge, daß sich trotz ihrer arztkonformen Handlungsweise die Krankheit verschlimmert hat, dominiert waren. Das heißt, die zuvor in der Antwort auf die Arztfrage gegebene positive Einschätzung wird ab Segment (71) geradezu in ihr Gegenteil verkehrt und damit die angeordnete und befolgte Therapie in Frage gestellt. Die Infragestellungen sind vermischt mit Ausdrücken der Verunsicherung ("weiß ich noch nicht so genau" (76), "aber mal sehen, weiß ich nicht" (80) usw.), an denen deutlich wird, daß sie die von ihr geforderte psychische Verarbeitung der negativen Mitteilung des Arztes (in (45)) noch nicht in der Lage ist durchzuführen.

Die Patientin liefert also einerseits verarbeitetes Wissen in positiven Einschätzungen, die jedoch durch die Illustration von aktuellem Nicht-Wissen als oberflächliche konterkariert werden. Wir können also hier die Fragen verstehen als 1. Aufzählung bewirkend, 2. (positive) Einschätzung bewirkend und 3. eingebettet in eine durch (vor der Fragesequenz zuvor im Diskurs erzeugte) Verunsicherung, die weitere Wissensprozeduren blockiert.

In dem folgenden Fall einer 40jährigen Patientin wurden vermehrte Leukozyten und Thrombozyten festgestellt, eine genaue Diagnose ist aber erst zu erstellen; außerdem leidet sie an Herzrhythmusstörungen und leichtem Asthma. Der Abschnitt stammt aus der Phase der körperlichen Untersuchung.

(B3) 010889/APK/E/06/63/33A/MP/17min/Lö
221189/311090/CR-33, NAD 3220/1:35/Kn/F
A: Herr Doktor Eggers; P: Patientin Frau Begmann; F: Famulantin

(276) A ((perkutiert die Patientin, 4s))
(277) P ((atmet aus))
(278) A Jetzt mal bitte mit offenem Mund rasch und tief atmen!
(279) ((untersucht, 14s))
(280) P ((atmet, 14s))

(281) A   Jă, es pfeift so n bißchen über der Lunge.
(282) P   Jă.
(283) A   Das hatten Sie wahrscheinlich damals auch, nich?
(284)   So n richtiges/ wie so n kleines bißchen Asthma, nich?
(285) P   Ja, ich hab also...
(286) A   Sie können ruhig sitzenbleiben.
(287) P   Ich hab eigentlich das Gefühl gehabt, seitdem ich aufgehört habe zu rauchen, habe ich eher die Beschwerden eh/ äh also hab ich eher schon mal das Gefühl, daß es ein wenig pfeift, als vorher.
(288) A   Ah ja.
(299)   Hm̆
(290) P   Ich weiß nich, wodurch das kommt.
(291) F   ((räuspert sich)).
(292) F   Kommt.
(293) A   ((1s)) Aber das würde . sicher schlimmer werden, wenn Sie weiterrauchen würden.
(294) P   Das denk ich auch.

In (281) formuliert A den propositionalen Gehalt der Frage, über den er in (283) eine Vermutung (mit dem wissensmodalisierenden Ausdruck "wahrscheinlich") über ein Symptom in einem vergangenen Zeitraum (Temporaldeixis "damals") äußert. A charakterisiert das "Pfeifen über der Lunge" mit einer Aspektdeixis in prärhematischer Verwendung und mit einem semi-professionelles Wissen benennenden Ausdruck im Rahmen eines Vergleichs : "wie so n kleines bißchen Asthma".

Die Antwort der Patientin ist zweiteilig aufgebaut, in dem ersten Teil (287) bettet sie ihre dem Arzt leicht widersprechende Antwort, daß es nämlich "seitdem ich aufgehört habe zu rauchen" (~ "damals") eher mehr pfeife, ein in "ich hab eher schon mal das Gefühl, daß" (Ausdruck der Klasse 4). Mit dieser Einbettung qualifiziert sie ihre innere Wahrnehmung als ein Eindrucksurteil. Im zweiten Teil der Antwort konstatiert sie in der sprachlichen Form eines >Nichtwissens, wodurch< (Ausdruck der Klasse 7) ihre Unkenntnis der Entstehungsgründe bezüglich des assertierten Wissens.

In beiden Antwortteilen hat die Patientin das verbalisierte Wissen bearbeitet: Im ersten Teil durch Schilderung einer inneren Wahrnehmung, im zweiten Teil durch die Konstatierung eines Nichtwissens.

In dem folgenden Gespräch gibt eine andere Patientin einen Grund für ihre Beschwerden an, d.h. sie begründet sie. Betrachten wir ihre Antwort:

(B4) 220889/APK/R/09/94/42A/MP/18min 10sec/An,Lö
      081189/061289/Nakamichi/1:50/Die/C
      A: Dr. Richard; P: Frau Funk

(110) A   ((2,5s)) Wie is denn der Appetit?
(111) P   ((1s)) ((stöhnt)) . . . Der is im Moment nich so doll.
(112)   Aber das hat nichts mit der, mit der Darmgeschichte zu tun.
(113) A   Das sind die Aufregungen.
(114) P   Das hat mit der/. mit dem Streß und mit der, mit dem Angstgefühl, was ewig in mir steckt.
(115)   . . Ich hatte . zwei Mal in: äh . Bevensen und einmal in Wintermoor schon Bescheid gekriegt, ich müßte kommen, es ginge zu Ende.
(116)   Denn war s aber wieder nich so weit.
(117)   Also ((holt tief Luft)) es war eine furchtbares Vierteljahr.
(118)   Das kann ich Ihnen gar nich beschreiben.
(119) A   ((2s))Das glaub ich Ihnen.

Die Formulierung des bestimmte Nichtgewußten mit dem Frageelement "wie" (+ Nomen: "Appetit") durch den Arzt in (110) scheint, wie die Antwort zeigt, eine Bewertung vom Hörer zu verlangen. Diese gibt die Patientin in (111) mit Ankündigung der negativen Antwort (Stöhnen + Pause): "Der is im Moment nich so doll." Dies ist ein Einschätzungswissen (vgl. Ehlich & Rehbein 1977). Dabei wird die negative Einschätzung durch die Verwendung eines Ausdrucks aus der Klasse >Ausdrücke der Aktualisierung des (Krankheits)Zustands< "im Moment" als vorübergehendes Phänomen abgeschwächt. (Auf die rhetorische Struktur des bewertenden Prädikats "nich so doll" wird hier nicht näher eingegangen).

Wichtig in der hier verfolgten Argumentationslinie ist die anschließende Äußerung (112) der Patientin: "Aber das hat nichts mit der, mit der Darmgeschichte zu tun", da sie eine Begründung dafür liefert, weshalb ihr Appetit "im Moment nich so doll" sei. Entsprechend der Analyse ist es nämlich genau das Wörtchen "denn" in der Frage des Arztes (110), das ein Verstehensdefizit signalisiert und das daher die Begründungstätigkeit der Patientin hervorruft, die dadurch beim Arzt ein mögliches falsches Verstehen (des nicht so dollen Appetits als Verursacher) der "Darmgeschichte" ausräumt. Es wird eine negative Begründung gegeben. Daß diese Begründung erfolgreich ist, bestätigt A mit seiner Verstehensexothese "Das sind die Aufregungen", während die Patientin die positive Begründung anschließt: "Das hat mit der/. mit dem Streß und mit der, mit dem Angstgefühl, was ewig in mir steckt" und diese Begründung noch mit (115) und (116) illustriert. Ihre gesamte Antwort wird mit zwei negativen Einschätzungen abgeschlossen: "Also ((holt tief Luft)) es war eine furchtbares Vierteljahr. Das kann ich Ihnen gar nich beschreiben." (117/118).

In dem folgenden Beispiel (das von Löning 1993 komplett in der Transkription dokumentiert und ausführlich analysiert wurde; s. dort auch die weiteren Angaben zu dem Gespräch) scheint das Verbalisieren der Patientin, in dem eine Bearbeitung ihres Wissens stattfindet, durch die komplexe Frage des Arztes ausgelöst zu werden:

(B5) 090889/APK/E/12/74/36A.B/MP/Lö/22m
      010890/050890/1:42/An/E/ 5/50-6/61
      A: Dr. Eggers; P: Frau Riedmüller; die Patientin leidet an einem Mammakarzinom

(60) A   Was belastet Sie denn im Moment jetzt mehr, die äh äh Behandlung an
             s/ als solche . oder . die Krankheit und die Ungewißheit und wie es
             weitergeht oder die Untersuchung bei mir?
(61)   Was behandelt/ belastet Sie da am meisten . jetz?
(62) P   ((2s)) ((seufzt)) Ja, am, am meisten, ((3s)) daß ich . eben . so das Gefühl hab,
             ich/ . oder, oder nich weiß, was überhaupt wird, was, was...
(63) A   Hm̃
(64) P   ((2s)) Immer dieses Ungewisse!
(65) A   Hm̃'
(66) P   Und, und ((seufzt)) . . ob das auch auch hil:ft und ob...
(67)   Au Mann!
(68)   Irgendwo ((2s)) jä, so dieses, dieses Gefühl eben, nech?
(69) A   Hm̃
(70) P   ((2s)) Wie gesagt, ich . verkrafte das ja einigermaßen, diese . . äh äh . äh . Infu-
             sionen.
(71) A   Jä Jä
(72)   Die Infusionen selber verkraften Sie.
(73) P   Jä.

Die Frage des Arztes geht nach einer Bewertung ("mehr") von drei durch "oder" abgetrennten Alternativen ("Behandlung als solche", "Krankheit und die Ungewißheit und wie es weitergeht", "die Untersuchung bei mir"), die in einer Herausstellungs-Konstruktion besonders hervorgehoben werden. In der Zusammenfassung in Segment (61) wird die Bewertung auf "am meisten" zugespitzt sowie der aktuelle Zustand fokussiert ("jetzt"). Der Symbolfeldausdruck "belastet" fragt nach dem hinsichtlich der alternativen propositionalen Elemente "am meisten" bedrückenden Gefühl. Die Benennungen dieser alternativen propositionalen Elemente gehören nunmehr unterschiedlichen Ausdrucksklassen an, "Behandlung als solche" und "Krankheit" entstammen den generellen institutionsspezifischen Bereichen (Ausdrucksklasse 1); die "Untersuchung bei mir" ist eine spezifische Instanz der Behandlung (Ausdrucksklasse 2). Sowohl "Behandlung" als "Untersuchung" - und das dürfte für den Arzt das Relevante an dieser Alternative sein - benennen durch ihn beeinflußbare Phänomene; es sind ärztlich-professionelle Handlungskomplexe. In dieser Hinsicht, aber auch angesichts der (syntaktisch gesteuerten) Schwerpunktsetzung im Diskurs am Äußerungsende, dürfte die vom Arzt selbst präferierte Alternative in der Antwort "die Behandlung bei mir" sein; dies wäre der Ansatzpunkt, an dem er selbst eine konkrete professionelle Veränderung für die Patientin vornehmen könnte. (Er stellt übrigens am Ende der Passage in (72) erleichtert fest, daß sie die Infusionen verträgt, und ergreift damit das von ihm gewünschte Thema.)

Die Alternative jedoch, die die Patientin zur Wissensdomäne ihrer negativen Einschätzung erhebt, ist die mittlere, gerade jene also, die sich dem ärztlichen Zugriff entzieht: "die Krankheit und die Ungewißheit und wie es weitergeht" - eben diese wählt sie zum Ansatz ihrer Wissensprozesse in der folgenden Antwort.

Diese Antwort ist äußerst komplex aufgebaut. Sie hat mindestens fünf Abschnitte: Im ersten Abschnitt (62) formuliert die Patientin die Alternative in einer eingebetteten Konstruktion um; dabei ist die Matrix die gefühlsmäßige Belastung (aus der Frage übernommen mit dem Superlativ "am meisten"), davon wiederum abhängig ist: "daß ich eben . so das Gefühl hab, ich/" - eine Verbalisierung, die repariert wird zu "oder, oder nich weiß, was überhaupt, was, was...". Diese Äußerung formuliert das "wie es weitergeht" des Arztes um in eine Matrix-Konstruktion "oder nich, weiß, was überhaupt wird", die zudem abgebrochen wird. Im zweiten Abschnitt (64) kommt der erste Ausruf, der den Arzt unmittelbar auf einen unverarbeitbaren psychischen Bereich lenkt. Im dritten Abschnitt (66) erfolgt eine Ergänzung als Wiederaufnahmeversuch der Konstruktion aus (62), nämlich der Matrix-Konstruktion "oder nich weiß" mit ebenfalls direkter Steuerung des Arztes durch ein Seufzen. Die Verbalisierung wird mit versagender Stimme abgebrochen, die im Hier und Jetzt psychisch unmittelbar präsente Bedrohung bleibt im Abbruch ungesagt, aber kommuniziert. Sodann erfolgt - der vierte Abschnitt - in diesen Abbruch hinein eine erneute Lenkung des Arztes mit "Au Mann" (67). Erst in (68) (fünfter Abschnitt) gibt sie wieder eine distanzierende Beschreibung mit "Irgendwo ((2s)) jā, so dieses, dieses Gefühl eben, nech?", Ausdrücke aus der Klasse der mentalen Tätigkeiten symbolisierenden Ausdrücke (Ausdrucksklasse 3). In (70) wechselt sie auf spezifische Benennungen aus dem professionell-institutionellen Geschäft zurück (Ausdrucksklasse 2).

6 Fragerekursion: zur sequentiellen Struktur ärztlichen Fragens

Wir haben bislang noch nicht den Fall betrachtet, daß das Wissensdefizit des Arztes so umfassend ist, daß es lediglich in einer Reihe von Fragen, also in Fragesequenzen (vgl. Rehbein 1984), gefüllt werden kann. Im Rahmen solcher Sequenzen stellen sich auch bestimmte Erscheinungsformen des Diskurses, etwa Formen des Erkundens, Präzisierens, Insistierens, Elizitierens, Vergewisserns, Thematisierens usw. heraus, die zwar immer auch beim Fragen auftreten können, die aber - eben wegen ihrer Allgemeinheit - als allgemeine Diskurserscheinungen gesondert analysiert und klassifiziert werden sollten.

Grundsätzlich ist bei Fragesequenzen von einer weiteren, noch nicht diskutierten Kategorie auszugehen, nämlich von einem professionell verankerten Plan des Arztes, der die Füllung der Wissenslücken steuert. Ein solcher Plan ist zumeist ansatzweise aus den Fragesequenzen zu rekonstruieren. Im folgenden stellt ein Arzt nach einem bestimmten Phänomen wiederholt Fragen. Dies ist ein Beispiel für die Umsetzung eines (relativ linear aufgebauten) Frageplans, um komplexes Wissen vom Patienten zu erheben, das für die professionelle Krebstherapie wichtig ist.

(B6) 090889/APK/E/01/64/34A/MP/13min 35s/An
210889/310889/Nakamichi/1:73/Die/D
A: Dr. Eggers; P: Frau Braun

(60) A   Erzählen Sie mir noch mal bitte, wie ge/das ging .. bei der Therapie.
(61) P   ...Ja, eigentlich . also . war nichts weiter, also außer Übelkeit, ne?
(62) A   Hm ((Kuli klickt))
(63) P   ((1s)) Und daß man sich eben elend fühlt, (nich)?
(64) A   Also während der Infusion ham Sie gar nichts gespürt?
(65) P   Nein, eigentlich nich viel.
(66) A   Hm
(67)   ((2,5s))Und...
(68) P   Etwas durstig war ich, merkwürdig.
(69) A   Hm
(70)   Aber jedenfalls kein Schwindelgefühl und ((1,5s)) das, was Sie damals hätten, ganz sicher nicht?
(71) P   [Nein, nicht].
(72)   [Nicht so]. *[sehr leise*
(73) A   Und wie war s denn dann, als Sie nach Hause gegangen sind?
(74)   Wann hat denn die Übelkeit angefangen?
(75) P   Ja, die hatt ich ja schon vor dem, Herr Doktor, immer.
(76)   . Weil der Druck ja auch da war, . hatt ich ja auch die Übelkeit, . aber...
(77) A   Ja
(78)   Is denn die danach stärker geworden?
(79) P   Ja, das...
(80) A   Und wann is se stärker geworden?
(81) P   ...Ja, den ganzen Tag noch und...
(82)   Also...
(83) A   Und wie lange nach der Infusion hat s angefangen?
(84) P   ((1,5s)) Wie lange danach hat das angehalten?
(85) A   Ja, (ungefähr).
(86) P   Ja, ich würde sagen, gut ne Woche.
(87) A   Nee
(88)   Wann hat s be:gonnen?

(89) P   Angefangen?
(90)   Begonnen?
(91)   Jă, das hat gleich begonnen.
(92)   ((----lacht----))
(93) A   Was heißt gleich?
(94) P   Als ich nach Hause kam, . also . mittags, ... nachmittags war das.
(95) A   Wie lange nach der Infusion etwa?
(98) A   Wieviel Stunden etwa?
(96) P   ((2s)) Wie lange, jă, ... wieviel Stunden, das k...
(97)   . Hätt ich mir aufschreiben müssen, ne?
(99) A   Na, so ungefähr.
(100) P   Naja, wollen mal sagen, . also . ich hab da unten vier Stunden gelegen, bin nach Hause gekommen.
(101) A   Hm̌
(102) P   ((2s)) (Mal) ... achtzehn Uhr, neunzehn Uhr.
(103) A   Wann sind Se nach Hause gekommen?
(104) P   Ich hab . äh ... hm̌/
(105)   . Wann bin ich denn nach Haus gekommen?
(106)   Mittags, glaub ich, ne?
(107)   Vier Stunden.
(108)   Ich bin morgens hier gewesen um neun, und dann äh . . vier Stunden.
(109) A   Hm̌
(110) P   Also mittags bin ich nach Hause gekommen.
(111) A   Um zwölf, eins, etwa?
(112) P   Jă:, (   ).
(113) A   Und abends hat dann die Übelkeit angefangen, also so nach fünf bis sechs Stunden?
(114) P   Jă
(115)   Jă
(116) A   ((2,5s)) Und die war dann . sehr heftig?
(117) P   Jă, ganz schön.
(118) A   Hm̌.
(119)   ((3s)) So daß Sie erbrechen mußten?
(120) P   Ja, das...
(121) A   Wie oft ham Sie erbrechen müssen?
(122) P   ((2s)) Naja, ((1,5s)) praktisch schon beim Trinken, nich?
(123) A   Jă
(124) P   Wenn ich Wasser getrunken hab, hab ich . schon spucken müssen.
(125)   Also, . das kann ich überhaupt . so jetzt auch nich ab.
(126) A   Jă
(127)   ((1s)) Ähm: Jă
(128)   (Gut)

(129)   Sie sagen, um sechzehn Uhr . fängt die Übelkeit an, . das Erbrechen.
(130)   ((1s)) Äh wie oft ham Sie erbrochen?
(131)   Fünf, se/ Mal, sechs Mal, . sieben Mal?
(132)   Wie lang ging das?
(133)   Ging s die ganze Nacht?
(134) P   Nein
(135) A   Ging s nur eine Stunde?
(136) P   Nei:n, so nich.
(137) A   Können Sie s mal genauer erzählen?
(138) P   Nein, nur wenn ich, wenn ich Speisen zu mir genommen hab oder was zu trinken so, . sonst nich.
(139) A   Hm
(140)   Wie oft ham Sie erbrochen?
(141) P   Naja, . . ân dem Tag noch, oder?
(142) A   Jă, an dem Tag.
(143) P   An dem Tag, . . (na) zwei Mal.
(144) A   Zwei Mal etwa.
(145) P   Jă
(146) A   Hm
(147)   ((1,5s)) Und . . das war am Abend so gegen sechs, sieben, acht, so ungefähr iñ dieser Zeit.
(148)   Und dann ham Sie Ruhe gehabt?
(149) P   Jă
(150) A   Bis zum nächsten Morgen, oder wie lange?
(151) P   Jă
(152)   ((1,5s)) Wann ich wieder was gegessen hab.
(153)   Beim Frühstück . fing es wieder an.
(154) A   Beim Frühstück.
(155) P   (Jă)
(156) A   Und ham Sie da auch wieder erbrochen?
(157) P   Jă , es is wieder rausgekommen, tagelang . das Frühstück.
(158) A   Nur das Frühstück oder ham Sie am Tage über auch noch mehr erbrochen?
(159) P   Ich habe das dann auspro/ Ich hab das so ausprobiert und das hab ich nachher so rausgefunden, Herr Doktor.
(160)   Wenn ich getrunken hab...
(161)   Also trinken konnt ich morgens gar nix.
(162) A   Hm
(163) P   Dann hab ich zuletzt nur morgens . ein Zwieback gegessen oder eine Scheibe Knäckebrot.
(164) A   Hm
(165) P   Und dann mußt ich auch nich spucken.
(166) A   Und dann ham Sie auch den ganzen Tag nich mehr spucken müssen?

(167) P   Aber so/ ((1,5s)) so wie ich was getrunken hab, dann is es wieder rausgekommen.
(169) A   ..Jä
(170) P   ..Also nachmittags konnt ich trinken.
(171) A   Jä
(172) P   Dann ging es.
(173) A   Nachmittags ging es.
(174) P   Nich?
(175)   Also dann braucht ich nich so spucken.
(176a)   Und ich kann auch be/bestimmte Speisen . konnt ich nich ab.
(176) A   Jä
(177) P   Aber wenn ich was nich abkonnte, ja, dann mußt ich sofort/
(178) A   Gut
(179) P   ...Is n bißchen schwierig, das zu [erklären, aber]... *[Lachsprechen*
(180) A   Hm̃
(181)   Wir müssen (nun) trotzdem versuchen, uns n genaueres Bild darüber zu machen.
(182) P   Jä
(183)   Genau.
(184) A   ...Gut.

In diesem Fall schließt der Arzt iterierend nach einer Antwort der Patientin eine weitere Frage an. Zwar ist es jeweils eine neue Frage, sie markiert jedoch ein Stück Nichtgewußtes aus einem Gesamtbereich eines Nichtwissens, der bereits mit der ersten Frage thematisiert wird, nämlich das zeitliche Auftreten von Übelkeit nach einer Infusion sowie deren Verlauf. Der Arzt versucht, herauszufinden, ob die "Übelkeit" ursächlich oder nur zufällig nach der Infusion auftritt. Die iterative Anwendung des Fragens auf ein und dieselbe Wissensdomäne mit unterschiedlicher Kennzeichnung eines Wissensdefizits bezeichne ich als Fragerekursion.

Die Struktur der vorliegenden Fragerekursion ist vergleichsweise einfach: Das Wissensdefizit wird durch ein spezifisches Nomen, "Übelkeit", genannt, das einen semiprofessionellen Charakter hat (Ausdrucksklasse 2). Es trifft auf ein Wissen der Patientin, die es zunächst selbst auf die generalisierende Nennung "Therapie" des Arztes hin (in (60)) als die einzige Begleiterscheinung der Therapie genannt hat (in (61)). Der Einstieg in die Fragerekursion ist: "Wann hat denn die Übelkeit angefangen?" (74), woraufhin die Patientin zunächst eine diffuse, d.h. unerwünschte, Antwort gibt. Dies empfindet sie selbst und schließt deshalb eine Begründung an, in der sie das falsche Verstehen des Arztes zu beseitigen versucht (76). Der Arzt scheint sein Fragen zunächst auf den Bereich einer Veränderung der "Übelkeit" hin zu orientieren: "Is denn die danach stärker geworden?" (78), wartet jedoch eine erneute Begründung nicht ab, sondern geht wieder zu der

Zeitproblematik über: "Und wann is se stärker geworden?" (80) Zunächst richtet sich die Frage nach dem genauen Zeitpunkt des Beginns der Veränderung (Frageelemente *wann, wie lange danach, wann stärker geworden* usw.).

Hier wird durch die Rekonstruktion des faktischen Weges von dem Zeitraum der Infusion (in der Praxis) nach Hause bis zum nächsten Morgen (Segmente (83) bis (150)) anhand des Tageslaufs der Patientin in den Fragen das Erscheinungsbild der Übelkeit rekonstruiert. Die im propositionalen Gehalt der Fragen jeweils genannten Wissensdomänen werden also mit den Tageszeiten der Patientin gleichgesetzt. Ihre Evokation dient der Erinnerung der Antwortenden. Wir können folgendes festhalten: Der Arzt verwendet *gemeinsames Wissen* für den normalen Tagesablauf, auf den die Übelkeit der Patientin projiziert wird, also ein mnemotechnisches Mittel, um das gewünschte, d.h. saliente, Wissen zu elizitieren.

Die Patientin nimmt im Fall der Fragerekursion kaum eine Bearbeitung ihres Wissens vor. (Lediglich mit "Also, . das kann ich überhaupt . so jetzt auch nich ab" in (125) und mit "Und ich kann auch be/bestimmte Speisen . konnt ich nich ab." in (176a) versucht sie eine Wissensbearbeitung in Form einer Einschätzung unterzubringen, die jedoch für den Arzt belanglos zu sein scheint). Dem Arzt kommt es demgegenüber auf exakte Beobachtungen und deren Beschreibung, nicht auf die Bearbeitung dieser Beobachtungen an. (Insofern ist die in Rehbein 1993 getroffene Unterscheidung von zwei grundsätzlichen Klassen von Antworten für die professionelle Wissenserhebung durch ärztliches Fragen durchaus relevant.) Beobachtungen haben jedoch - zumindest im vorliegenden Fall - keine Relevanz für die Patientin; vielmehr sind sie für sie lediglich an oberflächliche zeitliche Auftretensweisen gebunden. An diesem Beispiel ist zu erkennen, daß beschreibende Tätigkeiten beim Beantworten ärztlicher Fragen keineswegs trivial sind.

7 Resümee

Die in den diskutierten Ausdrücken gebundenen sprachlichen Prozeduren des ärztlichen Fragens setzen beim Patienten unterschiedliche Wissenspozesse in Gang. Diese scheinen zwar auch an das Primärziel einer Prozessierung des vom Arzt gekennzeichneten professionellen Wissensdefizits gebunden, enthalten jedoch eine Reihe weiterer Verfahren.

Nach *Ausdrücken der Bewertung* liefern die Patienten etwa Wissen vom Typ Einschätzung: Diese können den Arzt bestätigen (positive Einschätzungen) oder ihm widersprechen (negative Einschätzungen) (vgl. etwa Beispiel (B4)). Patienten-Einschätzungen präsentieren zumeist Wissen in verarbeiteter Form. Hier ist aber der Gesichtspunkt des Diskurswissens zu berücksichtigen: Wird zum Beispiel zuvor eine Einstellung beim Patienten hervorgerufen (etwa durch eine negative Mitteilung des Arztes), so kann diese die Wissensverarbeitung des Einschätzens blockieren (vgl. Beispiel (B2)).

Ausdrücke, die mentale und sprachliche Tätigkeiten benennen, bewirken häufig Schilderungen der inneren Wahrnehmung (vgl. Beispiel (B3)), durchaus wissensbearbeitende Prozesse also.

Ausdrücke, die nach der Einstellung fragen, können bei den Patienten eine Blockierung der Wissensprozesse bewirken; dies mag an der besonderen Gruppe von Schwerkranken liegen, mit denen die Gespräche im Corpus geführt wurden und die bei Fragen nach ihrer Zukunft häufig in Ausweglosigkeit geraten und kaum eine passende Antwort finden mögen (vgl. Beispiele (B2), (B3)).

Ausdrücke, die allgemein oder spezifisch Bereiche der Krankheit (Beschwerden) und ihrer Behandlung (Therapie) benennen, sind am ehesten geeignet, professionell benötigtes Wissen bei den Patienten hervorzurufen (gegebenenfalls ist dies anschließend von unerwünscht gegebenem Wissen zu trennen) und durch rekursive Anwendung das im ärztlichen professionellen Plan klaffende Wissensdefizit zu füllen (s. den Fall der Fragerekursion in Beispiel (B6)). Es ist klar, daß der Arzt bei einem komplexen Wissensdefizit eine Fragesequenz benötigt und sich zumeist nicht mit einer einzigen Antwort zufrieden geben kann. Für Fragesequenzen gelten natürlich die für sprachliche Handlungssequenzen allgemein gegebenen Diskursstrukturen (s. Ehlich & Rehbein 1986 u.a.), sind also nicht als Klassifikationskriterien speziell für ärztliche Fragen heranzuziehen. Für die erfolgreiche Prozessierung ist jedoch die Nutzung eines gemeinsamen Wissens zwischen Arzt und Patient wichtig (vgl. in Beispiel (B6) den Einsatz des allgemeinen Wissens des Tageslaufs als Rekonstruktionsmittel der Übelkeitsentwicklung nach einer Infusionstherapie). Gerade die konstitutive Rolle des gemeinsamen Wissens für die sprachliche Form des ärztlichen Fragens wurde jedoch in einem früheren Aufsatz (Rehbein 1993) ausführlicher behandelt.

Frageelemente haben die Funktion, das Wissensdefizit (unter Vorgabe einer bestimmten Wissensdomäne) als bestimmtes Nichtgewußtes zu markieren und vom Patienten krankheitswissenbezogene Prozesse zu dessen Füllung anzufordern. Bestimmte Frageelemente strukturieren dabei die sprachliche Handlungsform der Antworten vor: Nach *welch/was für ein* liefert der antwortende Patient etwa eine Aufzählung; *wie* + Nomen verlangt eine Bewertung (vgl. (B4)); Fragen mit *denn* bewirken oft eine nachgeschobene Begründung einer im ersten Teil gegebenen Antwort (vgl. (B4)); Alternativfragen, in denen unterschiedliche Wissensdomänen benannt und mit *oder* verbunden werden, stellen die Patienten vor eine Wahl. Wir haben an einem Beispiel (B5) gesehen, wie der Wechsel der Benennungsklasse (allgemeine Benennung, spezifische Benennung, Benennung mentaler/ sprachlicher Tätigkeiten) einerseits, aber auch die in der Behandlung der Wissenslücke selbst anzusiedelnden Alternativen die Patientin zu "Interjektionen" (expeditiven Prozeduren) und Verzweiflung (als Folge des Nichtwissens) veranlaßte - Klagen, nicht unbedingt psychische Verarbeitungen von Krankheitswissen. Ihre Antworten machten die Grenzen der professionellen Bearbeitbarkeit von Krankheitswissen in der traditionellen Kommunikation deutlich.

Bei der Verwendung von Fragen in der Kommunikation mit dem Patienten sollte ein Arzt also nicht allein jene Ausdrucksklassen berücksichtigen, die allgemein oder spezifisch Bereiche der Krankheit (Beschwerden) und ihrer Behandlung (Therapie) benennen (also nicht allein Ausdrucklasse 1 und 2), wenn es ihm um mehr geht, als gewünschtes Wissen zu elizitieren. Es liegt durchaus in seiner Macht, durch seine Fragen den Patienten auch zu einem psychischen Umgang mit seiner Krankheit zu bringen (wenn er andere Ausdrucksklassen verwendet). Das Problem einer Steuerbarkeit und einer in dieser Hinsicht professionellen Bearbeitbarkeit von Krankheitswissen in der Arzt-Patienten-Kommunikation stellt sich aber beim ärztlichen Fragen im Spektrum einer zumindest siebenfachen Klassifikation sowie in deren Kombinierbarkeit - eine in der Praxis wohl oft erst zu erlernende Kunst sprachlichen Handelns.

Literatur

Bühler, Karl (1934) Sprachtheorie. Die Darstellungsfunktion der Sprache. Jena: Fischer (1978 Frankfurt/M.: Ullstein)

Bührig, Kristin (1994) Reformulierende Handlungen. Zur Analyse sprachlicher Adaptationsprozesse in institutioneller Kommunikation. Fachbereich Sprachwissenschaften, Universität Hamburg (Diss.)

Ehlich, Konrad (1981) Schulischer Diskurs als Dialog? In: Schröder, P. & Steger, H. (Hrsg.) Dialogforschung. Düsseldorf: Schwann, 334-369

Ehlich, Konrad (1990) Zur Struktur der psychoanalytischen "Deutung". In: Ehlich, Konrad; Koerfer, Armin; Redder, Angelika & Weingarten, Rüdiger (Hrsg.) Medizinische und therapeutische Kommunikation. Diskursanalytische Untersuchungen. Opladen: Westdeutscher Verlag, 210-227

Ehlich, Konrad (1992) Zum Satzbegriff. In: Hoffmann, Ludger (Hg.) Deutsche Syntax. Ansichten und Aussichten. Berlin, New York: de Gruyter, 386-395

Ehlich, Konrad (1993) Sprachliche Prozeduren in der Arzt-Patienten-Kommunikation. In: Löning, Petra & Rehbein, Jochen (Hrsg.) Arzt-Patienten-Kommunikation. Berlin: de Gruyter, 67-90

Ehlich, Konrad & Rehbein, Jochen (1977) Wissen, kommunikatives Handeln und die Schule. In: Goeppert, Herma C. (Hg.) Sprachverhalten im Unterricht. München: Fink, 36-113

Ehlich, Konrad & Rehbein, Jochen (1986) Muster und Institution. Untersuchungen zur schulischen Kommunikation. Tübingen: Narr

Grießhaber, Wilhelm (1987) Authentisches und zitierendes Handeln. Band I. Einstellungsgespräche. Tübingen: Narr

Koerfer, Armin; Köhle, Karl & Obliers, Rainer (1994) Zur Evaluation von Arzt-Patienten-Kommuikation - Perspektiven einer angewandten Diskursethik in der Medizin (in diesem Band)

Löning, Petra (1993) Psychische Betreuung als kommunikatives Problem: Elizitierte Schilderung des Befindens und 'ärztliches Zuhören' in der onkologischen Facharztpraxis. In: Löning, Petra & Rehbein, Jochen (Hrsg.) Arzt-Patienten-Kommunikation. Berlin: de Gruyter, 191-250

Löning, Petra (1994) Versprachlichung von Wissensstrukturen bei Patienten. (in diesem Band)

Redder, Angelika (1988) Konjunktionen, Partikeln und Modalverben als Sequenzierungsmittel im Unterrichtsdiskurs. In: Weigand, Edda & Hundsnurscher, Fritz (Hrsg.) Dialoganalyse 2. Tübingen. Niemeyer, 393-407

Redder, Angelika (1990) Grammatiktheorie und sprachliches Handeln: »denn« und »da«. Tübingen: Niemeyer

Redder, Angelika (1992) Funktional-grammatischer Aufbau des Verb-Systems im Deutschen. In: Hoffmann, Ludger (Hg.) Deutsche Syntax. Ansichten und Aussichten. Berlin: de Gruyter, 128-154

Rehbein, Jochen (1984) Remarks on the empirical analysis of action and speech. The case of question sequences in classroom discourse. In: Journal of Pragmatics 8/1984, 49-64

Rehbein, Jochen (1989) Biographiefragmente. Nicht-erzählende rekonstruktive Diskursformen in der Hochschulkommunikation. In: Kokemohr, Rainer & Marotzki, Wilfried (Hrsg.) Biographien in komplexen Institutionen. Frankfurt/M.: Lang, 163-254

Rehbein, Jochen (1993) Ärztliches Fragen. In: Löning, Petra & Rehbein, Jochen (Hrsg.) Arzt-Patienten-Kommunikation. Berlin: de Gruyter, 311-364

Rehbein, Jochen (1994) Rejective Proposals. In: MULTILINGUA - Journal of Cross-Cultural and Interlanguage Communication (Special Issue on Intercultural Communication in the Professions) 13-1/2, 76-123

Rehbock, Helmut (1991) Fragen stellen – Zur Interpretation des Interrogativsatzmodus. In: Reis, Marga & Rosengren, Inger (Hrsg.) Fragesätze und Fragen. Tübingen: Niemeyer, 13-47

Eine alltägliche klinische Anamnese

Angelika Redder

1 Forschungsgrundlage: das Korpus

Im Rahmen meiner forschenden Lehre konnte ich im Frühjahr-Sommer 1991 im Krankenhaus einer bayerischen Großstadt ein kleines, nicht-finanziertes Pilotprojekt durchführen.[1] Dies war dadurch möglich geworden, daß - neben Gesundheitsamt, Klinik- und Pflegedienst-Leitung - das medizinische und das Pflege-Personal sowie die Patientinnen und Patienten der Inneren Abteilung einer Städtischen Klinik so viel Aufgeschlossenheit, ja Interesse zeigten, daß uns[2] die gewöhnlich durch ein gut funktionierendes "gate-keeping" (Erickson & Shultz 1982) geschlossenen Türen zu Pflegedienst- und Krankenzimmern für mehrere Wochen zur teilnehmenden Beobachtung, ja zuweilen sogar beobachtenden Teilnahme geöffnet wurden. Darüber hinaus gewährte man uns Möglichkeiten zu Tonaufnahmen in sehr unterschiedlichen Kommunikationssituationen[3] - selbstverständlich nur, soweit die Teilnehmenden ihr Einverständnis erklärt hatten. So nehme ich gerne die Gelegenheit wahr, an dieser Stelle allen Beteiligten noch einmal sehr herzlich zu danken.

Wir durften also in den Alltag einer klinischen Abteilung Einsicht nehmen. Selbstverständlich blieb diese Einsichtnahme zufällig und einzeln, jedoch, so scheint mir, durchaus nicht vereinzelt. Unter Hinzuziehung der empirisch gewonnenen Erkenntnisse, die in den letzten Jahren durch zunehmende Öffnung der medizinischen Institution 'Krankenhaus' möglich wurden[4], der medizinpsychologischen Erörterungen insbesondere im Umkreis der psychosomatischen Medizin bzw. Medizinischen Psychologie (cf. von Uexküll & Wesiack 1990[4], Brähler, Geyer, Kabanow 1991) und nicht zuletzt unter Rückgriff auf eigenes und tradiertes Erfahrungswissen scheint es gerechtfertigt, im Rahmen eines kombiniert empirisch und theoretisch angelegten, insofern hermeneutischen Untersuchungsverfahrens im folgen-

---

[1] Ein daran anschließendes Drittmittelprojekt war geplant, ließ sich jedoch leider nicht realisieren.

[2] Das waren - als beobachtend Teilnehmende, Transkribierende oder Analysierende - die Magistrandinnen Susan Hachgenei, Elisabetha Lazarou (zugleich ausgebildete Krankenschwester), Anasthasia Tzilinis, Dorothea Weniger und zeitweise Doris Partheymüller (zugleich ausgebildete Krankenpflegerin) sowie ich selbst.

[3] Unser Ton-Material umfaßt Visiten, Morgendurchläufe mit dem Pflegepersonal, Interviews mit stationären PatientInnen und mit (ambulanten) Dialyse-PatientInnen, sogenannte "Kleine Übergaben" (zwischen den Tag- und Nacht-Schichten der Bereichspflege) und "Große Übergaben" (zwischen Pflegepersonal und ÄrztInnen) sowie Anamnesen.

[4] Ich verweise exemplarisch auf die bahnbrechenden Untersuchungen in der psychosomatischen Abteilung der Klinik Ulm (z. B. Köhle & Raspe 1982), die insbesondere der Visite galten (Bliesener & Köhle 1986), nunmehr in der Universitätsklinik Köln (z. B. Obliers et al. 1993) sowie die Projekte an Kliniken in Wien (Lalouschek, Menz, Wodak 1990, Nowak & Wimmer-Puchinger 1990).

den von einer "exemplarischen Diskursanalyse" medizinischer Kommunikation zu reden.[5] Ich werde mich auf eine spezifische Diskursart konzentrieren, nämlich die klinische Anamnese, insbesondere die stationäre.

2 Innere Struktur und Zweck der Diskursart 'klinische Anamnese'

2.1 Klinische versus ambulante Anamnese

Ein 'Diskurs' stellt, handlungstheoretisch betrachtet, die Großeinheit verbaler Interaktion dar, die durch die Kopräsenz von Sprecher und Hörer gekennzeichnet ist.[6] Als solche Großeinheit umfaßt ein Diskurs ein Ensemble von sprachlichen Handlungen, sogenannte 'Sprechhandlungen', die wiederum aus 'Akten' als kleineren Form-Funktionseinheiten des sprachlichen Handelns zusammengesetzt sind. Seit Entwicklung der Sprechakttheorie durch Austin (1962) und deren logisch-semantischer Fortführung durch Searle (1969) sind diese Akt-Einheiten[7] in ihrer Dreiheit als 'Äußerungsakt' (die sprachlichen, besonders artikulatorischen Formen betreffend), 'propositionaler Akt' (die gedankliche oder inhaltliche Seite betreffend) und 'illokutiver Akt' (die Handlungsqualität in ihrer Spezifik betreffend) bekannt. Akte konstituieren sich hinwiederum aus den kleinsten Einheiten sprachlichen Handelns, den 'Prozeduren'.[8]

Nicht irgendein beliebiges Ensemble von Sprechhandlungen bildet nun einen Diskurs. Vielmehr sind diese Handlungen auf einen gemeinsamen Zweck bezogen. Der 'Zweck' bildet - im terminologisch präzisen Sinne - das strukturierende Moment für die Handlungen auf die Einheit des Diskurses hin wie für die innere Struktur der Handlung selbst, das sogenannte 'Handlungsmuster' (Ehlich & Rehbein 1979). Sprachliches Handeln ist - historisch-gesellschaftlich entwickelt und bewährt - stets zweckgerichtetes Handeln. Zwecke lassen sich typisieren und klassifizieren - ebenso Diskurse.

So gehört die klinische Anamnese zum eruierenden, wissensermittelnden Diskurstyp. Im besonderen handelt es sich um eine Diskursart im Rahmen medizinischer Institutionen, die

---

[5] 'Exemplarische' Qualität in diesem funktional-pragmatischen Sinne ist weder zu verwechseln mit normativer Beispielhaftigkeit noch mit 'statistischer Relevanz' - deren quantitative "Objektivität" bei näherer Betrachtung durchaus problematisch ist, da sie an einer unangemessenen Dichotomie von 'Quantitäten' versus 'Qualitäten' festhält (vgl. Ehlich 1993).

[6] In Opposition dazu steht die Einheit 'Text', die aus dem Diskurs systematisch abgeleitet ist, indem sie aufgrund mangelnder Kopräsenz von Sprecher und Hörer eine "zerdehnte Sprechsituation" zu überbrücken in der Lage ist (Ehlich 1983). Schriftlichkeit ist dazu keine conditio sine qua non, während Diskurse stets mündlich sind (bzw. unmittelbar gebärdensprachlich).

[7] Searle selbst differenziert - eben wegen seiner stärker semantischen statt pragmatischen Orientierung - nicht zwischen den verschiedenen Einheiten und redet stets von 'Akten'.

[8] Einen Überblick über die Entwicklung der Pragmatik bietet Rehbein (1988), über die Handlungstheorie und ihre Methode Ehlich (1991).

zwischen einem Arzt als Agenten und einem Patienten als Klienten der Institution stattfindet[9] - im Unterschied etwa zu den genannten Übergaben - und als ein "Erstgespräch" einmalig am Beginn eines Arzt-Patienten-Kontaktes steht. Die klinische Anamnese unterscheidet sich jedoch in bestimmter Hinsicht von der ambulanten Anamnese.

1) Der komplizierte organisatorische Aufbau eines Krankenhauses bedingt - zumindest in der Bundesrepublik Deutschland - eine Separierung von klinischer Ambulanz und Station. Patienten, die nicht geplant bzw. über die ambulante Behandlung des Chefarztes oder eines Klinikarztes, eingewiesen worden sind, also Akutfälle, werden im klinischen Alltag gewöhnlich zweimal einer Anamnese unterworfen: erstens in der klinischen Ambulanz durch das Bereitschaftsteam und zweitens auf der Station durch den behandelnden Stationsarzt. Bereits diese Repetition eines "Erstgespräches" birgt aus der Perspektive des Krankenhauspatienten eine Verzerrung in sich. Die Institution erweist sich als redundant organisiert oder als ignorant hinsichtlich der Patientenauskünfte - und damit auch hinsichtlich der mentalen und sprachlichen Handlungen eines Patienten in der wesentlichen ersten Phase seiner "Klinikbiographie", wie ich diesen exzeptionellen Lebensabschnitt nennen möchte. Die institutionelle Bürokratie dominiert offenkundig die institutionelle Zwecksetzung der Gesundung von Kranken, so daß bereits in der Phänographie der Diskursart ein Widerspruch angelegt ist, der bei der Diskussion des Zwecks einen spezifischen Niederschlag finden wird.

2) Die ambulante Anamnese in einer Arzt-Praxis ist eingebettet in einen ganzheitlichen, kontinuierlichen Arzt-Patienten-Diskurs, der einer Behandlung der Beschwerden dient. Sie bildet dort eine voraussetzende Phase - gesondert von[10] oder integriert in den Beschwerdevortrag -, dem körperliche Untersuchung, Diagnose und Therapievorschlag nach Möglichkeit unmittelbar folgen. Im Unterschied dazu ist die (alltägliche) klinische Anamnese von Diagnosestellung und Therapievorschlag bzw. Therapierung abgekoppelt, ja ihnen gegenüber systematisch verselbständigt. Insofern ist dem Patienten der Zusammenhang dieses Diskurses mit dem sonstigen klinischen - interaktionalen und aktionalen - Handeln systematisch verdeckt. Eine Einsicht in die Folgen der Anamnese wird erschwert, wenn nicht gar unmöglich. Hinzu kommt, daß die Kommunikationspartner in einem Krankenhaus derart vielfältig sind und die Ärzte aus der Perspektive vieler Patienten so häufig wechseln oder auch nur so zahlreich sind, daß auch die mangelnde Kontinuität des Interaktionspartners eine Tradierung und damit Salienz des in die Anamnese eingebrachten Wissens gefährdet erscheinen läßt. Eine gemeinsame Handlungsgeschichte zwischen Patient und Arzt läßt sich auf solcher Diskontinuität nur mühsam aufbauen.

---

[9] Ich erlaube mir, die Abstraktionsebene dieser Darstellung durch Verwendung des generischen Maskulinums anzuzeigen.
[10] Heute kaum noch üblich ist die schriftliche Anamnese auf einer Patientenkarte vor dem Einlaß in das Behandlungszimmer, also durch die Arzthelferinnen im Vorzimmer.

3) Dem Besuch eines praktizierenden Arztes gehen ein Wahrnehmungs- und ein Entscheidungsprozeß des Patienten voraus. Er will zu einem bestimmten Zeitpunkt mit seinen Beschwerden einen kompetenten Fachmann aufsuchen. Die Beschwerden sind also derart mental und physisch präsent, daß der Patient selbst sich entschließt, sie zu kommunizieren, d. h. gemein zu machen, um Bearbeitungsformen ermöglicht zu bekommen, die ihm selbst nicht (mehr) zugänglich sind (vgl. Rehbein 1986). Dabei entscheidet er auch darüber, wen er im einzelnen konsultieren möchte. Demgegenüber hat ein akut eingewiesener Klinikpatient diesen mentalen Entscheidungsprozeß nicht durchlaufen. Auch die Entscheidung zum Eintritt in die medizinische Institution lag nur sehr bedingt - etwa durch Anruf des Notarztes oder Krankenwagens - bei ihm selbst; vielmehr ist sie bereits durch die medizinische Institution getroffen worden. Möglicherweise fehlt aufgrund der Plötzlichkeit des Leidens sogar die bewußte Wahrnehmung von Beschwerden - im Extremfall "findet sich" der Patient "im Krankenhaus wieder". Mit der Einlieferung in ein Krankenhaus hat der Patient jedenfalls seine Entscheidungs- und Entschlußkraft zu wesentlichen Teilen aus der Hand gegeben; sie sind faktisch reduziert - und dies zusätzlich zur erheblichen Reduzierung seines Handlungsvermögens infolge der Krankheit. Den beiden klinischen Anamnesen kann man sich unter diesen Bedingungen nicht mehr entziehen - es sei denn um den Preis einer "Entlassung" aus der Institution. Die zweimalige anamnestische Interaktion beruht nicht auf einem Wollen des Patienten, sondern auf einem institutionsbedingten Müssen. Diese nolens-volens-Struktur gilt im übrigen auch für die einzelnen Ärzte als Agenten der Institution.

Angesichts dieser drei Differenzen, insbesondere des letztgenannten Punktes, handelt es sich bei der klinischen Anamnese nicht um eine einfache Arzt-Patienten-Kommunikation, sondern um einen institutionell abgeleiteten Fall. Wie sind nun der Zweck einer Anamnese und die dadurch bedingte innere Struktur zu bestimmen?

2.2 Diskursstruktur der klinischen Anamnese

'anamnesis' oder 'ἀνάμνησις' bedeutet 'die Erinnerung', genauer: die Erinnerung an scheinbar Vergessenes (Georges ND 1988, 414). Mithin geht es in der gleichnamigen Diskursart darum, mittels sprachlicher Interaktion all das erinnerte bzw. erinnerbare Wissen des Patienten um seine Krankheit ins Bewußtsein zu heben und mit dem Arzt gemein zu machen, so daß die Vorgeschichte rekonstruiert werden kann. Gesellschaftsgeschichtliche ("kulturelle") und wissenschaftliche Differenzen bestehen im Konzept der 'Vorgeschichte', im Wechselverhältnis zum Begriff von 'Krankheit' (einige "Modelle" diskutieren Koerfer et al. in diesem Band). Im engsten Sinne betrifft die jeweils relevante Vorgeschichte nur Phänomene, d. h. Symptome und verursachende Lebensbedingungen, die in unmittelbarer Relation zum akuten Leiden stehen; im weiteren Sinne betrifft sie ein aus medizinischer Sicht spezifisches Netz oder Raster von Krankheiten und Funktionserscheinungen des Körpers im sozialen, ja auch im genealogischen Zusammenhang.

So werden in der Standardanamnese im allgemeinen Kinderkrankheiten, spezifische eigene Erkrankungen, Symptomentwicklungen hin zum akuten Beschwerdekomplex, spezifische Erkrankungen der Eltern und Geschwister, eigener Familienstatus und Berufsleben thematisiert. Die im Wortsinn standardisierte, d. h. institutionell verfestigte Form der interaktiven Hervorhebung dieser Erinnerungsobjekte schlägt sich in einem "Anamnesebogen" nieder, nach dem MedizinstudentInnen vorzugehen lernen. In Kritik an apparatetechnisch verengten Krankheitskonzepten haben sich eine Reihe von alternativen Anamneseverfahren entwickelt, die erstens andere Themen des Wissens und der Erinnerung ansprechen und zweitens dies in differenten interaktiven Formen zu tun versuchen. Eine solche Alternative stellen - in Anlehnung an Morgan & Engel (1969) - Adler & Hemmeler (1986) im Rahmen eines bio-psycho-sozialen Konzeptes von Krankheit dar, womit sie dezidiert über psychosomatische Konzepte hinausgehen. Eine Variante davon verfolgt die "psychosoziale Anamnese", die im Wiener Projekt bereits in der Medizinischen Ausbildung erprobt wurde (vgl. zuletzt Lalouschek 1993 und in diesem Band). Einen institutionell anders gelagerten, abgeleiteten Fall der klinischen Anamnese bildet wiederum die von Menz (1993) behandelte "Lehranamnese", die während der Visite mit dem gleichzeitigen Ziel der Famulantenausbildung erfolgt.[11]

Die oben (§ 2.1) relativ zur ambulanten Anamnese als abgeleiteter Fall dargelegte klinische Anamnese trägt in ihrer Standardform auch hinsichtlich des Zwecks deutliche Kennzeichen einer Verselbständigung gegenüber der akuten Krankheitsbehandlung. Sie dient außer der Eruierung von Vorgeschichte und Ätiologie des Akutleidens ("Krankheitsgeschichte") einer Reihe von zunächst rein informativen Zwecken der bürokratischen und medizinischen Datenaufnahme ("Krankengeschichte"). Der Patient wird - um Bittners (1981) institutionskritische Kennzeichnung im Rahmen von Erstgesprächen zwischen beratendem Psychologen und Klienten aufzugreifen - "gemacht", und zwar als ein Ensemble von Daten.[12] Selbstverständlich kann sich der leitende Stationsarzt zugleich einen Eindruck sowohl von der Krankheitsgeschichte als auch von dem Kranken selbst machen. Daraus können wiederum mehr oder minder weitreichende Schlüsse über die angemessene Interaktionsform mit dem individuellen Patienten gezogen werden, die insgesamt heilungsrelevant sind. Gleichwohl geschieht dies - sowie dessen Kommunikation innerhalb der institutionellen Agenten, also zwischen den diversen behandelnden Ärzten und dem Pflegepersonal auf der Station - eher kontingent als systematisch, wie es scheint.

Ein sprachliches Mittel, um den diskursiven Zweck der Erinnerungskommunikation zu realisieren, scheint die Sprechhandlung der *Frage* zu sein. Deren innere Struktur, welche sich systematisch aus ihrem Zweck ergibt, setzt sich aus einer abstrakten Abfolge ("Positionen") von mentalen und interaktionalen Tätigkeiten des Sprechers und des Hörers zusammen. Die interaktionalen Tätigkeiten des Frage-Musters (kurz: der Frage) sind durch eine sequentielle

---

[11] Ein vollständiges Lehranamnese-Transkript hat Menz in Redder & Ehlich (1994) zugänglich gemacht.
[12] Diese Dimension steigert sich mit zunehmender Auslagerung der Antwort-(=Daten)-Bewertung in computertechnische Medien, welche dann auch Diagnosevorschläge liefern (zu medizinischen "Expertensystemen" vgl. Weingarten 1993).

Dreischrittigkeit gekennzeichnet: *Frage - Antwort - Dank* (Ehlich & Rehbein 1979). Der Dank dient dazu, den erfolgreichen Einbau (= mentale Position der sprecherseitigen Bewertung) des durch den Hörer gelieferten Wissenselementes in die initiale Wissenslücke des Sprechers (= mentale Position vor der Frage) zu kommunizieren, so daß der Hörer seinen Suchprozeß im eigenen Wissen (= mentale Position nach der Frage, vor der Antwort) abschließen kann; er wird dadurch "entpflichtet" (= mentale Position auf Seiten des Hörers nach dem Dank). Die gesamte innere Struktur kann somit sequentiell, d. h. bezogen auf den turn-Wechsel zwischen Sprecher und Hörer, folgendermaßen bestimmt werden: initiale Wissenslücke (S) - Frage (S) - Suchprozeß im H-Wissen (H) - Antwort (H) - Bewertung bzgl. der Behebung des Wissensdefizits (S) - Entpflichtung (H).

Rehbein (1993) analysiert die institutionell bedingten Modifikationen, die dieses Alltagsmuster im Falle der *Arzt-Frage* erfährt. Es handelt sich demnach um ein systematisch daraus abgeleitetes eigenes Muster. Für die mentalen Tätigkeiten ist charakteristisch, daß der Einbau des beschwerdenbezogenen Patientenwissens in ein professionelles, typisierendes medizinisches Wissen erfolgt. Die mentale Position nach der *Patienten-Antwort* hat insofern die Qualität einer professionellen Bewertung. Eine Kommunikation dieser ärztlichen Bewertung - im Alltagsmuster als Dank realisiert - unterbleibt jedoch im allgemeinen (a.a.O., 322). Dies Fehlen der dritten interaktiven Musterposition bedingt wiederum eine bloße Implizitheit der Entpflichtung auf seiten des Patienten.

Die Diskursart 'Anamnese' ist durch eine Folge von Fragen charakterisiert (vgl. Menz 1993, 255). Sie sind von ihrem propositionalen Gehalt her weitgehend vorstrukturiert, nämlich im genannten Anamnesebogen (vgl. Lalouschek 1993, 179). Dennoch meine ich nicht, daß es sich durchgehend um dieselben Fragemuster handelt. Vielmehr sind Typen und möglicherweise auch Phasen ärztlichen Fragens von anderen, eher alltäglich anmutenden Fragen zu differenzieren. Genauer betrachtet, handelt es sich bei letzteren allerdings nur selten um Alltagsfragen. Denn es schlagen sich die institutionellen Bedingungen in ihrer bürokratischen Dimension darin nieder. Man könnte sie als *"(bürokratische) Interviewfragen"* charakterisieren: Der Arzt eruiert zuweilen in einer Folge spezifische Daten - insbesondere Namen und Adressen - stellvertretend für den bürokratischen Apparat, ohne selbst eine Bewertung der Antworten vorzunehmen. Denn als Mediziner ist er nicht Agent dieser institutionellen Substruktur.

Wir können also nunmehr differenziert sagen: *Die (klinische) Anamnese besteht aus einem Ensemble von bürokratischen Interviewfragen, Fragen (im Sinne des Alltagsmusters) und Arzt-Fragen.*[13]

Zweck ist, so wurde gesagt, die erinnernde Eruierung von Wissen über die Krankheitsvorgeschichte sowie von bürokratischen und medizinischen Daten aus der Biographie des Kranken. "Eruierung" bedeutet im besonderen, daß das Wissen nicht interaktiv bearbeitet

---

[13] Diese Differenziertheit des Diskurses wie die Differenzen der jeweiligen Muster sind in der Darstellung von Menz (1993, 258) - möglicherweise wegen seines anders gelagerten Interesses - nicht angelegt.

und in der aktuellen Kommunikationssituation durch den Arzt nicht exhaustiv mental bewertet wird. Vielmehr ist diese diagnoserelevante Tätigkeit in der Klinik zeitlich auf eine andere Situation verschoben und auf eine Reihe von (hierarchisch organisierten) Professionellen verteilt. Die eingangs (§ 2.1, Pkt. 2.)) beschriebene Abkopplung der klinischen Anamnese von der Diagnose bedingt mit Blick auf die innere Struktur der Handlungen eine Suspendierung der professionellen Bewertung des interaktiv ermittelten Wissens und damit die Suspendierung einer wesentlichen mentalen Position im Muster der Arzt-Frage.[14] Fehlte der Arzt-Frage gegenüber der einfachen Frage bereits die interaktive Ausführung der Bewertung, so ist die *anamnestische Arzt-Frage* diskursiv zudem um die mentale Position selbst reduziert. Das professionell kategorisierte Wissen wird statt dessen so fixiert, daß in einer anderen Sprechsituation allererst die erforderliche vollständige mentale und dann auch interaktionale Bearbeitung daran ansetzen kann. Die mentale Bewertung wird also aus dem Diskurs ausgelagert und lediglich für die Interaktion in einer zerdehnten Sprechsituation zubereitet. *Mithin realisiert sich der Zweck der Diskursart (klinische) Anamnese in der diskursiven Erstellung eines medizinisch (und bürokratisch) bewertbaren 'Textes' im terminologischen Sinne.*[15]

Die Phänomene der Undurchschaubarkeit der Fragezwecke für den Patienten und der mangelnden emotionalen Teilnahme durch den Arzt, die Lalouschek (1993) hervorhebt, sind also nicht nur in der Differenz des jeweiligen Wissens und der medizinischen Sozialisation begründet, sondern darüber hinaus in der in einen Text ausgelagerten Diskursdimension der (diagnostischen) Bewertung. Infolgedessen hat eine klinische Anamnese ebensowenig die Qualität eines Entscheidungsdiskurses. Auch darin unterscheidet sie sich von der Phase des Beschwerdevortrags - mit oder ohne anamnestische(n) Anteile(n) - in der gewöhnlichen Arzt-Patienten-Kommunikation. Weder geht dieser Diskursart also ein patientenseitiger Entschluß zur Konsultierung eines Arztes voraus (s. o. § 2.1, Pkt. 3.)), noch erfolgt innerhalb der Diskursgeschichte eine Bewertung oder gar Entscheidung. Die therapeutische Entscheidung wird in der Nachgeschichte vom Patienten zu überwiegenden Teilen "erlebt", weniger diskursiv - etwa in der Visite - erfahren. In jedem Fall bleibt sie, ebenso wie die zugrundeliegende Diagnose, losgelöst von seinen Antworten und Schilderungen in der Anamnese. *Die diskursive Qualität der klinischen Anamnese ist als solche systematisch reduziert.*

3 Ein alltäglicher Fall

In der folgenden exemplarischen Analyse haben wir es mit einer um wenige Sozial- und psychologische Daten erweiterten klassischen, "somatischen" Anamnese zu tun. Dies entspricht sicherlich noch immer dem größten Teil des Klinikalltags außerhalb psychoso-

---

[14] Aufgrund der Stellvertretungsstruktur wird bei der bürokratischen Interviewfrage die Bewertung eo ipso suspendiert; sie ist in den Handlungsraum des vertretenen Apparats ausgelagert.
[15] Die schriftliche Verfassung ist, wie oben bereits gesagt, lediglich eine hinreichende, nicht eine notwendige Bedingung dafür. Lediglich die (alltäglichen) Fragen behalten ihre volle Struktur.

matischer Abteilungen. Erstaunlich ist lediglich, daß die beteiligte Stationsärztin - nach unseren zahlreichen Beobachtungen eine kompetente, souveräne und praktisch denkende Frau mittleren Alters - nach eigener Aussage der Anamnese einen sehr hohen Stellenwert für die sozialpsychologische Dimension im Umgang mit den PatientInnen zumißt. Denkweise und Handlungspraxis scheinen in einem gewissen, institutionell bedingten Rahmen bei ihr zuweilen auseinanderzutreten. Eine langjährige Routine - im anamnestischen Diskurs durch eine nahezu "mustergültige" Abwicklung erkennbar - läßt sich wohl noch schwerer aufbrechen, als dies bereits bei MedizinstudentInnen zu beobachten ist (Lalouschek in diesem Band).[16]

Die aufgezeichnete und vollständig transkribierte stationäre Anamnese[17] findet im Krankenzimmer unter Anwesenheit einer weiteren Patientin und der beobachtenden Studentin statt. Die Patientin ist 1914 nach eigener Aussage als "Donauschwäbin" im Banat geboren, also 77 Jahre alt. Seit knapp fünfzig Jahren lebt sie in Deutschland und spricht hörbar süddeutsche, genauer: bairische Mundart.[18] Ihr Hinweis während der Klärung ihrer persönlichen Daten "I war dreiahalb Jahr/war i vo de Russen verschleppt (worden), von Rußland" wird - als potentieller Anknüpfungspunkt biographischen Erzählens - von der Ärztin nicht aufgegriffen, sondern, nachdem bereits ein etwas ausgedehnterer Diskurs über Herkunftsort und Muttersprache erfolgt war, lediglich mit "Hmhm" zur Kenntnis genommen.
Die Patientin, mit dem anonymisierten Namen "Frau Bittl", wurde mit dem Verdacht eines kleinen Schlaganfalls[19] am vorigen Nachmittag bürokratisch am frühen Vormittag in die Klinik aufgenommen. Die Tochter wartet noch draußen auf dem Flur. Es ist inzwischen früher Nachmittag.

Ich will mich in meiner exemplarischen Diskursanalyse auf zwei Fragestellungen konzentrieren. Erstens betrachte ich die spezifischen sprachlichen Ausdrucksmittel und Realisierungsformen von Sprechhandlungen, in denen sich die charakteristischen Modifikationen und Reduktionen des Diskurses niederschlagen, wie sie oben - in bewußter, am derzeitigen

---

[16] Gemäß unserer vielfältigen und längerwährenden Beobachtungen der Stationsärztin handelt es sich nicht um eine Vorführung zugunsten der Aufzeichnung; vielmehr erkennen wir hier wie auch bei der Großen Übergabe, die sie nebenher zu einem Lehr-Lern-Diskurs für das Pflegepersonal nutzt (vgl. Tzilinis 1993), ihre fachliche wie institutionelle Autorität wieder, die ihr ein sehr erfolgreiches (Be-)Handeln in der Klinik ermöglicht.

[17] Der gesamte, nach dem Verfahren HIAT transkribierte Diskurs ist auf S. 273-298 im Transkriptband "Gesprochene Sprache" (hrsg. von Redder & Ehlich 1994) zugänglich. Ich werde hier aus Raumgründen lediglich die interpretierten Ausschnitte dokumentieren. Alle Namen sind anonymisiert.

[18] Auch die Ärztin spricht so, wodurch einige literarische Umschriften entsprechend zu lesen sind, etwa "des" für 'das', "na:", manchmal auch kürzer "na", als 'nein', sofern es nicht postpositiv augmentiert ist.

[19] Erst am Ende des Diskurses informiert die Ärztin: "Ich denke, daß des im Kopf so was ähnliches wie a kleine Schlaganfall war. Ich glaube, daß des ne Durchblutungsstörung war . vom Gleichgewichtsorgan. . Ganz sicher weiß ma des noch nicht."

Kenntnisstand orientierter Umstellung von Forschungs- und Darstellungsgang - bereits systematisch zu begreifen versucht wurden. Zugleich werden daran differente Handlungsziele der beiden Aktantinnen erfaßbar. Zweitens versuche ich, die Struktur des patientenseitigen Wissens und Erinnerns zu rekonstruieren, um an ausgewählten Diskursausschnitten die Typen des kommunizierten Patientenwissens bestimmen zu können.

3.1 Die Anamnese als institutionelle Diskursaufgabe?

Der aus dem Anamnese-Diskurs ausgelagerte Zweck, nämlich die medizinisch bewertbare Texterstellung, wird von der Ärztin (Ä) direkt zu Beginn, nach der Identifizierung der Patientin (Pi), als Anlaß für den Eintritt in ihre Integritätszone angeführt: Sie setzt sich mit der Patientenmappe auf die Bettkante.

(B 1)

Ä	Frau Bittl, gell?	Darf ich da her?	(Bissl aufschreiben!) Prima.
Pi	[Hm̃]	Jà, jà, (bitt) schön.	
	[leise		

(Redder 1994, 277/Fl.1)

Nach einer Art von Prä-Diskurs, in dem anläßlich der ersten Frage nach dem "Schachterl von der Marien-Klinik" nicht der letzte Krankenhausaufenthalt, sondern die verletzte Erwartung der Tablettenverabreichung - wie die Patientin dies in ihrem Alltag gewöhnlich selbst tut - seitens der Patientin thematisiert wird und zu einer Identifikation der einzelnen Tabletten und ihrem Bezug zu einzelnen Krankheiten führt, beginnt die Ärztin endgültig mit der Anamnese, indem sie die charakteristischen Handlungen in ihrem Ablauf benennt:

(B 2)   Ä   Darf ich Sie jetzt so a bissele der Reihe nach fragen? . Wer isn Ihr Hausarzt?

(a.a.O., 278/18f)

Der fragend formulierten Äußerung folgt keine explizite Zustimmung der Patientin; möglicherweise geschieht sie nonverbal. Handlungstheoretisch betrachtet, handelt es sich um die Einleitung der Anamnese. Ihr folgt die erste bürokratische Interviewfrage. Mit (B1), insbesondere mit der Rechtfertigung von Schreiberfordernissen, war der Ärztin, rückwirkend betrachtet, lediglich deren Ankündigung[20] gelungen. Aus institutioneller Perspektive ist die durch die Patientin ausgeführte "Tabletten-Thematik" zwischen (B1) und (B2) als side-sequence (Jefferson 1972) zu werten. Insofern wird jetzt ausdrücklich eine bestimmte Abfolge ("der Reihe nach") der "Fragen" verbindlich gemacht. Der Patientin wird dadurch zugleich eine diskursive Orientierung gegeben: Die zu erwartenden Sprechhandlungen haben die Qualität von Fragen, so daß sie also die Antwortende sein wird; und die Fragen erfolgen

---

[20] Zur Differenz cf. Rehbein (1981).

in einer von der Ärztin (als Agentin der Institution) vorgegebenen Reihenfolge, an die sie sich als Klientin - im Rahmen ihrer kooperativen Möglichkeiten ("a bissele") - zu halten hat. Im Rahmen der institutionellen Handlungsbedingungen verfährt die Ärztin mithin durchaus kooperativ und aufklärend sowie diskursorganisatorisch effektiv. Allerdings eröffnet sie auf diese Weise auch prospektiv keinerlei Handlungsraum, der - und sei es zeitweise - die institutionellen Vorgaben suspendierte. Sie unterstellt sich und die Patientin eindeutig deren Gegebenheiten, erfüllt in diesem Rahmen ihre Pflicht.
So wird denn auch die gesamte Anamnese gleichsam vorbildlich "durchgezogen". Beide Aktantinnen kooperieren unter der institutionellen Modalität des Müssens (oder mindestens Sollens). Dementsprechend qualifiziert die Patientin auch das vorläufige und das endgültige Ende des Diskurses:

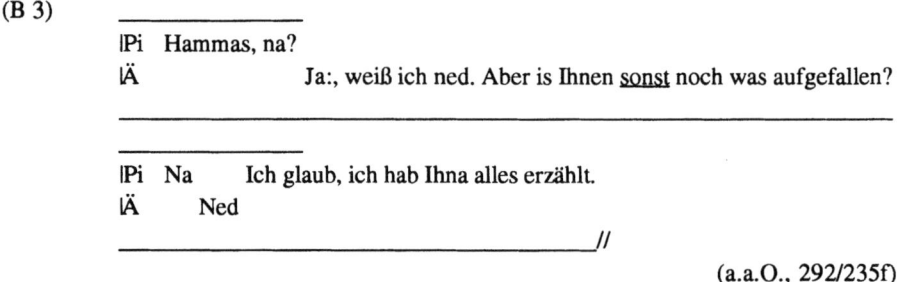

(a.a.O., 292/235f)

Dem folgt die körperliche Untersuchung, bei der auch einige Bewegungen auszuführen sind. Schließlich äußert Frau Bittl anstelle eines Grußes:

(B 4) Pi (Da hab ich jetzt etwas) Groß' hinter mir. (vgl. a.a.O., 298/342)

Offensichtlich betrachtet die Patientin - im Wechselverhältnis zum Pflichtbewußtsein der Ärztin - den gesamten Diskurs, einschließlich der Untersuchung, als eine institutionelle Aufgabenstellung[21], die sie zusammen mit der Ärztin ("hammas", B3) zu lösen versuchen muß. Und Aufgabe wie Lösungsaufwand erscheinen ihr nicht einfach und gewöhnlich, sondern durchaus bedeutend ("etwas Groß'", B4).[22] Weniger die Bewertung ihrer Lösung interessiert, als das "Hinter-sich-Haben" - die Lösung wird, ähnlich wie zuweilen in der Schule, "abgeliefert". Dieses Ausmaß an Unterordnung unter die institutionellen Bedingungen mag teilweise im Alter und in der Schwächung der Patientin begründet sein - allerdings nicht allein, denn wie schon zu Beginn versucht sie auch innerhalb des Diskurses, ihre eigenen Bedürfnisse und Ziele zur Geltung zu bringen, auch gegen gewissen Widerstand.

---

[21] Zum Aufgabe-Lösungs-Muster cf. Ehlich & Rehbein (1986).

[22] Die Äußerung ist nicht an die Beobachterin gerichtet, wenngleich die gleichsam öffentliche Bewältigung der Diskursaufgabe eine zusätzliche Erschwernis für die Patientin darstellen mag.

3.2 Frage-Abwicklung und Bewertungsauslagerung

Es wurde gesagt (§2.2), daß der Anamnesebogen das Thema des Wissens, das diskursiv in Erinnerung zu rufen ist, Punkt für Punkt - vgl. (B2) - vorgibt. Dadurch sind die propositionalen Gehalte vorstrukturiert: Das bestimmte Nicht-Gewußte[23] ist so weit durch das bestimmte Gewußte eingegrenzt und vorkategorisiert, daß es in einfacher Weise, Element für Element, durch den propositionalen Gehalt der Patientenantwort zu einem gesamten, neuen Gewußten ergänzt werden kann. Dadurch erhalten die verschiedenen Fragetypen eine je charakteristische Struktur und syntaktische Form.

Die bürokratischen Interviewfragen sind auf die fehlenden Daten eingegrenzt. Einige Beispiele aus dem Beginn der Anamnese sind:

(B 2')   Ä   Wer isn Ihr Hausarzt?
(B 5)   Ä   Äh wie heißt der mit Vornamen?
(B 6)   Ä   Wissen Sie zufällig die Straße?
(B 7)   Ä   Sie sind verheiratet, verwitwet?
(B 8)   Ä   Und Sie haben nur diese eine Tochter?
(B 9)   Ä   Lebt die bei Ihnen, oder leben Sie bei der Tochter, im gleichen Haushalt?
(B 10)   Ä   Waren Sie berufstätig?
(B 11)   Ä   Als was?
(B 12)   Ä   Sind Sie aus Südtirol oder aus/woher sans n?

(a.a.O., 278/18ff)

Die Konzentration auf das bestimmte Nicht-Gewußte schlägt sich überwiegend in einer propositionalen Form nieder, die in der traditionellen Grammatik als "Ergänzungsfrage" bezeichnet wird. Die Äußerungen (B2'), (B5) und (B6) sind von dieser Form. Auffällig ist, daß die erste Frage unmittelbar nach der Anamnese-Einleitung (s. B2) ein Element des alltäglichen Fragens enthält, nämlich die Kurzform 'n' von 'denn', artikulatorisch verschliffen mit dem finiten Verb ("isn").[24] Die Ärztin ist also noch nicht eindeutig als Stellvertreterin für den bürokratischen Apparat tätig, sondern scheint selbst an einem Verstehen interessiert zu sein. Dies dürfte damit zusammenhängen, daß der Hausarzt für die Klinikärzte das medizinische Bindeglied bei der Patientenbetreuung darstellt, in der Vor- wie in der Nachgeschichte, nach der Entlassung aus der stationären Behandlung. Insofern handelt es sich bei dieser ersten Frage um eine Mischform aus Interview- und Alltags-Frage. Das ändert sich in den folgenden Eruierungen von Daten, die eindeutig als bürokratische Interviewfragen zu bestimmen sind.

Auch (B7) gilt einem verwaltungsrelevanten Datum, weist jedoch eine sehr spezifische Form des propositionalen Gehaltes auf: Prädiziert wird eine bestimmte, nicht explizit verbundene Alternative ('verheiratet' versus 'verwitwet'), und zwar im Rahmen einer Verbstellung, die charakteristisch ist für Assertionen. Lediglich die steigende Intonation am Ende der Äußerung - graphisch umgesetzt in der entsprechenden Interpunktion - macht deutlich, daß der

---

[23] Zur propositionalen Struktur von Fragen und Antworten cf. Ehlich (1990).

[24] Zu dieser dialogischen Variante des operativen 'denn' cf. Redder (1990, § 2.2).

propositionale Gehalt ein bestimmtes Nicht-Gewußtes enthält. Die bloße Reihung zweier meist ausschließlich gedachter juristischer Lebensformen impliziert, daß es in der Unwissenheit über das Zutreffen der einen oder anderen Alternative besteht. Derartig vorgeprägte Erwartungen über die individuelle, biographische Wirklichkeit sind im Verwaltungszusammenhang durchaus typisch. Insofern bestimme ich Äußerung (B7) nicht als bürokratische Interview-Frage, sondern als eine *Bürokraten-Frage*, die die Dimension der Stellvertretung nicht mehr in sich trägt. Hier verliert die Ärztin ihre Distanz zum bürokratischen Apparat, macht sich als dessen Agentin mit ihm gemein.

Von der syntaktischen Form her betrachtet, gleicht die anschließende Frage (B8) dem. Der propositionale Gehalt, genauer: das Erfragte ("eine Tochter (haben)") ist jedoch nicht aus einer bürokratischen bzw. verwaltungstechnischen Alternativstruktur endlicher Möglichkeiten abgeleitet. Vielmehr greift die Ärztin auf ein Wissenselement zurück, das sie bereits zuvor dem Diskurs hat entnehmen können und über dessen Korrektheit sie sich nun Vergewisserung verschafft. Die diskursive Ankopplung dieser Frage wird durch den Ausdruck 'und' explizit. Dabei handelt es sich um ein sprachliches Mittel zur Realisierung einer spezifischen Bearbeitung des Propositionalen. Es wird, terminologisch gesprochen, dadurch der Vollzug einer "operativen Prozedur" beim Hörer bewirkt; 'und' gehört - in systematischer Erweiterung der beiden sprachlichen Felder "Zeigfeld" und "Symbolfeld" bei Bühler (1934) - dem "operativen Feld" von Sprache zu (cf. Ehlich 1991). Diese Diskurseinbindung verschiebt die illokutive Qualität von (B8) von der bürokratischen Interviewfrage stärker hin zu einer einfachen Frage. Demgegenüber bezeugt die nachgeschobene Verwaltungsterminologie für das Erfragte in (B9: "im gleichen Haushalt"), daß hier wieder stellvertretend für den bürokratischen Apparat gefragt wird.

(B10) ("Waren Sie berufstätig?") hat die Form einer sogenannten Entscheidungsfrage, auf die mit 'ja' oder 'nein' zu antworten ist. Nicht eine Alternative, sondern der gesamte propositionale Gehalt ist relativ zur Wirklichkeit einzuschätzen, nach Maßgabe des hörerseitigen Wissens. Mit (B11) schließt die Ärztin einen Zugriff auf ein Spezifikum dieses Wissens an. Zur Verbalisierung bedient sie sich des aktuellen gemeinsamen Diskurswissens und beschränkt daher den propositionalen Gehalt auf das bestimmte Nicht-Gewußte ("Als was?"). Insofern handelt es sich keineswegs um eine elliptische Frage, wie dies aus grammatischer Sicht oft behauptet wird.

Illokutiv interessant ist (B11). Die Ärztin bricht ihre alternativ angelegte Frage nach der Herkunft ab ("Sind Sie aus Südtirol oder aus/") und setzt vollständig neu an. Diese Äußerung ist deutlich dialektal geprägt ("woher sans n?") und enthält - wie (B2') - die dialogische Variante des (para-)operativen 'denn' in der Kurzform. Dadurch verliert die Äußerung ihre bürokratischen Züge und gewinnt die Qualität einer einfachen Frage. So ist zugleich die volle diskursive Qualität eines Wissenstransfers zur Geltung gebracht. Dem entspricht es, daß sich hieran ein längerer Diskurs über die Herkunft der Patientin, die vage Ortskenntnis der Ärztin, die Muttersprache und die Lebenszeit in Deutschland anschließt (s. o. § 3). Bezogen auf die institutionellen Bedingungen der klinischen Anamnese handelt es sich um ein Stück Alltagsdiskurs, der in die Phase der bürokratischen Befragung eingeschoben, hier genauer: an sie angebunden ist. Vermutlich bietet sich die Gelegenheit dadurch, daß die

Klinische Anamnese 183

bloßen Personaldaten wie vollständiger Name, Geburtsdatum, Geburtsort bereits bekannt und notiert sind und nicht repetiert zu werden brauchen.

Es folgen dem der Übergang und die Einleitung in die Phase der anamnestischen Arzt-Fragen.

(B 13)

|Pi I war dreiahalb Jahr/war i vo de Russen verschleppt (worden), von Rußland

|Ä   Hmhm̃ ((13 Sek.   )) Gut. . Okay. Die Medikamente ham Sie mir schon

|Ä   gesagt. Sind Sie allergisch gegen irgendwelche Substanzen? Is Ihnen des be-
|Pi   Nein   Nein   Nein

|Ä   kannt? Hmhm̃ Ich würd Sie jetzt ganz gerne zuerst zu den früheren Krank-
|Pi   Nein

|Ä   heiten fragen und dann zu den gestrigen Beschwerden. Ist des recht? Gut.
|Pi   Hmhm̃, hmhm̃   Hm

|Ä   Ham Sie mal an der Lunge was ghabt? Lungenentzündung?   (Asthma)
|Pi   hm̃   Nein, des hab

|Ä   ? Tuberkulose?
|Pi   ich nicht ghabt, aber ich hab Schilddrüsen hab ich ghabt, da war ich amal

|Ä   Im Freisinger Krankenhaus? Im Freisinger.
|Pi   drei Wochen im Krankenhaus.   Jà   Na:, in .

|Ä   Links der Isar. .
|Pi   Links der Isar.   Jò
                            //

(a.a.O., 279/39-280/47)

Nach bloßer Kenntnisnahme eines mit der Herkunft verknüpften biographischen Erlebnisses, das, wie sich später zeigen wird (s. u. § 3.3), psychologisch äußerst relevant ist, folgt eine vergleichsweise lange Pause von 13 Sekunden, in der die Ärztin ihre Konzentration wieder auf den institutionell erwarteten Anamnese-Ablauf zurücklenkt. Die bereits realisierte Diskursphase der bürokratischen Befragung - einschließlich ihres alltäglichen Auslaufs - wird positiv bewertend abgeschlossen ("Gut.") und nach kurzer Pause (" . ") durch die amerikanische Variante des operativen Ausdrucksmittels mit der folgenden Phase verknüpft, indem so die Diskursbedingungen als für die Anschlußhandlungen geeignet eingeschätzt werden.

Die Ärztin beginnt sodann nicht unmittelbar mit einer anamnestischen Arzt-Frage, sondern rekapituliert zuvor, daß sich eine Frage, nämlich die Frage nach den Medikamenten, durch die Intiative der Patientin ganz zu Anfang des Gesprächs, im oben genannten Prä-Diskurs, bereits erledigt hat.

Dem folgt die erste als solche gelingende anamnestische Arzt-Frage, durch den Symbolfeldausdruck 'Substanzen' deutlich an das medizinische Fachwissen gebunden. Die Patientin antwortet sehr rasch, bereits vor dieser medizinischen Spezifikation, nämlich sobald das Stichwort 'allergisch' - ein "semi-professioneller"[25] Symbolfeldausdruck - gefallen ist: "Nein". Diese Verneinung muß aus der Perspektive der Patientin durch das Weiterreden der Ärztin und die explizite Präsizierung auf "irgendwelche" - Dinge, alltagssprachlich gesagt - explizit aufrecht erhalten und dann nach Abschluß der Arzt-Frage noch einmal wiederholt werden. Aber auch die drittmalige Verneinung von Frau Bittl bleibt ein Antwort-Versuch, da die Ärztin desungeachtet eine förmliche Frage nach dem dezidierten Wissen der Patientin stellt ("Is Ihnen des bekannt?"). Abgesehen von einer möglichen Konzentrationsschwäche mag die Modalisierung des patientenseitigen Wissens, die eine derartige Rückkopplung an "Bekanntmachungen", d. h. an medizinisch abgesichertes und kommuniziertes Wissen, bewirkt, dadurch begründet sein, daß das Phänomen der Allergie eine breite populärwissenschaftliche Beachtung gefunden hat und gerade dadurch keineswegs immer mit einer deckungsgleichen Einschätzungsbasis bei Professionellen und bei Laien zu rechnen ist.[26] Die Patientin bleibt jedenfalls bei ihrem "Nein", noch bevor die Ärztin ausgeredet hat.

Die mehrfachen Antworten bzw. Antwortversuche der Patientin sind systematisch das Ergebnis eines mehrmaligen Durchlaufes durch das Muster der anamnestischen Arzt-Frage, das durch die schrittweise erfolgende propositionale Präzisierung - 'allergisch', 'gegen irgendwas' ('irgend-'), 'gegen irgendwelche Substanzen' -, also durch die spezifische Realisierungsform des propositionalen Aktes von der Ärztin provoziert wird. Ein solcher Diskursverlauf ist hinsichtlich der elementaren Kooperativität nicht unproblematisch, verlaufen doch die Verstehensprozesse tendenziell divergent - in diesem Fall bei der Patientin jeweils zu früh relativ zum Sprecherplan. Insofern muß das Muster mit einer deutlichen Konvergenz abgeschlossen werden. Nun haben wir oben (§ 2.2) festgestellt, daß

---

[25] Die verschiedenen Wissensqualitäten werden bei Rehbein (1993) und Löning (in diesem Band) ausführlich behandelt.

[26] Zu dieser Problematik vgl. Partheymüller (in diesem Band).

der anamnestischen Arzt-Frage nicht nur die explizite, sondern auch die mentale Bewertung systematisch fehlt, da sie ausgelagert ist in die spätere Textrezeption. Dennoch äußert die Ärztin "Hmhm̃". Welche Qualität hat diese Äußerung? Ich will ausführlicher darauf eingehen, weil Varianten davon im gesamten anamnestischen Diskurs kennzeichnend und wesentlich sind.

Die Ausdrucksform ist durch eine spezifische Tonstruktur gekennzeichnet, die durch das Sonderzeichen als fallend-steigend gekennzeichnet ist. Es handelt sich um einen Typ des Ausdruckssystems 'HM', hier den reduplizierten (verdoppeltes Monem 'hm'), insgesamt fallend-steigend intonierten Typ. In kritischer Auseinandersetzung mit traditionellen Interjektionsanalysen, konversationsanalytischen und semiotischen Bestimmungen als "backchannel-behavior" oder "Hörersignal" hat Ehlich (1986) die spezifische kommunikative Leistung und formale Struktur systematisch untersucht. Demnach handelt es sich um Ausdrücke des "expeditiven Feldes" von Sprache, durch die ein "direkter Draht" zum Handeln des Interaktanten hergestellt wird, ein direkter Eingriff in sein Handeln erfolgt. Formales Charakteristikum ist, daß das Deutsche in diesem sprachlichen Feld Bedeutungen mittels Töne differenziert. Expeditive Ausdrücke dienen der Realisierung von expeditiven Prozeduren, also von kleinsten Handlungseinheiten der Sprache. Insofern hat die Äußerung der Ärztin keine Handlungs- oder Akt-Qualität, insbesondere keine illokutive Kraft, sondern bleibt monoprozedural. Das System HM dient nun insbesondere dem Verständigungshandeln zwischen Sprecher und Hörer, indem der Hörer während des Sprechens eines Sprechers die Art und Weise seines Verstehens kommuniziert, so daß der Sprecher seine Handlungsabwicklung hörerspezifisch anpassen kann. HM dient allgemein der Sprechersteuerung - durch den Hörer als Hörer, d. h. ohne turn-Übernahme. Die Töne differenzieren - nach den experimentellen Analysen und systematischen Rekonstruktionen der Grundtypen von Ehlich und nach mittlerweile erfolgten empirischen Untersuchungen - bei HM zwischen Divergenz und Konvergenz des hörerseitigen Mitvollzuges der Sprechhandlungen oder sonstigen Handlungen des Interaktanten, kurz: zwischen Divergenz und Konvergenz seines Verstehens. Während - bezogen auf die einfache Form 'hm' - schwebende Intonation eine Prä-Divergenz zum Ausdruck bringt, steigende Intonation eine Divergenz und fallende Intonation eine komplexe Divergenz ausdrücken, kommuniziert der Hörer durch ein 'hm' mit fallend-steigender Intonation eine Konvergenz seines Verstehens. Die Reduplikation steigert diese Charakteristik in bestimmter Hinsicht.

'Hmhm̃' in (B13) ist mithin eine sprechersteuernde Höreräußerung von expeditiv prozeduraler Qualität, durch die die Ärztin sich als Hörerin der Patienten-Antwort qualifiziert und als solche eine uneingeschränkte Konvergenz mit dieser Sprechhandlung - hier: der verneinenden Antwort - zum Ausdruck bringt. Relativ zum Muster der anamnestischen Arzt-Frage sind die Verhältnisse von Sprecher und Hörer auf diese Weise vertauscht. Der systematisch aus dem Diskurs ausgeklammerte Abschluß des anamnestischen Frage-Musters mittels mentaler Bewertung und deren Kommunikation wird ersetzt durch eine Bezugnahme auf das allgemeine, vorgeordnete Verständigungshandeln, in dem ein - gelungener - Verstehensabschluß zum Ausdruck gebracht werden kann. Die Patientin weiß nun, daß der propositionale Gehalt sowie die illokutive Qualität ihrer Sprechhandlung vom Hörer, der Ärztin, mitvollzogen wurde, so daß bis zu diesem Punkt der Diskurs einen Konvergenzpunkt erreicht hat und eine Modifikation im Prozeß ihrer verbalen Planung und Verbalisierung unnötig ist. Dies ersetzt die ansonsten fehlende Entlassung aus dem Suchprozeß im patientenseitigen Wissen. Wir haben es also bei der Äußerung "Hmhm̀" in (B13) mit einer Ersatzstrategie zu tun. Diese ist keineswegs individuell und vereinzelt, sondern hat systematische Qualität.

In der gesamten vorliegenden Anamnese werden die Patienten-Antworten auf anamnestische Arzt-Fragen in überwiegender Zahl mit einem expeditiven Ausdruck des Systems HM quittiert. Anders als in (B13) ist die Realisierungsform dieser Ärztin zumeist 'hmhm̀', also die reduplizierte, fallend intonierte Form. Sie dient allgemein dem Ausdruck einer komplexen, deliberativen Divergenz.[27] Wie ist das Vorkommen hier zu erklären? Anders als bei der einfachen fallenden Form wird durch die Reduplikation eine deliberative, abwägende Dimension in das Verständigungshandeln eingebracht. Das Verstehen, also der Mitvollzug der sprecherseitigen (Sprech-)Handlung, ist im Falle von ' hmhm̀' nicht in allen Elementen oder Schritten abgeschlossen und daher nicht ganz mit dem sprecherseitig erwarteten Verstehen konform; aber dennoch kann der Sprecher in der geplanten Weise fortfahren, da gewissermaßen "unter Vorbehalt" späterer Handlungskonsequenzen, die an den ungeklärten Stellen wieder ansetzen, ein Zuhören möglich bleibt. Diese expeditive Prozedur ist nun allerdings bestens geeignet, der Suspendierung einer professionellen Bewertung ersatzweise Ausdruck zu verleihen. In der Anamnese bewertet der Arzt die Patientenantworten noch nicht abschließend, sondern allenfalls vorläufig; primär fixiert er sie in der klinischen Variante dieser Diskursart, wie gesagt, für den außerhalb des Diskurses medizinisch bewertbaren Text. Die reduplizierte, fallend intonierte Form von HM ('hmhm̀') stellt für den einfachen Durchlauf durch das Muster der anamnestischen Arzt-Frage also eine hervorragend geeignete Ersatzprozedur dar, mittels derer ein diskursadaptierter Abschluß - im Wege des allgemeinen Verständigungshandelns - hergestellt wird.[28] Die fallend-steigende, also Konvergenz ausdrückende reduplizierte Form ('hmhm̀') scheint nach meiner bisherigen Einschätzung anhand des Transkriptes vorwiegend dann funktionaler zu sein, wenn die Patientin in ihrer Anwort gleichsam ein Surplus an Kooperation geleistet hat, sei dies durch ein Mehr an Wissensvermittlung, Kommentierung oder Schilderung, sei dies durch mehrfache Beantwortungsversuche, wie oben dargestellt. Die Ärztin, oder allgemeiner: der Arzt verstärkt dann seinerseits die Kooperation, allerdings eben lediglich im Bereich des Verständigungshandelns, nicht im Sinne einer professionellen Bewertung im Handlungs-

---

[27] Ebenso lassen sich womöglich die ärztlichen Äußerungen in den Transkriptausschnitten von Lalouschek (1993) lesen, die nach der tonal nicht systematisch differenzierten konversationsanalytischen Schreibweise als 'mhm' transkribiert sind. Es zeigt sich, daß die Adaptierung der Transkriptionsweise an den diskursanalytischen Kenntnisstand dringend erforderlich ist. Dies gilt bedauerlicherweise auch für einige Transkriptstellen in diesem Band.

[28] Möglicherweise handelt es sich beim berühmten "Therapeuten-HM", das beispielsweise Flader & Koerfer (1983) empirisch untersucht haben, um eine ähnlich motivierte Ersatzstrategie für suspendierte Musterpositionen im psychoanalytischen Diskurs.

muster der anamnestischen Arzt-Frage selbst. Weitere empirische Analysen zu solchen Verfahren sind erforderlich, um diese exemplarischen Betrachtungen zu präzisieren.

Andere Formen der Bearbeitung von Patienten-Antworten bestehen in der bloßen Wiederholung der fragerelevanten propositionalen Teile, im allgemeinen Symbolfeldausdrücke. Im obigen Diskursausschnitt (B13) geschieht dies bei der Wiederholung des Kliniknamens - des zunächst falschen wie des korrigierten ("Im Freisinger."; "Links der Isar."). Das ist das "Datum", welches für den Text fixiert wird.

Als letztes Phänomen will ich in diesem Abschnitt den Einstieg in das Muster der anamnestischen Arzt-Frage betrachten und damit zugleich die Verknüpfung der Muster. Nahezu durchgehend - (B8) war eine Ausnahme im Rahmen der stärker bürokratischen Phase des Fragens - fehlen ausdrückliche Verknüpfungselemente wie 'und' oder 'aber'. Die Arzt-Fragen zu den einzelnen Themen des Wissens werden nicht mittels operativer Ausdrücke in einen propositionalen Zusammenhang gestellt. Vielmehr werden sie isoliert voneinander geäußert. Darin schlägt sich einerseits die Vorstrukturierung der Reihenfolge und propositionalen Spezifik anhand des Anamnesebogens nieder. Andererseits wird dadurch aber auch eine spezifische Diskursform ralisiert, die in einer bestimmten Textform ihr Pendant hat, nämlich die Liste.[29] Oben (§ 2.2) war gesagt worden, daß die Anamnese aus einer Folge von Fragemustern besteht. Anhand der empirischen Analyse kann spezifiziert werden: Es handelt sich um eine Liste von Fragen verschiedenen Typs, deren jeweilige Antworten fixiert werden, so daß eine textuelle Liste entsteht, die medizinischer (und bürokratischer) Bewertung unterzogen werden kann. Nur selten werden Arzt-Fragen im terminologischen Sinne "verkettet", also ohne systematischen turn-Wechsel hintereinandergeschaltet, so daß eine "Frage-Batterie" (Rehbein 1984) entsteht. Im Ausschnitt (B13) findet sich eines der wenigen Beispiele dafür, nämlich bei der spezfischen Abfrage von Lungenkrankheiten ("(Asthma)? Tuberkulose?"). Die Patientin antwortet explizit negativ, lenkt sodann jedoch die Erwartung mittels operativem 'aber' um und führt eine Krankheit mittels Nennung des Organs an, das aus der Perspektive eines Nicht-Mediziners (Laien) dicht bei der 'Lunge' lokalisiert ist, die 'Schilddrüse': "Nein, des hab ich nicht ghabt, aber ich hab Schilddrüsen hab ich ghabt". Die morphologisch Form ('-n') des Namens läßt noch eine Kompositumbildung des Krankheitsnamens erahnen, die jedoch von der Patientin offenkundig nicht mehr erinnert wird.

3.3 Relevanzen des Gewußten und Strukturtypen des Patientenwissens

Wie ist das in die Erinnerung gerufene Wissen der Patientin profiliert, und welche "Strukturtypen des Wissens" (Ehlich & Rehbein 1977) sind für ihre Verarbeitung von Krankheiten prägend?

---

[29] Die Liste gehört zu einer der sozialgeschichtlich ältesten Textformen (cf. Ehlich 1989).

Komplementär zur diskursiv ausgesparten professionellen Bewertung der anamnestisch erfragten Wissenselemente ist eine antizipative Einschätzung ihrer Relevanzen durch die Patientin zu erkennen. Zugleich stellt sie sie dadurch - quer zur gegeneinander isolierten listenförmigen Erfragung - in eine Beziehung zueinander. Ein Beispiel dafür ist bereits oben bei (B13) angesprochen worden, nämlich die durch operatives 'aber' realisierte Umlenkung der Erwartung auf eine positiv "gehabte" Krankheit, die die Patientin, wie sich weiter herausstellt, nicht im medizinisch erwarteten Sinne kategorisieren kann. Ich zitiere die Fortsetzung des obigen Diskurses:

(B14)

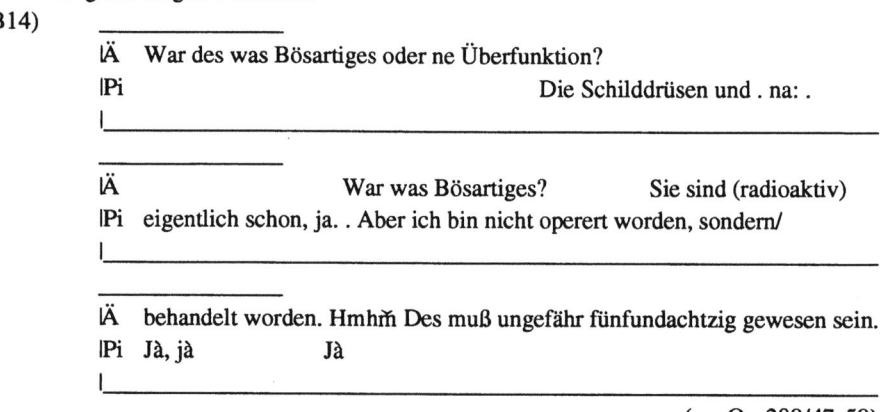

|Ä   War des was Bösartiges oder ne Überfunktion?
|Pi   Die Schilddrüsen und . na: .
|_____

|Ä   War was Bösartiges?   Sie sind (radioaktiv)
|Pi eigentlich schon, ja. . Aber ich bin nicht operert worden, sondern/
|_____

|Ä behandelt worden. Hmhm̂ Des muß ungefähr fünfundachtzig gewesen sein.
|Pi Jà, jà   Jà
|_____

(a.a.O., 280/47-50)

Wieder reagiert die Patientin relativ zur Verbalisierung der Arzt-Frage zu früh, nämlich während der Alternativnennung. Man kann daraus schließen, daß sie ihre Antwort zunächst auf die Bösartigkeit hin plant, dann abbricht und erst die letztgenannte Alternative der Überfunktion verneint, ehe sie - in oberflächlich betrachtetem Widerspruch dazu - eine durch operatives 'eigentlich' modalisierte, dann durch fallend-steigende Intonation von paraexpeditivem 'ja' ausdrücklich gemachte Bejahung vollzieht. Ihr Erinnerungsfokus liegt offenkundig auf positiven Krankheitsmomenten, nicht, wie bei der Ärztin, auf einer unterschiedslos abzuarbeitenden Reihe oder Liste von - scheinbar oder anscheinend? - unzusammenhängenden Krankheiten. Zugleich bewertet die Patientin ihr positives Krankheitswissen nicht aus medizinischer Perspektive, sondern nach Maßgabe des Leidens oder der erlittenen Behandlung, die mit der Krankheit verbunden war oder ist. Dementsprechend lenkt sie in (B14) wiederum die Erwartung des Gewichtes von 'Bösartigkeit' durch operatives 'aber' um und bringt in reduzierender, negierender Weise das Unterbleiben einer Operation zur Geltung. Ihre eigene Bewertung des Schilddrüsenleidens kann als praktischer Schluß rekonstruiert werden, den sie gleichsam von hinten her kommuniziert:

(a) Bösartige Krankheiten sind um so gravierender, je stärker der mechanische Eingriff in den Körper, etwa durch Operation, ist.
(b) Es ist keine Operation vorgenommen worden.
(c) Also: Die Krankheit ist nicht so gravierend, sie ist lediglich 'eigentlich' bösartig.

Den apparatetechnischen Körpereingriff durch radioaktive Bestrahlung bewertet die Patientin offensichtlich als nicht so massiv; anderfalls wäre eine Kommunikation der Form >Ich bin sogar radioaktiv behandelt worden< zu erwarten gewesen. Diese Einschätzung dürfte nicht zuletzt einem reduzierten oder mangelnden physikalisch-chemischen Wissen geschuldet sein, was bei dem hohen Alter der Patientin nicht so erstaunlich ist.

Aus der unterbrechenden Feststellung der faktischen Therapiemaßnahme durch die Ärztin ("Sie sind (radioaktiv) behandelt worden.") und der zeitlichen Lokalisierung wird ersichtlich, daß sie bereits über wesentliche Kenntnisse der Krankengeschichte verfügt. In der Tat äußert sie dann auch ausdrücklich:

(B15)

|Ä Ich hab des durchgelesen, soweit ich das lesen konnte, was der Doktor da
|

|Ä unten aufgeschrieben hat.　　　　　　Hmhm̃ Und dann ./also an der Lunge
|Pi　　　　　　　　　　　Hm̃, hm̃
|

|Ä ham Sie nie was ghabt.
|Pi　　　　　　　Nein nein.
|_____//　　　　　　　　(a.a.O., 280/51-53)

Die deiktische Neufokussierung eines Ortes ("da") in Verbindung mit operativer Bearbeitung eines gemeinsamen räumlichen Wissens qua 'unten' läßt die Basis ihrer Kenntnisse deutlich werden: es ist der Text, den der Kollege in der im Erdgeschoß lokalisierten Aufnahmeabteilung des Krankenhauses bei der klinisch-ambulanten Anamnese fixiert hat. Die in § 2.1 unter Punkt 1) genannte Doppelung der klinischen Anamnese wird hier kommunikativ unmittelbar relevant. Nur bedingt ist die spöttelnde Bemerkung zur Schrift des Kollegen ein zureichender Grund, das bereits Bekannte erneut zu erfragen.[30] Die Ärztin geht - nach einem deliberativen Abgleich des Verständigungshandelns zum Thema 'Schilddrüse' durch 'hmhm̃' - mit dem ausdrücklichen, jedoch mißlingenden Versuch einer Anbindung ("Und dann ./") zu ihrem ursprünglichen Thema des Wissens zurück, nämlich dem Organ 'Lunge'.

Betrachten wir weitere Beispiele dafür, daß die Patientin ihr Wissen über die eigene Krankengeschichte in bewerteter Form erinnert und relativ zu den Akutbeschwerden profiliert. Ich dokumentiere die Ausschnitte in der Reihenfolge ihres diskursiven Auftretens.

(B16)(= Fortsetzung von B15, a.a.O., 280/53-56)

|Ä Auch in letzter Zeit keine Atemnot, Sie ham auch flach liegen können, wenns
|

---

[30] Nachvollziehbar wäre die Wiederholung eher, wenn die Selektivität und Vorläufigkeit der Anamnese in der Aufnahme angesichts einer hohen Akutheit des Leidens geltend gemacht würde.

|Ä   sein muß?   Já
|Pi   Ahjà, Atemnot, ich war da mal auch lang beim Weber-Klinik
|_____

|Ä   Da haben Sie Atemnot ghabt, hmhm̀
|Pi   wegem Herz, da hab ich schon Beschwerden ghobt.
|_____

(B17)

|Ä   Ham Sie mal n Herzinfarkt gehabt? . War des damals in der Weber-Klinik
|Pi   Jà
|_____

|Ä   vor zwei Jahren?   (
|Pi   Nein Wo war ich da? Des kann ich Ihnen gar ned sagen.
|_____

|Ä   )
|Pi   Das (heißt), ich bin auf Kur gekommen, und dort hat ma der Kurarzt zu
|_____

|Pi   mir gsagt, weil ich mich dort hab melden müssen. "Na", hat er gsagt, ob ich
|_____

|Pi   weiß, daß ich a .. H/Herzinfarkt ghabt hab, "a <u>klei</u>nen Herzinfarkt". "N/"
|_____

|Pi   sag ich, "nein Herr Doktor, des weiß ich nicht." Sagt er, "ja, n <u>klei</u>nen Herz-
|_____

|Pi   infarkt" hab ich ghabt. ((7 Sek.   ))
|_____//   (a.a.O., 281/71-77)

(B18)

|Ä   Ham Sie mal nen Schlaganfall gehabt?   .. Da steht/irgendwas war auf-
|Pi   Nein
|_____

|Ä   geschrieben (   )
|Pi   Jà etwas . mei Hand. . kleins Schlagerl hab ich ghabt, ja.
|_____//
                                                  (a.a.O., 282/83-85)

(B19)

|Ä Ham Sie viel Kopfschmerzen?   Nie gehabt?
|Pi   Nein, gar ned.   Nie, nie, ich war
|_____

|Ä   Und Sie haben auch nie Schmerzmittel oder
|Pi nie empfindlich mit Kopf.
|_____

|Ä sowas genommen?   Hmhm̃   Hmhm̃
|Pi   Nein, nein . Nur gestern hab ich Schmerzen ghabt.
|_____

|Ä Da komm ich gleich noch drauf.
|_____//   (a.a.O., 282/89-92)

(B20)

|Ä Ham Sie irgendwelche Operationen an Gebärmutter oder Eierstöcken ge-
|_____

|Ä habt?
|Pi   Jà, ich bin operiert worden, auch da im Feldafinger Krankenhaus,
|_____

|Ä   Und was is da gmacht/
|Pi aber ich glaub, des san a: schon zwanzig Jahr.   Im Unter-
|_____

|Ä   Hmhm̃ Wissen Sie, was da ope-
|Pi leib/Unterleib bin ich operiert worden.
|_____

|Ä riert worden is?   Hmhm̃
|Pi   Ich hab a kleins Myom hab ich ghabt.
|_____//
                                                (a.a.O., 283/98-103)

In (B16) wird am expeditiven "Ahjà" die Erinnerungstätigkeit der Patientin im Diskurs deutlich. Sie wird noch nicht durch die bloße Nennung der Beschwerde 'Atemnot' aktiviert, sondern erst in Verbindung mit einer bestimmten Handlungsmöglichkeit, dem 'Flachliegen', das an einem spezifischen Ort als eingeschränkt erfahren wurde - indem eben die genannten Beschwerden auftraten. Wieder ist es nicht ein Leiden als solches, sondern der dadurch beeinträchtigte Handlungsraum, der im Patientenwissen verankert ist. Mittels der lokalen Begrenzung "da schon" bringt die Patientin zugleich zum Ausdruck, daß sich die Beschwerden als solche in Grenzen hielten und insofern nicht im Vordergrund ihrer Erinnerung oder Körperwahrnehmung standen bzw. stehen.

Demgegenüber ist der 'Herzinfarkt' direkt im Wissen zugänglich; die Patienten-Antwort im Diskursausschnitt (B17) lautet positiv 'jà'. Allerdings machen die weiteren Schilderungen zum Ort des Geschehens und zur daran gebundenen Form dieser Wissensgewinnung deutlich, daß diese Kenntnis nicht durch eine Körperwahrnehmung gewonnen wurde, sondern durch eine sprachliche Kommunikation, im Nachhinein. Die diskursive Situation dieser Mitteilung ist derart mit deren inhaltlicher Verarbeitung verknüpft, daß die Weitergabe noch heute in entsprechend verschlungener sprachlicher Form von direkter und indirekter Rede erfolgt. Dem mangelnden körperlichen Bemerken der Krankheit entspricht die Betonung ihrer Nichtigkeit - bei der originalen Mitteilung ebenso wie in der Zitierung. Dies läßt sich anhand der Reparatur von zögerlich benannter, indirekter Wiedergabe "daß ich a .. H/Herzinfarkt ghabt hab" zur direkten Wiedergabe ""a kleinen Herzinfarkt"" und deren Wiederholung (""ja, n kleinen Herzinfarkt"") rekonstruieren.

An einen 'Schlaganfall' erinnert sich die Patientin zunächst gar nicht, so daß sie verneint (B18, Fläche 1). Erst die Korrektur mittels Hinweis auf den anamnestisch gewonnenen Text lenkt den Suchprozeß bei der Patientin auf "etwas", das sich an ihrer Hand bemerkbar macht. Die Ursache dafür wird jedoch in doppelter Weise diminuierend als "kleins Schlagerl" identifiziert. Diesmal scheint nicht eine professionelle Bewertung die mangelnde Relevanz zu stützen, sondern die minimale, im weiteren Diskursverlauf ausdrücklich auf die linke Hand beschränkte Beeinträchtigung ihrer Handlungsmöglichkeiten.

Die anamnestische Arzt-Frage nach 'Kopfschmerzen' (B19) führt zu einer unbedingten Verneinung ("nie"), die mehrfach und emphatisch ("nie") wiederholt wird, um sie sodann - moiviert durch die desungeachtet präzisierende Nachfrage nach der Einnahme von Schmerzmitteln - mit dem akuten Leiden zu kontrastieren, das sich im Kopf bemerkbar machte, nämlich als Kopfschmerz und massiver Schwindel. Diese Konzentration der Aufmerksamkeit auf den vergangenen Tag als die Ausnahme ("nur gestern"), die den durchgängig bei der Patientin aufrecht erhaltenen Fokus auf das konkrete, aktuelle Leiden erneut zur Geltung zu bringen versucht, wird von der Ärztin jedoch aufgeschoben.

An (B20) ist zweierlei interessant. Erstens wird erneut eine Krankheit bzw. deren körperliches, in diesem Fall materialisiertes, Symptom als geringfügig qualifiziert: "a kleins Myom", dessen Behandlung zudem zeitlich sehr weit weg liegt ("aber ch glaub, des san a: schon zwanzig Jahr"). Zweitens bedient sich die Patientin, also die Nicht-Professionelle, bei der Benennung des Operationsgegenstandes des professionellen griechischen Fachterminus 'Myom', während die Ärztin, also die Professionelle, zuvor deutsche, popularisierte Benennungen wählt: 'Gebärmutter' und 'Eierstöcke'. Mithin erscheint in der Wahl der sprachlichen Mittel eine merkwürdige Verkehrung der Wissensqualitäten. Löning (in diesem Band) hat genauer zu rekonstruieren versucht, wie sich sprachlicher Ausdruck und mentale Widerspiegelung des benannten Sachverhalts in derartigen Fällen zueinander verhalten. Demnach transformiert die Ärztin aus Gründen der Hörerbezogenheit ihre professionellen Kategorien in - vermeintlich? - allgemeinverständliche Ausdrücke, die mit Rehbein als "semi-professionell" zu charakterisieren sind, während die Patientin umgekehrt einen sprachlichen Ausdruck aufgreift und wiederverwendet, der genuin aus dem Munde eines Professionellen stammt und in diesem Falle von der sprachlichen Form her deutliche Kennzeichnung seiner professionellen Herkunft trägt. Gleichwohl wird damit nicht zugleich das professionelle Wissen reproduziert. Vielmehr handelt es sich in der Verbalisierung der Patientin um eine "pseudo-professionelle" Kategorisierung.

Versucht man, die in diesen beispielhaft dokumentierten Äußerungen zum Ausdruck gebrachten Strukturtypen des Wissens zu bestimmen, in denen die verschiedenen Krankheiten bzw. Krankheitsphänomene bei der Patientin niedergelegt sind, so ergibt sich folgendes:
Die Beschwerde 'Atemnot' (B16) ist an ein "partikulares Erlebniswissen" gebunden: die Atemnot beim langen (Flach-)Liegen in der Weber-Klinik im Zusammenhang mit einem Herzleiden. Dieser Strukturtyp ist durch die pragmatische Einzelheit des Gewußten wie des Wissenden zum Thema des Gewußten gekennzeichnet. Das partikulare Erlebniswissen "ist die Domäne der wissensmäßigen Repräsentation des *nur Zufälligen.*" (Ehlich & Rehbein 1977, 47) Auch der 'kleine Herzinfarkt' (B17) wird im Wege eines partikularen Erlebniswissens in Erinnerung gebracht. Allerdings bildet die Krankheit nicht selbst das Thema des Gewußten, sondern eine darauf bezogene sprachliche Kommunikationssituation: die nachträgliche ärztliche Mitteilung. Schließlich ist der Komplex 'Unterleib' mit den Organen 'Gebärmutter' und 'Eierstöcke' (B20) in einem partikularen Erlebniswissen verankert, das die Therapierung betrifft: die operative Beseitigung eines 'kleinen Myoms' "auch da" - im Sinne bairischer Nähedeixis - "im Feldafinger Krankenhaus", wo die stationäre Anamnese gerade stattfindet.

Im Unterschied dazu weisen die Wissenstypen in den Patientenäußerungen (B18) und (B19) gewisse pragmatische Verallgemeinerungen auf. Das organbezogene Gewußte - die durch einen 'Schlaganfall' ("kleins Schlagerl") bedingte, andauernde Beeinträchtigung der (linken) 'Hand' (B18) und das Fehlen von 'Schmerzen' des 'Kopfes' bis zum Äußerungszeitpunkt (B19) - trifft mehrfach zu. Ein derartiger Strukturtyp des Wissens wird als "Einschätzung" bezeichnet. "Einschätzungen sind also schon vergleichsweise komplexe *synthetische Leistungen*" (a.a.O., 49), denen mehrere partikulare Wissenselemente zugrundeliegen und die Extrapolationen auf die Zukunft erlauben. Genau an diesem Punkt ist aus der sprachlichen Kommunikation in Ausschnitt (B19) jedoch ein Umbruch zu rekonstruieren.
Die pragmatische Verallgemeinerung hatte sich bei der Patientin bis zum Äußerungszeitpunkt - in der Arzt-Frage durch das Tempus des Perfekts ausgedrückt - tendenziell zu einem "Bild" verallgemeinert: "ich war nie empfindlich mit Kopf". Dieser Strukturtyp des Wissens "gibt die Möglichkeit zu *verläßlichen Extrapolationen* für *alle* O_Γ [Objekte des Gewußten; A.R.] über ein O_Θ [Objektbereich des Wissensthemas; A.R.] ; [...] Die Bilder formen so ein

Arsenal fester Interpretationen der Handlungswirklichkeit, in der sich der Wissende befindet." (a.a.O., 52) Dieses Bild prägt die Erwartungsstruktur der Patientin - in der Vergangenheit: "war". Das Bild ist also zeitlich abgerissen, abgetrennt von der Gegenwart. Ein neues, partikulares Erlebnis - das Schmerzen-(im Kopf)-Haben - zerstört die extrapolierte Gewißheit. Noch führt es nicht zu einer Umstrukturierung von Erwartung und Wissen, sondern wird ausdrücklich auf einen Zeitpunkt begrenzt: "nur gestern". Doch die stetigen diskursiven Hinlenkungsversuche auf diese unerwarteten Beschwerden und die weiteren Ausführungen, wenn die Ärztin endlich nach dem akuten Leiden fragt, verdeutlichen, wie massiv der Einbruch der gegenwärtigen Defizienz in die Erwartungsstruktur von der Patientin erfahren wird. Und dies gilt trotz des Umstandes, daß die Patientin sich im Nachhinein - auch diskursiv nach detaillierter Schilderung der gestrigen Beschwerden - eingesteht, daß sie eine Veränderung hat kommen sehen:

(B21)

|Ä   War sonst noch was in letzter Zeit, is Ihnen sonst an sich selber noch irgend-

|Ä   was aufgefallen?
|Pi   . Na: Aber so gut is mir ned ganga letzte Zeit. Ich hab mir

|Pi   immer denkt, da kommt bald wieder was. . Des merk ich na schon, a paar

|Pi   Tag, ned gut un/un . . Und plötzlich, na bin ich wieder so krank. //

(a.a.O., 292/227-231)

Wider andere Erfahrung - die Patientin hatte seit "vielleicht sechs oder acht Wochen" bereits Schwindelgefühle, "aber nit so stark wie gestern" - und insofern wider abweichende Erwartung ("da kommt bald wieder was") wird das akute Kranksein als 'plötzlich' erlebt. Ein weiterer Widerspruch wird hier manifest.

Die Patientin hat, wie wir exemplarisch gesehen haben, bislang nur vergleichsweise kleine Beschwerden und geringfügige Krankheiten gehabt, so daß auch die entsprechenden Wissensstrukturen nur einen geringen Grad von Verallgemeinerung aufwiesen. Dies mündet schließlich bei der entscheidenden anamnestischen Arzt-Frage nach den akuten Beschwerden in einer spezifischen Kommunikation eines "Selbstbildes":

(B22)

|Ä   Sie ham sich die letzten Tage und Wochen doch <u>wohl</u> gefühlt?   Und
|Pi   Jà, jà

```
|Ä    was war dann gestern?
|Pi                    [%] . Wohlgefühlt, wie soll ich sagen, Frau Dok-
|_____

     [% atmet tief ein

|Ä                                                        Hm̌
|Pi   tor? Ich bin a Mensch, der wo nicht . alles glei hängen läßt. . Und wenn ich
|_____


|Ä                                                        Hmhm̌
|Pi   auch krank bin und etwas hab, des . tu ich ned so schätzen. Also ich bin
|_____


|Ä                       den Sachen äh sozusagen lange nicht sehen will.
|Pi   ganz a Mensch, der wo . .           Jà            nicht/
|_____


|Ä   Hm̌
|Pi  Jà, jà, jà
|_____//                                  (a.a.O., 288/174-289/179)
```

Das Bild, das die Patientin über sich selbst in ihrem Wissen unterhält, lautet: 'Ich bin ein Mensch, der nicht alles gleich hängen läßt', kommuniziert in baierischer Färbung und mit Kennzeichen der Überlegung. Obwohl sie im Diskurs bereits offensichtlich mit ihrem Selbstbild in Konflikt geraten ist - >wohl gefühlt? - jà, jà - und gestern? - ((Einatmen)) wohlgefühlt, wie soll ich sagen?< -, versucht sie, es weiter zu untermauern, indem sie exemplarisch ihr Handeln im Falle des Krankseins charakterisiert: "des . tu ich ned so schätzen". Die Verzögerung nach der Objektdeixis 'das' ist Ausdruck ihrer Suche nach angemessener Qualifizierung. Diese erfolgt sodann in ambivalenter Ausdrucksweise: 'schätzen' kann im Sinne von 'besonders zur Kenntnis nehmen' oder von 'werten' gemeint sein, je nachdem, ob das deiktische Verweisobjekt im propositionalen Element 'krank sein' besteht oder im gesamten propositionalen Gehalt der Bedingung, also in der realen Gegebenheit ('wenn ...'). In jedem Falle bezieht die Patientin ihr Handeln nicht positiv auf eine Krankheit, sie stellt ihr Handeln nicht auf derartig defiziente Handlungsbedingungen ein, jedenfalls nicht sofort. Dieses praktische Umgehen mit Handlungseinschränkungen nimmt die Ärztin zunächst nur deliberativ als Hörerin zur Kenntnis ("Hmhm̌"), kommuniziert dann aber ihrerseits ihr im Anamnesediskurs gewonnenes Bild von der Patientin, und zwar in Fortsetzung von deren abgebrochenem Neuansatz einer Selbstbildformulierung ("Also ich bin ganz a Mensch, der wo . ."). Hatte die Ärztin bereits bei der ersten Formulierung des Selbstbildes ihre Konvergenz explizit zum Ausdruck gebracht ("Hm̌"), so drückt sich die Spiegelbildlichkeit nunmehr in der Möglichkeit zu derartiger turn-Übernahme zwecks

Vervollständigung aus. Interessant ist die grammatische Defizienz der Formulierung, ungeachtet des gegenseitig akzeptierten propositionalen Gehaltes. Dadurch, daß die Ärztin noch ein wenig nach der angemessenen Qualifizierung des Patientenverhaltens sucht (äh sozusagen"), greift die Patientin als zustimmende Hörerin ("Jà), dann als Mitformulierende ("nicht/") ein und bewirkt so eine Veränderung des Verbalisierungsplans bei der Ärztin. Vermutlich sollte das Bild lauten: 'ein Mensch, der den Sachen lange nicht ins Gesicht sieht'. Die statt dessen formulierte Modalisierung durch den Bezug auf ein Wollen nimmt der Qualifizierung etwas von ihrer Unbedingtheit, erhöht zugleich dadurch jedoch die Verantwortlichkeit der Handelnden für sich selbst.

Hier wäre ein hervorragender Ansatzpunkt für ein therapeutisches Gespräch zwischen Ärztin und Patientin. In einer Anamnese ist dies jedoch institutionell nicht vorgesehen. Hinsichtlich der Genese des Selbstbildes wäre dann auch die eingangs thematisierte biographische Erfahrung heranzuziehen, die die Patientin als frühkindliche 'Verschleppung durch die Russen' benennt. Schwierige existentielle Bedingungen werden von der Patientin möglicherweise durch eine Handlungsmaxime der Art 'Beachte nur die positiven Handlungsmöglichkeiten, die du hast!' bearbeitet und so ausgehalten. - Mit dieser Maxime kommt sie allerdings aktuell nicht mehr weiter, so daß nicht nur ihr praktisches Handeln an seine Grenze stößt und den Gang in die Klinik unausweichlich macht, sondern auch das mit dieser Maxime kompatible Selbstbild ins Wanken gerät. Eine psychosoziale Krankenbetreuung, die im konkreten Fall primär auf die Gegebenheiten des Altwerdens bzw. Altseins bezogen sein dürfte, wird sich darauf einzulassen haben.

Literatur

Adler, R. & Hemmeler, W. (1986) Praxis und Theorie der Anamnese. Stuttgart: Fischer
Austin, J. L. (1962) How To Do Things with Words. London: Clarendon
Bittner, U. (1981) Ein Klient wird "gemacht". Ergebnisse einer empirischen Untersuchung zur Struktur von Erstgesprächen in einer Erziehungsberatungsstelle. In: von Kardorff, E. & Koenen, E. (Hrsg.) Psyche in schlechter Gesellschaft. München: Urban & Schwarzenberg, 103-137
Bliesener, Th. & Köhle, K. (1986) Die ärztliche Visite. Chance zum Gespräch. Opladen: Westdeutscher Verlag
Brähler, E., Geyer, M., Kabanow, M.M. (Hrsg.) (1991) Psychotherapie in der Medizin. Beiträge zur psychosozialen Medizin in ost- und westeuropäischen Ländern. Opladen: Westdeutscher Verlag
Bühler, K. (1934). Sprachtheorie. Jena/Stuttgart: Fischer
Ehlich, K. (1983) Text und sprachliches Handeln. In: Assmann, A. & J., Hardmeier, Ch. (Hrsg.) Schrift und Gedächtnis. München: Fink, 24-43
Ehlich, K. (1986) Interjektionen. Tübingen: Niemeyer
Ehlich, K. (1989) Zur Genese von Textformen. Prolegomena zu einer pragmatischen Texttypologie. In: Antos, G. & Krings, H.P. (Hrsg.) Textproduktion. Tübingen: Niemeyer, 84-99
Ehlich, K. (1990) Zur Struktur der psychoanalytischen "Deutung". In: Ehlich, K., Koerfer, A., Redder, A., Weingarten, R. (Hrsg.), 210-227
Ehlich, K. (1991) Funktional-pragmatische Kommunikationsanalyse - Ziele und Verfahren. In: Flader, D. (Hg.) Verbale Interaktion. Studien zur Empirie und Methodologie der Pragmatik. Stuttgart: Metzler, 127-143

Ehlich, K. (1993) Qualitäten des Quantitativen, Qualitäten des Qualitativen. Theoretische Überlegungen zu einer gängigen Unterscheidung im Wissenschaftsbetrieb. In: Timm, J.-P. & Vollmer, H.J. (Hrsg.) Kontroversen in der Fremdsprachenforschung. Bochum: Brockmeyer

Ehlich, K., Koerfer, A., Redder, A., Weingarten, R. (Hrsg.) (1990) Medizinische und therapeutische Kommunikation. Diskursanalytische Untersuchungen. Opladen: Westdeutscher Verlag

Ehlich, K. & Rehbein, J. (1977) Wissen, kommunikatives Handeln und die Schule. In: Goeppert, H. (Hg.) Sprachverhalten im Unterricht. München: Fink, 36-114

Ehlich, K. & Rehbein, J. (1979) Sprachliche Handlungsmuster. In: Soeffner, H.-G. (Hg.) Interpretative Verfahren in den Sozial- und Textwissenschaften. Stuttgart: Metzler, 243-274

Ehlich, K. & Rehbein, J. (1986) Muster und Institution. Tübingen: Narr

Erickson, F. & Shultz, J. (1982) The Counselor as a Gatekeeper. New York: Academic Press

Flader, D. & Koerfer, A. (1983) Die diskursanalytische Erforschung von Therapiegesprächen. In: Redder, A. (Hg.) Kommunikation in Institutionen. Osnabrück: OBST 24, 57-90

Georges, K. E. (ND 1988) Ausführliches Lateinisch-Deutsches Handwörterbuch. Darmstadt: Wissenschaftliche Buchgesellschaft

Jefferson, G. (1972) Side sequences. In: Sudnow, D. (ed.) Studies in social interaction. New York: Free Press, 294-338

Köhle, K. & Raspe, H.-H. (Hrsg.) (1982) Das Gespräch während der ärztlichen Visite. Empirische Untersuchungen. München: Urban & Schwarzenberg

Koerfer, A., Köhle, K., Obliers, R. (in diesem Band) Zur Evaluation von Arzt-Patienten-Kommunikation. Perspektiven einer angewandten Diskursethik in der Medizin.

Lalouschek, J. (1993) "Irgendwie hat man ja doch bißl Angst." Zur Bewältigung von Emotion im psychosozialen ärztlichen Gespräch. In: Löning, P. & Rehbein, J. (Hrsg.), 177-190

Lalouschek, J. (in diesem Band) "Nur ganz normale Sachen." Aufgaben und Probleme der medizinischen Gesprächsausbildung.

Lalouschek, J., Menz, F., Wodak, R. (1990) Alltag in der Ambulanz. Gespräche zwischen Ärzten, Schwestern und Patienten. Tübingen: Narr

Löning, P. (in diesem Band) Versprachlichung von Wissensstrukturen bei Patienten.

Löning, P. & Rehbein, J. (Hrsg.) (1993) Arzt-Patienten-Kommunikation. Analysen zu interdisziplinären Problemen des medizinischen Diskurses. Berlin: de Gruyter

Menz, F. (1993) Medizinische Ausbildung im Krankenhaus am Beispiel der Lehranamnese: Die institutionalisierte Verhinderung von Kommunikation. In: Löning, P. & Rehbein, J. (Hrsg.), 251-264

Menz, F. (1994) Eine *Visiten-Anamnese* auf einer internistischen Abteilung eines Wiener Gemeindespitals. (Transkript) In: Redder, A. & Ehlich, K. (Hrsg.), 299-310

Morgan, W.L. Jr & Engel, G.L. (1969) The clinical approach to the patient. Philadelphia: W.B. Saunders Co. (dtsch. 1979, Bern: Huber)

Nowak, P. & Wimmer-Puchinger, B. (1990) Die Umsetzung linguistischer Analyseergebnisse in ein Kommunikationstraining mit Ärzten. Ein Modellversuch. In: Ehlich, K., Koerfer. A., Redder, A., Weingarten, R. (Hrsg.), 137- 142

Obliers, R., Waldschmidt, D. Th., Poll, H., Albus, Ch., Köhle, K. (1993) "Schau' mich gefälligst an dabei!" Arzt-Patient-Kommunikation: Doppelperspektivische Betrachtung und subjektive Meta-Invarianten. In: Löning, P. & Rehbein, J. (Hrsg.), 265-310

Partheymüller, D. (in diesem Band) Moderatorenfragen in der populärwissenschaftlichen Vermittlung medizinischen Wissens - eine exemplarische Analyse.

Redder, A. (1990) Grammatiktheorie und sprachliches Handeln: 'denn' und 'da'. Tübingen: Niemeyer

Redder, A. (1994) Eine *Klinik-Anamnese*. In: Redder, A. & Ehlich, K. (Hrsg.), 273-298

Redder, A. & Ehlich, K. (Hrsg.) (1994) Gesprochene Sprache. Transkript- und Tondokumente. Tübingen: Niemeyer

Rehbein, J. (1981) Announcing. On Formulating Plans. In: Coulmas, F. (ed.) Conversational Routine. The Hague: Mouton, 215-258

Rehbein, J. (1984) Remarks on the Empirical Analysis of Action and Speech - The Case of Question-Sequences in Classroom-Discourse. In: Journal of Pragmatics 8, 49-63

Rehbein, J. (1986) Institutioneller Ablauf und interkulturelle Mißverständnisse in der Allgemeinpraxis. In: Curare 9, 297-328

Rehbein, J. (1988) Ausgewählte Aspekte der Pragmatik. In: Ammon, U., Dittmar, N., Mattheier, K. (Hrsg.) Sociolinguistics/Soziolinguistik. Ein internationales Handbuch zur Wissenschaft von Sprache und Gesellschaft. Berlin: de Gruyter, Bd. II, 1181-1195

Rehbein, J. (1993) Ärztliches Fragen. In: Löning, P. & Rehbein, J. (Hrsg.), 311-364

Searle, J. R. (1969) Speech Acts. Cambridge: University Press

Tzilinis, A. (1993) "Große Übergabe" im Krankenhaus: Der Arzt als Wissensvermittler zwischen Patient und Pflegepersonal. Empirische Studien. Universität München: Institut für Deutsch als Fremdsprache (Magisterarbeit)

von Uexküll, Th. & Wesiack, W. (1990^4) Wissenschaftstheorie und psychosomatische Medizin, ein bio-psycho-soziales Modell. In: von Uexküll, Th. et al. (Hrsg.) Psychosomatische Medizin. München: Urban & Schwarzenberg, 5-38

Weingarten, R. (1993) Medizinische Expertensysteme im Dialog. Wissensakquisition als Kommunikationsprozeß. In: Löning, P. & Rehbein, J. (Hrsg.), 385-402

"Nur ganz normale Sachen." - Aufgaben und Probleme der medizinischen Gesprächsausbildung

Johanna Lalouschek

1   Die patientenzentrierte Gesprächsausbildung - ein Modellversuch

Vor einigen Jahren wurde an der II. Medizinischen Universitätsklinik in Wien im Rahmen eines Forschungsprojektes der Modellversuch "Medizinisches Fachtutorium - Anamnesegruppe" durchgeführt (Deusch et al. 1989). In Gesprächen mit Patienten und Patientinnen sollten MedizinstudentInnen lernen, über die aktuelle Erkrankung oder Krankengeschichte hinausgehend, die jeweiligen Symptome in einem sinnvollen lebensgeschichtlichen oder psychodynamischen Kontext zu erfassen, also ein sogenanntes "psychosozial erweitertes Anamnesegespräch" zu führen. Langfristig zugrundeliegendes Ziel dieses Projektes war es, das Erlernen des ärztlichen Gesprächs in das Medizinstudium zu integrieren. Damit sollte dem zunehmenden Bedürfnis vieler MedizinstudentInnen nach einem verbesserten Kontakt mit PatientInnen und auch einem wesentlichen Desiderat der bisherigen Forschung zur Arzt-Patienten-Kommunikation entsprochen werden.

In der Praxis verliefen diese Anamnese- bzw. Erstgespräche folgendermaßen: Die StudentInnen, die auf freiwilliger Basis an dieser Lehrveranstaltung teilnahmen, arbeiteten direkt in Krankenhäusern und Kliniken in Kleingruppen von ca. 8 Personen, jeweils von einer TutorIn supervidiert. Über zwei Semester fand jede Woche eine Gruppensitzung statt. Pro Sitzung führte eine StudentIn ein Anamnesegespräch mit einer stationären PatientIn in einem extra dafür zur Verfügung gestellten Raum, wobei die restliche Gruppe zuhörte. Die Länge der Gespräche schwankte zwischen 20 und 50 Minuten. Anschließend erfolgte - ohne Teilnahme der PatientIn - ein einstündiges Gruppengespräch, in dem die in den jeweiligen Gesprächen beobachteten Probleme der StudentInnen-PatientInnen-Beziehung reflektiert wurden.

Auf den ersten Blick stellten diese studentischen Anamnesegespräche konzeptuelle Idealvarianten des ärztlichen Gesprächs dar, da sie nicht den vielfältigen, institutionell bedingten Restriktionen des herkömmlichen Arzt-Patienten-Diskurses wie Zeitmangel oder somatisch-technisches Krankheitsverständnis unterworfen waren. Im Rahmen einer detaillierten linguistischen Begutachtung (vgl. Lalouschek 1989, 1992) erwiesen sich die Gespräche zwischen den StudentInnen und den PatientInnen jedoch als für beide Seiten überaus schwierige und konfliktreiche kommunikative Ereignisse.

Grund für diese problematischen Gesprächsverläufe waren folgende, konkurrierende bzw. einander ausschließende Trainingsbedingungen: die herkömmliche, krankheitsorientierte medizinische Ausbildung, der gesamtheitliche Ansatz der patientenzentrierten Medizin und die spezifischen konzeptuellen Bedingungen der Lehrveranstaltung selbst. Im folgenden möchte ich die Einflüsse der genannten Bedingungen einer detaillierten Analyse unterziehen und die Konsequenzen, die sich daraus für die Konzeption von diskursanalytisch fundierten Gesprächstrainings ergeben, zur Diskussion stellen.

2 Zwischen herkömmlichem ärztlichem Gespräch, patientenzentrierter Medizin und Trainingssituation

2.1. Bedingungen der herkömmlichen Arzt-Patienten-Kommunikation

2.1.1. Die Sozialisation in den Arztberuf

Personen, die sich für den Arztberuf entscheiden, werden mit Beginn des Medizinstudiums bestimmten, institutionsspezifischen Einprägungsprozessen unterworfen, die sie befähigen sollen, den Beruf des Arztes/der Ärztin entsprechend den gesellschaftlichen Erwartungen ausüben zu können (Basler et al. 1978).

Unter diesen Einprägungs- oder Sozialisationsprozessen ist zum einen die Aneignung von *"Experten-Wissen"* zu verstehen, also die theoretische und praktische Ausbildung zum Erwerb von medizinischem Fachwissen und zur Ausübung von professionellen ärztlichen Tätigkeiten. Darunter werden Diagnoseerstellung, Behandlung und medizinisch-therapeutische Tätigkeiten verstanden, nicht aber das ärztliche Gespräch an sich. Die so erworbene fachliche Kompetenz, die auch Bestandteil der Arzt-Rolle ist, bezieht sich vor dem Hintergrund eines rein krankheitszentrierten biomedizinischen Verständnisansatzes also auf Diagnose und Therapie von pathologisch veränderten Organstrukturen und gestörten Organfunktionen. Die Untersuchung der/des Kranken ist eine Untersuchung einzelner Subsysteme, die sowohl aus ihrer Interaktion untereinander als auch aus den Funktionen, die sie für das Gesamtsystem haben, herausgelöst werden. Dieser Vorgang der Fragmentierung (Köhle/Joraschky 1990:415) spiegelt sich - wie alle Formen des Handelns an sich - auch im sprachlichen Handeln wider (s.u.).

Zum anderen ist unter den sozialisatorischen Prozessen die sukzessive Internalisierung von Einstellungen, Erwartungen und Werten im Zusammenhang mit der Ausgestaltung der *Arzt-Rolle* zu verstehen (Tewes et al. 1978). Die Einstellungen werden einerseits durch die Art der Ausbildung im Studium mitvermittelt, heutzutage also durch eine primär somatisch-technischorientierte Ausrichtung. Andererseits werden sie über die Praxis während der Famulaturen und später während der Turnuszeit erworben. Diese Prägungen führen dazu, daß die angehenden ÄrztInnen die Rolle des Arztes/der Ärztin entsprechend den gesellschaftlichen und institutionellen Erwartungen auszufüllen lernen. Klassische Anforderungen und Erwartungen an die Rolle des "Arztes" sind nach Parsons (1958) Uneigennützigkeit, fachliche Kompetenz und Universalität, also Gleichbehandlung aller Kranken sowie affektive Neutralität.

Auf den letztgenannten Begriff "affektive Neutralität" möchte ich näher eingehen, da er m.E. einen wesentlichen Auslösefaktor für Probleme in der Arzt-Patienten-Beziehung darstellt.

Affektive Neutralität meint, daß der Arzt/die Ärztin die Qualität der Behandlung nicht von den persönlichen Gefühlen dem/der Kranken gegenüber abhängig machen darf. Das ärztliche Handeln muß sachlich begründet sein und nicht von individueller Sympathie oder Antipathie geleitet. Im Zusammenhang mit der Forderung, nicht das erkrankte Individuum, sondern das objektivierbare Symptom in den Mittelpunkt der Aufmerksamkeit zu stellen, bekommt die Forderung nach affektiver Neutralität für ÄrztInnen Verbotscharakter, nämlich keine Gefühle haben zu dürfen, Gefühle nicht wahrnehmen zu dürfen. Der Konflikt, der damit entsteht, ist, daß ÄrztInnen die Gefühle, die sie haben, nicht zulassen können, sondern abwehren müssen. Bekannte Abwehrstrategien sind das Einnehmen einer scheinbar unberührten, professionellen Haltung, Ironie und Zynismus und das Vorgeben ständiger Zeitnot ("prophylaktisches Notfallsverhalten", vgl. Lalouschek/ Menz/Wodak 1990, Menz 1991). Aufgrund dieses Mechanismus lernen ÄrztInnen nicht, mit Ihren Gefühlen produktiv umzugehen, sie wahrzunehmen, sich mit ihnen auseinanderzusetzen und sie als überaus sinnvolles und hilfreiches Instrument im Umgang mit PatientInnen und für Diagnose und Behandlung einzusetzen. Diese Bedingungen führen dazu, daß bestimmte Bereiche wie Emotionalität und individuelles Erleben im ärztlichen Gespräch keinen Platz haben (dürfen) und daher ausgeblendet werden müssen.

2.1.2. Die Fragmentierung von Beschwerden

In den herkömmlichen Arzt-Patienten-Gesprächen, die in der Institution Krankenhaus stattfinden, stehen sich ÄrztInnen und PatientInnen nun mit je unterschiedlichen Realitätsorientierungen gegenüber: die der ÄrztInnen leitet sich aus einem, wie oben ausgeführt, somatisch orientierten Krankheitsmodell ab, ihr Interesse ist primär faktenorientiert; die der PatientInnen stammt aus dem je individuell-gesamtheitlich erlebten Zusammenhang von Krankheit und persönlichen Lebensumständen, ihr Interesse ist erlebensorientiert (Fehlenberg/Simons/Köhle 1990). ÄrztInnen haben zur Beschreibung von Krankheiten und Krankheitsbildern das Repertoire der medizinischen Fachsprache zur Verfügung, PatientInnen verwenden umgangssprachliche Beschreibungen für ihre individuellen Beschwerden.
Aufgrund dieser Bedingungen findet nun im herkömmlichen ärztlichen Gespräch ein Übersetzungsprozeß statt, den ich, in Anlehnung an die Beschreibung des "fachlich kompetenten ärztlichen Handelns", als *Prozeß der Fragmentierung* bezeichnen möchte.
Um eine fachlich korrekte Diagnose stellen zu können, müssen die vorwiegend umgangssprachlichen, von ihrer Bedeutung her ganzheitlichen individuellen Beschwerdenschilderungen der PatientInnen in die institutionell vorhandene Begrifflichkeit, also in Symptome, übersetzt werden. D.h., über den Einsatz professioneller sprachlicher Handlungen unterziehen die ÄrztInnen die Äußerungen der PatientInnen einem Prozeß der Fragmentierung: sie zerteilen die Darstellungen, selektieren jene "Beschwerden" heraus, für die eine Symptomatik existiert, und reduzieren so den gesamtheitlichen Bedeutungsumfang der jeweiligen Äußerungen auf die biomedizinisch relevante Bedeutung des selektierten Begriffs. Cicourel (1985) unterscheidet hier zwei Übersetzungsstufen: Im Gespräch selbst übersetzen die

ÄrztInnen in ihren weiterführenden Redebeiträgen die selektierten umgangssprachlichen Begriffe der PatientInnen in eine medizinnahe, aber noch nicht rein fachsprachliche Form. Die eigentliche, rein fachssprachliche Übersetzung findet in den schriftlichen Berichten, Arztbriefen und fachinternen Gesprächen mit anderen ÄrztInnen statt (vgl. auch Lalouschek 1990, Menz 1991). Über die Kategorisierung der Beschwerden als Symptome werden diese institutionell wahrgenommen und können entsprechend verarbeitet werden. Rehbein (1986: 301) bezeichnet diesen Vorgang dementsprechend auch als die "Institutionalisierung von Krankheit".

Psychosoziale Informationen von PatientInnenseite, also z.B. die Darstellung von Lebensereignissen und deren individuelle Bedeutung oder Emotionsbeschreibungen im Zusammenhang mit der Erkrankung, sind aus biomedizinischer Sicht "überschüssig" und zumindest primär nicht relevant. Wie oben ausgeführt, hat die individuelle, affektive Dimension von Leiden institutionell kein Korrelat und ist daher nicht verarbeitbar. Über den Prozeß der Fragmentierung werden diese Informationen im ärztlichen Gespräch systematisch als dysfunktional ausgeblendet. Die sprachlichen Mittel dafür sind folgende: ÄrztInnen stellen geschlossene Fragen, die die PatientInnen in einer eigenständigen, subjektiv gefärbten Darstellung einschränken; umgangssprachliche Äußerungen der PatientInnen, die sich auf die Beschwerdenschilderung beziehen, werden in fachsprachliche Begriffe übersetzt; zusätzliche Äußerungen oder Erzählversuche werden unterbrochen oder ignoriert (Lalouschek/ Nowak 1989, Lalouschek 1992).

Zusammenfassend läßt sich also sagen, daß der Grundstein für die Problemstellen und kommunikativen Defizite des ärztlichen Gesprächsverhaltens einerseits schon im Medizinstudium gelegt wird, das somatisch-, fakten- und leistungsorientiert ist und das die angehenden ÄrztInnen, der Institution entsprechend, zu "wissenschaftlicher Objektivität" erzieht. Zum anderen in der praktischen Ausbildung selbst: obwohl das Gespräch mit den Patienten und Patientinnen einen großen Teil des beruflichen Alltags ausmacht, hat es in der jetzigen Ausbildung nach wie vor den Status eines Vorgangs, den man nicht eigens zu erlernen hat, da er der eigentlichen ärztlichen Tätigkeit vorgelagert ist. Es bildet sozusagen den äußeren Rahmen, der mit (medizinischer) Expertentätigkeit zu füllen ist (Waldenfels 1991: 105).

Die Sozialisierung in diesen Diskurstyp (und vice versa über den Erwerb des ärztlichen Sprachverhaltens eine Sozialisierung ins ärztliche Rollenverhalten) erfolgt für MedizinstudentInnen wie ÄrztInnen vor allem im Rahmen der praktischen Ausbildung, also während der Famulaturen, Praktika und der Turnuszeit.
Auch den Patienten und Patientinnen ist diese Form des herkömmlichen ärztlichen Gesprächs normalerweise geläufig. Je nach dem Ausmaß ihrer Erfahrungen mit dem Gesundheitswesen wissen sie, daß ÄrztInnen eine knappe, somatisch orientierte Leidensdarstellung in "Berichtform" bevorzugen und daß sie derart kooperative PatientInnen durch eine größere Bereitschaft, zusätzliche Erklärungen und Informationen zu geben, sehr subtil belohnen (vgl. Hein et al. 1985, Lalouschek/Menz/Wodak 1990). Erzählen hingegen ist unerwünscht

(Bliesener 1980). Aus diesem Grunde sind die PatientInnen auch darauf eingestellt, eine eher passive Gesprächshaltung einzunehmen, und erwarten Fragen und eine Diagnose, nicht Reflexion. Mit anderen Worten, auch PatientInnen werden im Verlauf ihrer Behandlungen in den ärztlichen Diskurs sozialisiert (vgl. Lalouschek 1993a).

2.2. Das patientenzentrierte Gespräch

Im patientenzentrierten Gespräch geht es um die Umsetzung einer Form sprachlichen Handelns, die einem gesamtheitlichen Verständnisansatz von Gesundheit und Krankheit entspringt, die den Patienten/die Patientin als Person mit einer je individuellen biographischen und psychologischen Geschichte sieht, eingebunden in seine/ihre soziale Umwelt, und die versucht, die jeweilige Krankheitssituation als Teil dieser Lebenssituation im Spannungsfeld zwischen biologischen, psychologischen und sozialen Faktoren zu verstehen (vgl. Heim/Willi 1986, Helmich et al. 1991).
Grundlage für das Einnehmen einer patientenzentrierten Haltung ist das Bekunden der Bereitschaft, sich auf die Wirklichkeit der PatientInnen einzulassen. Dazu ist es für den Arzt/die Ärztin notwendig, sich selbst zurückzunehmen und aktiv zuzuhören, also den PatientInnen Zeit für eine individuelle Darstellung zu geben, sie ihre Geschichte erzählen zu lassen und die Art und Weise dieser Darstellung schon als Diagnoseinstrument zu verwenden. Damit steht der patientenzentrierte Ansatz in direktem Kontrast zum krankheitszentrierten, da es darum geht, die reduktiven Mechanismen eines somatisch ausgerichteten Verständisses von Krankheit sozusagen rückgängig zu machen und das, was in den herkömmlichen ärztlichen Gesprächen systematisch ausgeschlossen wird, zu reflektieren und mit einzubeziehen, die Zusammenhänge wiederherzustellen.
Für das Gesprächsverhalten im Einzelnen gilt die Technik des "offen fragenden und assoziativ geführten Gesprächs" (nach Morgan/Engel 1977). D.h. die ÄrztInnen sollen zu Beginn des Gesprächs die PatientInnen auf ihre Art und Weise anfangen lassen, offene Fragen stellen, sie nicht unterbrechen und den assoziativ vorgebrachten Themen und Inhalten folgen, bis der Patient/die Patientin sich entfaltet hat. In einem weiteren Schritt geht es darum, gemeinsam mit dem Patienten/der Patientin ein Krankheitskonzept zu erarbeiten. Das geschieht über die Wiederaufnahme und Vertiefung von Themen und Hinweisen und erlebensrelevanten Schilderungen, die vom Patienten/von der Patientin schon eingeführt worden sind. Ein wichtiger Grundsatz dabei ist, daß die Reaktion und der Umgang der PatientInnen mit bestimmten Lebensereignissen bedeutsamer ist als das Ereignis selbst. In der Endphase des Gesprächs sollen die PatientInnen Gelegenheit haben, Fragen aufzuwerfen und noch nicht Besprochenes beizufügen.

Diese kurze und globale Darstellung der Zielvorstellungen für psychosoziale ärztliche Gespräche zeigt, daß die wesentlichen Problemstellen des herkömmlichen ärztlichen Gesprächsverhaltens sehr differenziert erfaßt sind. Was die Erlernbarkeit psychosozial orientierter Gesprächsführung betrifft, so stößt man einerseits immer wieder auf den allgemeine Hinweis, daß es sich um Idealvorstellungen handle und der tatsächliche Erwerb nicht über Lehrbücher gehen könne, sondern vor allem an langjährige Übung und Praxis gebunden sei. Andererseits gibt es eine Vielzahl einzelner Präskriptionen wie z.b. "Die geschickte Befragung der Beschwerden und Symptome bringt diese automatisch mit der aktuellen Lebenssituation des Patienten in Zusammenhang" (Heim/Willi 1986, 496), oder "Gleichzeitig erfährt der Patient aufgrund dieses Gesprächs, daß er sich frei über seine Probleme äußern darf" (Morgan/Engel 1977, 36). Diese Präskriptionen sind von sehr unterschiedlicher Komplexität und Konkretheit und setzen nicht nur bei den ÄrztInnen oder MedizinstudentInnen ein hohes Maß an kommunikativer Kompetenz und Reflexionsfähigkeit voraus, sondern gehen auch von einer prinzipiellen Bereitschaft der PatientInnen aus, von und über sich zu erzählen.

Diese idealen Zielvorstellungen des psychosozialen ärztlichen Gesprächs "konkurrieren" in der Ausbildungssituation nicht nur mit den oben beschriebenen Bedingungen herkömmlicher Arzt-Patient-Kommunikation, sie treffen zusätzlich noch auf die Einflüsse der speziellen Lernsituation selbst.

2.3. Die konzeptuellen Bedingungen der Trainingssituation

Die Konzeption des Gesprächstrainings selbst, also jeweils einmalig stattfindende Patienten-Gespräche vor der Kleingruppe, hat sich in verschiedener Hinsicht als ein für das Gelingen des Trainings höchst problematischer Faktor erwiesen.

Erstens geraten die StudentInnen durch die Bedingung, daß die Gespräche vor ihren MitstudentInnen stattfinden, in eine Konkurrenzsituation und damit unter Druck, eine gute Leistung zu erbringen: Das kann ein besonders ausführliches und langes Gespräch sein oder die "Aufdeckung" psychosozialer Krankheitszusammenhänge.

Zweitens handelt es sich bei den Gesprächen nicht nur um Erstkontakte zwischen den StudentInnen und den PatientInnen, was für Anamnesegespräche ja typisch wäre. Da die StudentInnen sich nur während der einmal wöchentlich stattfindenden Gruppe in den Krankenhäusern befinden, sind und bleiben die Student-Patienten-Kontakte auch einmalige, isolierte Kontakte. Dieser Umstand läuft dem Sinn einer psychosozialen Medizin grundlegend zuwider und erzeugt einen ungewollten, möglicherweise paradoxen Lehr-/Lerneffekt: patientenzentrierte Medizin ist keine "Durchlaufmedizin" mit einmaligen Patientenkontakten, wie z.B. auf einer Ambulanz. Das Prinzip der patientenzentrierten Medizin kann sich nur erfolgreich in mehrmaligen, begleitenden Patientenkontakten entfalten, die schrittweise zum Aufbau einer tragfähigen Arzt-Patienten-Beziehung führen. Durch die Konzeption des Trainings wird diesem Prinzip jedoch im Sinne der herkömmlichen "Durchlaufmedizin" Rechnung getragen. An dieser Stelle wird deutlich, wie die schon diskutierte fragmentierende, herkömmliche ärztliche Haltung auch auf die konzeptuelle Ebene einwirkt.

Zusätzlich zum oben besprochenen "Leistungsdruck" innerhalb der Kleingruppe stehen die StudentInnen also durch die Konzeptualisierung der Lehrveranstaltung unter dem künstlich hergestellten Druck, nur ein Gespräch, sozusagen nur eine Chance zur Verfügung zu haben, die relevanten psychosozialen Informationen zu erheben. Dieser zweifache Druck zeigt sich in vielen Gesprächen darin, daß die StudentInnen unter allen Umständen versuchen, zu einem Ergebnis in Form einer psychosomatischen Diagnose zu gelangen und die PatientInnen dazu veranlassen, doch mögliche Zusammenhänge "zuzugeben", oder es zeigt sich, daß sie Qualität durch Quantität ersetzen und in überlangen Gesprächen versuchen, "alles" zu erfragen. So ist es nicht erstaunlich, daß viele der Patienten und Patientinnen diese Gesprächssituation ihrerseits als extreme Prüfungssituationen erfahren.

3   "Nur ganz normale Sachen." - Eine exemplarische Analyse

Wie wir gesehen haben, stehen die Gespräche zwischen den MedizinstudentInnen und den PatientInnen zwischen drei Bereichen: der herkömmlichen Arzt-Patienten-Kommunikation, dem patientenzentrierten Ansatz der psychosozialen Medizin und der Leistungsdruck erzeugenden Konzeptualisierung der Lehrveranstaltung. Jeder Bereich hat - explizit oder implizit - unterschiedliche Zielvorstellungen bezüglich eines "guten Gesprächs", definiert also unterschiedliche Gesprächsnormen und stellt unterschiedliche Anforderungen an das Gesprächsverhalten von StudentInnen wie PatientInnen. Im Training selbst werden diese unterschiedlichen Bereiche nicht explizit gemacht und reflektiert, was systematisch zu einer Überlastung und Kollision dieser Normen und Anforderungen führt und für die schon erwähnten problematischen Gesprächsverläufe verantwortlich ist.

In der Analyse des gesamten Materials (Lalouschek 1992) hat sich gezeigt, daß zwei Gesprächsabschnitte von dieser Normenüberlastung besonders betroffen sind: erstens der *Gesprächsbeginn*, in dem es darum geht, die PatientInnen, die sich für diese Gespräche zur Verfügung gestellt haben, über die spezielle Lehr-/Lernsituation zu informieren, die für sie nicht wahrnehmbare institutionelle Veränderung sichtbar zu machen und den für die PatientInnen ungewohnten Diskurstyp einzuführen und zu etablieren.[1] Und zweitens jene Gesprächsabschnitte, in denen es um die Wiederaufnahme und Vertiefung erlebensrelevanter Schilderungen der PatientInnen, also um die Verbalisierung affektiv relevanter Erlebensinhalte und die Herausarbeitung individueller Bedeutungen geht.
Im folgenden möchte ich anhand mehrerer längerer Textausschnitte aus einem Student-Patienten-Gespräch zeigen, wie diese unterschiedlichen Gesprächsnormen das Gesprächsverhalten der Studentin und der Patientin sowie den Gesprächsverlauf insgesamt beeinflussen und wie die Kollision unterschiedlicher Normen das eigentliche Gesprächsziel torpediert und artifizielles psychosoziales Verhalten geradezu fördert (vgl. auch Lalouschek 1994).

---

[1] Auf der Station werden die jeweiligen Patienten und Patientinnen lediglich gebeten, sich für ein Gespräch zur Verfügung zu stellen.

Der Gesprächsbeginn

Die Patientin leidet seit ca. 10 Jahren unter hohem Blutdruck und ist einige Tage zuvor mit einer Bluthochdruckkrise ins Spital eingewiesen worden.

Pw: Patientin, 47a, Bluthochdruck; Sw: Medizinstudentin

```
         P:                    warum i herkommen bin? -
001  S:  erzähln Sie mir einfach

         P:  interessiert Sie des Alter - wie alt daß ich bin? oder
002  S:                                                    ja - wenn Sie

         P:                    guat. ich bin 47 Jahre -- leide seit längerer
003  S:  mirs freiwillig sagen.                  mhm.

         P:  Zeit unter Bluthochdruck. - - am Sonntag is ma sehr mies wordn
004  S:                    mhm                              mhm -

         P:                    ja - mußte den Notdienst verständign. (........)
005  S:  am letztn Sonntag jetzt

006  P:  Einweisung in a Spital. - bin i daHER komman - die ham sich gleich

007  P:  gstürzt über mich - gleich (........). ham festgestellt daß ich

008  P:  Übergewicht hab - des wußt ich eh selbst. - na und jetz gehts so

009  P:  weiter. jetz mach ich halt die Behandlung - bekomm täglich die Pulver

         P:  Diät - und des is eh alles.                   najo:
010  S:       mhm        kurz auf die Schnelle /lacht/         was

011  S:  hams denn - wissn Sie zufällig ungefähr welche Werte Sie ghabt ham

         P:                    ah hundertachzig zu hundertdreißig.
012  S:  wie Sie reinkommen sind?
```

Die Studentin eröffnet das Gespräch mit der kurzen Aufforderung "erzähln Sie mir einfach" (001). Diese auf den ersten Blick sehr offene Einleitung ist jedoch zu unspezifisch, sie enthält für die Patientin zu wenige Informationen über die Zielsetzungen des geplanten psycho-

sozialen Gesprächs, grenzt es nicht vom ihr bekannten herkömmlichen Arzt-Patienten-Gespräch ab, orientiert sie nicht über den Sinn des Settings, also über die Zuhörerschaft. Es gilt ja auch zu bedenken, daß die Zuhörerschaft nicht nur die StudentInnen, sondern auch die PatientInnen unter eine Art Prüfungsdruck setzt. Diese Interpretation ergibt sich aus der Reaktion der Patientin: sie beginnt nicht "einfach" mit einer Erzählung, sondern versucht, sich zu orientieren, worum es gehen soll, was von ihr erwartet wird (001/2).
Die Studentin bezieht sich in ihrer Antwort "wenn Sie mirs freiwillig sagn" (002/3) auf den Inhalt der Patienten-Frage, sie geht nicht auf das der Frage zugrundeliegende Orientierungsdefizit der Patientin ein. Diese Verweigerung, die möglicherweise auf einer Verhaltensregel wie "die PatientInnen zu Beginn thematisch nicht beeinflussen" beruht, führt dazu, daß die Patientin keinen definierten Verhaltensraum zur Verfügung hat, in dem sie sich entfalten könnte.
Die Patientin löst dieses Orientierungsdefizit, indem sie auf die ihr bekannten Muster aus der herkömmlichen Arzt-Patienten-Kommunikation zurückgreift: sie bietet eine knappe, stellenweise telegrammstilartige, somatisch-orientierte Zusammenfassung von Krankheitsbeginn, Einweisung, Diagnose und Therapie. Die abschließende Bemerkung "des is eh alles" (010), deutet darauf hin, daß sich die Patientin nicht wohlfühlt, sich nicht entfalten möchte und das Gespräch lieber als beendet sähe.

Am Ende der Analyse wird sich nochmals zeigen, wie dieses Orientierungsdefizit das Gesprächsverhalten der Patientin durch das gesamte weitere Gespräch hin beeinflußt.
An diesem Punkt zeigt sich, daß die Grundbedingungen für ein psychosoziales Gespräch nicht hergestellt worden sind. Die Patientin ist verunsichert, desorientiert und fühlt sich nicht wohl, die Haltung der Studentin ist eher verweigernd. Da das Gespräch noch weitere 14 Minuten dauern wird, stellt sich hier die Frage, was ab jetzt an tatsächlich Psychosozialem noch möglich ist oder welche anderen Gesprächsziele verwirklicht werden.

Die Vertiefung der Beschwerdenschilderung

Anschließend an diese knappe Darstellung der Patientin erkundigt sich die Studentin nach dem Beginn des Hochdrucks, nach der Therapie und auch nach dem von der Patientin angesprochenen Übergewicht. Die Patientin führt dieses Übergewicht von 20 Kilogramm auf Veränderungen im Hormonablauf nach ihrer Gebärmutteroperation vor 6 Jahren zurück, erklärt es sich also rein somatisch. Während des jetzigen Aufenthaltes im Spital nimmt sie freiwillig eine kalorienreduzierte Kost zu sich. Dann kommt das Gespräch - durch ein Mißverständnis - wieder auf den Beginn der Hochdruckkrise zurück:

```
        P:      da dritte Tag
046     S:      ah - aso:      ich hab dacht am Sonntag sind Sie schon reinkommen.

        P:      nana - am - Dienstag.                          is ma schlecht gangen
047     S:                     am Sonntag is Ihnen schlecht gegangen
```

```
         P:  ja -         und da hab i noch gekämpft. i hab glaubt mir kriegns no
048  S:  und rein - aso:

         P:  irgendwie SO hin - und daweil is des immer ärger gewordn
049  S:                                                          was hamS da

         P:                          hinglegt            ja. Pulver gnommen und nur
050  S:  gmacht am Sonntag noch.         Pulver gnommen

         P:  hinglegt. und des is aber immer ärger gwordn. keine Besserung.
051  S:                                                          könnenS amal

         P:            wies ärger wordn is?              Schwindelanfälle
052  S:  beschreibm              wie Sie sich da fühln.

         P:  - - also über Stiegn konnt ich überhaupt nimmer gehn. weder rauf noch
053  S:  mhm

         P:  runter - konnt die (Höh net unterscheidn) wie man geht - erbrechn
054  S:                                                                  mhm

         P:  na übel - sehr übel. dazu no Angstzustände kommen noch dazu net-Luft
055  S:                                                                  mhm

         P:  kriegt ma keine. - so die Beschwerdn.
056  S:            mhm              mhm. Sie ham vorher schon mal -

057  S:  so ein bissi angesprochen - selber Ursachen. können Sie da selber sich

         P:                      ah daß das entsteht - meinen Sie?
058  S:  irgendwie was zamreimen.                          ja. genau.

059  P:  naja Übergewicht na - und vielleicht auch Alkoholgenuß. ich trinke zum

060  P:  Wochendende gern a Viertel Wein oder was. des sollt ma auf keinen Fall

061  P:  wemma mit dieser Sache zu tun hat. des is da größte Gegner.
```

Während der Klärung des Mißverständnisses zwischen dem Tag des Krankheitsbeginns und dem Tag der Einlieferung fokussieren die Studentin und die Patientin mit dem Begriff "schlecht gegangen" je unterschiedliche Bereiche: die Studentin benützt ihn, gewissermaßen faktisch, zur genauen Datierung (047/48), die Patientin versteht ihn als implizite Aufforderung, ihr Befinden an diesem Tag darzustellen, das sie bisher nur ganz zu Beginn mit der Äußerung "mies geworden" (004) angesprochen hat. Hier zeigt sich, daß die Patientin durchaus das Bedürfnis hat, zu erzählen.
Die Studentin erkennt den Fokusunterschied, bricht ihre Äußerung ab (048) und überläßt der Patientin das Rederecht.

Für die Patientin gibt es im Erleben der Bluthochdruckkrise eine Steigerung von "schlecht gegangen" zu "immer ärger geworden" (049, 051, 052), für sie subjektiv die zentrale Befindenszuschreibung. Auf die Aufforderung der Studentin (052) beginnt sie eine immer dramatischer werdende Schilderung bis zu Angstzuständen und Atemnot. Mit der abschließenden, relevanzabstufenden Äußerung "so die Beschwerden." (056) bettet sie die Schilderung nachträglich in den somatischen Kontext "körperliche Beschwerden", und nicht Befindlichkeiten, ein.

Ab (056) verbleibt die Studentin nicht bei dieser krankheitsauslösenden Situation, also im gerade hergestellten zeitlichen Raum, sie knüpft an keine der von der Patientin gebrauchten Äußerungen an, versucht weder die Zustandsbeschreibungen wie "schlecht gegangen, Angstzustände" etc. auf psychosoziale Gehalte zu hinterfragen noch zusätzliche Informationen zu den Umständen oder möglichen Ereignissen zu erfahren, die der Krise unmittelbar vorausgegangen waren. Sie hält sich an eine Lehrbuch-Präskription, im Laufe des Gespräches die PatientInnen nach deren subjektiven Krankheitsvorstellungen zu befragen. Indem sie sich explizit auf eine frühere Gesprächspassage bezieht, führt sie die Patientin weg von der erlebten und erzählten Auslösesituation und erhält dadurch eine, im Kontrast zur eben erfolgten Erzählung geradezu abstrakt anmutende Antwort: "Übergewicht" und "Alkoholgenuß" (059).

Nach einer längeren Gesprächspassage über den beruflichen Werdegang, wechselt die Studentin zum Bereich "Familie und soziales Umfeld":

```
095 S:                                                          ja - mal

    P:                                          nein leider - keine.
096 S: a ganz andre Frage. wie schauts - ham Sie Kinder?
    P:                                     nein - ich bin verheirat. -
097 S: sind Sie allein - wohnen Sie alleine?              hm

    P: nur zwei Haustiere - sonst nix. /lacht/     najo - irgendwas muß
098 S:                           /lacht/ Ersatz?
```

```
        P:   der Mensch a ham. net.              a Katze und a (...).
099     S:                         was hamS denn?

100     S:   aja. - - ja - - sonst - ham Sie irgendwelche gesundheitlichen Probleme?
```

Die Studentin kündigt den Themenwechsel an und initiiert ihn mit zwei geschlossenen Fragen "ham Sie Kinder?" (096) und "sind sie allein - wohnen sie alleine?" (097). Diese geschlossenen Fragen erinnern sehr daran, wie in herkömmlichen Anamnesegesprächen der Bereich "Sozialanamnese" erhoben wird. Da diese Fragen jeweils unzutreffende Vorannahmen beinhalten, muß die Patientin beide Male zuerst verneinen, was den Gesprächsfluß empfindlich stört. Eine offene, zu einer Erzählung zum Thema auffordernde Frage könnte es der Patientin ermöglichen, das, was ihr wichtig ist, in ihre Worte zu fassen.

Wichtig ist hier, daß die Patientin in jeder Antwort durch Partikel wie 'leider' oder 'nur' indirekte Hinweise auf relevante Probleme gibt. Mit der Frage "Ersatz" (098) gibt die Studentin zu verstehen, daß sie diese Hinweise gehört hat; die unvermittelte, konfrontierende Deutung, die der Begriff enthält (Tiere als Ersatz für Kinder, für eine zufriedenstellende Beziehung), führt aber zu einer abwehrenden Haltung der Patientin, die sich in der allgemeingültigen, unpersönlichen Formulierung "irgendwas muß der Mensch a ham" (099) ausdrückt. Die Studentin macht diesen Ebenenwechsel mit, indem sie sich nach der Art der Haustiere erkundigt.

Mit einem Themenwechsel in den vermeintlich sicheren somatischen Bereich (100) vermeidet sie eine weitere Auseinandersetzung mit diesem problematischen Inhalt, der möglicherweise nur durch die Art der Gesprächsführung so gesprächsbelastend geworden ist.

Gegen Ende des Gesprächs kommt die Studentin noch einmal auf die Abklärung der Zusammenhänge zurück:

```
111     S:                              mhm. - ja. aber wenn Sie - wenn

112     S:   Sie jetzt selber - sich - jetz sag ich amal - ich hab mich

113     S:   genauso gfragt - so zamreimen selber - wie Sie sich selba des

114     S:   - die Entstehung der Erkankung erklären - das Übergewicht vor allem.

        S:                 mhm Übergewicht: - sagn Sie            kommt vor allm
115     P:   ja s'Übergewicht is wichtig         des tragt sehr sehr viel bei.        ja

        S:   wegn der Operation.
116     P:   des is:            ja . i red mirs halt ein daß es davon kommt. weil
```

```
        P:  seit diesm Zeitpunkt leid ich unter Übergewicht.           vorher
117  S:                                                         vorher war

        P:nicht - nein.        ja
118  S:           ganz normal. - gut.
```

Diese Wiederholung bringt jedoch aus zwei Gründen keinen weiteren Erkenntnisgewinn: erstens beantwortet die Studentin ihre Fragen selbst (114, 116), wodurch sie andere Informationen von seiten der Patientin verhindert, und zweitens hat sie im dazwischenliegenden Gesprächsabschnitt die relevanten psychosozialen Informationen mit der Patientin nicht in einer Form bearbeitet, die ihre Wahrnehmung vom inneren Bezugssystem der Patientin erweitert hätte. Die direkte Frage nach Ursachen und Zusammenhängen wird also funktionalisiert, d.h. sie tritt an Stelle einer patientenbezogenen Vertiefung. Die direkte Frage nach Zusammenhängen ist auch als Konfrontation mit dem Gesprächsziel zu sehen, wodurch die Patientin unter extremen "Prüfungsdruck" gesetzt wird.

Dieser Verlauf deutet darauf hin, daß die Studentin das Gespräch mit dem Ergebnis "Bluthochdruck durch Übergewicht" beenden möchte. Wenn wir an den Anfang des Gesprächs zurückgehen, zeigt die Analyse, daß dieses Ergebnis nicht mehr ist, als die Zusammenfassung der allerersten Patienten-Darstellung und auch nicht mehr ist, als das, was die "Ärzte festgestellt haben" (vgl. 007/8), was also bisher in den herkömmlichen Arzt-Patienten-Gesprächen herausgekommen ist.

Zusammenfassend läßt sich sagen, daß in diesem Gespräch, vom thematischen Verlauf her betrachtet, eine Reihe an sich relevanter psychosozialer Bereiche wie aktuelle Krankheit, frühere Krankheiten, familiäres und berufliches Umfeld sowie subjektive Krankheitskonzepte behandelt werden. Die mikrostrukturelle Analyse zeigt jedoch, daß das Gespräch im Grunde auf einer faktenorientierten, somatischen Ebene verbleibt. Durch sprachliche Mechanismen wie fehlende Orientierung der Patientin am Gesprächsbeginn, geschlossene Fragen und mangelnde Auslotung von Patientenangeboten auf deren für die Patientin relevante Bedeutungs- und Erlebensinhalte verhindert die Studentin den psychosozialen Zugang zur Patientin und ihrer Welt.

Was also fehlt, ist die Umsetzung einer psychosozialen Haltung durch die Studentin. Das Einnehmen einer psychosozialen Haltung bedeutet ein Sich-Einlassen auf die Person der Patientin, auf die Beziehung zu ihr und damit auch auf die eigenen Gefühle, die mit diesem Prozeß entstehen und aktiviert werden. Das kontraproduktive, abwehrende Verhalten der Studentin ist mit Sicherheit Ausdruck der Überforderung, ein Gespräch zu führen, das mit unreflektierten, miteinander kollidierenden Gesprächszielen überlastet ist.

Das biomedizinische Ergebnis dieses "psychosozialen Gesprächs", nämlich Bluthochdruck durch Übergewicht, ob zutreffend oder nicht, stand ab Zeile (007/8) fest. Pointiert könnte man daher sagen, daß dadurch das gesamte Gespräch psychosozialen Artefakt-Charakter bekommt.

Verstärkt wird dieser Befund durch das kurze Nachgespräch:

```
         P:           sind Sie zufrieden mit meinem Gestoppel da
143 S:   mhm. - - gut.

         P:   - wemma nicht vorbereitet is - und nervös. /lacht/
144 S:                                        sind Sie sonst

         P:                                                    wann
145 S:   vorbereitet wenn Sie zu einem Arzt gehen und mit ihm sprechen?

         P:   i mim Arzt sprich. da brauch i mit sonst niemand reden.
146 S:                                                    Sie redn jetzt

         P:           najo - des is ganz was anderes. /lacht/      na wenn
147 S:   a nur mit mir.                               warum?

148 P:   i zum Arzt geh waß i - des und des - aber i hab net gwußt - was Sie

         P:   mich fragen wollen.              jo.
149 S:                         nur ganz normale Sachn.   guat. okay.
```

Es zeigt sich, daß sich die mangelnde Orientierung über das Gesprächsziel am Anfang für die Patientin durch das gesamte Gespräch hindurch aufrechterhalten hat und sie nervös und befangen gemacht hat. Da sie sich im unklaren war, was von ihr erwartet wurde, war es für sie selbst kaum möglich, sich zu öffnen. Das erklärt, warum sie in ihren Darstellungen vorwiegend im somatischen Bereich verblieben ist, der ihr aus herkömmlichen Arzt-Patienten-Gesprächen geläufig ist und daher die meiste Sicherheit bietet. Und dies erklärt auch, warum die Einigung auf das Ergebnis "Bluthochdruck durch Übergewicht" so rasch und problemlos möglich war.

Im Zusammenhang mit der vorangehenden Analyse ist es natürlich aufschlußreich, daß die Studentin auch auf diese explizit geäußerte Verunsicherung nicht verstehend eingeht, sondern im Gegenteil der Patientin die Berechtigung dafür abspricht ("*nur ganz normale Sachn*" (149) und auch nachträglich den Unterschied zwischen diesem Gespräch und einem herkömmlichen Arzt-Patienten-Gespräch verwischt (144/5). Damit wehrt sie die Gefühle der Patientin und so auch ihre eigenen Ängste, die durch diese eben nicht "normale" Gesprächssituation entstehen, ab.

4 Konsequenzen für diskursanalytisch fundierte Gesprächstrainingsprogramme

Die Ausführungen konnten zeigen, daß in den Gesprächen zwischen den StudentInnen und den PatientInnen unterschiedliche Zielvorstellungen miteinander kollidieren. Die Zielvorstellungen der patientenzentrierten Medizin, die Konzeptualisierung der Lernsituation und die Einflüsse der herkömmlichen Arzt-Patienten-Kommunikation stellen alle unterschiedliche, einander teilweise widersprechende Anforderungen an das Gesprächsverhalten der StudentInnen (und auch der PatientInnen). Diese Normenkollision macht es den StudentInnen über alle Maßen schwer, eine offene, patientenzentrierte Haltung den PatientInnen gegenüber einzunehmen. Diese patientenzentrierte Grundhaltung ist jedoch die Basis für tatsächliche psychosoziale Gespräche. Die psychosoziale Haltung, die gelernt werden soll, wird durch die bloße Anwendung von Präskriptionen und Gesprächsregeln ersetzt, die Gespräche erschöpfen sich im unsystematischen Abfragen und Explorieren von psychosozialen Daten; rasche Einigungen auf gängige psychosomatische Zusammenhänge ersetzen das Miteinander-in-Beziehung-Treten.

Welche Konsequenzen müssen nun aus diesen Ergebnissen für weitere, diskursanalytisch fundierte Konzepte der Gesprächsausbildung für ÄrztInnen und MedizinstudentInnen gezogen werden?

4.1 Inhaltliche Konsequenzen

In diskursanalytisch fundierten Kommunikationstrainings geht es zum einen natürlich um die *Vermittlung von Wissen über Sprache* und die kommunikative Funktion von sprachlichen Handlungen - entsprechend den Ergebnissen der bisherigen Studien zur Arzt-Patienten-Kommunikation, also z.B. Informationen zu den verschiedenen Arten des Fragens, zu Unterbrechungen, zur Verwendung von Fachvokabular und zur Gestaltung verständlicher bzw. patientengerechter Information, zu diskursive Mustern wie z.B Erzählungen von PatientInnen sowie zur Gestaltung von Beziehung über Sprache.

Zum anderen geht es auch darum, die vielfältigen *Bedingungen des ärztlichen Diskurses* im Training selbst transparent und bewußt zu machen und deren unterschiedliche Anforderungen und potentielle Auswirkungen auf das Gesprächsverhalten der PatientInnen und der ÄrztInnen bzw. StudentInnen zu reflektieren. Bei diesen Bedingungen handelt es sich um die sozialisatorischen Mechanismen der traditionellen medizinischen Ausbildung und der beruflichen Praxis und um die institutionellen Bedingungen und Erwartungen, in denen ärztliches Handeln passiert, und deren jeweiligen Einfluß auf die Erwartungen und das sprachliche Handeln von ÄrztInnen wie PatientInnen.

Erst zusammen mit diesem Reflexionsprozeß wird es den TrainingsteilnehmerInnen möglich, sich über den Erwerb von einzelnen Wissensbereichen und Gesprächstechniken hinaus eine generelle Sensibilisierung für kommunikative Prozesse anzueignen und über die Erprobung von Alternativen eine differenziertes, situationsangemessenes sprachliches Verhaltensrepertoire zu erwerben.

Das Problem, das sich jedoch dabei stellt, ist folgendes: ebenso wie institutionelle Gegebenheiten ein bestimmtes sprachliches Verhalten bedingen, bedingt bzw. benötigt die Veränderung sprachlichen Verhaltens die Veränderung von institutionellen Gegebenheiten. Ein reflektierter Umgang mit Sprache, ein Lernen über die Institution bedingt eine Reflexion über die Institution, eine innere Auseinandersetzung mit dem Handeln, mit erworbenen Einstellungen, aber auch ein Bewußtwerden der Grenzen, die die realen Bedingungen den Möglichkeiten der Veränderung setzen. All das geht über eine Veränderung der sprachlichen Praxis im engen Sinn hinaus und ist mit ein Grund für die Schwierigkeiten einer *langfristig wirksamen Umsetzung* des im Training erworbenen Wissens in die Praxis wie auch für die Akzeptanz von Gesprächstrainings insgesamt (vgl. Fiehler/Sucharowski 1992).

Wie die Ergebnisse der Gesprächsanalysen zeigten, ist es schließlich auch unabdingbar, die *Zielvorstellungen jedes Trainingskonzeptes* einer Analyse zu unterziehen. So kann es in einer patientenzentrierten Gesprächsausbildung nicht Ziel sein, den StudentInnen eine Idealform eines in der Form nicht erlernbaren psychosozialen Anamnesegesprächs beizubringen. Ziel ist vielmehr, den StudentInnen die Möglichkeit zu geben, eine patientenzentrierte Haltung zu erwerben und sie über die Sensibilisierung für kommunikative Prozesse mit angemessenen Techniken psychosozialer Gesprächsführung vertraut zu machen, so daß sie diese Haltung interaktiv umsetzen können und lernen, psychosozial relevant zu handeln. Dies hätte den zusätzlichen Effekt, daß MedizinstudentInnen auch lernen, im späteren beruflichen Alltag auch unter den sehr restriktiven Bedingungen vieler Krankenhausstationen praxisrelevantes und reflektiertes patientenzentriertes ärztliches Handeln auszuüben.

Dies bedeutet, daß auch die spezifische Ausbildungs- und Trainingssituation selbst wieder einer *"institutionenkritischen" Analyse* unterzogen werden muß, um konzeptuell bedingte konkurrierende und konfligierende Einflüsse und mögliche Kommunikationsstörungen sichtbar zu machen.

4.2   Vorschläge zur Konzeption von Trainingsprogrammen

Im folgenden möchte ich zwei mögliche Varianten von diskursanalytisch fundierten Kommunikationstrainingsprogrammen, ein postpromotionelles für ÄrztInnen und ein studiumbegleitendes für MedizinstudentInnen, skizzieren:

Variante 1 (postpromotionell):
Hierbei handelt es sich um ein herkömmliches Kommunikationstrainingsprogramm für ÄrztInnen, in dem es darum geht, für das Problem "ärztliches Gespräch" zu sensibilisieren. Da sich gezeigt hat, daß eine begleitende, mehrphasige Schulung der Durchführung einmaliger Veranstaltungen vorzuziehen ist (Fiehler/Sucharowski 1992), sind die Trainingseinheiten intervallartig aufgebaut. In den Trainingseinheiten der ersten Phase wird primär Fertigkeitswissen vermittelt, d.h. zu einzelnen relevanten Gesprächsabschnitten, wie Gesprächsbeginn, Beschwerdenexploration oder Information zu den verschriebenen Medikamenten, werden die entsprechenden diskursanalytischen Forschungsergebnisse präsentiert. Damit werden einzelne Interaktionsprobleme erstens identifizierbar, und zweitens werden Lösungen in unterschiedlichen Varianten demonstriert und so verfügbar gemacht (vgl. Spranz-Fogasy 1990). In den Trainingseinheiten der zweiten Phase werden zunehmend sensibilisierende Maßnahmen möglich, da die ÄrztInnen zwischenzeitlich im beruflichen Alltag ihre Wahrnehmung schulen können und Probleme oder, im Idealfall, auch Tonbandmaterial aus der eigenen Praxis besprechen können (vgl. dazu auch Nowak/ Menz 1992). Der intervallartige Aufbau ermöglicht es, das Bedürfnis der ÄrztInnen nach dem Erwerb einzelner Gesprächstechniken mit der Notwendigkeit einer grundlegenden Sensibilisierung für kommunikative Prozesse zu verbinden.

Im Rahmen solcher Trainings ist es - entsprechend den oben gestellten Forderungen - möglich, einzelne Trainingseinheiten speziell der Bewußtmachung und Reflexion der institutionellen und sozialisatorischen Rahmenbedingungen ärztlicher Gespräche zu widmen (vgl. Wodak/Lalouschek/Menz 1992).

Variante 2 (studiumsbegleitend):
So wichtig und sinnvoll die Gesprächsausbildung von ÄrztInnen im Rahmen der postpromotionellen Fortbildung ist, erscheint es als langfristige Perspektive jedoch notwendig, "früher" anzusetzen und eine Form der diskursanalytisch fundierten Gesprächsschulung zu einem fixen Bestandteil der Ausbildung von MedizinstudentInnen zu machen. Denn der Grundstein für die oben genannten Problemstellen und kommunikativen Defizite des ärztlichen Gesprächsverhaltens wird - wie oben ausgeführt - schon im Medizinstudium gelegt.

Eine Möglichkeit wäre eine spezifische Adaptation des Modellversuchs "Anamnesegruppe" und deren obligatorische Einbindung im Rahmen einer Famulatur oder Spitalspraxis von MedizinstudentInnen: Das an sich zweiphasige Konzept dieses Modellversuchs, also Patienten-Gespräch und anschließendes Gruppengespräch, wird zeitlich und örtlich getrennt. Dies könnte so aussehen, daß die StudentInnen auf den Stationen einen Patienten/eine Patientin während deren Krankenhausaufenthalt über mehrere Gespräche begleiten (die jeweils mit Tonband aufgenommen werden). Parallel dazu finden in regelmäßigen Abständen supervidierte Kleingruppen, evtl. in der Art von Balint-Gruppen statt, mit der Funktion, diese Gespräche und die sich entwickelnde Beziehung zum Patienten/zur

Patientin über Rollenspiele und Gruppengespräche durchzuarbeiten. Begleitet wird dies durch Trainingseinheiten aus einem herkömmlichen diskursanalytischen Kommunikationstrainingsprogramm für ÄrztInnen, mit dem Ziel der diskursanalytischen Wissensvermittlung und Reflexion. Dieses Konzept hat den Vorteil, daß nicht ein lediglich einmal stattfindendes Gespräch inhaltlich überfrachtet werden muß, daß Reflexionsschritte zwischengeschaltet werden können und daß die StudentInnen sich in mehreren Gesprächen mit dem jeweiligen Patienten/der jeweiligen Patientin und in der sich entwickelnden Beziehung verändert erfahren können. Dies bedeutet natürlich einen beträchtlichen Mehraufwand für die StudentInnen und benötigt die Entwicklung geeigneter Formen der Supervision und begleitender Forschung sowie eine entsprechende Bereitschaft der Institution.

Die Einbindung einer das Medizinstudium bzw. spezielle Ausbildungsschritte begleitenden Gesprächsschulung in die Ausbildung von MedizinstudentInnen bietet die Möglichkeit, vielfältige Gesprächserfahrungen zu sammeln, Alternativen zu erproben und sich eine umfassende Sensibilität für kommunikative Prozesse anzueignen. Da durch eine obligatorische Einbindung eines solchen Gesprächstrainingsprogrammes in das Studium das ärztliche Gespräch in seinem Stellenwert als genuine ärztliche Tätigkeit adäquat repräsentiert würde, ist anzunehmen, daß sich auch die Einstellung der angehenden ÄrztInnen gegenüber dem Stellenwert des ärztlichen Gesprächs positiv verändern kann, was langfristig auch zu einer erhöhten Sensibilität der angehenden Ärzte und Ärztinnen gegenüber den institutionellen Bedingungen führen müßte.

Literatur

Basler. H.-D. et al. (1978) Medizinische Psychologie II. Sozialwissenschaftliche Aspekte der Medizin. Kohlhammer: Stuttgart.
Bliesener, T. (1980) Erzählen unerwünscht. In: Ehlich, K. (Hg.) Erzählen im Alltag. Frankfurt: Suhrkamp, 143-178.
Cicourel, A. (1985) Doctor-Patient-Discourse. In: T.v.Dijk (ed) Handbook of Discourse Analysis. vol 4. Academic Press: London, 193-202.
Deusch, E., Lalouschek, J., Spiess, K., Widowitz, E. (1989) Medizinisches Fachtutorium - Anamnesegruppe. Forschungsbericht: Wien.
Ehlich, K., Koerfer, A., Redder, A., Weingarten, R. (Hrsg.) (1990) Medizinische und therapeutische Kommunikation. Diskursanalytische Untersuchungen. Opladen: Westdeutscher Verlag.
Fehlenberg, D., Simons, C., Köhle, K. (1990) Die Krankenvisite - Probleme der traditionellen Stationsarztvisite und Veränderungen im Rahmen eines psychosomatischen Behandlungskonzepts. In: Adler, R. et al. (Hrsg.) Uexküll. Psychosomatische Medizin. 4., neubearb. u. erw. Aufl. München: Urban & Schwarzenberg: 265-285.
Fiehler, R./Sucharowski, W. (Hrsg.) (1992) Kommunikationsberatung und Kommunikationstraining. Anwendungsfelder der Diskursforschung. Opladen: Westdeutscher Verlag.
Heim, E./Willi, J. (1986) Psychosoziale Medizin. Gesundheit und Krankheit in bio-psychosozialer Sicht. Bd.2. Klinik und Praxis. Berlin: Springer Verlag.
Hein, N. et al. (1985) Kommunikation zwischen Arzt und Patient. Wiener Linguistische Gazette, Beiheft 4.
Helmich, P. et al. (1991) Psychosoziale Kompetenz in der ärztlichen Primärversorgung. Heidelberg: Springer-Verlag.

Köhle, K./Joraschky, P. (1990) Die Institutionalisierung der Psychosomatischen Medizin im klinischen Bereich. In: Adler, R. et al. (Hrsg.). Psychosomatische Medizin. 4. Aufl. Urban & Schwarzenberg. 415-460.
Lalouschek, J. (1989) Möglichkeiten und Grenzen des ärztlichen Gesprächs. In: Deusch, E. et al. (Hrsg.) Medizinisches Fachtutorium - Anamnesegruppe. Projektendbericht. Wien: Ms, 83-131.
Lalouschek, J. (1990) Alltag in der Ambulanz - oder die organisierte Verhinderung des ärztlichen Gesprächs. In: Klagenfurter Beiträge zur Sprachwissenschaft 15/16, 233-249.
Lalouschek, J. (1992) Möglichkeiten, Probleme und Grenzen der Arzt-Patienten-Kommunikation: Eine diskursanalytische Studie zur Gesprächsausbildung für MedizinstudentInnen. Dissertation Universität Wien.
Lalouschek, J. (1993a) "I bin wegen einer colitisa ulcerosa hier." Oder wie Ärzte/Ärztinnen und Patient/inn/en miteinander sprechen lernen. Wiener Linguistische Gazette 47/1993, 28-53.
Lalouschek, J. (1993b) "Irgendwie hat man ja doch bißl Angst." Zur Bewältigung von Emotion im Arzt-Patient-Gespräch. In: Löning, P./Rehbein, J. (Hrsg.) Arzt-Patienten-Gespräche. Kommunikationsanalysen zu einem interdisziplinären Problem. Berlin: de Gruyter. 159-174.
Lalouschek, J. (1994) "Erzähln Sie mir einfach." - oder die psychosoziale Dimension von Krankheit als Problem in der medizinischen Gesprächsausbildung. In: T. Bliesener & R. Brons-Albert (Hrsg.): Rollenspiel in Verhaltens- und Kommunikationstrainings. Opladen: Westdeutscher Verlag.
Lalouschek, J./Nowak, P. (1989) Insider - Outsider. Die Kommunikationsbarrieren der medizinischen Fachsprache. In: Dressler, W.U./Wodak, R. (Hrsg.) Fachsprache und Kommunikation. Wien: Österreichischer Bundesverlag, 6-18.
Lalouschek, J., Menz, F., Wodak, R. (1990) Alltag in der Ambulanz. Gespräche zwischen Ärzten, Schwestern und Patienten. Tübingen: Narr.
Menz, F. (1991) Der geheime Dialog. Institutionalisierte Verschleierungen in der Arzt-Patient-Kommunikation. Bern: Peter Lang.
Morgan, W.L./Engel, G.L. (1977) Der klinische Zugang zum Patienten. Anamnese und Körperuntersuchung. Eine Anleitung für Studenten und Ärzte. Bern: Huber.
Nowak, P./Menz, F. (1992) Kommunikationstraining für Ärzte und Ärztinnen in Österreich: Eine Anamnese. In: Fiehler, R./Sucharowski, W. (Hrsg.), 79-86.
Parsons, T. (1958) Struktur und Funktion der modernen Medizin. In: König, R./ Tönnesmann, M. (Hrsg.) Probleme der Medizinsoziologie. Köln. 16-37.
Rehbein, J. (1986) Institutioneller Ablauf und interkulturelle Mißverständnisse in der Allgemeinpraxis. Diskursanalytische Aspekte der Arzt-Patient-Kommunikation. In: Curare 9/86, 297-328.
Spranz-Fogasy, T. (1990) Ärztliche Kommunikation. Transfer diskursanalytischen Wissens in die Praxis. In: Ehlich et al. (Hrsg.) 143-157.
Tewes, U. et al. (1978) Medizinische Psychologie I. Psychologische Konzepte für die Medizin. Kohlhammer: Stuttgart.
Waldenfels, B. (1991) Der Kranke als Fremder - Gesprächstherapie zwischen Normalität und Fremdheit. In: Finke, J./Teusch, L. (Hrsg.) Gesprächspsychotherapie bei Neurosen und psychosomatischen Erkrankungen. Heidelberg: Asanger Verlag, 95-124.
Wodak, R., Lalouschek, J., Menz, F. (1992) Kommunikationstraining für Ärzte und Ärztinnen. Wien: mimeo
Wodak, R., Menz, F., Lalouschek, J. (1989) Sprachbarrieren. Die Verständigungskrise der Gesellschaft. Wien: Edition Atelier.

Der Einfluß von medizinischer Ausbildung und von Kontingenzen auf das ärztliche Gespräch im Krankenhaus
Aprioris einer kommunikativen Schulung des medizinischen Krankenhauspersonals

Florian Menz

1 Einleitung

Medizinische Kommunikation ist ein weites Feld auch der linguistischen Forschung. Fehlenberg (1983) gibt einen guten Überblick über frühere Arbeiten in diesem Feld, Ehlich, Koerfer, Redder, Weingarten (1990) und Löning & Rehbein (1993) für die neuere Forschung (vgl. auch Becker-Mrotzek 1992). Einer wesentlichen Unterscheidung in therapeutische und medizinisch-somatische Kommunikation wird in den neueren Überblicken bereits Rechnung getragen. Doch der Untersuchungsgegenstand wäre systematisch weiter zu unterteilen. Innerhalb der somatischen Medizin wäre zumindest zu differenzieren zwischen Krankenhauskommunikation und der Kommunikation niedergelassener ÄrztInnen, zwischen FachärztInnen und AllgemeinmedizinerInnen, zwischen psychosomatisch orientierter Kommunikation und traditioneller Schulmedizin. Quer zu dieser Differenzierung wäre im Krankenhaus z.B. zwischen Erstgesprächen (Anamnesen), Aufklärungsgesprächen, Visitegesprächen, Entlassungsgesprächen etc. zu unterscheiden.

In meinem Beitrag werde ich den Schwerpunkt nicht so sehr auf die Besonderheiten einzelner Gespräche und Gesprächstypen legen, sondern mein Augenmerk auf institutionell bedingte Widersprüche richten, die nicht nur für die Agenten der Institution, sondern auch für die PatientInnen häufig zu einer erheblichen Belastung führen. Nicht zuletzt diese Widersprüche und Kontingenzen sind (Mit-)Ursache, daß der Krankenhausbetrieb von PatientInnen so häufig als ineffizient, undurchschaubar und patientenfeindlich erlebt wird.

2 Die Institution Krankenhaus

Nach Althusser (1977) sind Institutionen komplexe gesellschaftliche Apparate, die für bestimmte gesellschaftliche Zwecke geschaffen wurden. Diesen Zweck nenne ich in Anlehnung an Schülein (1987) den produktiven Bereich der Institution. Der produktive Bereich eines Krankenhauses ist die *Pflege und medizinische Behandlung von Patient/inn/en*, wie sie im Gesetz definiert sind. Die optimale Erfüllung dieses Zwecks kann durch *Störfaktoren* wie verdeckte Konkurrenzen, unterschiedliche Erfahrung, verschiedene Mythen der Effizienz, Harmonie (vgl. Lalouschek, Menz, Wodak 1990) und Unfehlbarkeit (vgl. Menz 1991) zwar beeinträchtigt, wohl aber nicht der Zweck als solcher in Frage gestellt werden.

Um ihren Zweck erfüllen zu können, bedürfen Institutionen aber auch einer inneren Organisation, einer Struktur, die den Fortbestand der Organisation und einen möglichst reibungslosen Ablauf garantiert, ihren eigenen Bestand also sichert und reproduziert. Diesen Bereich der Institution nenne ich ebenfalls nach Schülein (1987) reproduktiven Bereich. Der reproduktive Bereich ist also im engeren Sinne ein Sonderfall des produktiven, nämlich "eine Konzentration von produktiven Leistungen auf die Reproduktion der Institution selbst" (Schülein 1987: 148). Mit Kommunikationsanteilen aus Ambulanzgesprächen (vgl. auch Lalouschek/Menz/Wodak 1990), die diesem Bereich zuzuordnen sind, möchte ich mich im folgenden auseinandersetzen.

In großen Institutionen, also auch in größeren Krankenhäusern, übernimmt meist eine eigene Abteilung, die Verwaltung, diesen Bereich der Reproduktion. Sie sorgt dafür, daß die Institution stabil bleibt, bestehen kann, sich selbst erhält und organisiert. Einen Teil der Verwaltungsarbeit in der Ambulanz übernehmen jedoch auch die jeweilige Krankenschwester durch ihre Tätigkeit als Organisatorin und die ÄrztInnen. Diese Teile der Ambulanztätigkeit sind dem reproduktiven Bereich zuzuordnen.

Doch auch die Ausbildung des medizinischen Personals[1] im Krankenhaus ist dem reproduktiven Bereich der Institution zuzuordnen, da sie die Rekrutierung des medizinischen Nachwuchses garantiert und damit zur Stabilität und zum Fortbestehen der Institution beiträgt. Auf der anderen Seite leisten ÄrztInnen in Ausbildung selbstverständlich auch Arbeit, die dem produktiven Bereich zuzurechnen ist, wenn sie PatientInnen (mit-)behandeln. Die Ausbildung nimmt demnach eine Zwitterstellung ein. Denn anders als in Schule, Universität oder auch innerbetrieblichen Ausbildungsinstitutionen wie sie z.B. Brünner (1987) beschreibt, agieren TurnusärztInnen und FamulantInnen nicht in einem "Als-ob-Raum", in einer Simulationssituation, sondern lernen am Ernstfall.[2] Diese doppelte Beanspruchung, Behandlung und Ausbildung, ist erst im Laufe des 18. Jahrhunderts in das Krankenhaus hineingetragen worden (vgl. z.B. Foucault 1973, Menz

---

[1] Nach Abschluß des Universitätsstudiums sind Promoventen berechtigt, den akademischen Titel "Doktor der Medizin" zu führen. Um jedoch eine Praxis eröffnen zu können, müssen sie auch das ius practicandi erwerben. Dies geschieht derzeit durch eine anschließende Ausbildung in einem Krankenhaus, die für den praktischen Arzt ca. zwei bis drei, für einen Facharzt ungefähr fünf Jahre in Anspruch nimmt. Diese ÄrztInnen in Ausbildung, die einen großen Teil der Arbeit in den Krankenhäusern leisten, werden in Österreich "TurnusärztInnen" genannt.

[2] Natürlich gibt es im Krankenhaus auch andere Ausbildungssituationen, die denen der innerbetrieblichen Ausbildung oder der Schule durchaus vergleichbar sind (z.B. Fortbildungsveranstaltungen, Vorträge etc.). Die Widersprüche der Institution verschieben sich jedoch. Sie liegen nicht mehr darin, daß in einer Als-ob-Situation so getan werden muß, als wäre sie eine reale, wie es z.B. in der Schule der Fall ist: Nicht für die Schule, sondern für das Leben lernen wir (vgl. Ehlich & Rehbein 1986, S. 165 ff.). Die Widersprüche finden sich vielmehr im Umgang mit den PatientInnen, vor denen der Anschein der fachlichen Kompetenz aufrecht erhalten werden muß (zur fachlichen Kompetenz vgl. z.B. Menz 1991, bes 110-145; Parsons, 158).

1991). Allerdings hat die Ausbildung nach wie vor keinen systematischen Ort im Krankenhaus und noch weniger in der Ambulanz, obwohl sie im Gesetz vorgesehen ist. D.h. es ist im täglichen chronologischen und planerischen Ablauf des Ambulanzbetriebes keine Zeit für Informationen, Fragen, Erkundigungen bei Vorgesetzten etc. vorgesehen. Im Unterschied zu den Störfaktoren, die wohl zum größeren Teil individuell bestimmt sind, führt die zweite Funktion des Krankenhauses, die Ausbildung gegenüber der Behandlung, der reproduktive gegenüber dem produktiven Aspekt in Zusammenhang mit den Kontingenzen eines Ambulanzbetriebes zu Widersprüchen, die von den Interaktanten nicht strukturell, sondern nur individuell gelöst werden können. D.h. aber auch, daß alle Lösungsansätze immer nur ad-hoc-Lösungen sein können.

3 Strukturelle Störungen und Kontingenzen

Anhand von einigen Gesprächsausschnitten aus einem Ambulanzgespräch[3] möchte ich im folgenden die Probleme illustrieren, die sich aus den unterschiedlichen Anforderungen von primärem und sekundärem Zweck der Institution ergeben. Bei dem Gespräch handelt es sich um die Operationsfreigabe für eine Gallenblasenoperation. In dieser Anamnese häufen sich Störungen und Unterbrechungen unterschiedlichsten Typs, trotzdem ist es von seinem Ablauf her durchaus repräsentativ für die über achtzig Gespräche, die wir für unsere Studie aufgenommen und analysiert haben (vgl. Lalouschek, Menz, Wodak 1990, Kap. 3). Daher können anhand dieses Gesprächs beispielhaft die Probleme und Widersprüche aufgezeigt werden, die sich dadurch ergeben, daß die Ausbildungsfunktion und die Kontingenz eines Ambulanzbetriebes in der Ablaufplanung nicht berücksichtigt werden. Dieses Beispielgespräch findet gegen 10 Uhr vormittags statt, dauert 22:11 Minuten und ist damit doppelt so lange wie der Durchschnitt der Gespräche dieses Ärzteteams.[4] Insgesamt treten zwölf handelnde Personen auf:

AM8: behandelnder Turnusarzt
AF2: behandelnde Turnusärztin
P: Pat. FHM, 63 Jahre, Mittelschicht (Operations-Freigabe für Urologie)
S: Ambulanzschwester (Hauptdienst)
S2: 2. Ambulanzschwester
S3: 3. Ambulanzschwester
AMX: Arzt, männlich
PF: Pfleger
MX: Taxichauffeur
OA: leitender Oberarzt der Ambulanz

---

[3] Das gesamte Gespräch findet sich im Anhang von Lalouschek/Menz/Wodak (1990: 212-232).

[4] Die Gespräche einer Kontrollgruppe mit einem Ärzteteam, bei dem die Ausbildungsfunktion keine Rolle gespielt hatte, dauerten im Durchschnitt überhaupt nur 7:30 Minuten.

UPR: Universitätsprofessor auf der urologischen Station, der für seinen Patienten
interveniert hatte
PX: ein Patient

Der Patient war im allgemeinen Ambulanzablauf aufgrund einer Intervention vorgezogen worden, ein Fall, der häufig eintritt, jedoch jedesmal wieder mit Überraschung (und Ärger) zur Kenntnis genommen wird. Die Störungen lassen sich in vier Kategorien einteilen:
- Störungen als direkte Folgen der Ausbildungssituation
- selbstinitiierte Störungen aufgrund der Ausbildungsfunktion
- selbstinitiierte Störungen, die nicht auf die Ausbildungsfunktion zurückzuführen sind
- fremdinitiierte Störungen (Kontingenzen im engeren Sinne).

3.1 Störungen durch die Ausbildungssituation

Da bei dieser Anamnese Komplikationen in der Untersuchung auftreten, kann man hier von einer *inhaltlichen Kontingenz* sprechen, die aufgrund der Ausbildungssituation zu einem Problem erwächst. Unter inhaltlichen Kontingenzen sind nicht vorhersehbare Diagnosen bei den PatientInnen zu verstehen. Im vorliegenden Gespräch treten zwei solche Probleme auf, nämlich als aufgrund des EKGs ein übersehener Herzinfarkt diagnostiziert wird und zum zweiten, als die beiden ÄrztInnen eine Verengung der Halsschlagader (Stenose) zu diagnostizieren meinen (letzteres kann allerdings bis zum Schluß der Anamnese nicht verifiziert werden). Da die TurnusärztInnen sich noch in Ausbildung befinden, können sie diese Probleme nicht selbst lösen und entschließen sich, den vorgesetzten Oberarzt zu Rate zu ziehen.
Da der Oberarzt die Ergometrie als eigenen Bereich der Ambulanz leitet, ist er nicht zu jeder Zeit verfügbar, als Folge verstreicht in diesem Gespräch (und auch in anderen) ein erheblicher Teil der Zeit durch Warten auf den Oberarzt.

```
      AM8: gwesn sein.
 75   AF2:            Aso? Mhm - also wenn Du glaubst es gibt
```

```
      AM8:                       Jo aber dann bitte
 76   AF2: hier auch nur EINEN Befund              dann
```

```
      AM8:                  Dann schick ma ihm zum X./Name OA/
 77   AF2: hast Du dich geirrt.
```

```
      AM8:                            Naja des - Sie ham do -
      AF2: Jo genau - -
 78   P:                  Wos zeigt sich?
```

```
 79  | AM8: schaut so aus als hätten Sie einmal einen kleinen           |

     | AM8: Herzinfarkt ghobt oder - - jo so sozusagn                   |
     | AF2:                                              Also in        |
 80  | P:                          übataucht?                           |

.....

140  | AM8: OBERarzt telefoniert grad - wissen Sie - - wenn Sie         |

141  | AM8: jetzt rüberlaufen - und sagen wir gem ihn vielleicht        |

142  | AM8: vielleicht net FREI - dann wissens eh wos los ist.          |

     | P:  /lacht/ Gebma ka Pickerl mehr für des Auto.                  |
     | S:  Ja bin da am Apparat.                                        |
     | PF:                                           Nein.              |
143  |     /S telefoniert/                           /PF zu P/          |

     | AF2:            - - - Blut is Ihnen abgnommen worden?            |
     | P:  Notschlachten                                        Ja      |
144  |     /AM8 geht hinaus, PF setzt sich neben P/                     |

.....

     | AM8: SO.Und jetzt muß i den X. /Name OA/ dawischn.               |
196  |                                              /AM8 geht hinaus/  |

     | AF2:                     Na Sie müssen noch a bißl               |
197  | P:  Kann i mi wieder anziehn?                                    |

198  | AF2: aufn Oberarzt warten - gell - weil wie gesagt Ihr           |

199  | AF2: EKG nicht in Ordnung ist. - - Und Sie KEINE Blute           |
```

In Fläche 77, nach etwa einem Drittel des Gesprächs, entscheiden sich die beiden ÄrztInnen - aufgrund mangelnder schriftlicher Unterlagen von seiten der Station auch als eine Art der Trotzreaktion zu verstehen - den Oberarzt zu Hilfe zu holen, ihre Bemühungen bleiben jedoch zunächst erfolglos. Zwei weitere Versuche, ihn zu erreichen, scheitern ebenfalls (Flächen 144 und 196), erst in Fläche 237, gegen Ende des Gesprächs, erscheint er, und der Fall läßt sich dann auch rasch lösen.

Ein nicht unerheblicher Teil des gesamten Gesprächs wird also durch dieses Warten auf den Oberarzt in wenig produktiver Weise beeinträchtigt und "vertan", die Belastung für den Patienten läßt sich leicht nachempfinden und kann auch im Gespräch selbst nachgewiesen werden. Seine besorgten Fragen an Schwestern und Pfleger, seine ironischen Selbstbeschreibungen (vgl. z.B. F144 und Lalouschek, Menz, Wodak 1990: 126-135) sind aussagekräftige Indizien dafür.

3.2 Selbstinitiierte Störungen

In diesem Gespräch (und vielen anderen) lassen sich jedoch nicht nur Störungen, die gewissermaßen durch Sachzwänge bedingt sind, nachweisen, sondern auch solche die von den TurnusärztInnen aufgrund der Ausbildungssituation selbst initiiert werden. So beginnt das hier analysierte Gespräch bereits mit einer derartigen Störung.

Der Patient ist bereits im Untersuchungsraum, als der Turnusarzt hinzukommt und seiner Kollegin von einem "lehrreichen Fall" erzählt, den er soeben mit dem Oberarzt besprochen hat:

```
1   S:    So is da frei?      So der Herr FH von da URO
    AF2:                 Mhm                          Bitte

2   S:    Wenns ma da ums Eck in die Kabine gehn - - bitte -

3   S:    Oberkörper frei machen und aufs Bett legen. /37"

4         Pause; AF2 summt leise vor sich hin und raschelt

5   AM8:  /kommt herein/ So - Du des is recht lehrreich - wo
          mit Papier/

6   AM8:  ma eigentlich ah     hätten denken können - der
    AF2:                   mh?

7   AM8:  sagt unbedingt KaBeBe präoperativ - weil des kann

8   AM8:  ja eben des HP an und für sich normal sein. Und die
    AF2:       mhm ja (................) daß des is

9   AM8:  Ery an und für sich auch im - Rahmen - der Norm -
```

```
     ┌─────────────────────────────────────────────────────┐
     │AM8: net.           Na es is da HK zwar niedrig      │
  10 │AF2:    I versteh net                    Ja - aber   │
     └─────────────────────────────────────────────────────┘
     ┌─────────────────────────────────────────────────────┐
     │AM8:                             Na verdünnt is      │
  11 │AF2: so - - so verdünnt - des müßat (....)           │
     └─────────────────────────────────────────────────────┘
     ┌─────────────────────────────────────────────────────┐
     │AM8: jo eh net. Des is jo.                           │
  12 │AF2:                 Najo - der is jo mehr ein=      │
     └─────────────────────────────────────────────────────┘

  13  AF2: trocknet. /4" Pause/ Versteh nicht. /murmelt/ Oiso.

  14  AF2: Mit einem Hämatokrit von 27 wenn des HP und die

     ┌─────────────────────────────────────────────────────┐
     │AM8:                    Ja: - sag ma - es - sag      │
  15 │AF2: Ery normal sind? - -                            │
     └─────────────────────────────────────────────────────┘
     ┌─────────────────────────────────────────────────────┐
     │AM8: ma nicht kritisch sind - jo - -                 │
  16 │AF2:                              Aha - dann  gibst  │
     └─────────────────────────────────────────────────────┘

  17  AF2: ihr des Kalium als Infusion - warum eigentlich?

     ┌─────────────────────────────────────────────────────┐
     │AM8: Na wenns heut operiert wird no - vielleicht     │
  18 │AF2:                                      Aso héute  │
     └─────────────────────────────────────────────────────┘
     ┌─────────────────────────────────────────────────────┐
     │AM8: Des waß i jo net - hm? - Sò guat                │
     │AF2:              mhm                                │
     │S3:                      /zu S2/ Soll i hintn a      │
  20 │                         /AF2 liest Befunde der      │
     └─────────────────────────────────────────────────────┘
     ┌─────────────────────────────────────────────────────┐
     │AF2:                     Du eine Leukozytose         │
     │S3:  EKG schreibm wieda?                             │
     │S2:                  (......)                        │
  21 │     vorigen Patientin/ /zu AM8/                     │
     └─────────────────────────────────────────────────────┘

  22  AF2: von 19.000 im Rahmen einer (..........) - bißl hoch

     ┌─────────────────────────────────────────────────────┐
     │AM8: Najo - - - i SO mein - die hat ja schon ihr Kind│
  23 │AF2: ha?                                             │
     └─────────────────────────────────────────────────────┘
```

```
         ┌─────────────────────────────────────────────────────────┐
         │ AM8: gekriegt - oda?      Die hat schos Kind - na?      │
      24 │ AF2:             Bitte?                           Ja.   │
         └─────────────────────────────────────────────────────────┘

         ┌─────────────────────────────────────────────────────────┐
      25 │ AM8: Ja. Na des is normal - hom olle nach da Geburt - so│
         └─────────────────────────────────────────────────────────┘

         ┌─────────────────────────────────────────────────────────┐
         │ AM8: hohe Leuko. So.                                    │
         │ AF2:          So grüß Gott - Sie sind da Herr?     H.   │
      26 │ P:                                                 H.   │
         └─────────────────────────────────────────────────────────┘
```

Hier definieren die beiden ÄrztInnen die Situation für sich selbst als Ausbildungsgelegenheit. Ohne den Patienten zu beachten, wird mehrere Minuten über die Befunde einer anderen Patientin gesprochen, mit denen der Arzt gerade von einem Besuch beim Oberarzt zurückkommt. In Fläche 20 endlich wendet der Arzt sich an den Patienten, wird jedoch von seiner Kollegin noch einmal unterbrochen, weil sie mit seinen Erklärungen noch nicht ganz zufrieden ist. Erst in Fläche 26 beginnt die eigentliche Untersuchung des Patienten. Da sich die Episode zu Beginn des Gesprächs abspielt, kann sie als symptomatisch für den gesamten Ablauf betrachtet werden: Nach einem derartigen "Einstieg" scheint es offenbar nicht mehr möglich zu sein, ein effizientes, patientenorientiertes Gespräch zu führen. Der Widerspruch zwischen produktiven und reproduktiven Aspekten wird hier besonders augenscheinlich - mit all seinen Folgen für das Gespräch und den Patienten.

3.3 Selbstinitiierte Störungen ohne Ausbildungsfunktion

Außer der Ausbildungssituation wirkt sich auch die hoch kontingente Situation dieses Ambulanzbetriebes störend auf die Qualität der Arzt-Patient-Interaktion aus. Störungen des Idealablaufs[5] sind so sehr an der Tagesordnung, daß er in der Praxis kaum beobachtet werden kann. Hierbei ist im wesentlichen zu unterscheiden zwischen Störungen, die selbstinitiiert sind, und solchen, die von außen kommen, wobei bei letzteren wiederum zwischen strukturellen und inhaltlichen Kontingenzen zu unterscheiden ist (Kap. 3.1.). Hier soll jedoch zunächst näher auf selbstinitiierte Störungen eingegangen werden. Ein wesentlicher Teil betrifft die Erstellung der schriftlichen Diagnose bzw. des Krankenberichts. Während ein Arzt/eine Ärztin untersucht, schreibt der/die andere die Diagnose und studiert die bereits vorhandenen Befunde. Hierbei kommt es aufgrund der organisatorischen Bedingungen, der räumlichen Enge, der umfangreichen Unterlagen und vor allem der gleichzeitigen Befassung mit mehreren PatientInnen zu Problemen:

---

[5] Dieser sähe vor, daß der Patient sich in der Kabine auszieht, dann auf das Untersuchungsbett legt, ein Arzt eine Anamnese erhebt, ihn untersucht und ein EKG schreibt, worauf sich der Patient wieder anzieht und der Arzt seiner Kollegin (seinem Kollegen) die Befunde diktiert, wobei sich die beiden Ärzte in ihrer Tätigkeit abwechseln.

```
     ┌─────────────────────────────────────────────────────┐
     │AM8: hohe Leuko. So.                                 │
     │AF2:          So grüß Gott - Sie sind da Herr?   H.  │
  26 │P:                                               H.  │
     └─────────────────────────────────────────────────────┘

     ┌─────────────────────────────────────────────────────┐
     │AF2: Was soll bei Ihnen operiert werden?             │
  27 │P:                                  Ah - (.........) │
     └─────────────────────────────────────────────────────┘

     ┌─────────────────────────────────────────────────────┐
     │AM8:                              Ist des jetzt (... │
     │AF2:              Mhm/11" Pause/                     │
  28 │P: Steine im Urether                                 │
     └─────────────────────────────────────────────────────┘

     ┌─────────────────────────────────────────────────────┐
     │AM8: .................) is des fertig schon - oda?   │
  29 │AF2:                   jo                       na:  │
     └─────────────────────────────────────────────────────┘

     ┌─────────────────────────────────────────────────────┐
     │AM8: Der kommt - guat. - - Da Professor war scho bei uns │
  30 │                       /AM8 zu P/                    │
     └─────────────────────────────────────────────────────┘
```

Während die Ärztin in F26 mit der Untersuchung des Patienten beginnt, unterbricht sie der Arzt und erkundigt sich nach Befunden, die auf dem Ärzteschreibtisch liegen und noch von der Ärztin bearbeitet werden müssen. Erst dann widmet auch er seine Aufmerksamkeit dem anwesenden Patienten. In der Mitte des Gesprächs, als die Belastung aufgrund verschiedenster Umstände bereits ziemlich groß ist, tritt die Befundschreibung wieder als Problem auf:

```
     ┌─────────────────────────────────────────────────────┐
     │AM8: krampfen - da wirds zittrig dann.               │
  71 │AF2:                            Ach Blödsinn -       │
     └─────────────────────────────────────────────────────┘

     ┌─────────────────────────────────────────────────────┐
     │AM8:                              TIEF EINATMEN - -  │
  72 │AF2: jetzt beschrift ich des foische.                │
     └─────────────────────────────────────────────────────┘
```

Hier wird die Fehleranfälligkeit dieses Systems besonders deutlich: Die gleichzeitige Bearbeitung der Befunde unterschiedlicher PatientInnen führt zu einer Verwechslung, diesmal nur der Beschriftung.[6] Die Bedeutung der Befunde wird an einer anderen Stelle deutlich, als sich die Ärztin zum wiederholten Male beklagt, daß von der Station nicht genügend Unterlagen mitgeschickt worden seien. Diese Abschnitte nehmen eine Mittelposition zwischen fremd- und selbstinitiierten Störungen ein, da der Anlaß außerhalb des Kompetenz-

---

[6] In Lalouschek/Menz/Wodak (1990) ist auch ein Fall beschrieben, in dem Röntgenbilder von PatientInnen verwechselt werden, ein mitunter nicht ungefährliche Form der Kontingenz.

Kommunikative Schulung des Krankenhauspersonals

bereichs der ÄrztInnen liegt. Allerdings verlagert die Wiederholung das Gewicht eindeutig auf die Seite der Selbstinitiierung:

```
39  AM8: Du tua nua do die Befunde und des olles oda gibts
        /AM8 und AF2 legen EKG an/
```

```
40  AM8: kane?             - - - Der wird jetzt operiert
    AF2:       (...............)
```

```
41  AM8: ohne Befunde?        Ham Sie Befunde mitgebracht?
    AF2:           naja bitte
                          /AM8 zu P/
```

```
42  AF2:                                      I hob net
    P:  Ich hatte keine Befunde - AUSSER - von dem Stein
```
.....
```
75  AM8: gwesn sein.
    AF2:        Aso? Mhm - also wenn Du glaubst es gibt
```

```
76  AM8:                         Jo aber dann bitte
    AF2: hier auch nur EINEN Befund              dann
```

```
77  AM8:            Dann schick ma ihm zum X./Name OA/
    AF2: hast Du dich geirrt.
```

Schließlich fallen in diese Kategorie noch eindeutig Unterbrechungen wie die folgende, als der Arzt das Ambulanzzimmer verläßt, um sich Nasentropfen zu besorgen:

```
45  AM8:      (...............)I bräucht dringend amoi
    P:  I hob a leichte
```

```
46  AM8: Nasentropfen - hast Du so wos?
    AMX:              Grüß Gott. Was soll i mit
                         /AMX zu AF2/
```

Selbstinitiierte Unterbrechungen erschweren die Teamarbeit, da sich die beiden ÄrztInnen immer wieder aufs Neue auf ein gemeinsames Thema einigen müssen, sie belasten aber auch die PatientInnen, denen immer wieder die Aufmerksamkeit entzogen wird. Allein in dem vorliegenden Gespräch sind insgesamt acht selbstinitiierte Störungen, die nicht mit der Ausbildung zusammenhängen, zu verzeichnen.

3.4 Fremdinitiierte Störungen

Unterbrechungen des Routineablaufs, die in diese Kategorie fallen, werden im allgemeinen als die "typischen Störungen" schlechthin empfunden, vor allem auch von seiten des Ärztepersonals, wie aus ihren Reaktionen ersichtlich ist. Sie sind von den Agenten der Institution kaum zu beeinflussen, auch nicht vorhersagbar, und daher als Kontingenzen im engeren Sinne aufzufassen. Das gesamte vorliegende Gespräch kann in pointierter Weise als eine Kontingenz *per se* aufgefaßt werden, da der Patient lediglich aufgrund einer Intervention in den Routineablauf zu diesem Zeitpunkt in der Ambulanz untersucht wurde. Die kontingenten Störungen (die im folgenden besprochen werden sollen) in einer an sich schon kontingenten Situation wirken als Potenzierung und beeinträchtigen den gesamten Ablauf besonders stark. Trotzdem muß festgehalten werden, daß, ähnlich wie der Ausbildung, jedoch auch diesen Kontingenzbedingungen in der Ablaufsplanung kein Stellenwert eingeräumt wird. Dadurch ergeben sich Verzögerungen, unnötiger Streß und Überlastung des Personals, dessen Folgen letztlich wiederum auf Kosten der PatientInnen ausgetragen werden.

In den ca. zweiundzwanzig Minuten wird dieses Gespräch nicht weniger als acht Mal von außen unterbrochen bzw. gestört:[7]
- Das Stethoskop des Arztes ist kaputt (F34)
- Ein Kollege erkundigt sich nach einer PatientIn, die er zur Blutuntersuchung geschickt hatte (F46 bis F56)
- Die Ambulanzschwester legt die Röntgenbefunde eines Patienten auf den Ärzteschreibtisch (F56-57)
- Ein Pfleger möchte den Patienten in den Operationssaal bringen (F131-144)
- Eine weitere Intervention ist telefonisch zu bearbeiten (F160-F173)
- Ein Taxichauffeur erkundigt sich wegen einer Patientin, die er abholen soll (F179-F183)
- Zwei Schwestern bringen jenen Patienten, für den vorhin interveniert wurde (F184-F194)
- Der Professor der urologischen Abteilung kommt persönlich, um seinen Patienten abzuholen (F258-265=Ende des Gesprächs)

Anhand der telefonischen Bitte um die Vorziehung eines weiteren Patienten läßt sich die Wirkung auf die ÄrztInnen sehr plastisch dokumentieren:

---

[7] Hinzu kommen noch acht selbstinitiierte und vier durch die Ausbildungssituation bedingte Unterbrechungen. Die fachlich komplizierte Anamnese (vgl. die inhaltliche Kontingenz des Herzinfarktes und der Halsschlagader-Stenose) wird also durchschnittlich beinahe jede Minute unterbrochen.

Kommunikative Schulung des Krankenhauspersonals

```
      ┌─────────────────────────────────────────────────────────────
      │AM8: - daß da Oberarzt X./Name OA/ ihn - gleich anschaut.
  160 │S:    bitte - von da Neurochirurgie ist jemand am Apparat
      └─────────────────────────────────────────────────────────────

      ┌─────────────────────────────────────────────────────────────
      │AF2:           I kann jo dem X./Name OA/ nichts berichten
      │S:    - Sekunde jo bitte.          Neurochirurgie
      │PF:   Gut.
  161 │      /S telefoniert/         /S zu AM8/ /AM nimmt
      └─────────────────────────────────────────────────────────────

      ┌─────────────────────────────────────────────────────────────
      │AM8:             Hallo:? - - - - mhm - - - Jo des kommt
      │AF2: - wann du mia      sinnlos
      │P :
      │                     Olles zgleich geht net
  162 │     Telefonhörer, telefoniert/
      └─────────────────────────────────────────────────────────────

  163 │AM8: heute des öfteren vor - wir sind schon etwas wir

  164 │AM8: sind schon etwas dekompensiert - jeder hat Wünsche

  165 │AM8: Sonderwünsche - kommt bei da Tür herein - also um

      ┌─────────────────────────────────────────────────────────────
      │AM8: wos gehts denn do bitte? - - Jo - jo
  166 │P:                                S'kummt ma so bekannt
      └─────────────────────────────────────────────────────────────

      ┌─────────────────────────────────────────────────────────────
      │AF2:                                 mhm
  167 │P:   vor - i arbeit für die Presse ah - da is da Streß
      └─────────────────────────────────────────────────────────────

      ┌─────────────────────────────────────────────────────────────
      │AF2:                        mhm
  168 │P:   Streß oft noch vü ärger /lacht/ - es geht natürlich
      └─────────────────────────────────────────────────────────────

      ┌─────────────────────────────────────────────────────────────
      │AM8:                              - ja dann würd ich Sie
      │P:   net um Leben und Tod dabei sondan um a poa Zeiln.
  169 │                                  /AM8 telefoniert/
      └─────────────────────────────────────────────────────────────

      ┌─────────────────────────────────────────────────────────────
      │AM8: vielleicht bitten wenma -i mein i waß jo net - oder
      │AF2:                      Sagen Sie - Wo isn da Stein
  170 │                             /AF2 zu P/
      └─────────────────────────────────────────────────────────────

      ┌─────────────────────────────────────────────────────────────
      │AM8: wenn ma den jetzt runterschickn
      │AF2: bei Ihnen - rechts oder links?      Und was soll da
  171 │P:                                 Rechts
      └─────────────────────────────────────────────────────────────
```

```
        AM8:              Okay - gut is. - Naja was soll i andres
172     AF2: gmacht werden für ein Eingriff mit da Schlinge oda
```

```
        AM8: machn? - Bitte. Wiederhörn.
        AF2: wie?
173     P:       Eventuell Schlinge - zertrümmern geht net - weil
```

```
        AM8:                                    Dringendst kommt
174     P:  do sitzt a net anda richtigen Stelle. Eventuell a -
```

```
        AM8: jetzt von da Neurochirurgie - dringenst
        AF2:          Eventuell was?
175     P: Skopie.            Eine Skopie. Reinschaun möcht
```

```
        AF2:     Aha: aha: aha: - aber gschnitten?
176     P:   man.                            Gschnitten
```

```
        AM8:                                 So - setzns no
        AF2:              Gschnitten wird nix
        P: wird nix - na: (......)
177                                          /AM8 zu P/
```

Die Schwester bittet den Arzt ans Telefon (F160), die Ärztin wehrt sich zunächst gegen diese neuerliche Unterbrechung, resigniert aber in F162, der Patient zeigt Empathie für die "Dekompensierung" der beiden ÄrztInnen. Die Bemerkungen des Arztes in F162 bis F166 sind eine gute Illustration für die "Potenzierung der Kontingenz", gegen die er, wie aus dem Schluß des Telefonats in F172-F173 hervorgeht, allerdings machtlos ist. Entsprechend sarkastisch kommentiert er das Ergebnis auch seiner Kollegin (F174-175). Andere, sinnvollere, Reaktionen als Klagen, Beschwerden und Sarkasmus stehen den Agenten in einer derartigen Situation nicht zur Verfügung. Allein daraus erhebt sich die Frage nach der Sinnhaftigkeit einer solchen Struktur.

Auch die *inhaltlichen Kontingenzen* gehören, systematisch gesehen, zu den fremdinitiierten Störungen, sind hier allerdings, da sie sich in erster Linie aufgrund der Ausbildungssituation als problematisch erwiesen, bereits in Kapitel 3.1 besprochen worden. Hier schließt sich also der (Teufels-)Kreis der Nichtberücksichtigung von strukturellen Störungen, die zwar nicht *in concreto* vorhergesagt werden können, von denen aber mit Sicherheit gesagt werden kann, daß sie auftreten werden.

3.5 Zusammenfassung

Das präsentierte Gespräch wird acht Mal von außen unterbrochen, hinzu kommen acht selbstinitiierte und vier durch die Ausbildungssituation bedingte Unterbrechungen. Die fachlich komplizierte Anamnese (vgl. die inhaltliche Kontingenz des Herzinfarktes und der Halsschlagader-Stenose) wird also durchschnittlich beinahe jede Minute einmal unterbrochen. Daß unter diesen Bedingungen eine für den Patienten akzeptable Behandlung unmöglich ist, ist allein durch diese "Äußerlichkeiten" augenscheinlich.

Wie läßt sich dieser Befund in bezug auf das Kommunikationsverhalten erklären? Da die Ausbildung nach wie vor nicht systematisch und strukturell in das Krankenhaus integriert ist, ergeben sich m.E. Probleme, die nicht nur kommunikativer, sondern auch ethischer Natur sind: Spielten nämlich im 18. Jahrhundert und zu Beginn des 19. Jahrhunderts bei der "Benutzung" von PatientInnen (vor allem der ärmeren Schichten) als Forschungs- und Ausbildungsobjekte moralische Bedenken oder Barrieren keinerlei Rolle (vgl. Foucault 1973:100; Siegrist 1975: 72; Bochnik 1985: 102ff.), so ist diese Auffassung im 20. Jahrhundert aufgrund gewandelter ethischer Überzeugungen nicht mehr tragbar. Denn eine der Vorgaben des Sozialstaates an das Krankenhaus lautet, für jede/n Bürger/in die bestmögliche Behandlung zu gewährleisten, und einer der ethischen Grundsätze medizinischen Handelns lautet dahingehend, PatientInnen ohne Ansehen der Person unabhängig von Rasse, Alter, Geschlecht, sozialer Stellung, Nationalität oder Glauben[8] zu behandeln.

In einer Ausbildungssituation kann jedoch erstens das Objekt, an dem ausgebildet wird, nicht im Vordergrund stehen, sondern es muß notwendigerweise das Hauptaugenmerk auf der Ausbildung liegen. Aus diesem *historisch zu rekonstruierenden* Widerspruch ergibt sich eine Reihe von Störungen und - betrachtet man nur die Seite der Produktion - offensichtlichen Irrationalitäten, die den ohnehin nie reibungslosen Ambulanzablauf zusätzlich behindern:
- das Warten auf den Oberarzt
- das doppelte und dreifache Studieren bzw. Diskutieren von Befunden
- die mehrfache Untersuchung von PatientInnen zu Lernzwecken (beide MedizinerInnen wollen jeweils alles wissen und selbst erfahren).[9]

Zweitens werden auch Kontingenzen nicht im Planungsablauf berücksichtigt. Der Tatsache, daß eine Ambulanz eine hoch kontingente Institution ist, wird in keinerlei Weise Rechnung getragen. Es handelt sich um ein unterbestimmtes System mit einem gewissen Grad an Ungewißheit, d.h. die Situation ist nicht genau definiert und das Geschehen nicht voraussagbar, kurz es wären auch "andere Möglichkeiten" (Luhmann 1975:39f.) des Ablaufs als die gerade exekutierte denkbar. Diese Unsicherheit gilt einerseits für ÄrztInnen in

---

[8] Dies entspricht in etwa der von Parsons (1958) definierten Rollenerwartung des *Universalismus* an die Ärzte.

[9] Eine besonders häufige Strategie des Umgangs mit dem Widerspruch zwischen produktiven und reproduktiven Aspekten ist die Verschleierung der Ausbildungssituation vor den PatientInnen (vgl. Menz 1991).

ihrer Behandlung von Zweifelsfällen, wo nicht unmittelbar entschieden werden kann, welche Therapie zu wählen bzw. welche Diagnose zu stellen ist (inhaltliche Kontingenz), anderseits für die vielen organisatorischen Zwischenfälle, die geradezu systematisch auftreten (Kontingenz im engeren Sinne).

Drittens und letztens schließlich wird ein Teil der subjektiven Überlastung selbst geschaffen - durch linguistisch nachweisbare Parameter wie selbstinitiierte Störungen, Überbetonung der Ausbildung etc. Über die Gründe dieser subjektiven Überlastung kann ich derzeit nur spekulieren. Da sie jedoch systematisch auftritt, liegt ihr Zweck möglicherweise darin, dem Ärztepersonal und dadurch mittelbar dem gesamten Ambulanzpersonal eine Bestätigung für die Wichtigkeit und Sinnhaftigkeit der eigenen Arbeit zu geben und als Rechtfertigung für eigene Fehler, Unzulänglichkeiten u.ä. zu dienen. Da diese Strategien jedenfalls die (Sub-)Institution Ambulanz stabilisieren würden, wären sie ebenfalls dem reproduktiven Bereich zuzuzählen.

Die Dominanz des reproduktiven Bereichs in dem paradigmatisch analysierten Gespräch sticht ins Auge. Daraus erwächst aber eine Gefahr vieler Institutionen, daß sich nämlich der reproduktive gegenüber dem produktiven Bereich verselbständigt, daß eine Institution "selbstgenügsam" wird, indem sie ihren Zweck in der Aufrechterhaltung ihrer selbst und nicht mehr in ihrer Dienstleistung sieht. Sie wird *dann* in bezug auf ihren eigenen Zweck *irrational*, wenn die PatientInnen nur mehr als Mittel zum Zweck wahrgenommen werden.

4 Gesprächsschulung von MedizinerInnen im Krankenhaus

Welche Schlußfolgerungen lassen sich aus diesen Ergebnissen für eine kommunikative Ausbildung von MedizinerInnen ziehen? Unter derartigen historisch gewachsenen Bedingungen greift die Vermittlung von Rezeptwissen, wie sie Spranz-Fogasy (1990: 152ff.) postuliert, mit Sicherheit zu kurz. Vielmehr muß die kommunikative Schulung sehr viel früher ansetzen, nämlich dort, wo es darum geht, Bedingungen zu schaffen, unter denen eine für beide Seiten befriedigende Kommunikation ermöglicht wird. Dies macht eine spezifische Orientierung der Trainings nötig, deren Absolvierung die ÄrztInnen befähigt, kommunikationshindernde Strukturen zu erkennen und zu beseitigen, anstatt sich an "Symptomen" (z.B. "offene" oder "geschlossene" Fragen) zu orientieren. Ärzte (im Krankenhaus) sind nicht nur Spezialisten für Krankheit bzw. Gesundheit, sondern sie sind auch:
- Vorgesetzte und Weisungsberechtigte (etwa gegenüber Krankenschwestern und Pflegern);
- Lernende und Weisungsgebundene (gegenüber dem Oberarzt und höheren Positionen, wie die wiederholten Interventionen im exemplarisch analysierten Gespräch deutlich machen);
- Organisationsmanager, d.h. sie sind innerhalb eines bestimmten Bereichs für die Gestaltung des Ablaufs (in Zusammenarbeit mit der Ambulanzschwester) verantwortlich.

Zumindest diese Aspekte sind bei einem Training, soll es erfolgversprechend sein, zu berücksichtigen. Daher müssen Kompetenzen unterschiedlichster Art für ein erfolgreiches Handeln in der Institution erworben werden. Vier Kompetenz-Typen scheinen mir notwendig, um die beiden in diesem Beitrag analysierten Probleme "Kontingenz" und "Ausbildung" sinnvoll bearbeiten zu können (vgl. auch Ecker et al. 1993).

1. Kontingenzen sind in die Planung des Ambulanzablaufs unbedingt einzubeziehen. Da das System Ambulanz unterbestimmt ist, können unvorhergesehene Unterbrechungen den Ablauf entscheidend beeinflussen ("Störungen"). Hier wäre also die *organisationsanalytische* und die *Planungskompetenz* des gesamten Ambulanzpersonals zu schulen.

2. Die Rolle der Ausbildung am Patienten wäre systematisch zu überdenken:
- Soll sie beibehalten werden, was eine Belastung für die PatientInnen darstellt, dann müßte sie explizit gemacht werden, d.h. die PatientInnen müßten darüber informiert werden (vgl. Menz 1991, 1993).
- Es könnten jedoch auch Strukturen überlegt werden, in denen die Ausbildung außerhalb der Ambulanzzeiten stattfindet (vgl. z.B. das in Bliesener/Köhle 1986 beschriebene Modell des "Ulmer Projektes"). Aber auch die Einbeziehung einer Kontrollgruppe in unsere Studie zu den Ambulanzgesprächen hat gezeigt, daß der Stellenwert der Ausbildung zumindest z.T. innerhalb der eigenen Entscheidungsmöglichkeiten (vgl. Lalouschek, Menz, Wodak 1990: 149-156) liegt.

In diesem Zusammenhang und in bezug auf die (latente) Funktion der selbstinitiierten Störungen wäre daher die *selbstreflexive Kompetenz* der ÄrztInnen zu fördern.

Parallel dazu wäre die *kommunikative Kompetenz* im Umgang mit PatientInnen zu erweitern, die allerdings nicht Thema dieses Beitrags war. Fiehler/Sucharowsky (Hrsg.) (1992) haben hier wertvolle Arbeit geleistet und Erfahrungen mit diesbezüglichen Trainings aufgearbeitet. In ihrem eigenen Beitrag (Fiehler/Sucharowsky 1992: 33ff.) haben sie zentrale Charakteristika für Kommunikationtrainings auf diskursanalytischer Basis angeführt und überzeugend argumentiert, warum diese anderen Unterrichtsformen überlegen sind.[10]

Allerdings können m.E. nur dann längerfristige und anhaltende Erfolge für angemessenes Handeln in Institutionen erwartet werden, wenn alle vier Kompetenzen der Agenten gefördert und erweitert werden.

---

[10] Für den Bereich der Arzt-Patienten-Kommunikation vgl. Spranz-Fogasy 1992; für ein erfolgreich durchgeführtes Seminar, das auch die *Änderung von Organisationsstrukturen* zur Folge hatte, vgl. Wimmer-Puchinger/Nowak 1990 und Menz/Nowak 1992.

Literatur

Althusser, L. (1977) Ideologie und ideologische Staatsapparate. Hamburg: Rowohlt
Becker-Mrotzek, M. (1992) Studienbibliographien 4. Diskursforschung und Kommunikation in Institutionen. Heidelberg: Julius Groos Verlag
Bliesener, T. & Köhle, K. (1986) Die ärztliche Visite. Chance zum Gespräch. Opladen: Westdeutscher Verlag
Bochnik, P. A. (1985) Die mächtigen Diener. Die Medizin und die Entwicklung von Frauenfeindlichkeit und Antisemitismus in der europäischen Geschichte. Reinbek: Rowohlt
Brünner, G. (1987) Kommunikation in institutionellen Lehr-Lern-Prozessen. Tübingen: Narr
Ecker, A. , Dalton-Puffer, C., Getreuer-Kargl, I. & Menz, F. (1993) Veranstaltungsreihe zur didaktischen Weiterbildung für Universitätslehrer/innen an der Geisteswissenschaftlichen Fakultät der Universität Wien. Wien: Unveröffentlichter Projektantrag.
Ehlich, K. & Rehbein, J. (1986) *Muster und Institution*. Untersuchungen zur schulischen Kommunikation. Tübingen: Narr
Ehlich, K., Koerfer, A., Redder, A. & Weingarten, R. (Hrsg.) (1990) Medizinische und therapeutische Kommunikation. Opladen: Westdeutscher Verlag
Fehlenberg, D. (1983) Die empirische Analyse der Visitenkommunikation: Institutionskritik und Ansätze einer reflektierten Veränderung institutioneller Praxis. In: Redder, A. (Hg.) Kommunikation in Institutionen. Osnabrück (OBST 24), 29-56
Fiehler, R. & Sucharowsky, W. (1992) Diskursforschung und Modelle von Kommunikationstraining. In: Fiehler, R. & Sucharowski, W. (Hrsg.) 24-3
Fiehler, R. & Sucharowski, W. (Hrsg.)(1992) Kommunikationsberatung und Kommunikationstraining. Anwendungsfelder der Diskursforschung. Opladen: Westdeutscher Verlag.
Foucault, M. (1973) Die Geburt der Klinik. Frankfurt a.M.: Suhrkamp
Lalouschek, J., Menz, F. & Wodak, R. (1990) "Alltag in der Ambulanz". Gespräche zwischen Ärzten, Schwestern und Patienten. Tübingen: Narr (KUI 20)
Löning, P. & Rehbein, J. (Hrsg.) Arzt-Patienten-Gespräche. Analysen zu interdisziplinären Problemen des medizinischen Diskurses. Berlin: de Gruyter
Luhmann, N. (1975) Soziologische Aufklärung. Opladen: Westdeutscher Verlag
Menz, F. (1991) Der geheime Dialog. Medizinische Ausbildung und institutionalisierte Verschleierungen in der Arzt-Patient-Kommunikation. Eine diskursanalytische Studie. Frankfurt/Main: Peter Lang Verlag
Menz, F. (1993) Medizinische Ausbildung im Krankenhaus am Beispiel der Lehranamnese: Die institutionalisierte Verhinderung von Kommunikation. In: Löning, P. & Rehbein, J. (Hrsg.) Arzt-Patienten-Gespräche. Analysen zu interdisziplinären Problemen des medizinischen Diskurses. Berlin: de Gruyter, 251-264
Menz, F. & Nowak, P. (1992) Kommunikationstraining für Ärzte und Ärztinnen in Österreich: Eine Anamnese. In: Fiehler, R. & Sucharowski, W. (Hrsg.), 79-86.
Nowak, P. & Wimmer-Puchinger, B. (1990) Die Umsetzung linguistischer Analyseergebnisse in ein Kommunikationstraining mit Ärzten - Ein Modellversuch. In: Ehlich, K., Koerfer, A., Redder, A. & Weingarten, R. (Hrsg.) 137-142.
Parsons, T. (1958) Struktur und Funktion der modernen Medizin. Eine soziale Analyse. In König, R. & Tönnesmann, M. (Hrsg.) Probleme der Medizinsoziologie. Köln, 16-37.
Schülein, J. A. (1987) Theorie der Institutionen. Opladen: Westdeutscher Verlag
Siegrist, J. (1975^2) Lehrbuch der medizinischen Soziologie. München: Urban & Schwarzenberg
Spranz-Fogasy, T. (1990) Ärztliche Kommunikation. Transfer diskursanalytischen Wissens in die Praxis. In: Ehlich, K., Koerfer, A., Redder, A. & Weingarten, R. (Hrsg.), 143-155
Spranz-Fogasy, T. (1992) Ärztliche Gesprächsführung - Inhalte und Erfahrungen gesprächsanalytisch fundierter Weiterbildung. In: Fiehler, R. & Sucharowski, W. (Hrsg.), 68-78

Empirische Überlegungen eines ambulanten Chirurgen zur medizinischen Kommunikation

Peter Schulze

Ich bin kein Linguist, sondern Chirurg, habe mich aber während meines Studiums an der Leipziger Universität und auch später nebenfachlich mit dem Lateinischen und Altgriechischen befaßt und auch einige Publikationen über fachsprachliche medizinische Probleme, insbesondere über die anatomische und klinische Terminologie in Form von Fachwörterbüchern vorgelegt (z.B. Schulze 1993). Mein Interesse galt bisher der Lexikographie. Die Methoden, derer sich die Linguisten bedienen, um Fragen der fachsprachlichen Kommunikation zu untersuchen, sind für mich ebenso neu wie interessant. Ich kann daher nur versuchen, rein empirisch einige allgemeine Gesichtspunkte der sprachlichen Kommunikation zwischen Arzt und Patient zu erörtern, wie sie sich mir nach zwanzigjähriger vorwiegend ambulant-chirurgischer Tätigkeit als Krankenhausarzt darstellen.

Ich habe im Risaer Kreiskrankenhaus eine Poliklinik und in dieser Poliklinik wiederum die Chirurgische Abteilung als Fachabteilung geleitet. Aufgabe dieser Poliklinik war es, sowohl akut chirurgische Sofortversorgung im Rahmen der sog. kleinen Chirurgie zu betreiben, d.h. diejenigen Patienten, die nicht stationär zu versorgen waren, zu behandeln, als auch Akutfälle, die später einer stationären Behandlung zugeführt werden mußten, primär zu diagnostizieren. Darüber hinaus wurde routinemäßig Diagnostik und chirurgische Sprechstunde in sehr hohem Umfang betrieben, wobei die Patienten aus dem umliegenden Stadt- und Landkreis kamen und von den praktischen Ärzten überwiesen wurden. Es gab, wie daraus schon ersichtlich ist, vielfältigen Kontakt mit Patienten und im Zusammenhang damit auch kommunikative Probleme, die aber infolge des ständig wirkenden Zeitdruckes und der oft hektischen Atmosphäre aus der Situation gemeistert und kaum jemals theoretisch betrachtet oder reflektiert wurden. Gerade deshalb ist eine Diskussion über Sprachliches für mich von Interesse.

Es gibt spezielle Gesichtspunkte, die mit der Routinearbeit in einer chirurgischen Ambulanz einhergehen. Da wäre zunächst der Umstand, daß die Patienten häufig gänzlich unerwartet durch Unfalleinwirkung oder durch plötzliche Erkrankung innerhalb kürzester Zeit gezwungen sind, den Chirurgen aufzusuchen oder aber nach einem Unfall schwerverletzt zur Aufnahme gelangen. Dies ist zweifellos auch psychologisch gesehen eine Ausnahmesituation. Der Patient, aus seinem gewohnten Lebensablauf durch einen Unfall oder eine akute, häufig sofort operationspflichtige Erkrankung herausgerissen, sieht sich plötzlich in einem unbekannten, verwirrenden Milieu fremden Helfern gegenüber, die oft unter Zeitdruck handeln, wodurch die informative Zuwendung zu kurz kommen kann. Darüber hinaus bedienen sich die Ärzte und Schwestern einer fremden Terminologie, die dem Patienten je nach Bildungsgrad und Beruf mehr oder weniger unverständlich bleibt.

Ein weiterer Gesichtspunkt scheint mir zu sein, daß ein von einem Unfall Betroffener oder akut Erkrankter meist nicht in der Lage ist, sich seine Behandler auszusuchen. Dies ist aber ein Umstand, der dem Patienten in der akuten Notsituation nicht so sehr bewußt wird, da der Schreck über den Unfall oder die Angst um Leben und Gesundheit zunächst überwiegen. Ist anschließend eine längere stationäre Behandlung erforderlich, ändert sich die kommunikative Situation. Ärzte und Patienten lernen sich näher kennen; der Patient verfügt dann über eine oder mehrere Bezugspersonen, von denen er Auskünfte über seinen Gesundheitszustand bekommt, die er auch gezielt befragen kann und wird, so daß sich eine kommunikative Beziehung entwickelt.

Im chirurgischen Bereich liegt ja häufig eine Situation vor, in der unter mehr oder weniger hohem Zeitdruck Entschlüsse von erheblicher Tragweite gefaßt werden müssen. Der Patient erfährt beispielsweise, daß er wegen einer Appendicitis acuta in zwei Stunden operiert werden muß. Eine solche Mitteilung löst Ängste und Unsicherheiten aus und muß vom Patienten psychisch verarbeitet werden. Ich konnte oft feststellen, daß dabei alles weitere, was an Kommunikation noch statthaben müßte, untergeht: der über die Mitteilung erschrockene Patient bringt weiteren rein technischen und organisatorischen Fragen und Mitteilungen kaum noch Interesse entgegen, und Informationen, die später erteilt werden, werden unzureichend oder gar nicht aufgenommen. Der Patient durchläuft aber, bevor der endgültige therapeutische Entschluß gefaßt wird, häufig noch einige Abteilungen, die in die Krankenhausstruktur eingebettet sind (z.B. Vorstellung im Labor oder in der Röntgenabteilung). Die in diesen Funktionsabteilungen Tätigen bedienen sich einer teils fachübergreifenden, teils abteilungsspezifischen Terminologie, die auch nahezu immer den Gebrauch von Abkürzungen einschließt, die für den Patienten unverständlich sind.

Eine völlig andere Situation liegt dann vor, wenn Patienten, die schon des längeren in Behandlung stehen, die chirurgische Ambulanz aufsuchen, weil bei ihnen eine Serie diagnostischer Maßnahmen abläuft. Diese Patienten kennen den Arzt näher, und die Kommunikation ist schon im Gange; die verbale Kommunikation ist weniger unter Zeitdruck gestellt als im Akutfall, der Arzt kann sich mehr Zeit für Erklärungen nehmen, wodurch wiederum ein zunehmendes Vertrauensverhältnis entsteht, das auch der besseren Kommunikation dienlich ist.

Nach meiner Erfahrung kann man bei Unterhaltungen mit dem Patienten gar nicht weit genug gehen in dem Bestreben, medizinische Fremdwörter zu vermeiden, und die Erklärungen medizinischer Sachverhalte können gar nicht einfach und anschaulich genug sein. Die Erfahrung zeigt nämlich, daß ein Teil der Patienten - offensichtlich aus falscher Scham - es unterläßt, den Arzt nach der Bedeutung ihnen unbekannter Fremdwörter zu fragen. Dies kann sehr leicht, da vom Arzt unbemerkt, zur Quelle von Mißverständnissen werden. Die bevorzugte Verwendung medizinischer Fachwörter auch dann, wenn geläufige deutsche Bezeichnungen zur Verfügung stehen, geschieht, wenn *mit* dem Patienten gesprochen wird, entweder unbewußt oder - sit venia verbo - aus Eitelkeit; wenn jedoch *über* den Patienten in seiner Gegenwart gesprochen wird, ganz bewußt, um ihn aus der Kommunikation herauszuhalten und ihm bestimmte Vermutungen oder Gewißheiten über seinen Zustand vorzuenthalten. Die medizinische Terminologie kann ja auch die Funktion haben, den wahren Befund, die Krankheit oder die infauste Prognose zunächst gegenüber dem Patienten zu verschleiern oder aber nicht erkennbar werden zu lassen, daß die Krankheit noch nicht gänzlich ausdiagnostiziert ist, noch Zweifel bestehen und Unklarheiten zu beseitigen sind; kurz, der Arzt will und kann den Patienten nicht mit seinen Zweifeln belasten.

Im Hinblick auf die kommunikative Situation kommt hier eine Sonderfunktion der medizinischen Fachsprache, nämlich die ausschließliche Verständigung innerhalb einer Berufsgruppe unter Ausschluß des Patienten, zum Tragen. Solche Situationen sollten aus psychologischen Gründen - soweit möglich - tunlichst vermieden werden, weil sie für den Patienten das Gegenteil von Kommunikation bedeuten und Unsicherheit, Verwirrung und Mißtrauen hervorzurufen vermögen. Sinnvolle Kommunikation im medizinischen Alltag hat auch der Tatsache Rechnung zu tragen, daß insbesondere ängstliche Patienten, chronisch Kranke und solche Patienten, die sich schon längere Zeit im Krankenhaus befinden, außerordentlich scharf beobachten und mitunter erstaunlich schnell in der medizinischen Fachsprache heimisch werden. Im übrigen hat sich ja in den letzten Jahren in zunehmendem Maße die Tendenz durchgesetzt, Patienten in geeigneter Form über schwere, lebensbedrohende und unheilbare Erkrankungen zu informieren. Dies betrifft vor allem auch die bösartigen Geschwülste, die lange Zeit wegen ihrer meist infausten Prognose auch fachsprachlich mit einer Art Tabu belegt waren. Dies wird auch durch die verwirrende Vielzahl von Bezeichnungen, die für den Begriff "bösartige Geschwulst" geprägt worden sind, deutlich gemacht. Diese Bezeichnungen - ich nenne hier nur "Tumor", "Malignom" und "Neoplasma" - sind nicht gänzlich deckungsgleich und durchaus nicht immer zweckmäßig. Die Verschleierungsfunktion der Fachsprache, die gelegentlich durch den Gebrauch von Fremdwörtern realisiert wird, erscheint, wie die Erfahrung zeigt, nur solange sinnvoll, wie die Diagnostik noch im Gange ist und die Diagnose noch nicht präzise feststeht. Ist die Diagnose einer bösartigen Geschwulst gestellt, wird der Patient meist darüber informiert, wobei es sich bewährt hat, dies vorsichtig, sozusagen "stufenweise" zu tun, um ihm die psychische Verarbeitung dieser schwerwiegenden Information zu erleichtern. Dabei hängt vieles von der sprachlichen Gewandtheit und dem Einfühlungsvermögen des Arztes ab und auch davon, wie das Vertrauensverhältnis zwischen Patient und Arzt beschaffen ist. Anders ausgedrückt, in solchen Situationen wird die kommunikative Fähigkeit des Arztes aufs höchste gefordert. Da diese kommunikativen Fähigkeiten sehr unterschiedlich entwickelt und in der täglichen Praxis sehr wichtig sind, wäre zu erwägen, ob sprachliche Kommunikationsübungen nicht zum Bestandteil des Medizinstudiums gemacht werden sollten. Dabei wäre an die Bewältigung bestimmter, häufig wiederkehrender sprachlich-kommunikativer Situationen zu denken, ohne dabei zu vergessen, daß jeder Dialog zwischen Patient und Arzt letztlich, für sich genommen, einmalig ist.

Ich möchte noch kurz einige Gesichtspunkte erwähnen, die andere Aspekte der medizinischen Fachsprache betreffen. Da wäre zunächst die unerfreuliche Tendenz, ständig Abkürzungen zu gebrauchen. Es gibt eine Anzahl von Abkürzungen, die jeder Arzt kennt, die sozusagen interdisziplinär verstanden werden. Viele andere aber sind bereits für bestimmte Fachgebiete der Medizin spezifisch und werden von Vertretern eines anderen medizinischen Fachgebietes nicht immer verstanden. Sie wirken daher kommunikationshemmend und sollten nur in begrenzter Zahl zur Anwendung gelangen. Daß dies keineswegs nur ein medizinisches Problem ist, wird durch die Existenz von Abkürzungswörterbüchern aller Art bewiesen. Mißverstandene, weil häufig mehrdeutige Abkürzungen können zur Quelle gefährlicher Irrtümer werden. Ich glaube andererseits freilich nicht, daß man gänzlich ohne Abkürzungen auskommen wird.

Als letztes möchte ich noch auf eine Besonderheit der medizinischen Terminologie hinweisen, die mehr und mehr an Bedeutung gewinnt. Es ist dies das zunehmende Eindringen englischer Wörter in die medizinische Fachsprache. Diese Fachsprache ist historisch gewachsen und vornehmlich griechisch-lateinischen Ursprungs. Es war bisher Tradition, daß, wenn neu erforschte medizinische Sachverhalte zur Prägung neuer Begriffe Anlaß gaben, diese neuen Begriffe durch altgriechische oder lateinische Wörter wiedergegeben wurden. An dieser Verfahrensweise sollte festgehalten werden. Um Mißverständnissen vorzubeugen, füge ich hinzu, daß mich weder nationalistische noch puristische Gedanken bewegen, sondern der Wunsch, daß sich die medizinische Terminologie einigermaßen einheitlich weiterentwickeln möge. Andererseits bin ich mir der zunehmenden Bedeutung des Englischen auch in der Wissenschaft durchaus bewußt, einer Bedeutung, die sich durch die politischen Ereignisse der jüngsten Zeit noch erhöhen wird.
Wäre ich dies nicht, dann würde ich mich nicht derzeit als Mitautor an einem englisch-deutschen medizinischen Wörterbuch beteiligen.

Wir werden sehen, wie sich die Dinge weiterentwickeln. Regulierenden Wert hätte wohl am ehesten eine international verbindliche Nomenklatur, die sich auf *alle* Teilgebiete der Medizin bezieht, nicht, wie bisher, nur auf einige Fächer, wie beispielsweise die Anatomie. Dann käme es auch nicht mehr vor, daß es für ein und dieselbe Krankheit 15 Bezeichnungen gibt - eine schwere Belastung für die sprachliche Kommunikation.

Literatur

Schulze, Peter (1993[6]) Anatomisches Wörterbuch. Lateinisch-Deutsch, Deutsch-Lateinisch. Stuttgart: Thieme

IV

**Psychotherapeutische Dimensionen
im Arzt-Patienten-Diskurs:**

Anforderung, Reflexion und wissenschaftliche Analyse

Vom Schwindel zum Schwindeln. Analyse eines Beratungsgesprächs im Hausärztlichen Qualitätszirkel

Ottomar Bahrs[1]

Es ist in Deutschland noch immer eine Seltenheit, daß sich niedergelassene Ärzte in regelmäßigen Abständen zusammenfinden, um am konkreten Fall in kollegialer Diskussion die Qualität ihres Handelns zu überprüfen. Dabei haben sich derartige Gruppen, heute als *Qualitätszirkel* bezeichnet, seit 1987 bewährt[2]; in England und den Niederlanden reicht die erfolgreiche Tradition des *peer review* sogar bis in die 70er Jahre zurück.

Nunmehr scheinen auch in Deutschland entsprechende Arbeitsgruppen 'flächendeckend' zu entstehen. Begünstigt wird diese Entwicklung durch den Wunsch vieler Kollegen, nicht länger im Einzelkämpfertum zu verharren und in einem regelmäßigen fachbezogenen Erfahrungsaustausch eine emotional befriedigende neuartige medizinische Arbeitskultur zu entwickeln. Begünstigend wirken zugleich die 1993 verabschiedeten Rahmenrichtlinien zur Qualitätssicherung in der ambulanten Versorgung, mit denen die Kassenärztliche Bundesvereinigung den seit 1989 im Sozialgesetzbuch V in 135 verankerten Verpflichtungen nachkommt und in denen Qualitätszirkel als wesentliche Form der Qualitätssicherung in der ambulanten Versorgung genannt sind.

Das in privater Initiative organisierte *Göttinger Videoseminar*, dessen Arbeitsweise ich hier am Beispiel des im Juli 1990 durchgeführten 7. Treffens veranschaulichen möchte, war einer der ersten deutschen Qualitätszirkel (vgl. Bahrs; Fischer-Rosenthal; Szecsenyi 1994). Seit 1989 wurden inzwischen 30 je 3-4 stündige Seminare mit dem Themenschwerpunkt Arzt-Patienten-Interaktion durchgeführt. Dabei waren durchschnittlich 7 bis 8 Teilnehmer anwesend, von denen jeweils (mindestens) einer ein eigenes videodokumentiertes Praxisgespräch zur Diskussion stellte. Auf diese Weise wurden insgesamt 32 Arzt-Patienten-Konsultationen gemeinsam analysiert und eine Verfahrensweise entwickelt, die sich mittlerweile - in modifizierter Form - auch in anderen Qualitätszirkeln bewährt hat (vgl. Bahrs; Gerlach; Szecsenyi 1994). Die Gruppendiskussionen werden auf Tonband mitgeschnitten. Dieses Material kann zu Fallstudien von Arzt-Patienten-Interaktionen (vgl. Bahrs; Köhle; Wüstenfeld 1990, Bahrs; Szecsenyi 1993, Bahrs; Hesse 1994) oder zu Analysen der Gruppenarbeit selbst (vgl. Schultze 1994) aufbereitet werden.

Die Diskussion wird typischerweise in zwei je etwa 1 1/2 stündigen Blöcken durchgeführt: zunächst wird das aufgezeichnete Gespräch analog zu einer Falleinbringung in einer Balint-Gruppe behandelt: Wahrnehmungen und Phantasien der Teilnehmer stehen im Vordergrund und werden zu einer Gesamtbeurteilung des aufgezeichneten Gesprächs verdichtet. In der

---

[1] Für kritische Anmerkungen danke ich Anja Klingenberg.
[2] Als Überblick vergl. Bahrs u.a. 1993.

zweiten Phase richtet sich die Aufmerksamkeit gezielt auf den Gesprächsbeginn: die Interaktionseröffnung wird auf der Basis des Wortprotokolls in Anlehnung an die Methode der strukturalen Hermeneutik sequentiell interpretiert. Zu diesem Zeitpunkt liegen allen Seminarteilnehmern bereits eine Vielzahl von Kontextinformationen vor, überdies hat bereits eine erste Gesamtdeutung stattgefunden. So fällt es gerade den ärztlichen Gruppenmitgliedern, die zumeist keine Vorerfahrungen in der Gesprächsanalyse besitzen, schwer, sich zu 'künstlicher Naivität' zu disziplinieren und die Beziehungsaushandlung en détail nachzuverfolgen. Doch so manche Sperre konnte überwunden werden, wenn sich bei extensiver Sinnauslegung Strukturmuster der Interaktion immer wieder überraschend früh nachweisen ließen und auch manche erste Interpretation nach der Detailanalyse zu korrigieren war.[3] Dies war auch beim hier vorgestellten Treffen der Fall.

Es ist mir hier nicht möglich, den in über vierstündiger Diskussion erfolgten Gruppenlernprozeß nachzuzeichnen. Aus Darstellungsgründen gehe ich vielmehr, abweichend vom tatsächlichen Vorgehen im Videoseminar, von der Sequenzanalyse aus und beziehe dann die in der Gruppendiskussion gewonnenen Kontextinformationen gleichsam zur Hypothesenprüfung zunehmend ein. Weiterhin werden Gruppendynamik und Leistungsfähigkeit der gemeinsamen Textinterpretation skizziert und die Bewertung des Gesprächs aus Teilnehmersicht in Form von am Fall gewonnenen Leitlinien festgehalten.

1 Das Gruppensetting

Am 7. Videoseminar nahmen 12 Personen teil (9 Allgemeinärzte, ein ärztlich tätiger wissenschaftlicher Angestellter, eine medizinisch-technische Assistentin und ein Soziologe). Dr. Obuch[4] stellte die Aufzeichnung seines etwa 12-minütigen Gesprächs mit einem 46jährigen Mann, der wegen Schwindels die Praxis aufgesucht hatte, zur Diskussion. Dr. Obuch führt eine mittelgroße Praxis in Oberrieden. Er ist Allgemeinarzt und betreut den Patienten seit gut 10 Jahren.

Dr. Obuch, in Forschung und Lehre engagiert und bereits an der Durchführung mehrerer Studien beteiligt gewesen, hatte nach dem Seminar im Mai 1990 spontan Interesse geäußert, eigene Patientenkontakte per Video zu dokumentieren und in der Diskussionsrunde vorzustellen. Gesagt, getan: die Kamera wurde einige Wochen in seiner Praxis installiert. Der Sprung vom Entschluß bis zur tatsächlichen Durchführung war freilich groß: erst in letzter Sekunde kam unter dem Druck des herannahenden Seminars die Aufzeichnung eines Kontaktes zustande. Weitere Protokollierungen gab es nicht, obgleich die Kamera noch

---

[3] Die Datailanalyse hat nicht selten gerade zu einer Entlastung des vorstellenden Kollegen beigetragen, weil gezeigt werden konnte, daß das Abweichen von eingeklagten Handlungsmaximen der Tiefenstruktur des Falles entsprach und somit gerechtfertigt war.

[4] Namen, Orte und biographische Daten wurden anonymisiert.

einmal einige Wochen lang in einer Position aufgestellt wurde, die eine verbesserte Aufnahmeperspektive sichergestellt hätte.

Die Gesprächsaufzeichnung erfolgte - wenngleich im Nebenbehandlungszimmer - im Rahmen der regulären Sprechstunde. Der Patient hatte bei Gesprächsbeginn in die Dokumentation eingewilligt.

2 Transkript des diskutierten Gesprächs zwischen Dr. Obuch und Herrn Holland im Mai 1990[5]

A1: Herr Holland nehmen Sie Platz. Wo fehlt es Ihnen?
P1: Ich habe die ganze Woche schon Beschwerden. Manchmal ist mir so schlecht morgens
A2: Hm.
P2: Heute morgen besonders schlecht, beim Aufstehen schon, dann hat sich das alles so im Kopf gedreht schon.
A3: Hm.
P3: Und dann is' mir so richtig schwarz vor de' Augen geworden und dann hat' ich das Gefühl als ob ich umfallen will, ne.
A4: Hm.
P4: Na, hab' ich mich festgehalten (.) im Bad gewaschen alles. Dann bin ich zum Arbeit hin trotzdem noch.
A5: Ja.
P5: Und da ist mir wieder so schwarz geworden.
A6: Hm.
P6: Und dann ist natürlich dazugekommen, daß ich mich übergeben mußte
A7:   Hm
P7:   mußte brechen, nech.
A8: Hm.
P8: Und dann hat unser Chef gesagt, Mensch geht nicht, ne' ich meine ich kann dann nicht auf's Dach denn, wenn ich (undeutlich)
A9: Ne, das ist klar.
P9: Naja, und dann hab' ich gesagt, Mensch jetzt fahre ich gleich mal hoch, sonst bleibt es doch wieder liegen und so
A10:   Hm
P10:   und deswegen bin ich hier.
A11: Vorher hatten Sie solche Beschwerden nicht?
P11: Ich sage die letzte Woche ist das so jetzt gewesen, ne.
A12: Ja, ja. Hatten Sie irgendwie jetzt so'n so'n so'n Infekt? Jetzt im Augenblick sind ja so sehr viele Menschen erkältet mit so Sommerdurchfall.
P12: Das hatte ich auch, ja.

---

[5] Transkription durch Ottomar Bahrs

A13: Ja, ja. Hm. Gut. Äh, wie issen das im Laufe des Tages?
P13: Na, ich meine ich schwitze dann viel, das ist klar, ne, so hab' ich noch nichts gemerkt aber überhaupt, wenn ich so na jetzt meinetwegen die Treppen hoch
A14: Ja
P14: schnell will, ne', ne' Rigipsplatte auf der Schulter oder was, ne
A15: Ja, ja
P15: denn ist das also ob das alles so zur Nase hin ach so und Nasenbluten krieg' ich jetzt auf einmal so viel.
A16: Ja. Haben Sie dieses Nasenbluten auch jetzt seit dieser Woche, seit diese anderen Beschwerden aufgetreten sind, oder haben Sie's vorher auch schon gehabt?
P16: Och, ab und zu hatt'ich's mal vorher aber nicht so oft wie jetzt die letzte Zeit.
A17: Ja. Herr Holland. Ihr Blutdruck ist immer zu **hoch** gewesen und das letzte Mal haben wir uns gesehen am 31.10.1989. Seitdem haben Se' auch mit wegen des Blutdrucks gar nichts mehr groß unternommen. Nech, Sie haben ja nen' hohen Blutdruck mit so Werten 150/110, 175/120 und wir hatten uns auch eigentlich drüber unterhalten, daß man da eigentlich so'n bißchen aufpassen muß *(schneller Anschluß, lauter werdend)*. Ich meine, das brauch jetzt nicht miteinander zusammenzuhängen. Äh, Sie schildern das ja so, als sein das ein ein ein **Schwindel** der morgens auftritt, wenn Sie äh aufstehen.
P17: Aufstehen, ja.
A18: Ist das so, als würden Sie ein **Leeregefühl** im Kopf haben oder ist es ein **Drehschwindel**, daß sich alles um Sie dreht.
P18: Richtig ein Drehschwindel. Es wird dann so dunkel
A19: Ja
P19: wird das und dann dreh', also als ob ich so zur Seite wegdrehen muß.
A20: Ja.
P20: So, so ist das ungefähr ja.
A21: Ja.
P21: Dann muß ich mich festhalten nun, so zwei, drei Sekunden, dann geht's wieder.
A22: Ja.
P22: Und nachher das war dann wieder länger, ne. Aber wo das her?
A23: Äh, Sie arbeiten jetzt im Augenblick wieder äh bei bei
P23: Weiß
A24: Firma Weiß da oben am Dach
P24: Ja, ja
A25: Auch in dieser knuffen **Hitze**, die wir jetzt hatten.
P25: Ja. Ist ja überall.
A26: Hm. Ja. Gut, äh sehen wir mal nach'em Blutdruck wie der jetzt heute ist und denn müssen wir uns überlegen, was wir sonst tun können oder was Sie tun können, um diese Beschwerden eben nicht (.) unter diesen Beschwerden nicht zu leiden.
Arzt mißt den Blutdruck und fragt gleichzeitig:
A27: Wie war denn das so als Sie ihr Haus umgebaut haben? Haben Sie auch äh, also was ich so gesehen

habe, mit großem **Einsatz** gearbeitet. Kamen diese Beschwerden auch?
P27: Nur das damals mit dem Knie, ne'.
A28: Ja.
P28: Weiter hab' ich nichts gemerkt.
A29: Erzählen Sie mal über's Nasenbluten. Tritt das auf wenn Sie sich jetzt die Nase schneuzen oder fängt Ihre Nase plötzlich an zu bluten?
P29: Ganz plötzlich kam das auf einmal und denn, ne, ach Du lieber Gott, is' ja Blut.
A30: Ja.
P30: Ne, so'n Kribbeln is' dadrin
A31:   Ja
P31:   fängt die aufeinmal an zu laufen, ob das morgens is' oder nachmittags, das ist egal.
A32: Hm.
P32: Auf einmal fängt das an (.) und läuft de' Nase.
A33: Der Blutdruck ist zu hoch. 180/110.
P33: Und wieviel dürfte ich haben?
A34: Ja, normal is' 120/80 aber wenn Se' 140, 150/80 den Blutdruck hätten, dann wär das auch noch äh erträglich. Nur das Problem ist einfach so so'n hoher Blutdruck ist ja nicht ne' **vorübergehende** Krankheit und wir haben ja auch alles mögliche gemacht mit dem früher, ob eine Ursache da ist für äh den hohen Blutdruck, die beseitigt werden kann. Da hatten wir uns drüber unterhalten über Gewichtsreduktion über
P34:   Hm, Hm
A35:   nech, so'n bißchen Abspecken.
P35: Ja. Das is' eben das Problem.
A36: Is' schwer ne'.
P36: Ich meine, wenn man nen' ganzen Tag draußen is', dann wissen Se' ja selber, dann hat man abends auch Hunger, ne.
A37: Ja, klar.
P37: Und das ist ja das schlimme, denn Abends noch warm essen. Ne, ich meine ich mach' noch nen' bißchen was aber meistens doch, man legt sich vor's Fernsehen, ne.
A38: Hm. Ich meine Sie brauchen sicherlich ne' ganze Menge Kalorien mehr für Ihre Arbeit, Sie haben ja nicht ne' leichte körperliche Arbeit die Sie ausführen, aber (.) Sie gehen an Ihre an Ihren Reservetank nicht ran.
P38: Hm.
A39: Nech. Das was Sie was Sie äh an an Energie verbrauchen, das ersetzen Sie halt durch die Nahrung, die Sie am Tag aus äh zu sich nehmen
P39:   Hm
A40:   und das Problem besteht einfach darin, daß Sie äh nicht nicht an das gespeicherte irgendwie rangehen. Das ist bestimmt nicht einfach so jetzt jetzt bei schwerer körperlicher Arbeit bei unreg unregelmäßigen Essenszeiten äh denn noch groß Gewicht runter zubekommen. Nur es wäre natürlich ne' ganz gute Sache auch für Ihren Blutdruck irgendwie, zumindest ein wenig zu denken, daß eben solche Beschwerden nicht auftreten. Wobei es im Augenblick nicht ganz

sicher ist, ob äh dieser Schwindel, ob dieser Schwindel mit dem Blutdruck, mit dem hohen Blutdruck zusammenhängt. Die Wahrscheinlichkeit ist sehr groß, daß es damit zusammenhängt. Was tun?

P39a: Tja.

A40a: Naja, es ist folgen, man kann so Diätpläne aufstellen, man kann sagen soundsoviel Kalorien dürfen Sie essen. Es ist bestimmt schwierig, daß auch diese Diät dann einzuhalten. Wenn man selbst irgendwie den den **Willen** hat und sagen, ich **muß** jetzt versuchen irgendwie so'n bißchen auch mein Gewicht runterzukriegen, ich stell mir das auch sehr schwierig vor so für Ihre Arbeit wenn Sie so als Dachdecker da oben auf'm Dach rumtoben. Äh, so einfach ist das ja auch nicht.

P40: Nee.

A41: Dann die **Last**, die Sie hochschleppen müssen und dann das **eigene** Gewicht noch mitzuschleppen, daß ist doch bestimmt ne' ganz schöne Belastung.

P41: (.) Das is' richtig.

A42: Sehen Se' da ne' **Möglichkeit**, irgendwie so das Gewicht so runter zu bekommen, daß es Sie nicht belastet? Das ist verkehrt, wenn Sie sich jetzt hinsetzen und jeden Tag irgendwie auf die Waage stellen und sagen so heute habe ich soundsoviel, soundsoviel abgenommen und nach 14 Tagen sagen Se' verdammte Kiste nochmal, jetzt **reichts** mir.

P42: Ja.

A43: Ich hab keine **Lust** mehr dazu. Das wir's **gemächlich** machen. Das man **langsam** anfängt und zu sagen ich gucke mal durch, was ich so am Tag zu mir nehme, wann eß ich was? Kleine Strichliste machen und dann sage, da kann ich was recht machen. Wenn ich Hunger habe, eß ich nen' Apfel.

P43: Hm.

A44: Und daß man auch mal die Getränke überprüft. Daß man mal sagt, so jetzt was was trink' ich eigentlich? Sie werden ja auch ne' ganze Menge **trinken** so während der Arbeitszeit. Daß man da so wirklich dann sagt, ich trinke da halt Mineralwasser und nicht Cola oder irgendwelche kalorienreichen Getränke.

P44: Bier. Das schmeckt ja immer so gut.

A45: Ja. Ja. Ja. Aber es ist, aber es ist auf die Dauer schädlich und die Beschwerden nehmen zu, ob das nun die Gelenke sind, ob das die Wirbelsäule ist, die Belastung ist einfach zu groß, gerade auch bei Ihrer **Arbeit**, die Sie ausüben.

P45: Sämtliche Knochen, die tun mir alle weh. Hier oben das knackte und so, ich weiß auch nicht.

A46: Hm.

P46: Das ist aber auch die letzte drei, vier Wochen so, ne, daß mir überhaupt so die ganzen Knochen so wehtun.

A47: Hm. Hm.

P47: Ich weiß auch nicht, wo das. Ich dachte schon, daß ich naß geworden wäre. Das hatte ich ja dann immer, wenn ich mal richtig **naß** geworden und dann mußte ich mich ja immer unter den **Apparat** da, ne.

A48: Ja.

P48: Und das hat auch geholfen. Das war dann ruckzuck weg, ne.

A49: Ja.

P49: Jetzt so überall, hier so die Gelenke hier. Hier so, das tut alles weh, ich weiß auch nicht.

A50: Hm, Hm. Machen wir mal folgendes. Äh, jetzt ist es erstmal wichtig, daß wir jetzt mal nen' bißchen weitergucken. Äh, das können wir gleich nebenan noch machen, ähm um noch weitere Ursachen

möglicherweise rauszubekommen, was *(undeutlich)* Schwindelanfälle hervorruft und dann äh ist es einfach wichtig, daß äh daß auch mal so'n bißchen daß Sie mitmachen.
P50: Hm.
A51: *(undeutlich).* Ist bestimmt ne' schwere Zeit. Es gibt **viele** Menschen, die die so äh eine äh Diät eine Reduktionskost einhalten, um Gewicht zu verlieren, die nach einer **bestimmten** Zeit das als sehr **angenehm** empfinden. Das ist richtig so ein, das macht den Leuten dann auch **Spaß** irgendwie.
P51: Hm.
A52: Äh, dann so ihr Gewicht zu reduzieren. Nur wenn man das so so als ein ein Muß empfindet und wirklich an der Wand diese Strichliste führt, also jetzt war'n es nur 500 Gramm in der Woche und dann ist es mal stehengeblieben, das kann dann auch so zu solchen Trotzreaktionen einfach führen, daß man dann sagt, so jetzt reichts.
P52: Nein, das bringt sowieso nichts.
A53: Mit **Geduld**. Was mir jetzt im Augenblick auffällt, das ist dies hier.
(Arzt zeigt auf den Arm des Patienten)
P53: Da hab' ich ne' Warze gehabt und da bin ich dranhängengeblieben an dem Kantholz
A54:   Ja
P54:   und da hat ich schon Angst. Das hat so derbe geblutet
A55:   Ja
P55:   und ob da dies Salz reingekommen war.
A56: Ja. Wie lange ist das dieser Fleck diese Hautveränderungen soll
P56:   vier Tage.
A56a: *(undeutlich),* das ist nicht irgendetwas, etwas was längere Zeit ist.
P56: Nee, nee.
A57: Vier Tage. Dann haben wir Zeit, dann können wir noch nen' bißchen abwarten. Mir fiel nur auf, daß da möglicherweise so ein Pigmentfleck ist, der
P57: Das war hier so'n Dingen wie hier oben und das wurde immer größer und dann hatte ich s' mal aufgerissen irgendwie mit nem' Kantholz oder was
A58:   Ja. Hm.
P58:   und s' wurde immer **größer**.
A59: Gut Herr Holland. Gucken wir weiter und versuchen Sie's mal, versuchen Sie mal so'n bißchen äh Ihren Blutdruck auch mitzubeeinflussen durch Gewichtsreduktion, durch durch Veränderung der Essensgewohnheiten. Es wird sehr viel an an Salz gesalzten Speisen zu sich genommen wird, das muß man zusätzlich noch salzen. Was alles nicht so gut ist *(undeutlich).* Gucken wir nochmal nen' Stück weiter. So, dann gehen wir mal nach nebenan. *(Ende der Aufzeichnung. Gesprächsdauer 11:30 Minuten)*

Nach Aufzeichnungsende wurden eine körperliche Untersuchung und Diätberatung durchgeführt, Laborparameter bestimmt und der Patient zu einem Folgekontakt neu einbestellt.

3 Analyse

Die hier vorgelegte Analyse gründet auf der gemeinsamen Seminardiskussion, ist aber natürlich von mir nachträglich systematisiert, vertieft und sprachlich gestaltet worden. Sie folgt der von Ulrich Oevermann entwickelten strukturalen Hermeneutik. Dabei wird davon ausgegangen, daß die soziale Welt als Bedeutungszusammenhang in Interaktionen beständig konstruiert und rekonstruiert wird, unabhängig davon, ob es den sozial Handelnden bewußt ist oder nicht. Die Interakteure verfügen über ein implizites, aber immer unvollständiges Regelwissen. Ziel der strukturalen Hermeneutik ist die Rekonstruktion der jeweiligen Fallstruktur. Die drei dafür wesentlichen Prinzipien sind: künstliche Naivität, Sequentialität und Strukturgeneralisierung (Oevermann u.a. 1979, Oevermann/Simm 1985, Oevermann 1986, 1991, 1993a, b).

3.1 Prinzip der künstlichen Naivität

Das erste Prinzip besagt, daß zunächst jede Äußerung für wörtlich genommen und kontextfrei hinsichtlich aller denkmöglichen Bedeutungen interpretiert wird. Diese extensive Sinnauslegung erschließt auch 'unwahrscheinliche' Lesarten der jeweiligen Äußerung.
Mit diesem Verfahren werden gedankenexperimentell die Botschaften erkundet, die die Gesamtheit der virtuellen Hörer der konkreten Äußerung entnimmt und die auch der tatsächliche Interaktionspartner zuweisen könnte. Faktisch ist hingegen die Wahrnehmungsfähigkeit jedes Interaktionspartners begrenzt.[6] Die jeweilige Bedeutungsselektion ist notwendig, aber nicht zufällig und folgt einer Struktur, die durch das zweite Auswertungsprinzip, die sequentielle Analyse, erkennbar wird.

3.2 Prinzip der sequentiellen Analyse

Im zweiten Schritt wird jede Äußerung in Beziehung zum jeweils voraufgehenden Interakt gesetzt. Dadurch lassen sich sukzessive Interpretationsmöglichkeiten als nicht mit dem Interaktionskontext vereinbar ausschließen. Die je voraufgehende Äußerung wirkt als Kontextbedingung, die das Feld situationell möglicher Bedeutungen von vornherein einschränkt. Durch die Anschlußäußerung hingegen wird ein Interakt in spezifischer Weise interpretiert. Diese situationsspezifische Bedeutungsselektion ist in ihrer Strukturierungskraft charakteristisch für den jeweiligen Fall. Der Sparsamkeitsregel gemäß sollten möglichst frühzeitig möglichst weitreichende Strukturhypothesen formuliert werden: das Feld der Interpretationsmöglichkeiten nachträglich zu erweitern heißt, in einer Sackgasse gelandet zu sein, und ist immer aufwendiger, als Deutungen im Fortgang der Analyse einzuschränken oder zu verwerfen, wenn sie nicht mit dem Fall vereinbar sind.

---

[6] Aus diesem Grund ist die gemeinsame Textinterpretation in der Gruppe hilfreich.

3.3 Rekonstruktion des objektiv-latenten Ausdrucksgehalts

Schließlich ergibt sich aus der Kontrastierung von denkmöglichen und tatsächlich realisierten Bedeutungen des Interaktionsgeschehens die spezifische Form der Selektivität, die im Fortgang der Analyse als wiederkehrendes Interaktionsmuster herausgearbeitet werden kann. Dieses Muster ist das, was über den pragmatischen Gehalt der individuellen Situation hinaus von den Interaktionsteilnehmern an symbolischem Überschuß hervorgebracht wird. Es kann je nach dem interessierenden Interesse seinerseits auf die Wirklichkeitsbildung der Interakteure und auf die allgemeinere soziale Situation, die sie gemeinsam rekonstruieren, bezogen werden. Die Analyse von spezifischen Kommunikationen zwischen Arzt und Patient kann daher Hypothesen generieren, die
- die individuelle Wirklichkeit des Patienten betreffen und von daher auch von diagnostisch-therapeutischer Bedeutung sind;
- die individuelle Wirklichkeit des Arztes betreffen und von daher auch im Sinne der Selbstkontrolle von Bedeutung sind;
- die gemeinsame Wirklichkeit von Arzt und Patient betreffen und von daher Hinweise auf die Beziehungsstruktur von Arzt und Patient geben können. Damit werden Rückschlüsse auf typische Kommunikationsprobleme einerseits und die spezifische Funktion ärztlichen Handelns andererseits auf empirischer Basis möglich.

A1: Herr Holland nehmen Sie Platz.

Wo fehlt es Ihnen? Zum Höflichkeitsritual des Gesprächs gehört es, nach der Begrüßung - die hier sicherlich bereits vor Beginn der Aufzeichnung stattgefunden hat - und dem Ablegen der Garderobe - die vermutlich schon durch die Arzthelferinnen veranlaßt worden war - dem Gast einen Platz anzubieten. So gesehen handelt es sich im ersten Teil von (A1) um eine typische Routineeröffnung, die keiner besonderen Interpretation bedarf.
Im Gespräch zwischen Arzt und Patient sind freilich die Plätze so eindeutig vordefiniert, daß eine Platzzuweisung in aller Regel überflüssig ist. Weiterhin ist bei miteinander ohnehin Bekannten die Aushandlung des Standorts entbehrlich. Da die Gesprächspartner im vorliegenden Fall, wie wir wissen, miteinander vertraut sind, wäre eine weniger förmliche Eröffnung zu erwarten. Überdies kontrastiert diese Förmlichkeit zur Lockerheit, mit der Dr. Obuch den etwas wuzzeligen Beginn gestaltet. Er ist nämlich beim Beginn der Gesprächsaufzeichnung noch damit beschäftigt, die Kamera in Betrieb zu setzen und einzustellen.

Herr Holland steht ein wenig verloren neben dem Patientenstuhl, so als ob er nicht weiß, was da mit ihm geschehen soll. Bedenkt man, daß das Behandlungszimmer eigens zum Zwecke der Gesprächsaufzeichnung gewechselt wurde, so ist seine Zurückhaltung nachvollziehbar: er verfügt nicht über die Definitionsmacht in dieser Ausnahmesituation, sein spezieller Platz muß ihm erst zugewiesen werden. Andererseits hätte er die Möglichkeit sich zu setzen, mancher Patient würde dies sicherlich getan haben. Diese Art, sich die ungewohnte Situation anzueignen, läßt bereits grundlegende Verhaltensdispositionen des Patienten aufscheinen: Herr Holland, ganz Passivität, zieht es vor zu warten[7] - vielleicht auch

aus Angst davor, etwas falsch zu machen oder aus generellem Mangel an Eigeninitiative, reagiert er erst auf die Regieanweisung des Arztes, durch die die unerwartete Filmsituation in die bekannte Sprechzimmersituation umgestaltet wird.
Der zeremonielle Beginn ist mithin vermutlich der Aufnahmesituation geschuldet, für die sie inszeniert wird und die sie zugleich vergessen lassen soll. Nicht macht Dr. Obuch kommentierend die Dokumentation zum Bestandteil der Behandlungssituation, wie wir es aus mehreren anderen Kontakten kennen, sondern er setzt sich gleichsam parodierend davon ab und stellt kumpelhaft die Normalität der Beziehung wieder her.
Entspricht die Platzzuweisung noch einer allgemeineren Gastgeberrolle, so wird mit dem zweiten Teil der Äußerung (A1) eine Experten-Klienten-Beziehung aufgebaut. Es handelt sich nämlich nicht um einen Freundschaftsbesuch, Herr Holland taucht nicht grundlos in der Praxis auf: ihm fehlt etwas, nur weiß man noch nicht, 'wo'. Dr. Obuch kann offenbar legitimerweise annehmen, daß er über etwas verfügt, dessen der Patient bedarf. Mit diesem zweiten Teil der Eröffnungsfrage wird die Beziehung als asymmetrische gekennzeichnet.
Diese (Routine-)Frage ist zupackend, direkt: Dr. Obuch will schnell zur Sache kommen und ist dabei nicht zimperlich. Auf den ersten Blick wirkt es geradezu paradox, einen offensichtlich übergewichtigen Patienten ausgerechnet danach zu fragen, wo es ihm fehle: nicht ein Mangel, sondern eine Fülle scheint doch dessen Problem zu sein. Und doch muß die Frage ins Zentrum treffen, nicht nur, weil die Fettleibigkeit selbst auf eine grundlegendere Verwundbarkeit verweist, die sie zu kaschieren[8] hat, sondern auch, weil keine Fülle diesen Patienten in die Praxis bringen würde.
Indem der Mangel, brutal fast, unterstellt wird, wird seine konkrete Thematisierung freilich behindert, es sei denn, Herr Holland kann sagen, woran es ihm fehlt. Weil es ihn vermutlich aber stärker noch kränken würde, einen bloß empfundenen Mangel nicht bezeichnen zu können, trägt die scheinbar zudeckende Frage einer potentiellen Verletzlichkeit des Patienten Rechnung.
Die Frage unterstellt, daß es für Herrn Holland einen angebbaren Ort des Mangels gibt, den dem Arzt mitzuteilen für ihn möglich und sinnvoll ist. Die erste Äußerung des Arztes eröffnet damit einen Antwortraum für den Patienten, in dem Äußerungen über den Körper ebenso vorstellbar sind wie die Thematisierung seiner sozialen Welt (Familie, Arbeit).

P1:   Ich habe die ganze Woche schon Beschwerden. Manchmal ist mir so schlecht morgens

Auch Herr Holland beginnt das Gespräch gleichsam mit einer Routineeröffnung. Er gibt zu verstehen: 'was fehlt, ist das Wohlbefinden', was zu erwarten war, denn andernfalls wäre er nicht zum Arzt gekommen. Es handelt sich also um eine Standarderöffnung bei einem nicht vom Arzt festgesetzten Arzttermin. Die konkret gestellte Frage bleibt unbeantwortet: Herr Holland lokalisiert keinen Mangel, sondern bezeichnet ein Zuviel (Beschwerden), das nicht

---

[7] Ein Seminarteilnehmer kommentiert dies als eindrucksvoll.

[8] Eine Seminarteilnehmerin kommentierte: "noch ne Schicht drum".

verortet wird. Er antwortet de facto auf die Frage, 'woran' er leidet, und beschreibt in seiner ersten Äußerung ein eher diffuses Mißempfinden (Beschwerden, Schlechtsein), das ihn dauerhaft belastet (die ganze Woche schon) und hinsichtlich der Intensität zeitlich variiert (manchmal, morgens).
Erklärungsbedürftig ist, warum Herr Holland die Frage des Arztes nicht beantwortet: *kann* er nicht oder *will* er nicht? Beide Deutungen sind vereinbar mit der oben diskutierten Annahme eines Grundmangels, den auszumalen für den Patienten unmöglich und unerträglich zugleich sein könnte. Zu bedenken ist weiterhin auch der gesprächstechnische Aspekt: Herr Holland nimmt den etwas floskelhaften Stil des Arztes der Form nach auf, ohne sich inhaltlich auf dessen Gesprächseinleitung zu beziehen. So gesehen ignoriert er material die Floskel des Arztes, um sie in ihrem Symbolgehalt aufzunehmen und das Gespräch so herzustellen, als wäre die Frage konkret gemeint gewesen. So gesehen überspielt er die - vielleicht der Kamerasituation geschuldete - Unsicherheit des Gesprächsbeginns und zeigt sich als kompetenter, den Arzt unterstützender Interaktionspartner. Vor diesem Hintergrund ließe sich auch das Warten auf die Platzanweisung als Akt der Loyalität denken.

Herr Holland hatte 'die ganze Woche schon Beschwerden'. Man fragt sich, warum er da erst am Freitag mittag zum Arzt geht - und auch dies erst, wie wir später erfahren, auf Veranlassung des Arbeitgebers. Obgleich ihm 'morgens' 'manchmal' 'so schlecht' ist - die Versuchung, sich umzudrehen und im Bett zu bleiben, ist groß - rafft er sich auf, sein Tagewerk zu beginnen. Offenbar ist Herr Holland "kein Krankfeierer": er versucht durchzuhalten, solange es irgend geht. *Jetzt geht es nicht mehr.* Die - noch nicht näher bezeichneten - Beschwerden sind also intensiv, der Arztbesuch dringlich. Die erste Patientenäußerung ist ein Hilferuf, deutlich erkennbar am lautmalerischen 'so', welches eine empfundene unaussprechliche - weil nicht objektivierbare - Intensität fast beschwörend ausdrückt, damit ein anderer sie mitempfinden und mit-leiden kann.
Herr Holland lokalisiert seine Beschwerden nicht - wohl aber liefert er zeitliche Bestimmungen seines Unbehagens, die als indirekte Ortshinweise verstanden werden können. 'Die ganze Woche' umfaßt gewöhnlich 7 Tage und dauert von Montag bis Sonntag. Von dieser kalendarischen Woche verschieden ist die *Arbeits*woche, die typischerweise 5 Tage - von Montag bis Freitag - dauert. Der Arztbesuch fand an einem Freitag statt, zu einem Zeitpunkt also, da die 'ganze' Woche, kalendarisch gesehen, noch nicht beendet war. Wohl aber handelte es sich um den letzten Tag der Arbeitswoche - und Herr Holland kam direkt vom Arbeitsplatz. Auch in bezug auf die Arbeitswoche ist die Zeitangabe 'die ganze Woche' noch eine Übertreibung, die auf die Intensität des Unbehagens und den Wunsch, daß die Woche vorüber sei, verweist. Herr Holland bringt somit in verschlüsselter Form das Gefühl einer Überlastung zum Ausdruck, die sich auf die Arbeit bezieht. Allerdings ist ihm 'morgens', d.h. schon vor Beginn des Arbeitstages, 'so schlecht'. Das Gefühl der Überforderung besitzt also Permanenz, es geht nicht auf in einer möglichen konkreten arbeitsbezogenen Überlastung.
Dieses anhaltende Unbehagen wird aber nicht ständig empfunden. Nur 'manchmal' läßt es der Patient ins Bewußtsein treten, dann ist ihm 'so schlecht', daß - ja, es bleibt zunächst

unausgesprochen, wie schlecht es ihm dann eigentlich geht und welche Konsequenzen er am liebsten ziehen möchte. Man hat den Eindruck, daß Herr Holland versucht ist, den (Arbeits-) Tag zu fliehen und sich nur aus einem dumpfen Verpflichtungsgefühl dem alltäglichen Kampf stellt. Diese Ambivalenz zeichnet sich auch ab in seiner Bewertung der Beschwerden, die einerseits permanent sind, andererseits aber nur manchmal - dann aber besonders intensiv - in Erscheinung treten.

Dr. Obuch weiß nach dieser ersten Patientenäußerung nicht viel mehr, als daß Herr Holland seine Unterstützung braucht und Mühe hat, diese in Anspruch zu nehmen. Er ist also vor allem gefordert, dem Patienten zu ermöglichen, sich selbst und ihm sein Anliegen zu verdeutlichen.

A2:   Hm.

Dr. Obuch bestätigt mit dieser Äußerung, daß er Herrn Holland zuhört, und fordert ihn zur Fortsetzung seiner Schilderung auf. Die Äußerung ist neutral, bezieht keine Stellung zur Ambivalenz des Patienten, dem es zunächst vorbehalten bleibt, seine Position klarer zu gestalten.

Dr. Obuch hätte grundsätzlich auch die Möglichkeit, den Patienten mit seiner Widersprüchlichkeit zu konfrontieren und zu fragen, warum er denn jetzt (erst) komme, wenn er doch schon die ganze Woche über Beschwerden habe. Herr Holland hätte sich gegenüber dem impliziten Vorwurf zu rechtfertigen, entweder zu spät gekommen oder nicht behandlungsbedürftig zu sein. Damit wäre freilich die Berechtigung des aktuellen Arztbesuchs in Frage gestellt, Herr Holland in seiner Patientenrolle zurückgewiesen und die Übernahme der Arztrolle abgelehnt.

Das 'Hm' des Arztes stützt den Patienten, erlaubt ihm, sich zum Patienten zu machen. Anders gesagt: das Behandlungsbündnis wird erst hergestellt. Der Verzicht auf Konfrontation geschieht möglicherweise unter Vorbehalt: die beiden Interakteure müssen die Ambivalenz zu einem späteren Zeitpunkt zweifellos klären. Zunächst aber steht Herr Holland unter Detaillierungszwang. Er muß dem Arzt verdeutlichen, welcher Art seine Beschwerden sind und *wie* schlecht es ihm geht.

P2:   Heute morgen besonders schlecht, beim Aufstehen schon, dann hat sich das alles so im Kopf gedreht schon.

In seiner zweiten Äußerung konkretisiert Herr Holland seine Beschwerden zeitlich, örtlich und hinsichtlich der Intensität. Er entspricht damit nicht nur den durch (A2) gesetzten Detaillierungserwartungen, sondern beantwortet überdies die noch offene Frage danach, wo es ihm fehle (A1): beim Aufstehen und im Kopf.

Die Beschwerden haben sich intensiviert: was zunächst nur 'manchmal' auftrat, war heute morgen 'besonders' schlimm. Diese zeitliche Bestimmung gibt zwar noch keinen Hinweis darauf, warum er nicht an einer der Vortage kam. Unzweideutig aber scheint: heute ist der Arztbesuch erforderlich. Dem Arzt gegenüber - der es in (A2) bereits im Prinzip anerkannt hatte - hätte Herr Holland dies freilich gar nicht mehr betonen müssen. Überzeugen muß er

vielmehr sich selbst. Denn auch am heutigen Tage hätte es nahe gelegen, den Arzt früher[9] aufzusuchen, nachdem schon das Aufstehen Schwierigkeiten bereitete. Die in (P1) aufscheinende Ambivalenz wird erneut sichtbar.
Mit der Bezeichnung "beim Aufstehen" ist eine psychovegetative Umstimmung beschrieben, die auf zeitliche, örtliche, situationelle und psychophysische Aspekte der Beschwerden hindeutet (vgl. Bahrs 1987). Zwar wird keine Zeitangabe mitgeteilt; doch wird die bloß circadiane Zeitangabe - morgens - präzisiert, insofern mit dem Aufstehen die subjektive Zeitrechnung beginnt: die Nachtruhe wird beendet und die Vorbereitung für das Tagewerk getroffen. Obschon selbst bereits Aktion, ist doch das Aufstehen noch Übergang, vor allem aber Entscheidung: Aufgeben der Passivität und Übernahme von Selbstverantwortung. Schließlich muß man, um überhaupt aufstehen zu können, sich zuvor in der Horizontalen befunden haben. Der mutmaßliche Ort der Beschwerden ist mithin das häusliche Bett.

Herr Holland lokalisiert seine Beschwerden aber auch 'im Kopf'. Offenbar sind die örtlich unterscheidbaren Beschwerden nicht miteinander identisch: sie werden durch ein 'dann' auch zeitlich voneinander abgegrenzt. Da diese adverbiale Bestimmung alltagssprachlich zugleich im zeitlichen wie im kausalen Sinne verwendet wird, lassen sich die Beschwerden im Kopf - das Drehen - als zugleich zeitliche und kausale *Folge* der Beschwerden beim Aufstehen - dem Schlechtsein - verstehen. Weiterhin wird die allgemeine Mißempfindung konkretisiert und deren Intensivierung verdeutlicht: aus der allgemeinen Unlust und Entscheidungsschwäche wird ein Gefühl der Überwältigung. Wo sich 'das alles dreht', ist das Ich allenfalls noch überforderter Beobachter - und folgerichtig auch gar nicht genannt.
Daß *'alles'* sich gedreht hat, ist freilich eine Übertreibung, denn die Wahrnehmung einer Bewegung ist möglich nur im Vergleich zu einem Fixpunkt, der konstant bleibt. Drehung ist dabei der Eindruck von der Veränderung des Verhältnisses von Objekten und Subjekt, der durch die Selbstbewegung des Subjekts einerseits und die Wahrnehmung der Bewegung der Dinge andererseits gleichermaßen erzeugt werden kann (vgl. Weizsäcker 1973). Nachdem sich Herr Holland durch das Aufstehen gegenüber den Dingen in eine neue Position gebracht hatte, kann nicht erstaunen, daß er eine Veränderung feststellt: seltsam ist freilich, daß er diese Veränderung nicht seiner eigenen Aktivität zurechnet, sondern als ihm gegenüber gleichsam selbständige Bewegung der Umwelt beschreibt. Er erfährt sich als Opfer eines 'das'. *Was* 'das alles' ist, bleibt unbestimmt, Nicht-Ich. Ob Selbst- oder Fremdbewegung: es gelingt ihm offenbar nicht, seine Identität in der Bewegung zu erhalten. Die Bewegung hat sich freilich in seinem Kopf ereignet. Nicht seine Position in der Wirklichkeit ist für Herrn Holland bedrohlich, sondern seine Einstellung dazu. Er leugnet seinen aktiven Part bei der Einstellungsänderung, die ihm ohne sein Zutun zu geschehen scheint. Anders gesagt: sie kann kaum gewollt und bejaht sein. Insofern sind sowohl Trieb- wie auch Realkonflikte zu diskutieren: ein generelles Selbständigkeitsproblem, die biographisch begründete spezifische Unmöglichkeit, sich zu einer konkreten Situation zu verhalten, und die sozial zurechenbare Überforderung des Ich.

---

[9] Die Konsultation fand mittags statt.

Das Drehen im Kopf ist selbst noch Vorstufe einer umfassenderen Wandlung, die es 'schon' ankündigt. Vielleicht kommt in diesem Hinweis auf die spätere Intensivierung der Beschwerden ein Bedauern zum Ausdruck, die frühen Warnzeichnen übersehen zu haben. Dann könnte neben Leidensdruck auch eine grundsätzliche Bereitschaft unterstellt werden, nunmehr die Behandlung zuzulassen.

Herr Holland erweist sich in dieser seiner zweiten Äußerung als durchaus kompetenter Interaktionspartner. Er beantwortet die Frage des Arztes präzise und zeichnet dabei ein allgemeines Beschwerdebild, das auf das Gesamt seiner psychischen, körperlichen und sozialen Existenz bezogen werden kann. Es fehlt ihm gleichsam überall (das alles), d.h. am *Halt*. Es wird für Dr. Holland darauf ankommen zu klären, welche Kräfte da widerstreiten, und er hat dabei insbesondere die deutlich ambivalente Einstellung zum Arztbesuch beim Patienten zu berücksichtigen und zu klären. Denn es ist auch in (P2) offen geblieben, warum Herr Holland trotz der Intensität seines morgendlichen Leidens sich nicht früher zum Arztbesuch entschlossen hatte und warum er dann letztlich doch noch gekommen ist. Denn, daß 'das alles (sich) im Kopf gedreht' hat, war bloßes Vorspiel zu einer bislang noch unausgesprochenen Not.

A3:   Hm.

Da der Patient die interaktionellen Anforderungen in (P2) erfüllt hat, kann Dr. Obuch sein als erfolgreich anzusehendes abwartend-stützendes Verhalten fortsetzen, zumal die klärungsbedürftige Grundsituation fortexistiert. Daß eine Stützung auch weiterhin notwendig ist, wird daran deutlich, daß Herr Holland auch in (P2) die Intensität der Empfindung nicht auszudrücken vermag, sondern mit einem appellativen 'so' die Vorstellungskraft des Arztes in Anspruch nimmt. Darin kommt eine Kumpeligkeit zum Ausdruck, die vielleicht für diesen Patienten charakteristisch, vielleicht auch milieuspezifisch ist und wahrscheinlich insgesamt typisch für die bislang sich zwischen Arzt und Patient bestehende Beziehung.
Herr Holland ist ganz analog zu (A2) durch (A3) erneut zur Detaillierung aufgefordert.

P3:   Und dann is' mir so richtig schwarz vor de' Augen geworden und dann hatt' ich das Gefühl als ob ich umfallen will, ne.

Die dritte Patientenäußerung weist dasselbe Muster wie (P2) auf: die Beschwerden werden, den Interaktionserwartungen entsprechend, konkretisiert und die Äußerung mit einem Appell an das Verständnis des Arztes (Augment 'ne') abgeschlossen. Wiederum wird durch die sowohl zeitlich wie kausal verstehbare Bestimmung 'und dann' Beschwerde an Beschwerde gereiht (Schlechtsein beim Aufstehen - Drehen im Kopf (P2) - Schwarz vor Augen Werden - Gefühl, als ob Umfallenwollen (P3)) und ein sich insgesamt intensivierender Prozeß dargestellt.
Auch die Detailanalyse bestätigt das bereits bekannte Muster: Wem 'schwarz vor Augen wird', der sieht trivialerweise schwarz. Anders gesagt: Herr Holland sieht keine Möglichkeiten der Gestaltung seiner Zukunft, die folgerichtig zum Nichts zusammenschrumpft.

Indem ihm 'schwarz vor den Augen' wird, wird gleichsam 'im Kopf' die Situation vor dem Aufstehen (das Schlafen) wiederhergestellt. Der Rückzug aus der Situation erscheint wiederum als Überwältigung, so daß man allmählich zu verstehen beginnt, warum Herr Holland gerade *beim Arzt* Hilfe sucht.

Herr Holland vermag erneut nur durch Appell an die Vorstellungskraft des Arztes der Intensität der Erfahrung Ausdruck zu verleihen: ihm ist nicht einfach 'schwarz vor den Augen geworden'; nein: '*richtig* schwarz' ist es gewesen. Die zusätzliche Bestimmung ist eigentlich überflüssig, da es nichts Schwärzeres als schwarz gibt und daher eine Steigerung zu schwarz nicht vorstellbar ist. Wenn es aber nur *ein* Schwarz gibt, ist es auch nicht sinnvoll, ein 'richtiges' von einem 'nicht richtigen' Schwarz zu unterscheiden. Durch die zusätzliche Bestimmung scheint sich Herr Holland vielmehr gegenüber dem Verdacht zu rechtfertigen, er habe gar nicht wirklich schwarz gesehen, d.h. er habe sich dies nur eingebildet. Da das Gespräch bislang keinen Hinweis für die Annahme geliefert hat, daß Dr. Obuch ihm seine Beschwerden nicht glaubt, liegt die Vermutung nahe, daß Herr Holland allererst den *Selbstzweifel* bekämpfen muß und dabei auf Unterstützung durch den Arzt hofft. Diese Selbstversicherung trägt deutlich autosuggestive Züge und bestärkt eben darin den Zweifel, den sie zu zerstreuen sucht. Denn nur ein wahrnehmungsfähiger Beobachter kann die ihm erschienene Schwärze nach 'richtig' und 'nicht richtig' unterscheiden. Die Abschaltung der Wahrnehmung war mithin nicht *erlitten*, sondern *gemacht* und als richtig bejaht: nicht Überwältigung, sondern leugnerische Abkehr von der Wirklichkeit.

Nachdem ihm schwarz geworden ist, hatte Herr Holland das Gefühl, als ob er umfallen wolle. Glaubte man zunächst, nun endlich, da er sich auf sein Inneres zurückzieht und ein 'Gefühl hat', komme Herr Holland zu seiner Wahrheit, so sieht man sich erneut getäuscht: es ist nur ein Gefühl 'als ob'. Wiederum muß Herr Holland zur Bezeichnung eines authentisch Erlebten auf Vorgestanztes zurückgreifen. Nunmehr ist ihm aber bewußt, daß er damit nur einen Schein erwischt hat. *Gerade dieses Gefühl der Inauthentizität ist authentisch und ist, da als Beschwerden geäußert, für die Behandlung vermutlich bedeutsam.*

Das Gefühl des 'als ob' betrifft das Wollen. Herrn Holland fehlt die Eigenständigkeit der Entscheidung. Dabei scheint die Option klar: 'ich will umfallen' - ein unmögliches Vorhaben also. Denn während sich im 'ich will' die Einheit des handelnden Ich erzeugt und Ausdruck verleiht, wird das 'Umfallen' erlitten. Aus der Sicht des Dritten erscheint das Umfallen als Versagen, ein Nicherfüllen von Erwartungen, das möglicherweise Loyalität aufkündigt. Das Umfallen gilt als Schwäche und zurechenbare Strategie zugleich. Herr Holland aber will die Distanzierung erleiden und sich aus der Verantwortung stehlen: 'Umfallen-Wollen' ist die Option für die Passivität. Zwar zeigt sich erneut die grundlegende Ambivalenz, doch weist diese selbst noch die Struktur des 'als ob' auf. Anders gesagt: im Grunde hat Herr Holland sich bereits zum Umfallen entschieden: er will nicht mehr.

A4:   Hm.

Dr. Obuch war durch das (P3) abschließende 'ne' nochmalig in Zustimmungsverpflichtung geraten, hat aber auch sonst keinen Grund, seinen bislang bewährten Interaktionsstil zu ändern. Es wird im Laufe des Gesprächs für ihn jedoch wichtig sein zu erfahren, welchen Verpflichtungen sich Herr Holland entziehen möchte und was ihn dazu zwingt, gegenüber sich selbst und anderen das Vorhaben zu tarnen.

P4: Na, hab' ich mich festgehalten/im Bad/gewaschen/alles. Dann bin ich zum Arbeit hin trotzdem noch.

Herr Holland beginnt seine vierte Äußerung so, wie man eine spannende Geschichte in einer öffentlichen Darstellung einleiten würde. Das 'na' (vgl. Ehlich 1986) kontrastiert deutlich zu der Krise, in der er sich doch spürt ('na, hab ich mich'?) und der er selbst Einhalt gewährt. Daß er sich festgehalten hat, ist insofern interessant, als er doch lediglich umfallen zu wollen meinte. Er mußte sich also gar nicht gegen das Umfallen selbst schützen, sondern dem Willen Einhalt gebieten. Er war vermutlich allein im Bad, so daß ihm niemand in der Krise beistehen konnte.

Daß Herr Holland 'im Bad alles gewaschen' hat, ist nicht sehr wahrscheinlich: mit Aufwischen usw. wird er sich denn doch nicht aufgehalten haben. Vorstellbar aber ist, daß er sich gleichsam eine Ganzkörperwäsche erlaubt hat, was der Erwähnung nur bedürfte, wenn dies nicht selbstverständlich wäre und zudem auf ein distanziertes Verhältnis zum Körper hinwiese ('alles').[10] Vermutlich meint Herr Holland überdies, daß er sich nicht nur gewaschen, sondern auch die sonstige Toilette verrichtet hat: Zähneputzen, Rasieren etc. Sich im Bad festzuhalten meint in diesem Sinne auch, den ungeliebten Aufbruch in den Tag hinauszögern. Man kann ihm nicht einmal einen Vorwurf machen: er setzt penibel eine Pflicht gegen die andere.

Die in (P4) beschriebenen Aktivitäten sind keine durch 'und dann'-Verknüpfungen; sie scheinen zwar in einer zeitlichen Reihe zu stehen ('dann'), sich aber nicht zu einem Beschwerdebild zu formen. Sie stellen ganz im Gegenteil aktive Handlungen dar, die der Beruhigung dienen und insofern erfolgreich sind, als Herr Holland trotz allem 'zur Arbeit' gehen konnte.[11] Er zeigt sich damit als pflichteifriger Arbeitnehmer, der, obwohl er eigentlich umfallen will, 'trotzdem' noch zur Arbeit kommt. Die Annahme liegt nahe, daß das, welchem er entfliehen will, in engem Zusammenhang mit der Arbeit steht.

---

[10] Implizit erfährt man, daß das alles, was sich in (P2) noch gedreht hatte, der Wäsche fähig ist; anders gesagt: nicht seine Umwelt, sondern er selbst hat sich gedreht. Unsere diesbezügliche These kann damit als bestätigt gelten. Herr Holland korrigiert mithin seine Verwechslung, d.h. das Gespräch hat schon hier therapeutische Funktion.

[11] Unter der Voraussetzung, daß es sich nicht um einen Hörfehler handelt, ist es erklärungsbedürftig, warum Herr Holland 'zum Arbeit' geht und nicht *zur Arbeit* resp. *zum Arbeiten*. Möglich, daß er etwas tun wollte ('arbeiten'), aber bloß bei der Arbeitsstelle ankam.

Herr Holland beendet in (P4) die Schilderung der akuten morgendlichen Beschwerden und beantwortet gleichzeitig die ungestellte Frage, warum er nicht gleich morgens gekommen ist: zunächst hat er sich selbst 'noch' helfen können. Seit (P2) ist die spätere Verstärkung der Beschwerden angekündigt, so daß Dr. Obuch eine Fortsetzung der Schilderung erwarten kann.

A5: Ja.

Dr. Obuch gibt nach einer kurzen unterstützenden Intervention in Analogie zu (A2) bis (A4) die Initiative sofort an Herrn Holland zurück. Anders als in den vorhergehenden Äußerungen begnügt er sich jedoch nicht mit der neutralen Signalisierung von Verständnis, sondern bejaht eine ungestellte Frage. Diese Frage könnte lauten: war es richtig, daß ich nicht gleich gekommen bin? Oder: Behandelst Du, Arzt, mich, obgleich ich nicht gleich gekommen bin? Dr. Obuch würde dementsprechend den Patienten in seiner Eigenart akzeptieren - einschließlich des Versuchs, zunächst ohne ärztliche Hilfe auszukommen. Umgekehrt muß Herr Holland allmählich erklären, warum er dann doch noch gekommen ist. Dieser Interaktionsverpflichtung kommt er in (P5) umgehend nach.

P5:   Und da ist mir wieder so schwarz geworden.
A6:   Hm.

Die Beschwerden stellten sich am Arbeitsort wieder ein. Nach der Erfahrung, daß auch Selbstbehandlung möglich ist, wäre die bloße Wiederholung noch kein ausreichender Grund für den jetzigen Arztbesuch. Dr. Obuch darf nach (P2) immer noch auf handfestere Symptome hoffen und kann sich auf neutrale Hörerreaktionen beschränken.

P6:   Und dann ist natürlich dazugekommen, daß ich mich übergeben mußte

Herr Holland liefert prompt Legitimation und zusätzliches Beschwerdebild: er mußte sich übergeben - und damit seine Selbständigkeit überantworten. In der Übergabe wird das Ich gelöscht, unfreiwillig, ein 'Muß'. Wäre das Umfallen noch fast gewollt gewesen, so wird die Unselbständigkeit als Zwang erfahren.
'Natürlich' ist, verständlich aufgrund des bisherigen Gesprächsverlaufs, daß es zusätzlicher Beschwerden bedurfte, um Herrn Holland zum Arzt zu bringen. 'Natürlich' ist aber auch, daß sich ein Lohnabhängiger am Arbeitsort unterzuordnen ('sich übergeben') hat. Dennoch und gleichzeitig scheint dies für Herrn Holland 'natürlich' ein Unbehagen zu sein: zum Kotzen. Offenbar erhebt er selbst Anspruch auf berufliche Autonomie, ohne am Arbeitsplatz die Möglichkeit zu ihrer Verwirklichung zu besitzen. Zu vermuten ist demzufolge ein Hierarchiekonflikt am Arbeitsplatz. Offenbar hält Herr Holland es überdies für 'natürlich', daß ihm Dr. Obuch dies nachempfinden kann.[12] Appellieren an das Verständnis des Arztes

---

[12] Vielleicht kann Herr Holland hier ein spezifisches, seine Arbeitssituation betreffendes Vorverständnis des Arztes unterstellen, oder er spielt auf eigene Erfahrungen des beruflich selbständig gewordenen Arztes an.

ist schon aus den voraufgehenden Äußerungen bekannt und setzt Dr. Obuch unter Zustimmungsverpflichtung, der er prompt, seinerseits implizit weitere Detaillierung fordernd, nachkommt.

A7: *Hm*
P7: *mußte brechen, nech.*

Aus (P6) war dem Arzt das Anliegen des Patienten offenkundig noch nicht ausreichend deutlich geworden, so daß sich Herr Holland in (P7) zur Fortsetzung genötigt sieht. Inhaltlich scheint dies nicht wesentlich weiterzuführen: 'brechen' ist ein geläufiges Synonym zu 'sich-übergeben'. Gleichwohl wird die Aussage radikalisiert: 'Brechen' heißt: etwas oder mit jemandem brechen und ist dem Assoziationshof nach massiver, aggressiver, dem Körper (und wohl auch den unteren sozialen Schichten) näher als das distanzierende 'sich übergeben', das fast ätherisch wirkt. Das 'Sich-Übergeben' erfolgt an ein anderes Subjekt, während das Subjekt des 'Brechens' in (P7) aktiv, aber ungenannt bleibt: der Körper. Die Delegation der Verantwortung erfolgt also zugleich an den Chef und den Körper, ein offenbar widersprüchliches Unterfangen, das zur Handlungsunfähigkeit führt, die unverschuldet anmutet.

Die Äußerung wird erneut mit einem Appell an das Verständnis des Arztes ('nech') beendet und mit dem schon bekannten 'Hm' beantwortet.[13]

A8: *Hm.*
P8: *Und dann hat unser Chef gesagt, Mensch geht nicht, ne' ich meine ich kann dann nicht auf's Dach denn, wenn ich (undeutlich)*

Nachdem Herrn Hollands Widerständigkeit vom Umfallenwollen zum Brechenmüssen prozessiert ist, wird die Unmöglichkeit zur Arbeit objektiv und vom Chef[14] ratifiziert. Damit ist eine neue Qualität der Beschwerden erreicht, die nunmehr den aktuellen Arztbesuch zu motivieren vermag. Das Urteil des Chefs fügt sich vermittels der 'und dann'-Verknüpfung[15] in die Beschwerdenkette ein, als handele es sich um ein weiteres den Patienten überfallendes Symptom.
Herr Holland präzisiert, *was*[16] unter den gegebenen Umständen 'nicht geht': er kann nicht aufs Dach. Übergeben bzw. Brechen würden mithin nicht jeder Tätigkeit entgegenstehen,

---

[13] Eine ausführliche Analyse des ärztlichen "HM" bietet Redder (in diesem Band).

[14] Nebenbei erfährt man, daß der Betrieb mehrere Arbeitnehmer beschäftigt, deren Perspektive Herr Holland gegenüber 'unser(em) Chef' teilt.

[15] Natürlich soll nicht verkannt werden, daß 'und-dann'- Verknüpfungen typisch für alltagssprachliche Erzählungen sind. Im hier analysierten Textausschnitt kündigt diese Vernüpfung allerdings stets Handlungen an, die dem Urheber geschehen.

[16] Richtiger ist fast zu sagen, *wer* nicht geht: Mensch.

sondern bedingen spezifische Einschränkungen, die sich von selbst verstehen ('ne'). Dies wird vom Arzt in (A9) bestätigt. Es handelt sich um ein Dauerproblem, das angebbaren Bedingungen folgt ('dann - wenn') und in dieser Chronizität gegenwärtig ist (Präsensform: 'ich kann nicht').

A9: Nee, das ist klar.
P9: *Naja, und dann hab' ich gesagt, Mensch jetzt fahre ich gleich mal hoch, sonst bleibt es doch wieder liegen und so*

Gleichsam aufgeschreckt hat 'Mensch' die Anweisung des Chefs wörtlich genommen: er geht nicht, sondern 'fährt hoch'. Im Vergleich zu den Schwierigkeiten beim Aufstehen kommt er nach dieser Fremdmotivierung nunmehr schnell auf Touren (jetzt gleich). Der plötzliche Aktivierungsschub kann ungezielt reaktiv sein (hochfahren='aufschrecken') und aggressive Komponenten haben. Dem Kontext nach könnten solche Aggressionen eigentlich nur gegen den Chef als denjenigen, der feststellt, daß 'Mensch nicht geht', gerichtet sein. Das Ziel der Fahrt wird nicht genannt. Das Dach jedenfalls kann es eigentlich nicht sein, denn dorthin kann Mensch ja nicht (P8). Oder sollte Herr Holland dem Chef das Gegenteil beweisen wollen? Dies würde erneut auf einen Rivalitätskonflikt am Arbeitsplatz hinweisen und darüberhinaus die Vermutung eines allgemeineren Selbständigkeitsproblems stützen: erst in der Abgrenzung erfährt sich Herr Holland als eigenständig.
Ungenannt bleibt auch das Fahrzeug. Man kann dies so verstehen, daß Herr Holland gleichsam sich selbst hoch fährt. Dem Kontext nach will der Patient aber offensichtlich mitteilen, daß er von der Arbeitsstelle zum Arzt gefahren ist. Da man sich bei diesem 3-Zentner-Mann kaum vorstellen kann, daß er das Fahrrad benutzt hat und da 'Mensch nicht geht', ist anzunehmen, daß Herr Holland ein Verkehrsmittel benutzt hat: Autobus, Taxi, eigenen PKW. Die öffentlichen Verkehrsverbindungen sind nicht so gut ausgebaut, daß Herr Holland 'jetzt gleich' hätte fahren können. Andererseits spricht die Formulierung 'jetzt gleich mal' auch nicht für die besondere Eile, die gewöhnlich Anlaß für Taxifahrten ist. Insofern ist wohl wahrscheinlich, daß Herr Holland sein eigenes Fahrzeug zum Arzt gesteuert hat - und damit die Unmöglichkeit der Dachbesteigung faktisch in Frage stellte: *Schwindel* ist für Autofahren und gefahrengeneigte Arbeit gleichermaßen absolute Kontraindikation.

Die Unmöglichkeit zu arbeiten, zunächst bloß dumpf empfunden, dann objektiviert und vom Chef festgestellt, wäre ein zureichender Grund für den Arztbesuch. Der nachgestellte Kommentar hat daher einschränkende Funktion. Nicht die Beschwerden selbst, sondern die Gefahr, daß es sonst doch wieder liegen bleibt, begründen den Behandlungsbedarf. Erneut ist auf die Chronizität der Beschwerden ('wieder') verwiesen, gegen das es nur ein Mittel gibt ('hochfahren'), und dies wurde bislang offenkundig nicht eingesetzt.
Unklar ist, welches 'es' da liegen bleibt. Grammatischer Bezugspunkt ist 'das Dach', das doppelt lokalisiert ist. Wird es von Herrn Holland nicht bestiegen, so bleibt es liegen: es ist offenbar noch nicht fertig, besitzt noch keine eigene Identität. Da die grundsätzliche

Möglichkeit, daß jemand anderer das Werk vollendet, hier nicht offen gelassen wird, deutet Herr Holland implizit die eigene Macht an. 'Es' verweist freilich auch auf das sich selbst bewegende 'Alles' (P2, P4) und das Umfallenwollen (P3), das Herrn Holland umtreibt und das er selbst ist.

Auch in (P9) zeichnet der Patient somit ein umfassendes Beschwerdebild, zentriert auf Probleme der Triebkontrolle - Hochfahren versus Liegen-Bleiben -, die sich am Arbeitsplatz aktualisieren. Was er konkret vom Arzt will, ist nach wie vor unklar - auf jeden Fall sucht er Unterstützung, der er sich mit dem schon bewährten Appellieren an dessen Verständnis ('und so') versichert. Dr. Obuch wird gleichsam eingelullt und reagiert noch einmal im bisherigen Stil.

A10:   *Hm.*
P10:   *und deswegen bin ich hier.*

Mit (P10) schließt Herr Holland seine Schilderung ab. Nunmehr - der Verzicht auf Bestätigung erheischende Floskeln indiziert dies - erwartet er eine Stellungnahme des Arztes. Faßt man seine Ausführungen zusammen, so ist er in erster Linie gekommen, um Ordnung zu schaffen, damit nicht wieder alles liegen bleibt (P9, P10), d.h. um einem Zustand aktuell manifestierten (P2, P5, P6, P7), aber chronischen umfassenden Unwohlseins abzuhelfen (P1).
Möglicherweise wurde der Patient vom Arbeitgeber geschickt (P8), in jedem Fall aber stehen die Beschwerden im Zusammenhang mit kontinuierlichen Problemen am Arbeitsplatz (P8, P9), in deren Zentrum Rivalitätskonflikte (P8), Überforderungsgefühle (P9) und Unselbständigkeit (P6, P7) stehen. Herr Holland hat Zukunftsängste (P3, P5), fühlt sich ohnmächtig (P2, P3, P5, P6) und möchte sich am liebsten passiv verweigern (P2, P3). Orientierungslosigkeit und Identitätsdiffusion (P2, P3) sind weitere Merkmale einer umfassenden Krise, in der ihm der (Rück-)Halt fehlt, den er ganz offenkundig insgesamt beim Arzt sucht. Er schützt sich selbst durch Prinzipientreue (P4, P9), die gegensinnig die aggressiven Tendenzen deckt mit der Folge, daß er gleichsam ohne Schuld sich der Verantwortung entziehen kann (P3, P4, P9).

Arbeit, Familie, Selbst, Triebdynamik, Körper - alle Dimensionen der Existenz sind angeschnitten. Krankschreibung oder auch phänomenorientierte Behandlung werden ebensowenig genügen wie das bloß stützende Verstehen, das, wie gezeigt, zu Beginn des Gesprächs gefordert ist und auch therapeutische Funktion erfüllt. Doch mit der zunehmenden Verdeutlichung aggressiver Komponenten, die Herr Holland offenbar nicht selbst beherrschen kann, wird an den Arzt die Erwartung herangetragen, Kontrollfunktion auszuüben. Die Delegation der Verantwortung zeigte sich gleichzeitig als ambivalent, so daß der Kontrolleur zugleich mit Widerstand rechnen muß. Denn der ganze Schwindel ist - zumindest auch - ein Schwindel (P9), durch den der Arzt zum Komplizen gemacht wird. Dr. Obuch wird nicht umhin kommen, die Konfliktlage zu thematisieren und seinerseits Stellung zu beziehen. Dabei befindet er sich in der schwierigen Situation, nicht nur von der

Vereinnahmung des Patienten bedroht zu sein, sondern auch gegenüber dem Arbeitgeber - der ihn des Patienten wegen angesprochen hat - und möglicherweise auch der Familie - die sich vermutlich bei ihm in Behandlung befindet - zur Loyalität verpflichtet zu sein.

4 Das Problem des Patienten

4.1 Der lebensweltliche Kontext

Bei der Rekonstruktion des zentralen Problems des Patienten werden im folgenden Kontextinformationen berücksichtigt, die Dr. Obuch im Rahmen der Seminardiskussion mitteilte. Der 46jährige Patient ist verheiratet und lebt mit seiner Frau, seiner Tochter, seiner 2-3 jährigen Enkeltochter und einem Hund in einem riesengroßen Eigenheim, das etwa 3 Familien Platz bietet. Seit etwa 4 - 6 Wochen wohnt jetzt auch der 'Schwiegersohn' mit im Haus.

Dr. Obuch: "Der ist jetzt gerade dazugekommen. Die Tochter, ich weiß nicht, ob die inzwischen geheiratet haben, die lebte zunächst mit dem Kind alleine bei ihren Eltern."

Während ihm der Patient unter anderem aus gut zehnjähriger Behandlung und dessen Ehefrau von zumindest einem Hausbesuch bekannt sind und er so zumindest auch über die äußeren Lebensbedingungen der Tochter informiert ist, weiß Dr. Obuch über den Schwiegersohn nichts.
Herr Holland ist als Dachdecker beschäftigt. In dem ortsansässigen Betrieb gibt es neben ihm weitere, durchgängig jüngere Gesellen. Seine Ehefrau geht nebenbei stundenweise in der Kirchengemeinde putzen. Die Tochter arbeitet ebenfalls, doch weiß Dr. Obuch nicht, ob sie zu Hause Geld abgibt oder abgegeben hat. Sicher ist: es herrscht keine finanzielle Not. Das Eigenheim ist schuldenfrei.

4.2 Explizite und implizite Diagnose des Arztes

Die Kontrollmessungen beim aufgezeichneten Arzt-Patienten-Kontakt ergaben einen erhöhten Blutdruck (180/110, A33), einen Blutzuckerspiegel von 230 sowie "Triglyceride von 2000 und 'n paar Zerquetschten, ne, und 'n Serum, das wie Milch aussah". Schon bei früheren Kontakten waren Übergewicht (bzw. Fettstoffwechselstörung), Bluthochdruck und "mittelgradig, nicht erschreckend" erhöhte Leberfermente festgestellt worden. Herr Holland hatte den Arzt wegen "Bagatellsachen" oder aber wegen des Bluthochdrucks aufgesucht. Während der Patient die Behandlung von Rücken- und Gelenkbeschwerden als sehr erfolgreich einschätzte - "Das war dann ruckzuck weg." (P48) -, war er offenkundig nicht für eine Dauertherapie von Bluthochdruck und Übergewicht zu gewinnen.

Beispielsweise hatte er 'eine Pause' mit dem Anti-Hypertensivum gemacht, "weil er keine Beschwerden hatte. Sagt er. Wenn er keine Beschwerden hat, dann braucht er nichts zu machen." (Dr. Obuch)

Beinahe scheint es, als teile Dr. Obuch die Ansicht des Patienten:

"Während der Winterzeit ist das häufig so im Baugewerbe, auch bei den Dachdeckern, daß die dann entlassen werden übern Winter. Und in dieser Zeit, als er arbeitslos war, von Anfang November bis März, hat der sein Haus verklinkert. Und das ist ein recht großes Haus, und der hat das in Ein-Mann-Arbeit gemacht, das war schon wirklich ne Leistung, wenn man den gesehen hat auf den Gerüsten da oben klettern, das war wirklich erstaunlich, ich hab mir gedacht, das kann gar nicht gut gehen, der knallt da gleich runter, nech, und mit welcher Geschwindigkeit der das gemacht hat, das war wirklich erstaunlich. Das ist also so, daß er trotz seiner Körperfülle und trotz seiner Gelenkbeschwerden doch sehr leistungsfähig noch war bis vor kurzem. Und das ist wahrscheinlich auch das, was jetzt so in ihm 'n Bruch macht, das hat er allerdings dann auch für sich gemacht, er hat für sich sein Haus gebaut, und jetzt ist er wieder im Arbeitnehmerverhältnis, wo er, naja, für Lohn irgendwie die Dächer decken muß, das ist ja schon ein Unterschied, ob man das für sich selber macht oder irgendso als Lohnempfänger, ne. Also daß er seine Beschwerden als etwas unangenehmer empfindet. Ich hab nur gestaunt, wie der da sein Haus fertig gemacht hat. Ich bin da jeden Tag vorbeigefahren, weil ich meine Tochter zum Kindergarten gefahren und das ist gleich gegenüber. Da hab ich das immer beobachtet."

"Ich hab das vorhin noch gesagt, ich hab's vorhin auch schon gesagt, daß es jetzt wahrscheinlich öfters vorkommen wird, daß er in die Praxis kommen wird, obwohl das nicht so jemand ist, der wirklich wegen jeder Bagatelle da irgendwie ankommt und sagt: 'Schreib mich mal krank.' Das hat er bislang nicht gemacht. Aber daß es jetzt häufiger sein wird, daß er in die Praxis kommt als in der Winterzeit, als er sein Haus da fertig gemacht hat. Nicht. Da ist wirklich so zu erkennen, da hat er das für sich selbst getan, das war ganz toll, die Leute sind vorbei gegangen und haben ihn gelobt, haben gesagt: 'Mensch, Holland, das machst Du toll', und so bei der Arbeit, naja, gut, da macht er seinen Dienst, da, und schleppt die Rigipsplatten auf die Dächer hoch und turnt da wirklich auf den Giebeln rum, da wird Ihnen wirklich schwindelig, wenn Sie den sehen."

Dr. Obuch unterscheidet zwischen den Beschwerden des Patienten und deren bedingungsabhängig unterschiedlicher Wahrnehmung. Behandlungsbedürftig krank erscheint der Patient in einer ihn belastenden Konstellation, die Dr. Obuch als unselbständige Beschäftigung ohne persönliche Anerkennung bestimmt. In dieser Situation fehlt dem Patienten weniger die Leistungsfähigkeit selbst als vielmehr die Motivation. Insofern dieses Problem der sozialen Situation geschuldet ist, liegt es vermutlich außerhalb des Einflußfeldes ärztlichen Handelns. Jedenfalls behandelt Dr. Obuch nicht die von ihm doch offenbar als zentral angesehene berufliche Unselbständigkeit, sondern die Belastung, die der Patient selbst in seine Arbeitssituation mit einbringt: das Übergewicht (A41).

4.3 Alkoholabhängigkeit - ein unaussprechliches Problem?

Viele Seminarteilnehmer sahen im Alkoholkonsum ein Zentralproblem des Patienten, das im aufgezeichneten Kontakt zu kurz gekommen sei.

Frau Zimmer: "(Der Patient) hat gesagt, 'das mit dem Bier, das ist ja das Problem.' Und da hätte man vielleicht die Kurve kriegen können, das Problem, daß er damit vielleicht nicht pausieren kann oder aufhören kann. Das ging in diesem allgemeinen äh Kalorienreduzieren so'n bißchen dann verloren."

Interessanterweise scheint der Patient selbst den Biergenuß im Zusammenhang mit Möglichkeiten der Gewichtsreduktion als Problem einzuführen. Dr. Obuch beschränkt sich offenbar darauf, den Patienten selbst das Wort ergreifen zu lassen, obgleich ihm völlig bewußt ist, daß "auf dem Bau ja natürlich auch ne ganze Menge noch" getrunken wird.
Bei genauerer Analyse wird freilich erkennbar, daß Dr. Obuch in aller Vorsicht durchaus die Alkoholproblematik streift. Er betont in A39, daß Herr Holland seinen Nahrungsbedarf überwiegend *tagsüber* decke: das warme Essen am Abend hält er damit, sich vorsichtig in Gegensatz zum Patienten setzend (P37), nicht für so schlimm. Dementsprechend empfiehlt er, die Nahrungsaufnahme *tagsüber* zu reduzieren und lieber mal nen Apfel zu essen (A43). Erst die Möglichkeit, bei den Getränken zu reduzieren, aktiviert den Patienten - und die Eilfertigkeit ('Ja, ja, ja...', A45), mit der Dr. Obuch ihn unterstützt, verdeutlicht, daß hier sein *eigentliches* Interventionsziel liegt. Dr. Obuch macht die mögliche Suchtabhängigkeit zwar nicht explizit zum Thema, hält die Denkmöglichkeit in seiner offenen Formulierung ("auf die Dauer schädlich", A45) aber aufrecht.

4.4 Eingeschränkte Leistungsfähigkeit

Der Patient kam von der Arbeitsstelle zum Arzt: offenkundig war er den Belastungen am Arbeitsplatz zumindest an diesem Tage nicht gewachsen. Der erste Eindruck, der Patient habe lediglich krank geschrieben werden wollen, wurde von den Seminarteilnehmern schnell verworfen. Der Patient war auch lediglich 2 Tage zu Hause geblieben, er ist kein "Krankfeierer". Es ist sogar fraglich, ob der dokumentierte Arztbesuch überhaupt auf eigenen Wunsch erfolgte und nicht sogar der Fürsorge des Chefs geschuldet ist, der beide, Arzt und Patienten, angesprochen hatte: 'Da muß was geschehen'.
Es scheint demnach eher so zu sein, daß der Patient sich dem mühseligen Arbeitsalltag durchaus - soweit es ihm bewußt war - stellen wollte: dafür spricht, daß er trotz der morgendlichen Schwäche noch zur Arbeit gegangen ist (P4). Gleichzeitig spürt er seine Beschwerden gerade bei der Arbeit: Schwitzen beim Treppensteigen (P13/14), Nasenbluten (P15), schmerzende und knackende Knochen und Gelenke (P45-P49). So ist wohl anzunehmen, daß der Patient seine Arbeitssituation insgesamt zunehmend als Überforderung ansieht.

Frau Zimmer: "Insgesamt fand ich, äh, kam da nachher noch sehr viel raus, nicht nur der verspannte Rücken, sondern insgesamt fühlte er sich nicht mehr leistungsfähig, hatte zu sich kein Vertrauen mehr in seinen Organismus."

Vielleicht haben Übergewicht und Bluthochdruck als Dauerprobleme des Patienten infolge der zur Zeit der Behandlung herrschenden "knuffigen Hitze" ein besonderes Gewicht erhalten, da der Patient in seinem Beruf als Dachdecker den Witterungsbedingungen in besonderem Maße ausgesetzt war. Denkbar ist jedoch auch, daß der Patient seine Leistungsfähigkeit neu bewertet, auf dem Hintergrund von Veränderungen der Arbeitsbelastung, sei es - worauf Dr. Obuch hinwies - im Kontrast zur selbständigen Tätigkeit während des Winters, sei es aufgrund eventueller Neustrukturierungen innerhalb des Betriebs (Konkurrenz), über die uns aber keine Informationen vorliegen.

4.5. Die Bedrohung durch den Schwiegersohn

Die familiäre Situation war nicht Gegenstand des Arzt-Patienten-Gesprächs. Aus den ergänzenden Mitteilungen war freilich hervorgegangen, daß die Tochter und ihr nichteheliches Kind mit im Hause leben - und mancher Seminarteilnehmer vermutete, daß auch heute noch ein nichteheliches Kind "unter rechtschaffenen Deutschen ein Handicap ist". Daher war man allgemein darüber verwundert, für wie selbstverständlich Dr. Obuch diese Situation zu nehmen schien, so daß er sie auch in der Seminardiskussion nicht weiter thematisierte. Ein Problem existiere nicht, so schien es fast, zumal die Situation durch den Einzug des 'Schwiegersohns' nun ja auch legitimiert worden war.
Doch gerade im familiären Bereich ist es für den Patienten zu einer tiefgreifenden Veränderung gekommen, die ihn sehr wohl belasten könnte. Seit etwa 4-6 Wochen wohnt auch der Partner der Tochter im gemeinsamen Mehrfamilienhaus - und gerade in den letzten drei, vier Wochen tun die ganzen Knochen weh (P46). Die zeitliche Koinzidenz legt einen Zusammenhang zwischen Lebenssituation und Befindlichkeit nahe:

> Herr Moses: "Hab ich gedacht, das ist der Schwiegersohn, der ihm das Leben zur Hölle macht."
>
> Frau Kirchner: "Ja, das ist die Konkurrenz. (...) Möglicherweise ist das ja doch ein junger, drahtiger Konkurrent in dem Rollensetting Zuhause da in dem Ort."

Möglicherweise empfindet sich Herr Holland nach dem Auftauchen des Schwiegersohns nicht mehr als 'Alleinherrscher' in seinem selbstverklinkerten Haus. Vielleicht sieht er sich plötzlich auch im sozialen Sinne zum Großvater gealtert. Denkbar, daß eine potentielle Konkurrenzsituation am Arbeitsplatz - jüngere Gesellen - gleichsam verdoppelt wird.

4.6 "Nicht mehr Wollen"

Herr Holland *will nicht mehr* und hat dies bereits zu Beginn des Gesprächs in P3 angedeutet. Dr. Obuch greift das Problem, wenn auch unter dem Gesichtspunkt von Gewichtsreduktion und Non-Compliance, auf. Seine Äußerungen A40a ("...Wenn man selbst irgendwie den den Willen hat..."), A42 ("...verdammte Kiste, jetzt reicht's mir"), A43 ("Ich hab keine Lust mehr dazu") bringen allesamt Bereitschaften des Patienten zum Ausdruck, die bei diesem das Gefühl des "als ob" (P3, P14) noch nicht überschritten haben. Herr Holland fühlt sich durch diese Verbalisierung offenbar auch besonders verstanden. Bemerkenswerterweise scheint sich Dr. Obuch der therapeutischen Qualität dieser Handlungen keineswegs bewußt zu sein. Er hebt statt des grundlegenden Unwillens seines Patienten dessen verbliebenes Selbständigkeitspotential hervor.

4.7. Die Gefährdung

Der Patient wurde im Teilnehmerkreis als *gefährdet* angesehen.

Herr Ürküz: "Zu viel Risiko, meine ich, das ist bißchen gefährlich. Erstmal die Triglyceride, und Blutdruck, also, es wundert mich, daß er überhaupt noch lebt. (...) Ich hab einen Patient mit über 1000 Triglyceride, der hatte Schlaganfall."
Dr. Obuch: "(Der) turnt da wirklich auf den Giebeln rum, da wird Ihnen wirklich schwindelig, wenn Sie den sehen."

Nun hat es nicht den Anschein, daß der Patient in absehbarer Zeit erheblich an Gewicht verlieren würde. Ebenso wird man annehmen können, daß die kardiovaskulären Risikofaktoren und die gefahrengeneigte Tätigkeit schon seit längerer Zeit wirkliche Gefährdungen des Patienten darstellen. Wenn Dr. Obuch gleichwohl betont, der Patient sei am Arbeitsplatz "nicht irgendwie jetzt gefährdet", und andererseits ihn im allgemeineren Sinne doch für bedroht hält, so liegt die Annahme nahe, daß er die Hauptgefahr *im Patienten* selbst sieht, d.h. darin, was dieser mit den vorliegenden Risiken macht.
Viele Seminarteilnehmer schätzten die Möglichkeiten des Patienten, mit dieser Gefährdung verantwortlich umzugehen, als geringer ein als Dr. Obuch und hätten sich ein strengeres Behandlungsregime gewünscht.
Vermutlich sind Verbalisierungen bei diesem Patienten besonders hilfreich, der offenkundig Vorgänge am eigenen Körper als fremdartig erlebt, nicht einordnen kann und Angst empfindet: da dreht sich etwas im Kopf, wird es schwarz vor Augen, stellen sich Gefühle des 'Als-ob' ein, läuft plötzlich etwas, ach Gott, ja, Blut, da kribbelts usw.[17] Trotz dieser Angst hat Herr Holland kein authentisches Bewußtsein der Notwendigkeit des Arztbesuchs entwickelt und tendiert dazu, seine Beschwerden eher zu banalisieren als zu dramatisieren.[18]

---

[17] Das Befremden ist es-haft (vgl (P9), (P15), (P16), (P18-P22), (P27), P29-P32)) aber als Erlebtes scheint es doch ich-nah zu sein: 'ich hab Beschwerden', 'mir ist schlecht', 'mir ist schwarz vor den Augen', 'ich hab das Gefühl, als ob ich umfallen will', 'ich hab mich festgehalten', 'ich mußte mich übergeben' usw. Analog (P53-P55).
[18] Das hindert ihn aber meines Erachtens keineswegs daran, angesichts seines freifließenden Blutes wirkliche Angst zu empfinden: "Ganz plötzlich kam das auf einmal und denn, ne, ach Du lieber Gott, is' ja Blut." (P29) Angst explizit in (P54).

Dr. Moses: "Bevor der zum Arzt geht, muß schon wirklich das Blut fließen, könnt ich mir mal vorstellen. Das war vielleicht auch nur'n Aufhänger. Und diese ganzen anderen Beschwerden und Befindlichkeitsstörungen, die hätten ihn sicher nicht zum Arzt getrieben."

So habe er auch seine Blutdruckmittel nur so lange genommen, wie er unmittelbare Beschwerden *gespürt* habe. Unwahrscheinlich, daß er seinen Bluthochdruck vergessen hatte[19], vermutlich hatte dieser aber an Bedeutung für ihn verloren. Er könne die Risikofaktoren offenbar nicht in seinem Leben einordnen und brauche sicher Hilfe - beispielsweise in Form der im vorliegenden Fall von Dr. Obuch gewählten einfachen Maßregelung: 'In 3 Tagen bist Du wieder da, und dann vielleicht in ner Woche wieder'. Compliance ist bei Herrn Holland vermutlich eher ein affektives als ein intellektuelles Problem.

5 Das Problem des Arztes

Dr. Obuch hatte beim im Mai 1990 durchgeführten Seminar spontan sein Interesse geäußert, eigene Sprechstundengespräche per Video aufzuzeichnen und in die zwei Monate später geplante Seminardiskussion einzubringen. Die Kamera wurde installiert - und verwaiste in der Folgezeit. Kontinuierlich über den Fortgang der Dokumentation befragt, geriet Dr. Obuch zunehmend unter Produktionsdruck. Erst in letzter Sekunde wurde das Gespräch aufgezeichnet: eine Behandlung, die, vom eigentlichen 'Auftrag' abweichend, einen der Praxis bereits bekannten Patienten betraf. Daß Dr. Obuchs Interesse an der Reflexion eigenen Handelns abgeflaut war, ist kaum anzunehmen, nahm er doch mit großer Aufmerksamkeit und Engagement am Seminar teil. Sein Zögern gegenüber der Aufzeichnung weist eher auf die verständliche Angst vor dem Einbruch der Öffentlichkeit in die Intimität seiner Behandlungssituation hin. Das Behandeln vor der Kamera ist eine *neue* Situation, in der sich Dr. Obuch vielleicht dadurch größere Sicherheit erhoffte, daß ihm Patient und Behandlungsproblem schon bekannt waren. Sein spontaner Wunsch, der Seminargruppe ein Beispiel aus seiner alltäglichen Praxis zu präsentieren, weist überdies darauf hin, daß sich Dr. Obuch von der Diskussion auch Anregungen zur Problemlösung erhoffte. Es ist daher anzunehmen, daß er mindestens zwei eigene Anliegen in das vorgestellte Gespräch einbringt: 1) Den Wunsch, eine Behandlung zu protokollieren, die ihn nicht gegenüber den Kollegen diskreditiert; 2) Den Wunsch, die Probleme einer ihn belastenden Behandlungssituation zu dokumentieren.

Dies wird entsprechend im Transkript deutlich. Dr. Obuch stellt, nachdem der Patient sein Anliegen vorgetragen hat (P1-P10), zunächst einige präzisierende Nachfragen (A11-16), um dann in seinem ersten längeren Statement in (A17) selbst das Thema der Blutdruck-

---

[19] Frau Zimmer: "Ich fand ihn so'n bißchen wie so'n Schuljungen, der bei was erwischt worden ist und jetzt irgendwie vom Lehrer oder so getadelt wird, aber äh es richtig gar nicht so einsieht, daß er da jetzt (unverständlich). So schlechtes Gewissen und, der sitzt da so schuldbewußt, aber (.) will da auch nichts zu sagen."

behandlung einzuführen. Vorwurfsvoll hält er dem Patienten vor, die notwendige Behandlung unterbrochen zu haben. Doch der Vorwurf ist dezent und doppelbödig. Denn nur 'eigentlich' hatten sie sich darüber unterhalten, daß man 'so'n bißchen aufpassen muß', und auch dies nur 'eigentlich'. Dem Patienten wird so die Dringlichkeit, hinsichtlich der Hypertonie 'groß was zu unternehmen', kaum zu vermitteln sein. Es ist überdies sehr unwahrscheinlich, daß sich die Gesprächspartner anläßlich des letzten Arztbesuchs auch tatsächlich zum letzten Mal gesehen haben, geht doch aus dem weiteren Gespräch hervor, daß Dr. Obuch den Patienten kontinuierlich bei dessen Arbeit am eigenen Haus hat beobachten können. Er hätte die *Gelegenheit* - und, wenn 'man' aufpassen muß, auch die *Verpflichtung* gehabt -, den Patienten an die fortzusetzende Behandlung zu erinnern. Als ihm dies bewußt zu werden droht, unterbricht Dr. Obuch in der Diskussion, gleichsam in Selbstzensur, den Gedankengang, indem er anfügt, daß kein Zusammenhang zu den heute vorgetragenen Beschwerden des Patienten zu bestehen braucht (ähnlich: A40). Indem er zum aktuellen Problem des Patienten zurückkehrt, ist die Sicherstellung einer kontinuierlichen Behandlung implizit zugleich als allgemeines Problem, das der *Arzt* in diese spezifische Behandlung einbringt, und als *allgemeines Problem dieser spezifischen Beziehung* gekennzeichnet.

In der Seminardiskussion zeigte sich die (chronisch erkrankten) Patienten fehlende Bereitschaft zur Selbstverantwortung schnell als Hauptproblem Dr. Obuchs:

"Ich hab vielleicht gerade auch bei diesem Patienten früher dann auch so'n Fehler gemacht, daß ich gesagt habe: ich hab das, irgendwie hab ich da'n Horror vor, nen Menschen einzubestellen, so zu sagen: 'Sie müssen dann und dann wieder kommen.' Ich sag denen dann so: 'Meldet Euch dann so, daß man ab und an den Blutdruck kontrolliert' (...) Und jetzt habe ich ihm ja gesagt: 'Dann und dann kommst Du wieder.' Also in dieser kurzen Zeitspanne scheint er so zumindest so, daß die Vorschläge, die ich ihm gemacht habe, auch eingehalten zu haben. Wenn ich das *weiter*mache mit ihm so, wenn ich sage: 'Paß auf, jetzt sehen wir uns das nächste Mal in 4 Wochen vielleicht und kontrollieren das mal', und wenn er dann zum Beispiel auch sieht, 'Mensch, es hat sich auch wirklich etwas verbessert', ob sein Gewicht nun 'nen Kilo oder zwei oder drei oder wieviel runtergegangen ist, das kann ich nicht voraussagen, das weiß ich nun, ich kann auch nie irgendwie sagen, das schafft er ganz bestimmt, aber zumindest, daß sein Blutdruck eingestellt, vernünftig eingestellt ist und daß er vielleicht auch 'nen bißchen mehr Bewußtsein für sein sein eigenen Zustand irgendwie kriegt, das glaub ich schon, daß man das damit schon auch ganz gut erreichen kann, wenn ich jetzt sage: 'So, jetzt kommste halt regelmäßig.' Ich hab vorher immer gesagt: 'Ihr sollt kommen, wenn's Euch schlecht geht, wenn Ihr irgendwas von mir wollt und nicht so, daß ich sage, ich bin der Kontrolleur, der sagt, ihr müßt dann und dann wieder da sein.' Das ist was anderes bei Marcumar-Patienten oder bei Diabetikern, die Insulinspritzen kriegen."

Sich nicht zum Kontrolleur machen zu wollen schilderte Dr. Obuch als seine lebensgeschichtlich motivierte Grundhaltung. Als gleichsam negatives Ideal schwebt ihm ein Professor vor, dessen warnender Zeigefinger ihn gleichsam bis in seine heutige Praxis verfolgt. Nicht so zu werden wie der - das ist Dr. Obuch durchaus auch Einkommensverluste wert. Er möchte, daß die Patienten aus eigenem Antrieb kommen, um "sich selbst zu kontrollieren und (sich) sagen: 'hier, Mensch, Du, die Krankheit, die hab ich, also muß das, muß da irgendwie auch mal nachgesehen werden.' Ich möchte die schon für sich selbst verantwortlicher machen. Nicht nur so an die Hand nehmen und sagen: 'So, ich paß schon auf, Dir passiert nichts.' Naja, zu Anfang macht man das so. Jetzt stell ich mir das so vor, daß so'n Mensch denn auch sagt: 'So, ich weiß, was ich für ne Krankheit habe, wie ich damit umgehen muß, das und das muß ab und an kontrolliert werden, wenn ich irgendwie Beschwerden habe, geh ich sowieso zum Arzt, aber daß man auch mit so ner Krank chronischen Krankheit wie wie'n Hypertonus oder n Diabetes oder wie gesagt, ich bin auch'n bißchen für mich selbst verantwortlich. *Ich* geh dahin, und nicht nur weil der äh Oberlehrer gesagt hat, 'Dann und dann hast Du wieder anzutanzen.'"

6 Das Behandlungsproblem

Für den Patienten ist die Behandlungsbedürftigkeit durch aktuelle Beschwerden und Beeinträchtigung oder Verlust der Leistungsfähigkeit gegeben, wobei hinter beidem ein grundlegendes Nicht-mehr-Wollen aufscheint, das möglicherweise auf (drohender oder tatsächlicher) Unselbständigkeit beruht. Während der Patient in seiner Ohnmacht die Verantwortung nicht mehr für sich selbst tragen möchte, wünscht Dr. Obuch umgekehrt, der Patient möge sich durch Diät und Gewichtsreduktion seine Probleme selbst vom Halse schaffen. Das ist die Ausgangslage. Die Verantwortung gegenüber der Behandlung zu teilen und Zusammenarbeit herzustellen, zeigt sich somit als gemeinsame Aufgabe der Interakteure. Arzt und Patient leiden gleichsam gemeinsam unter der Unselbständigkeit des Patienten.

Mit Bezug auf die Hypertoniebehandlung hatte Dr. Obuch bereits in (A17) die fehlende Compliance beklagt. Er nimmt das Thema im Zusammenhang mit der Frage des Übergewichts wieder auf (A34/A35, A38-A40) und appelliert erneut an die Verantwortung des Patienten (A26; A40; A42; A50).[20] Das wird freilich solange kaum einleuchten, wie nicht konkrete Verbindungen zu spezifischen Beschwerden hergestellt werden (vgl. A34-A40). Dies gelingt dem Arzt erst in einem neuen Anlauf ab (A34), indem er das Übergewicht gleichermaßen als Ursache des vom Patienten nicht als behandlungsbedürftig eingeschätzten Bluthochdrucks und der Beschwerden am Bewegungs- und Stützapparat interpretiert, unter denen der Patient sehr konkret leidet. Der Effekt der geleisteten Überzeugungsarbeit beruht auf einem für die Konstellierung der Beziehung wesentlichen rhetorischen Kunstgriff: indem Dr. Obuch stellvertretend für den Patienten (fiktives Patienten-Ich in A42, A43, A44) dessen Einwände gegen die Behandlung artikuliert, zeigt er sich als Vertrauter und nimmt eine mögliche Gemeinsamkeit vorweg. Nunmehr bahnt sich ein Behandlungsbündnis an (A45/P45).

Rhetorisches Geschick allein wird freilich den Kontrast zwischen dauerhafter Belastung durch Bluthochdruck und plötzlicher Anfälligkeit nicht vergessen lassen: der Patient erwartet eine Antwort auf seine Frage (P22) nach dem Grund von Schwindel und Blutung. Die in

---

[20] Dies kommt sprachlich darin zum Ausdruck, daß Dr. Obuch die 'Wir'-Perspektive bevorzugt und den Patienten explizit zur Mitarbeit auffordert. (A43, A50, A59)

dieser Frage mitschwingende *Angst* wird ihm ohne weitergehende körperliche Untersuchung kaum zu nehmen sein, die daher auch versprochen und abschließend durchgeführt wird (A50, A59).
Angst vor Überwältigung scheint letztlich das Motiv für den Arztbesuch dieses ein wenig schwerfällig wirkenden Patienten zu sein - eine Angst, die auch den Arzt ergreift und von beiden gemeinsam abgewehrt wird. Die Tendenz zur Banalisierung mag den Blick ablenken von der Gefahr einer den Patienten überlastenden Lebenssituation. Sie bricht aber konkret durch im Zusammenhang mit den Hautveränderungen, denen Arzt und Patient erst beiläufig Aufmerksamkeit widmen, und wird in diesem Zusammenhang vom Arzt erstmals auch aufgegriffen: die Ebenen von Arzt-Ich und fiktivem Patienten-Ich überschreitend, zeigt er sich (in A53 und A57) als *sorgende Person*. Beruhigt, daß die Hautveränderungen erst kürzlich aufgetreten sind, vergibt Dr. Obuch aber die Chance, die Angst zu thematisieren, nimmt sich sofort wieder zurück und landet noch einmal bei Blutdruck und Ernährungsverhalten.

7 Exkurs über den Schwindel

Dem *Patienten* dreht sich alles im Kopf: *seine Vorstellungen* machen ihm zu schaffen. Er hat ein Gefühl-als-ob (er umfallen wolle bzw. sich zur Seite drehen müsse). Für den Arzt sieht es so aus, als ob sich alles um den Patienten drehe. Er beschreibt dies als ein *Leeregefühl*. In der *Gruppendiskussion* taucht ein ähnliches Bild auf: der Patient liege nach seiner Arbeit nachmittags auf dem Sofa und gucke fern - in seiner Bewegungslosigkeit im absoluten Kontrast zu den von ihm mutmaßlich wahrgenommenen sehr bewegten Bildern von der Fußballweltmeisterschaft (Mexiko 1990).
Aber offenbar dreht sich nicht *alles* um den Patienten: es sind nur Bilder. Die Frage, wo es dem Patienten fehlt (A1), läßt sich mithin beantworten: an der *Selbstbewegung*, der auf *ihn* bezogenen Umweltbewegung und deren Relation. Kurz: am Halt.
Die Perspektiven sind austauschbar: den Patienten auf den Dächern rumturnen zu sehen, macht schwindelig, und Ängste kommen auf. Ein Seminarteilnehmer befürchtet, der Dachstuhl könne zusammenbrechen, ein anderer wundert sich, daß der Patient mit seinen weit überhöhten Fettstoffwechselwerten überhaupt noch lebt. Der Patient erscheint als Gefahr für sich und seine Umwelt. Diese angsterregende Situation macht *Schwindeln*.
Unklar ist der Zusammenhang zwischen der Leistungsproblematik des Patienten und seinem Bierkonsum. Vorstellbar wäre, daß der Alkoholgenuß den Verlust des Gleichgewichtssinns zumindest aktuell begünstigt hat und vom Patienten verschwiegen wird, so daß der *Schwindel* von einem *Schwindeln* begleitet wird. Auch diese Möglichkeit bleibt während des Gesprächs ausgespart. Es scheint, als seien sich Arzt und Patient darin einig, daß die nachlassende Leistungsfähigkeit eher in einem Nicht-Wollen besteht. Die schwindelerregende Gefahr, in der sich der Patient befindet, wird damit aber auch vom Arzt geleugnet. Notwendig wäre vielleicht beides: die innere Umstellung des Patienten gegenüber einer veränderten Umwelt und die Anpassung seiner Umwelt an seine veränderte Situation. Beides setzte deren Thematisierung voraus - und diese Chance wurde hier (noch) nicht genutzt.

8 Exkurs: Der Arzt in seinem Kontext oder die Gefahr der Komplizenschaft

Die Verantwortung des Arztes endet, bildlich gesprochen, an der Tür seines Sprechzimmers. Dies zeigt sich etwa in (A26), wenn '*wir* (Hervorhebung von mir, OB) überlegen, was ... *Sie* (Hervorhebung von mir, OB) tun...'. Es zeigt sich auch darin, daß Dr. Obuch in (A17) als Zeitpunkt des letzte Treffens von Arzt und Patient einen *Arztbesuch* angibt, obgleich - wie aus seinem Bericht während des Seminars deutlich wurde - sich die beiden Interakteure auch später nahezu täglich gesehen haben. Auch im aufgezeichneten Gespräch selbst wird auf spätere Treffen verwiesen (A27/P27/A28). Die die Blutdruckmessung begleitende Gesprächssequenz gibt überdies auch Hinweise auf fehlende Arztcompliance: Dr. Obuch hatte Herrn Holland während der Zeit seiner Arbeitslosigkeit offenkundig wegen Kniebeschwerden behandelt (vgl. A27/P27/A28), ohne ihn dabei als Dauerpatienten wahrzunehmen. Selbst in der Seminardiskussion blieb diese Behandlungsepisode ausgeblendet, und Herr Holland erschien in Dr. Obuchs Darstellung als ein zu diesem Zeitpunkt gesunder Mann:

"Jetzt so während der Zeit, in der er für sich gebaut hat, gearbeitet, da ist er ja nun *gar* nicht krank gewesen."

Neben der Arzt-Patienten-Beziehung gibt es mithin eine selbstverständliche Gemeinsamkeit im nachbarschaftlichen Alltag mit der Folge, daß man gleichsam in zwei Sprachen miteinander spricht. Krankheit scheint doppelt definiert: im Sprechzimmer meint Krankheit eine objektivierbare körperliche Funktionseinschränkung im Sinne des medizinischen Modells, außerhalb des Sprechzimmers gilt der soziale (alltagsweltliche) Krankheitsbegriff, der sein Maß an der Fähigkeit, soziale Rollen kompetent zu füllen, hat. Im vorliegenden Fall bleiben die beiden Krankheitskonzepte offenbar unvermittelt, weil originär psychosoziale Belastungen gar nicht thematisiert werden. Die Sprachlosigkeit des Patienten mag dabei durchaus Teil seines Problems sein, während die auch in der Seminardiskussion deutlich werdende Tendenz zur Dethematisierung seitens des Arztes die Gefahr anzeigt, daß seine Vertrautheit ihn auch zum Komplizen der Abwehr des Patienten werden lassen kann. Vielleicht bezeichnet die durch den geteilten Alltag gegebene Vertrautheit eine Grenze ärztlichen Handelns; möglich aber auch, daß sie die Verschiebung der Grenze allererst möglich machen könnte, wenn Dr. Obuch mutig auch das zum Thema machte, was sich *hinter* dem Schutzwall aus Klinker und Speck abspielt.[21]

---

[21] Vermutlich beeinflußt der Arzt, ob er es nun will oder nicht, ohnehin objektiv die familiäre Machtbalance: so war in früheren Diskussionen die Gefahr konkreter Komplizenschaft bereits deutlich geworden (vgl. Bahrs u. Köhle u. Wüstenfeld 1990). Im vorliegenden Fall muß es bei der Hypothese bleiben: weder Herr Holland noch Dr. Obuch konnten für fallbezogene Nachbefragungen gewonnen werden.

9 Das Videoseminar als Ort gemeinsamen Lernens: Textanalyse in der Gruppe

Das Videoseminar gibt den Teilnehmern insgesamt die Möglichkeit, relativ befreit von Zeitdruck und Handlungszwängen auch das 'Undenkbare' zuzulassen und auszusprechen. Dementsprechend heben die Seminarteilnehmer durchgängig 'Wahrnehmungserweiterung' als wichtigsten Effekt der Gruppenarbeit hervor (Bahrs 1994). Durch die Sprachanalyse wird der Fokus besonders auf *Zuhören* und *Sprechen* gerichtet, den neben der körperlichen Untersuchung wesentlichsten diagnostisch-therapeutischen Instrumentarien des Hausarztes. Auch Skeptiker waren von der Sinnfälligkeit der Sequenzanalyse zu überzeugen, wenn, wie im vorliegenden Fall, nach vierstündiger intensiver Falldiskussion die Arbeit am Text erkennen ließ, welche Probleme *hinter* dem somatischen Angebot stecken können. Ich gebe die folgende Gesprächspassage ungekürzt wieder:

Frau Kirchner: "Also jetzt, wo man das so liest, wird das noch klarer, daß der Patient eigentlich was (.) ganz anderes Gespräch braucht als das über seinen Hochdruck oder über die Triglyceride."

Frau Zimmer: "Deswegen sagt er ja auch die ganze Zeit hier nichts mehr. (...) Ich bin der Meinung, daß der auch noch nen Kopf hat und ne Empfindung, daß will (der Arzt) vielleicht gar nicht wissen."

Frau Wedekind: "Ja, das fehlt. Deswegen kommt kein Kon richtiger also Kontakt zustande."

Frau Zimmer: "Und ich finde das ganz wichtig, daß wir das jetzt auch ein bißchen überbetonen in dieser Phase unserer Analyse, daß das wirklich rauskommt. Ich denke, daß da ein Lernprozeß stattfindet, daß man wirklich, das ist jetzt so durchgängig hier zu beobachten, daß man, wenn man das regelmäßig macht, doch vielleicht so'n bißchen was aufnehmen kann."

Frau Kirchner: "Besser hinhören, auf die Wortwahl."

Herr Moses: "Aber auf der somatischen, auf dem somatischen Angebot des Patienten zu bleiben, ist ja doch ungeheuer verlockend für mich als Doktor."

Frau Zimmer: "Klar! Das haben wir auch gelernt!"

Herr Moses: "Denn, denn hab ich auch ein zeitlich begrenzbares Programm, was ich anbieten kann ne und weiß genau, wie's weitergeht und wann der nächste dran kommt und so weiter. Und wenn ich mich darauf einlasse, kommt das ins Schwimmen."

Frau Zimmer: "Klar."

Frau Kirchner: "Wieso nennen Sie das schwimmen, bloß weil's zeitaufwendiger ist."

Herr Schimanski: "Hier ist es sogar noch schlimmer, hier kommen gar keine somatischen Angebote."

Frau Kirchner: "Mir fällt hier gerad im Text was auf, und zwar äh hab ich mir in der Pause hier noch mal klar gemacht oder wir haben hier ein bißchen intensiver (lacht) weiter gemacht, äh, daß daß man eigentlich bei dem Patienten doch schon bei seinem Anblick auf den Kern kommen muß, warum ist der so adipös. Das ist ein eßsüchtiger Patient, und da gibt's nen Grund, sonst wär der nicht so. Und der Grund ist ja nicht der Hypertonus und der alles, alle hier werden ja immer nur die Folgen besprochen und daß er schwarz vor Augen umfällt interessiert ja dann erst sekundär, man muß ja den Grund rausfinden, sonst krieg ich überhaupt den Hypertonus oder das Körpergewicht nicht runter. Und äh er bietet das hier, das sehe ich ja jetzt erst (Hervorhebung von mir, OB), er bietet das hier bei P3 schon an, der Patient. 'Und dann ist mir so richtig schwarz vor de Augen geworden und dann hatte ich das Gefühl, als ob ich umfallen will, ne.' Man hat eigentlich das Gefühl, äh daß man passiv, daß man jetzt umfällt, aber nicht daß man umfallen will. Und er bietet, wenn man da genau zugehört hätte, äh, bietet er an, daß er nicht mehr will, daß irgendwas nicht stimmt. Entweder zu Hause in seinem nun noch verklinkerten Haus, noch ne Schicht drum, (allgemeines Lachen) oder in der Arbeitssituation. (...) Oder am Arbeitsplatz. Und da wird in dem ganzen Gespräch nicht drauf eingegangen. Sondern es wird wieder dieser Blutdruck auch noch mit schwebendem Arm gemessen und alles weitere ist ja dann nicht mehr im Film. Äh, die ganzen Laborwerte, die dann natürlich auch, aber das sieht man ja, daß der hohe Triglyceride haben wird, da brauch man eigentlich das Labor gar nicht abzuwarten, sondern man hätte, äh, jetzt geh ich aber, ich will da nicht so kritisieren, ich weiß, wie schwer das sein wird, aber, ich finde, in diesem Gespräch ist nicht auf die causa des Schlechtergehens des Patienten eingegangen worden."

Da die (psycho-)soziale Wirklichkeit gerade bei chronisch Kranken oft übermächtig und unbehandelbar erscheint, geht die Wahrnehmungserweiterung einher mit dem Bewußtwerden von Ohnmachtsgefühlen. Naheliegenderweise wird dann auch beim Arzt schnell die Abwehr wirksam.

Frau Wedekind: "Sie (an einen Teilnehmer gerichtet) gehören ja nun zu einer Minderheit von psychotherapeutisch besonders qualifizierten Leuten, wenn Sie das schon so empfinden, daß im Grunde genommen ein, ja, so'n beginnendes psychotherapeutisches Gespräch jederzeit eine Praxis überfordern würde, welche Angst muß dann also jemand haben, der nicht Ihre Weiterbildung hat und sagen: 'Um Gottes Willen um die Psyche, die hier als riesiges Monster auf mich zukommt, ich bleibe mal schnell bei den somatischen Dingen, die kann ich da schnell abklären ...'."

10 Der Fall als Exemplar: Erkenntnisse und Handlungsleitlinien

10.1 Ritualisierte Konfliktaushandlung in der Dauerversorgung chronisch Kranker

Das diskutierte Gespräch stellt eine Momentaufnahme in einer gewachsenen Langzeitbehandlung dar. Es zeigt *ritualisierte Züge*, wie sie für die Dauerversorgung chronisch Kranker typisch sind (vgl. Bahrs; Szecsenyi 1993). Dr. Moses:

"Irgendwie ist das so 'ne Art Gespräch, wie es tagtäglich in der Praxis vorkommt, so'n Zweikampf, daß der Dokter da was sagen will, das der Patient gar nicht hören will. Und der Dokter hat ein Konzept im Kopf, aber der Patient sagt: 'Ähäh, das ist erst seit 3 Wochen. Vorher war ich auch schon so dick. Kann ja wohl nicht sein, daß ich abnehmen muß. Mach mir das weg, daß mir schwindelig ist, daß die Knochen knacken. Abnehmen? Neenee.' Da kann man dann monologisieren, solange man will, und dann ist es schon ganz ungefährlich, wenn man dann nen Pigmentfleck findet, auf den man sich einigen kann."

10.2 Den Patienten zur Eigenverantwortlichkeit motivieren!

Um den Patienten zur eigenverantwortlichen Mitbehandlung zu bewegen, reichen weder *unbestimmte* Appelle ('so 'n bißchen abnehmen' bzw. 'so 'n bißchen den Blutdruck reduzieren') noch konkrete Hinweise beispielsweise auf die Weight-Watchers aus. Für Herrn Holland sei es sicher schwierig, die Sache "allein intellektuell anzugehen", auch müsse die Verzettelung der Verantwortlichkeit vermieden werden. Dr. Moses:

"Und für das Gewicht können nicht die Weight-Watchers verantwortlich sein, genauso wenig wie der Masseur für die Rückenschmerzen verantwortlich ist. Das ist jeweils der Patient, und das muß den Leuten klar gemacht werden, sonst hat die Therapie meines Erachtens keinen Sinn. Ne, das heißt: es muß ein Zusammenhang und zwar ein erkennbarer Zusammenhang für den Patienten hergestellt werden zwischen den Ursachen und den Auswirkungen. Also daß er ne Motivation hat, und erst dann hat er ne Chance, was zu tun."

10.3 Körperliche Untersuchung kann stützen!

Die Aufnahme eines *besorgten Körperkontakts* kann den Ansatz für solche Motivierung bilden. Der am Ende des Arzt-Patienten- Gesprächs auftauchende Pigmentfleck erschien uns zwar zunächst als vom Kern des Problems ablenkend. Gleichwohl könnte die 'Be-Handlung' mehr sein als ein symbolischer Akt, äußert doch der Patient einzig an dieser Stelle (P54) explizit eine Emotion (Angst). Sein Problem hat körperlichen Ausdruck gefunden derart, daß Dr. Obuch ihn unterstützend angefaßt hat.

10.4 Verbalisieren, positive Bekräftigungen und konkrete Handlungsanweisungen geben, Termine vereinbaren

Da Herr Holland offenbar seine Ängste angesichts befremdlicher Körperprozesse nicht wahrnimmt, könnten *stellvertretende Verbalisierungen* hilfreich sein. Auch scheinen *positive Bekräftigung* ('Siehste, Du schaffst es doch') sowie *konkrete Handlungsanweisungen* und *Terminvereinbarungen* die Compliance zu verbessern: in der Woche zwischen Aufzeichnung und Fallvorstellung sank Herrn Hollands Blutzuckerspiegel von 230 auf 148. Anders gesagt: die Gewißheit, einen Ansprechpartner zur Verfügung zu haben, scheint Herrn Holland bereits zu helfen.

10.5 Die Kumpanei durchbrechen und den Patienten zum Sprechen bringen!

Insgesamt erschiene es aber darüber hinaus wesentlich, *den Patienten zum Sprechen zu bringen* und ihn seine Deutung von Lebens- und Arbeitssituation sowie möglicher Zusammenhänge zu seinen Beschwerden *selbst geben zu lassen*. Welches sind konkret seine alltäglichen Belastungen in Familie und Arbeitswelt? Welche Lösungsmöglichkeiten kann sich Herr Holland selbst vorstellen? Da Herr Holland zu Banalisierung und Dethematisierung tendiert, wird für Dr. Obuch eine *konfrontativere Gesprächsführung*, die auch die mögliche Suchtproblematik nicht ausspart, unumgänglich werden. Die Seminarteilnehmer warfen die Frage auf, ob ein zeitweiliges Verlassen des Milieus - beispielsweise im Rahmen einer 'Abspeckkur' - eine möglicherweise notwendige innere Neuordnung erleichtern könnte. Allerdings sollte eine solche Kur dem Krankheitsverhalten des Patienten entsprechend nicht für den Winter eingeplant werden.

10.6 'Einverständnis im Mißverständnis' kann drohen

Die Seminardiskussion zeigte die Gefahr auf, daß Dr. Obuch in seiner Abwehr gegenüber einer Oberlehrerhaltung auch solche Patienten als selbständig unterstellen könnte, die zumindest passager keine eigene Verantwortung zu tragen in der Lage sind. Indem er quasi die delegierte Verantwortung re-delegiert, kann Dr. Obuch zum Komplizen der Selbsterkenntnisverweigerung des Patienten werden. Dr. Moses:

"Na, ich denke auch, der Dokter hat diesen Mann gar nicht primär als krank oder als gefährdet eingeschätzt. Der sagt: 'Mensch, wie der sein Haus hochgezogen hat, Hut ab. Das ist ein Mann, der unheimlich anpacken kann', und den Hochdruck hat (der Dokter) ja selbst verdrängt, das hat er ja auch gesagt, den hat er regelrecht vergessen, daß der Patient den hat. (...) Nee, ich versteh's auch nicht, aber insofern, er sieht den eigentlich primär als gesund und leistungsfähig an und 'ein Mann in den besten Jahren'. Wenn der kommt, dann muß ja was fehlen. Er hat ja auch den Patienten als so'n kernigen Macher beschrieben, ich glaube, ich hätte mich sehr viel mehr für die Familie interessiert, als daß die Tochter konfirmiert ist oder nicht. Er sieht den sehr unproblematisch."

Trotz mancher Kritik wurde Dr. Obuchs Behandlungsstil in der Seminardiskussion keineswegs diskreditiert. Der besondere Fall verdeutlichte vielmehr allgemeine Probleme des Umgangs mit Langzeitpatienten. Seminarteilnehmer äußerten die Vermutung, daß die Ausgrenzung der Schwächen des Patienten dazu diene, Frustration und Verärgerung über die Erfolglosigkeit der Behandlung abzuwehren. Die Suchtstruktur solcher Patienten löse typischerweise Aggressionen beim Arzt aus, die selten zugestanden und auch im vorliegenden Fall erstaunlich massiv abgewehrt würden.

Daß die - unterstellten - Affekte von anderen Seminarteilnehmern stellvertretend artikuliert und die Konsequenzen für die Behandlung diskutiert werden konnten, zeigt die Chancen des Videoseminars auf: als Qualitätszirkel zugleich die Ärzte emotional zu stützen und einen Beitrag zur Sicherung der Qualität der Versorgung zu leisten.

11 Der Sog der Überforderung

Bemerkenswerterweise wiederholen sich im Videoseminar Strukturen der aufgezeichneten Arzt-Patienten-Kommunikation, so wie es in ähnlicher Weise aus Balint-Gruppen bekannt ist (vgl. auch Schultze 1994).

Frau Wedekind: "Im Moment war's dasselbe Bild, was (Herr Obuch) mit dem Patienten gemacht hat. Wir haben gerödelt, wir haben gesagt, und dann hat er die letzten 15 Minuten, die vorletzten 15 Minuten haben Sie (an einen Seminarteilnehmer) noch 5 Minuten doziert und uns Vorträge gehalten, war haargenau dasselbe Spiel wie hier. Ich meine, das ist keine Kritik, nur ich stelle fest, daß es so gelaufen ist. Warum, weiß ich auch nicht."

Auch das Thema Schwindel setzte sich sprachlich bis in die gruppendynamische Diskussion fort. Angesichts einer allgemeinen Umbruchssituation - *"die Praxis wird total auf 'n Kopf gestellt"* (Hervorhebung von mir, OB) - wollte Frau Wedekind, unsere Kandidatin für die nächste Fallvorstellung, ihren eigenen Standort erst für sich neu bestimmen, bevor sie sich der kritischen Außensicht der Gruppe stellen wollte:

"Die Vorstellung, daß das hier, das macht mich verrückt (Hervorhebung von mir, OB). Ich hab das nötige Selbstbewußtsein dafür noch nicht. Ich hätte gerne den Mut. Ich weiß nur noch nicht, wo ich den herkriegen soll. Ich hab da ehrlich gesagt *Angst*. Also, ich sitze da nicht so *sicher*, als daß ich mir das problemlos erlauben könnte."

In einer Situation, die durch die in der Luft liegende - und keineswegs böse gemeinte - Forderung "Sie sind jetzt dran" geprägt war, nutzte die Versicherung, keiner müsse sich bedrängt fühlen, wenig. Es war ja offenkundig, daß man Material für die - natürlich kritische - Diskussion brauchte. Daß der Zielsetzung nach die Kritik für alle Beteiligten lehrreich ist und es sich auch nicht um Kritik an einem *Einzelnen* handelte, änderte wenig an der *einzelnen* Angst.

Ein Seminarteilnehmer warnte davor, daß "da jetzt irgendwas ins Wanken kommt", stellte sich selbst der Kamera[22] und gab zu bedenken:

"Was ich aber auch schlecht fände, wenn jetzt äh wir dadurch so'n hohen Standard entwickeln, so'n hohen Anspruch an uns selber, daß wir jetzt hier in so ner Gruppe sowas machen, daß man sich dann selber eigentlich nur noch insuffizient vorkommt, also, daß das das eher noch erhöht. Ich bin natürlich eher noch in so ner Phase wie Sie vor 3 Jahren, wo ich mir sage, 'Ja, ich kann, ich kann eben nicht alles, klar, mach ich sicher auch".

Vielleicht schützte gerade das offene Eingeständnis der Angst angesichts des doch erheblichen Gruppendrucks vor der 'schwindelnden' Überforderung.

Literatur

Bahrs, O. (1987) "Die tageszeitliche Bindung von Krampfanfällen aus soziologischer Sicht.".In: Speckmann E.J. (Hg.), epilepsie 86, Einhorn-Press, Reinbek, 369-373

Bahrs, O. (1994) Das Videoseminar - Erfahrungen mit einem 'Hausärztlichen Qualitätszirkel'. In: Bahrs O., Fischer-Rosenthal W., Szecsenyi J. (Hrsg.) (im Druck)

Bahrs, O., Fischer-Rosenthal, W., Szecsenyi J. (1994) Vom Ablichten zum Im-Bilde-Sein, Königshausen & Neumann, Würzburg (im Druck)

---

[22]Sein Gespräch wurde im November 1990 diskutiert, unmittelbar darauf konnten erste Kontakte in Frau Wedekinds umgebauter Praxis aufgezeichnet und im Januar 1991 vorgestellt werden.

Bahrs, O., Andres, E., Gerlach, F.M., Szecsenyi, J., Weiß-Plumeyer, M. (1993) Hausärztliche Qualitätszirkel in Deutschland - ein Überblick. In: Z. Allg. Med; 69: 968-973

Bahrs, O., Gerlach F.M., Szecsenyi J. (Hrsg) (1994) Ärztliche Qualitätszirkel - Leitfaden für den niedergelassenen Arzt. Köln: Deutscher Ärzte-Verlag (im Druck)

Bahrs, O., Köhle, M., Wüstenfeld, G.B. (1990) Der Erstkontakt in der Allgemeinmedizin. Die Beziehung zwischen Hausarzt und Patient als psychosoziale Interaktion. In: Neubig, H. (Hg.) Die Balint-Gruppe in Klinik und Praxis. Springer: Berlin etc., Band 5, 181-202

Bahrs O. & Szecsenyi J. (1993) Patientensignale - Arztreaktionen. Analyse von Beratungsgesprächen in Allgemeinarztpraxen. In: Lönig, P. & Rehbein, J. (Hrsg.) Arzt-Patienten-Kommunikation. Analysen zu interdisziplinären Problemen des medizinischen Diskurses. Berlin: Walter de Gryter, 1-26

Bahrs O. & Hesse E. (1994) Das Motivationsgespräch. Chancen der Selbsthilfeförderung im Rahmen der ärztlichen Sprechstunde. In: Bahrs, O., Fischer-Rosenthal, W., Szecsenyi, J.(im Druck)

Oevermann, U., Allert, T., Konau, E., Krambeck J. (1979) Die Methodologie einer 'objektiven Hermeneutik' und ihre allgemeine forschungslogische Bedeutung in den Sozialwissenschaften. In: Soeffner H.G. (Hg.) Interpretative Verfahren in den Sozial- und Textwissenschaften. Stuttgart: Metzler

Oevermann, U.& Simm, A. (1985) Zum Problem der Perseveranz in Delikttyp und modus operandi. Spurentext-Auslegung und Tätertyp-Rekonstruktion und die Strukturlogik kriminalistischer Ermittlungspraxis. In: Oevermann, U, Schuster, L., Simm, A. (Hrsg.) Zum Problem der Perseveranz in Delikttyp und modus operandi. Wiesbaden: BKA Forschungsreihe Bd 17

Oevermann, U. (1986) Kontroversen über sinnverstehende Soziologie. Einige Probleme und Mißverständnisse in der Rezeption der 'objektiven Hermeneutik'. In: Aufenanger S. & Lenssen M. (Hrsg.) Handlung und Sinnstruktur. München: Peter Kindt Verlag, 19-83

Oevermann, U. (1991) Genetischer Strukturalismus und das sozialwissenschaftliche Problem der Erklärung der Entstehung des Neuen. In: Müller-Doohm, S. (Hg.) Jenseits der Utopie: Frankfurt: Suhrkamp, 267-336

Oevermann, U. (1993a) Die objektive Hermeneutik als unverzichtbare methodologische Grundlage für die Analyse von Subjektivität - Zugleich eine Kritik der Tiefenhermeneutik. In: Jung T. & Müller- Doohm S. (Hrsg.) 'Wirklichkeit' im Deutungsprozeß. Frankfurt: Suhrkamp, 106-189

Oevermann, U. (1993b) Struktureigenschaften supervisorischer Praxis. Eine exemplarische Sequenzanalyse des Sitzungsprotokolls der Supervision eines psychoanalytisch orientierten Therapie-Teams im Methodenmodell der objektiven Hermeneutik. In: Bardé, B. & Mattke D. (Hrsg.) Therapeutische Teams. Göttingen: Vandenhoeck & Ruprecht, 141-269

Redder, A. (in diesem Band) Eine alltägliche klinische Anamnese

Schultze C. (1994) "Sie haben jetzt auch ganz schön viel auf die Mütze gekriegt." Aspekte der Konfliktentfaltung in einem ärztlichen Qualitätszirkel. In: Bahrs, O., Fischer-Rosenthal, W., Szecsenyi, J. (Hrsg.)

Weizsäcker, V. von (1973) Der Gestaltkreis. Frankfurt: Suhrkamp

Handlungstheoretische Rekonstruktion des 'Unbewußten' - Exemplarische Analyse zweier psychoanalytischer Diskurse zu Antizipation und Traum

Dieter Flader

1 Fragestellung

Bekanntlich war es eine der großen Leistungen Freuds, zum ersten mal einen wissenschaftlichen Ansatz entwickelt zu haben, wie der unbewußte Sinn von Träumen sich entschlüsseln läßt. Wie der Prozeß der Traumbildung theoretisch erklärt werden kann, und wie Träume in einem allgemeinen Modell der menschlichen Psyche integriert werden können, ist in dem Werk "Die Traumdeutung" (GW II/III) dargelegt.
Obwohl in Träumen oft Personen als Aktanten auftreten, die in bestimmter Weise in Handlungen involviert sind, stellt Freuds Traumtheorie die Strukturen des Handelns in keinen systematischen Zusammenhang mit dem unbewußten Sinn von Träumen. Am Prozeß der Traumbildung sind nach seiner Theorie Handlungsstrukturen nicht maßgeblich beteiligt.
Der berühmte Vergleich des Traums mit einem Bilderrätsel macht deutlich, von welchem Begriff von "Sinn" Freud in seinen Traumanalysen ausgegangen ist.

"Traumgedanken und Trauminhalt liegen vor uns wie zwei Darstellungen desselben Inhaltes in zwei verschiedenen Sprachen, oder besser gesagt, der Trauminhalt erscheint uns als eine Übertragung der Traumgedanken in eine andere Ausdrucksweise, deren Zeichen und Fügungsgesetze wir durch die Vergleichung von Original und Übersetzung kennenlernen sollten. Die Traumgedanken sind uns ohne weiteres verständlich, sobald wir sie erfahren haben. Der Trauminhalt ist gleichsam in einer Bilderschrift gegeben, deren Zeichen einzeln in die Sprache der Traumgedanken zu übertragen sind. Man würde offenbar in die Irre geführt, wenn man diese Zeichen nach ihrem Bilderwert anstatt nach ihrer Zeichenbeziehung lesen wollte. Ich habe etwa ein Bilderrätsel (Rebus) vor mir (...) Die richtige Beurteilung des Rebus ergibt sich offenbar erst dann, wenn ich gegen das Ganze und die Einzelheiten desselben keine Einsprüche (hinsichtlich der Unsinnigkeit; D.F.) erhebe, sondern mich bemühe, jedes Bild durch eine Silbe oder ein Wort zu ersetzen, das nach irgendwelcher Beziehung durch das Bild darstellbar ist.(...) Ein solches Bilderrätsel ist nun der Traum, und unsere Vorgänger auf dem Gebiete der Traumdeutung haben den Fehler begangen, den Rebus als zeichnerische Komposition zu beurteilen. Als solche erschien er ihnen unsinnig und wertlos." (GW II/III, S. 283 f)

Für Freud stehen also die (latenten) Traumgedanken zum Trauminhalt in einer Beziehung, die der gleicht, die zwischen einem Originaltext und dem Ergebnis seiner Übersetzung in eine andere Sprache besteht. Diese Zeichenbeziehung konstituiert den latenten Sinn des Traums. Dem entspricht ein Begriff von "Sinn" (genauer: ein Aspekt seines Sinn-Begriffs),

der in Freuds Übersetzungshypothese begründet ist (vgl. Stephan, 1989). Ich will dies kurz erläutern, weil dann deutlicher wird, warum für Freud Handlungsstrukturen des Traums für die Aufdeckung des latenten Traumgehalts gar nicht relevant sein konnten.
Freuds Übersetzungshypothese besagt, daß ein Vorstellungsinhalt, dem aufgrund eines nicht gelösten Konflikts die Verbindung zur Sprache entzogen wird, in eine andere als die übliche sprachliche Darstellungsweise übertragen ("übersetzt") wird, dabei aber die ursprünglich vorhandenen assoziativen Verbindungen zu anderen Vorstellungsinhalten verdeckt beibehält. "Übersetzung" meint hier also nicht einen genuinen sprachlichen Prozeß. Es ist eine metaphorische Ausdrucksweise für die Umwandlung eines Vorstellungsinhaltes in eine nicht gewöhnliche Darstellungsweise, also z.B. in die visueller Bilder (im Traum) oder in die motorische Darstellungsweise (bei einem hysterischen Symptom).
Wenn die Beziehung zwischen dem manifesten Trauminhalt und dem latenten Traumgehalt einer Übersetzung ähnlich ist, dann liegt es nahe, nach deren Prinzipien - den "Fügungsgesetzen" - zu fragen, denen die Übersetzung unterworfen ist. Diese sah Freud in den Mechanismen gegeben, die er unter dem Begriff der Traumarbeit zusammengefaßt hat, also der Verdichtung, Verschiebung, der Rücksicht auf die Darstellbarkeit und der sekundären Bearbeitung. In dieser Traumarbeit, die das latente Traummaterial in den manifesten Traum umwandelt, lag für ihn das Wesen des Traums.
Die dynamische Theorie des Traums, die Freud außerdem entwickelt hat, gibt u.a. Auskunft darüber, warum die Verschiebung (von Intensitäten bzw. Wertigkeiten) bei der Traumbildung wirksam wird. Denn der Traum ist (verkürzt gesagt) ein Kompromißgebilde, das zustande kommt zwischen den konfligierenden Kräften des Schlafbedürfnisses, für dessen Befriedigung eine innere Zensur sorgt, und eines dem Unbewußten entstammenden Wunsches, der nach Erfüllung drängt. Die Verschiebung von Intensitäten ist das Hauptmittel dieser Traumzensur. Ein Traum ist stets die verkappte Erfüllung eines verdrängten Wunsches.
Es darf nicht übersehen werden, daß diese dynamische Theorie des Traums nicht zwingend die Übersetzungshypothese zur Voraussetzung hat; und man kann umgekehrt das Konzept der Traumarbeit für überzeugend halten, ohne Freuds dynamische Theorie teilen zu müssen. Ich kann hier nicht näher auf die umfangreiche Literatur über Freuds Traumtheorie eingehen. Aber bemerkenswert erscheint mir, daß die Versuche, die unternommen wurden, um die von Freud aufgedeckten Traumstrukturen zu präzisieren, für gewöhnlich seinen Sinn-Begriff, die Auffassung, der Traum sei wie ein Zeichengebilde organisiert, nicht in Frage gestellt haben. Stattdessen wurde diese Auffassung, der inneren Logik des Begriffs entsprechend, auf zeichentheoretischer Grundlage weiterentwickelt. Dies geschah z.B. in Anlehnung an die strukturelle Linguistik (Jakobson, 1960) oder an die philosophische Hermeneutik (Ricoeur, 1965, dt. 1974).
Mich interessiert, ob wir mit Kategorien einer Handlungsanalyse einen Traum so untersuchen können, daß wir mehr als nur die Oberflächenphänomene des Trauminhalts erfassen. Es ist z.B. interessant zu wissen, ob wir anstelle der Übersetzungshypothese Freuds ein plausibleres Konzept entwickeln können, das den von ihm entdeckten Traumstrukturen gerecht wird, aber ihre Kennzeichen in einem Wissen über Handlungen fundiert sieht. Dies setzt die Klärung der Frage voraus, wie Traum und Strukturen des Handelns zusammenhängen.

Daß hier ein systematischer Zusammenhang besteht, finden wir bei Freud angedeutet. Er hat nämlich das Vorbewußte, dem er die "latenten Gedanken" zurechnet, in einer Weise charakterisiert, die sehr aufschlußreich ist. Wir können diese Charakterisierung so interpretieren, daß dieses Vorbewußte Kennzeichen des (kollektiven) Wissens über Handlungsstrukturen aufweist.
In dem topographischen Modell des psychischen Apparates, das im VII. Kap. der "Traumdeutung" dargestellt ist, wird das Vorbewußte als dasjenige System beschrieben, das die Schlüssel zur willkürlichen Motorik innehat. Die Rolle dieses Systems besteht darin, daß es den aus dem Unbewußten stammenden Wunschregungen die zweckmäßigen Wege anweist. Wenn wir "Motorik" durch "Handeln" ersetzen, können wir diese Charakterisierung als eine Umschreibung der Funktion des kollektiven Wissens interpretieren, das Handeln zu leiten. Die Zuordnung zum Vorbewußten trifft ein wichtiges Kennzeichen dieses Wissens. Denn es ist typischerweise nicht bewußt; als praktische Kenntnis ist es Aktanten verfügbar, aber sie reflektieren und analysieren dieses Wissen für gewöhnlich nicht.
In einer späteren Schrift - "Das Unbewußte" - wird noch deutlicher, daß Freud mit dem Begriff des Vorbewußten mentale Tätigkeiten eines Handlungssubjekts umreißt. Er führt dort hinsichtlich der Eigenschaften der "latenten seelischen Zustände" aus: "(...) sie können mit all den Kategorien beschrieben werden, die wir auf die bewußten Seelenakte anwenden, als Vorstellungen, Strebungen, Entschließungen u. dgl." (GW X, 267)
Vorstellungen, Strebungen (Motive) und Entschließungen sind Kategorien der Handlungsanalyse. Sie beziehen sich auf bestimmte mentale Tätigkeiten in den subjektiven Dimensionen des Handelns.
Die Begrifflichkeit einer Handlungstheorie, die Strukturen des Handelns analysiert und theoretisch erfaßt (vgl. Rehbein, 1977), stand Freud nicht zur Verfügung. Er konnte daher auch nicht erkennen, daß viele seiner Entdeckungen, zu denen ihn seine geniale Intuition geleitet hatte, im Zusammenhang von Wissen und Handeln theoretisch erhellt werden können. In einer anderen Arbeit (Flader, 1994) habe ich für verschiedene Theoriemodelle Freuds diesen Zusammenhang verdeutlicht.
Bevor ich im folgenden einen Traum, den ein Patient in einer psychoanalytischen Behandlung mitgeteilt hat, auf die daran zu erkennenden Handlungsstrukturen untersuche, möchte ich einige Begriffe erläutern, die wir für eine solche Untersuchung heranziehen können.

2 Handlungsstrukturen des Traums

Ich habe schon angedeutet, daß für Freud der latente Trauminhalt gewissermaßen doppelbödig ist. Einerseits ist er mit der bewußten Denktätigkeit verknüpft; er nimmt aktuelle Erfahrungen als Tagesreste in sich auf. Andererseits steht er auch dem Unbewußten offen; durch ihn können unbewußte Wünsche einen Ausdruck finden.
Furth (1987, dt. 1990) bemerkt zu recht, daß dies die umstrittenste, aber auch originellste Einsicht Freuds in das Wesen des Traumes ist. Während Furth vorschlägt, diese Einsicht im

Rahmen der Psychologie von Piaget zu explizieren, möchte ich kurz eine handlungstheoretische Überlegung entwickeln, die diese Einsicht auf Handlungsstrukturen bezieht.
Das (vorbewußte) Wissen über Handlungsstrukturen steht dem Unbewußten (Verdrängten) gegenüber offen, weil eine gemeinsame konflikthafte Entwicklungsgeschichte (der Kindheit des Handlungssubjekts) beide miteinander verbindet. Sie ist im Gedächtnis bewahrt. Freud hat an den alltäglichen Formen des Handelns die Spuren dieser Entwicklungsgeschichte entdeckt. Was er den "unbewußten Sinn" neurotischer Symptome nannte, bezieht sich auf das Phänomen, daß an der inneren Struktur einer Handlung eine konflikthafte Auseinandersetzung fortwährend abläuft, die in einer Entwicklungsphase des Subjekts nicht gelöst werden konnte; diese Auseinandersetzung, die in der Gegenwart immer wieder reproduziert wird, bindet das Handlungssubjekt an die entsprechende Phase seiner Entwicklungsgeschichte, ohne daß dieser Zusammenhang ihm bewußt wird.
Träume und neurotische Symptome gleichen sich also darin, daß in ihnen Handlungsstrukturen systematisch verzerrt sind. Die individuelle Systematik dieser Verzerrungen ist der "unbewußte Sinn".

In welcher Beziehung steht dazu die Traumarbeit - also das, worin Freud das Wesen des Traumes sah? Träumen ist eine Modalität des Denkens, das keinen direkten Bezug zur Wirklichkeit hat. Der allgemeinste Charakter des Traumes ist, daß ein Gedanke als ein Geschehen dargestellt wird, das der Träumer als gegenwärtig erlebt. Dieses Kennzeichen des Traumes ist natürlich erklärungsbedürftig.
Freud leitete seine Erklärung ab aus der dynamischen Theorie des Traums. Weil ein Traum stets eine (verkappte) Wunscherfüllung ist, erfahren die (latenten) Traumgedanken eine Umwandlung dadurch, daß eine in ihnen ausgedrückte Erwartung ins Präsens gesetzt wird. Denn das Präsens ist die Zeitform, in welcher der Wunsch als erfüllt dargestellt wird.
Aber wenn es Wissensstrukturen des Handelns sind, die (wie ich annehme) im Traumprozeß aktiviert werden, dann ist damit zu rechnen, daß nicht nur Wünsche, sondern auch andere Arten (Typen) von Wissen, die das alltägliche Handeln als Erwartungen leiten, im Traum als konkret erfüllt dargestellt werden. Was im Traum als ein Außen, als Wirklichkeit erlebt wird, ist nur die Konkretisierung eines Innen, zu dem, neben den Wünschen, noch andere Wissensstrukturen des Träumers gehören.
Freud deutet dies auch an. In seiner Untersuchung zum Prozeß der Traumarbeit weist er darauf hin, daß für den Mechanismus der Verdichtung die Herstellung von Sammel- und Mischpersonen charakteristisch ist. Hinter einer Traumperson verbergen sich mehrere andere Personen; sie sind zu einem Sammelbild verdichtet, in dem der Träumer all das vorgehen läßt, was ihn Zug um Zug an diese Personen erinnert. Daher ist ein solches Sammelbild oft mit den widersprüchlichsten Zügen (Eigenschaften) ausgestattet. Nach einem umgekehrt wirksamen Herstellungsprinzip werden aktuelle Eigenschaften zweier oder mehrerer Personen zu einem kohärenten Traumbild von einer Person vereinigt.
"Bilder", die Handlungssubjekte von anderen und von sich herstellen, gehören zu einem bestimmten Strukturtyp von Handlungswissen (Ehlich/Rehbein, 1977). Die Traumverdichtung, als deren Ergebnis Sammel- und Mischpersonen hergestellt werden, läuft an diesem Strukturtyp von Wissen ab. Und auch andere Elemente der äußeren Wirklichkeit,

über die Aktanten ein Wissen haben, können in ähnlicher Weise verdichtet werden, z.B. Handlungssituationen.

Wenn wir Freuds dynamische Theorie des Traums mit der Kategorie des Handlungswissens verbinden, erscheint es mir möglich, einen Erklärungsansatz für diese Traumstrukturen zu finden.
Ein Wunsch, der im Schlafzustand rege wird und nach Erfüllung drängt, kann (und soll) diese nicht im Handeln, in einem Prozeß der gezielten Veränderung von Wirklichkeit erreichen. Erreichbar ist die Erfüllung dann nur durch eine Veränderung, die ausschließlich am Wissen vorgenommen wird. Der Wunsch kann seine Erfüllung im Schlafzustand nur an sich selbst, in seiner eigenen mentalen Voraussetzung finden. Dies führt zu einer qualitativen Veränderung des Wissens. Es verselbständigt sich gegenüber der äußeren Wirklichkeit.
Während im Handeln bestimmte Elemente von Wissen konstant bestimmten Elementen von Wirklichkeit zugeordnet sind, die eine entsprechende kollektive Bedeutung haben, lockert der Traum diese Zuordnung. Sie wird instabil.
So können Personen oder Handlungssituationen verdichtet erscheinen, weil die entsprechenden Wissenselemente verdichtet wurden. In diesen Elementen sind Erfahrungen mit diesen Personen enthalten, die im Traum aufgrund ihrer subjektiven Bedeutung miteinander verbunden werden.
Die Lockerung dieser sonst konstanten und an Sprache gebundenen Zuordnung gibt so subjektiven Bedeutungen einen Raum, in dem sich Wünsche Geltung verschaffen können.
Das Traumphänomen der Misch- und Sammelpersonen macht aber auch deutlich, daß die Wissensstrukturen des Handelns damit nicht aufgehoben werden. Der Traum setzt sie voraus. Möglicherweise erklärt sich daraus auch der Wirklichkeitscharakter des Traumgeschehens. Diese Wissensstrukturen liefern gleichsam das Gerüst zur Objektivierung der seelischen Realität.
In der Verschiebung der Wertigkeit bzw. Intensität sah Freud, wie schon erwähnt, das Hauptmittel der Traumzensur. Diese innere Zensur ist der theoretische Vorläufer der psychischen Struktur, die er in späteren Arbeiten das Über-Ich nannte. Um die Entstehung von Angst zu vermeiden, werden - gewissermaßen im Auftrag des Über-Ichs - Abwehrmaßnahmen wirksam. Diese sind im Traum sicher vielfältiger, als der Mechanismus der Verschiebung dies nahelegt.
Die wichtigste Abwehrmaßnahme, die der Verdrängung, können wir so charakterisieren, daß mit ihr ein Handlungssubjekt einen eigenen Wunsch negiert; oft wurde ein Bedürfnis der primären Bezugsperson an die Stelle dieses Wunsches gesetzt. Fortan kann der Aktant auch nicht mehr wollen, was er verdrängt hat. Da diese Negation des eigenen Wunsches aber selten problemlos erfolgt, setzt sich an dieser Stelle die konflikthafte Auseinandersetzung fort, die für den Bereich des Verdrängten kennzeichnend ist (s.o.). Die Verdrängung bewirkt in diesem Sinne eine Spaltung des Subjekts. Wie wir auch andere elementare Abwehrformen als Transformationen von Wissen analysieren können, habe ich an anderer Stelle ausgeführt (Flader, 1994).

Diese Überlegungen zur Traumtheorie Freuds werden natürlich der Komplexität der Traumphänomene noch nicht gerecht. Sie sollen nur verdeutlichen, daß wir mit der Kategorie des Handlungswissens einen Ansatz finden können, die von Freud entdeckten Traumstrukturen zu analysieren, ohne dabei auf seinen problematischen Sinn-Begriff rekurrieren zu müssen. Denn der mit seiner Übersetzungshypothese zusammenhängende Gedanke, daß jeweils ein fertiger Traumtext latent vorhanden ist und dann durch die Traumarbeit in den manifesten Trauminhalt umgewandelt wird, führt theoretisch in die Irre. Was Freud zur Traumarbeit rechnete - die Verschiebung im Auftrag der inneren Zensur - , bezieht sich auf Vorgänge der psychischen Abwehr, die auch unabhängig vom Träumen im Handeln wirksam sind. Freuds Traumtheorie konzentriert sich auf einen Grundkonflikt (dem zwischen dem Schlafbedürfnis bzw. der Traumzensur und dem unbewußten Wunsch); aber die Annahme ist plausibler, daß alle Konfliktstrukturen des Subjekts den Traum anregen und in ihm eine Form der Bearbeitung finden können. Zusammenfassend gesagt: Ich gehe davon aus, daß ein Traum die systematisch verzerrten Handlungsstrukturen, die die individuelle Subjektivität des Träumers kennzeichnen, stets in bestimmten Aspekten, und angeregt durch "Tagesreste", objektiviert.

3 Ein Patient träumt von einem Geschehen, dessen Ablauf er zuvor antizipiert hat

Den Traum, den ich untersuche, hat ein Patient in einer psychoanalytischen Therapie mitgeteilt. Ich möchte betonen, daß ich nicht beanspruche, den unbewußten Gehalt dieses Traums umfassend aufzuschlüsseln. Für eine solche Aufschlüsselung fehlen Informationen, die allein der Patient geben könnte. Da in den Aufbau von Träumen neben Tagesresten Elemente des Gedächtnisses und subjektive Bedeutungen eingehen, kann nur der Träumer selbst, wenn auch nicht unmittelbar, hierüber Auskunft geben. Freuds Technik der freien Assoziation trägt dem Rechnung.
Der Traum, den der Patient mitgeteilt hat, wurde in der betreffenden Therapiesitzung nicht weiter untersucht. Auf diese Informationsgrundlage, die natürlich sehr aufschlußreich wäre, kann sich meine Traumanalyse also nicht stützen. Aber dieser Traum hat inhaltliche Bezüge zu bestimmten Themen, die im Therapiegespräch (von dem insgesamt vier Sitzungen aufgezeichnet und transkribiert wurden) dokumentiert sind.
Der wichtigste Bezug in diesem Zusammenhang ist die Person, mit der der Patient in seinem Traum interagiert. Es handelt sich um eine Frau, mit der der Patient zwar persönlich bekannt ist; er kennt sie aber bislang nicht näher. Mit dieser Bekannten hatte er am Abend vor dem Traum ein Treffen, das ihn zuvor stark beschäftigte. Seine Vorstellungen darüber, wie es wohl ablaufen würde, hatte er in in der Therapiestunde, die an demselben Tag stattfand, verbalisiert. Der Vergleich dieser Vorstellungen mit dem Traum ist deshalb interessant, weil aus diesen Vorstellungen bestimmte Schlüsse gezogen werden können hinsichtlich individuell verzerrter Handlungsstrukturen. Inwieweit wir diese auch im Traum entdecken können, ist die Frage, der ich im folgenden nachgehen werde.

Sowohl der Traum als auch die Vorstellungen über den Ablauf des Treffens liegen uns in verbalisierter Form vor. Da Sprache und Handlungswissen sehr eng miteinander verbunden sind, können wir davon ausgehen, daß sich Verzerrungen dieses Wissens auch sprachlich manifestieren. Der Patient gebraucht z. B. einen bestimmten Ausdruck - "wüst" - in beiden Verbalisierungszusammenhängen. Ob dieser Ausdruck eine bestimmte subjektive Bedeutung hat, die mit den genannten Verzerrungen zusammenhängt, wäre ebenfalls zu klären.
Die linguistische Semantik behandelt eine Bedeutung dieser Art gewöhnlich als Nebensinn (Konnotation) eines sprachlichen Ausdrucks. Dabei wird von einem Zeichenverhältnis ausgegangen, das zwischen dem Ausdruck und einem Wirklichkeitsausschnitt besteht, der durch den Ausdruck als ein Zeichen wiedergegeben wird. Dieses Verhältnis macht dessen Grundbedeutung aus; die Konnotation des Ausdrucks soll diese irgendwie überlagern. Wir finden aber mit der Kategorie von Wissen einen theoretisch befriedigenderen Ansatz einer Erklärung (vgl. Ehlich, 1984).
Der Zusammenhang von Wissen und Sprache hat für den psychoanalytischen Prozeß einen systematischen Stellenwert. Auf diesen Zusammenhang ist der psychoanalytische Erkenntnisprozeß angewiesen. Eine systematisch gebrochene Form des Handelns kann für den Analytiker nicht nur von ihrem lebensgeschichtlichen Ausgangspunkt her (in der "Übertragung") zum Gegenstand der Erkenntnis werden. Sie wird auch in der Art und Weise, in der sie das alltägliche Handeln des Patienten bestimmt und dessen Leiden verursacht, der Erkenntnis zugänglich. Der therapeutische Gesprächstext zeigt uns exemplarisch, daß dies (neben der Mitteilung von Träumen) in zweierlei Weise sprachlich vermittelt sein kann:
- durch die entsprechenden Berichte und Erzählungen des Patienten, auf deren Grundlage der Analytiker sich ein Bild von dem rekurrenten Ablauf des Handelns machen kann;
- durch das unmittelbar sprachliche Nach-außen-Setzen (Exothetisieren) von mentalen Prozessen, die zur Handlungsorientierung des Patienten gehören.
In den Bruchlinien dieser Verbalisierung bzw. Problemdarstellung reproduzieren sich Aspekte der gebrochenen inneren Struktur der betreffenden Handlung; sie geben so einen Aufschluß über diese Struktur (Flader/Grodzicki, 1982). Es ist eines der Grundprinzipien der psychoanalytischen Interpretationsmethode, daß ein Patient in der sprachlichen Darstellung seiner Problematik auch die Struktur dieser Problematik (oder Aspekte davon) reproduziert.
Nachfolgend nun die beiden Gesprächsausschnitte (Transkriptzeichen s.Anhang).

(1) P: (27sec.) Heute abend gehe ich mit 'ner Kollegin ins Kino, einer, die hier noch *nicht* aufgetaucht ist.
    A: hmhm
    P: Aber auch das ist 'ne Verabredung von vor zwei Wochen. In dieser Woche hätt' ich das überhaupt nich' mehr gemacht ((schnieft)). . Ich hätte mich nach *Ruhe* gesehnt. . . . Ich hab' irgendwie auch Schiß vor diesem Kino-Geh'n heute abend ((vernehmliches Einatmen)), . was ich da mit der machen soll. Vielleicht langweilt die mich ganz ganz fürchterlich, un' vielleicht werd' ich ganz fürchterlich müde. . Denn ich werd' ja immer müde . . in dummen Situationen. .

(2) A: Wenn eigentlich 'was passieren müßte.=
(3) P: =hmhm... Also 'n großen Teil meiner Schwierigkeiten kann man beschreiben als ein Kampf gegen die Müdigkeit. . Wenn ich früher arbeiten mußte, zum Beispiel ((schnieft)), (s-) war es so: entweder hatte ich Angst davor, (ls-) das haben wir hier vielfältig beschrieben, (-ls,-s) ((vernehmliches Einatmen)) oder, wenn ich sie nich' hatte, bin ich müde geworden, . habe Unmengen von Kaffee getrunken, um mit dieser Müdigkeit fertig zu werden, ... und tu' das eigentlich heute auch noch. ... Es kommt mir manchmal so vor, als seien da . sehr viele und bedeutsame Gefühle im Spiel . . und die kommen auf irgendeine dumme Weise nich' raus. Und dann penn' ich ungefähr da ein. . Dann weiß ich überhaupt nich' mehr, was ich da machen soll.
(4) A: "Müde sein" heißt also: Angst vor Gefühlen, . bestimmten Gefühlen.=
(5) P: =Kann man vielleicht so sagen, ja. ...
(6) A: Was für Gefühle haben Sie in Verdacht? ((Räuspern))..
(7) P: (ls-) Alle möglichen.(-ls) Also bei dem Cousin war das ja offenbar wirklich irgend 'ne Art von Wut oder Aggressivität, die das Ganze da . etwas doof gemacht hat. ... Bei den Frauen is' das natürlich irgendwelche vorher gefaßten erotischen Phantasien, die sich ja alle gar nicht umsetzen lassen. ...
(8) A: Zum Beispiel. ...
(9) P: Na ja, ich . denk' z.B. über die heute abend andauernd nach .. Wie krieg' ich die in mein Bett. . Ich kenn' die gar nicht. (ls-) Is' glaub' ich 'ne/ irgendwie 'ne verrückte Idee (-ls) . Aber es spielt 'ne Rolle. ... Oder krieg' ich überhaupt irgendwie ((zweimal vernehmliches Ausatmen)) 'was . . sagen wir 'mal Warmherziges mit der zustande. . Na, un' dann, kann ich mir vorstellen, wird es wieder ganz konventionell. Und je konventioneller es wird, desto weniger Kraft hab' ich, dagegen anzugehen. (9sec.)
(10) A: *Sie* machen's konventionell.
(11) P: (ls-) Ich denk' mir das so. (-ls) .
      A: (ls-) hm (-ls)
      P: 's ist mir ja da im Sommer mit dieser Gisela aufgefallen, wo ich im Kopf wirklich *wüsteste* Sexphantasien hatte und mit 'm Mund irgendwie so über . ((vernehmliches Ausatmen, in leicht spöttelnder Art)) weiß der Himmel, Wein und Pizza oder so 'was sprach . . und mir das völlig abstrus vorkam, daß das, was ich im Kopf hatte, gar nich' im Mund angekommen is'. . Dann bin ich wirklich eingepennt ((lacht leise)) he he. . (ls-) In der Tat (-ls).
(12) A: Sonst hätten Sie ihr davon erzählen müssen. (7sec.)
(13) P: hmhm . (Aber so)
(14) A: Haben Sie Angst, das Gespräch darauf zu bringen?
(15) P: ((vernehmliches Ausatmen)) Wenn's nur das *Gespräch* wäre. . Irgendwie ((vernehmliches Ausatmen)) muß man ja auch 'was *tun* ((angedeutetes leises Lachen)) ..
(16) A: Zum Beispiel
(17) P: (Na) Hand packen, oder wie weiß der Himmel 'was so in die Gestik rein bringen,

persönlicher werden.
A: (ls-) hmhm (-ls) (7sec.)
P: Und das kommt mir immer, (s-) das is' hier ja schon häufig bered't worden (-s), wie so'n *Sprung* vor, . wie so'n *Graben*, den ich nich' schaffe. (13sec.)

Am Anfang der unmittelbar nachfolgenden Therapiestunde berichtet der Patient kurz davon, wie der Abend mit der Bekannten verlaufen ist. Er empfand es als sehr angenehm, sich mit dieser Frau zu unterhalten. Aber es war, wie er sich ausdrückt, nicht "wüst". Nach einer Pause stellt der Analytiker eine Frage, auf die der Patient mit der Mitteilung eines Traums antwortet.

(1) A: Sie sagen, es war nicht wüst. Was ist "wüst"?
(2) P: (s-) "Wüst" so das, was ich hinterher im Traum (-s) . von der geträumt hab'. . Da war se nämlich Nutte in einem Puff ((lacht)). . Und da hab' ich alles Mögliche mit der gemacht. Und dann war aber das eben doch auch wiederum nicht wüst. ((schnieft)) Das war nämlich so, daß ich da rein kam, . in diesen Puff, und die eigentlich keine richtige Zeit für mich hatte, mich so nich' richtig ranlassen wollte. Dann durft' ich da mal anfassen und dort mal anfassen ((schnieft)) und da mal n bißchen meinen Schwanz reinstecken und da mal nen bißchen. . Aber dann sagte sie immer: "Stop!", oder so ähnlich, und da mußt' ich aufhörn ((schnieft)). . . Und eh . irgendwie halb im Traum, oder schon halbwach, (s-) weiß ich nicht ganz genau (-s), hab' ich mir noch dazu gedacht: So is' es ja immer gewesen. *Alles*, was ich will, kriege ich ja sowieso nicht. . Und das war in diesem Puff auch noch unangenehm, weil da irgendwie . noch'n Bett drin war, wo sich zwei andere ganz *anders* wälzten. (6) Und in der *Tat* hab' ich den Eindruck, . . (ls-) tja, alles krieg ich ja sowieso nie. (-ls) ((schnieft)) (16) So richtig, daß sich ne Frau mal so voll und ganz auf mich eingelassen hätte, (ls-) kenn' ich nich' so. (-ls)

4 Das Antizipierte und das Geträumte im Vergleich einer Handlungsanalyse

Ich habe den ersten Therapiegesprächsausschnitt an anderer Stelle (Flader, 1994) u.a. daraufhin untersucht, welche Strukturverzerrungen des Handelns wir daran aufdecken können. Ich stütze mich nachfolgend auf die Ergebnisse dieser Untersuchung.
In Redebeitrag (1) drückt der Patient in der Form einer generellen Aussage eine Maxime aus, die er sich gebildet hat: "Ich werd' ja immer müde in dummen Situationen." Maximen (handlungsleitendes Erfahrungswissen; Ehlich & Rehbein 1977) dieser Art werden typischerweise wirksam, wenn ein Aktant das Handlungsfeld vorauskonstruiert. Aufgrund des Wissens über bestimmte Bedingungen, die in Situationen eines bestimmten Typs in der Vergangenheit immer mitgegeben waren, wird eine Antizipation von Ereignissen oder einem bestimmten Ereignisablauf vorgenommen. Damit verbunden ist die antizipierende Ausschaltung von Handlungsalternativen (vgl. Rehbein, 1977).

In die Antizipation, die der Patient vornimmt, geht aber noch ein anderes Element ein. Er drückt auch das Ergebnis einer Selbstbeobachtung aus; er hat eine gewisse Angst ("Schiß") vor diesem Treffen.
Der Patient, das wird im Fortgang des Gesprächs deutlich, leidet im Kontakt zu einer Frau unter einem Nicht-Können, das im Widerspruch steht zu seinem sexuellen Verlangen, seinen Wunschphantasien.
Dieser Widerspruch bestimmt den Ablauf seines Handelns, in dem er mit einer Frau zusammen ist, die ihn sexuell anzieht. Da der Widerspruch immer wieder auftritt, ist auch dieser Ablauf rekurrent. Einige Wahrnehmungen, die der Patient bei diesem Ablauf macht und die er kategorial verarbeitet hat, teilt er dem Analytiker mit (Redebeitrag 3). Diesen Bericht konkretisiert er durch eine kurze Erzählung, die ein entsprechendes Erlebnis mit "Gisela" im vergangenen Sommer zum Inhalt hat (Redebeitrag 11). Schließlich teilt er eine Reflexion seiner Problematik mit (d. h. so, wie diese sich ihm darstellt): Er weiß nicht, was er tun soll, damit sich eine intime Beziehung entwickelt. Vielmehr tut sich dann, wenn er etwas Sexuelles tun möchte, ein "Graben" auf, über den er nicht springen kann (Redebeitrag 17).

Diese Reflexion wie auch die Antizipation, die er (in Redebeitrag 9) exothetisiert, geben einen Aufschluß über Aspekte der inneren Struktur seines Handelns. Der Patient verlegt ja auf diese Weise Prozesse, die zu seiner Handlungsorientierung gehören und die sonst im Alltag ablaufen, in die psychoanalytische Behandlungssituation, indem er sie dort verbalisiert. Dem Analytiker bietet sich damit die Möglichkeit, an diesen Verbalisierungen die vom Patienten reproduzierten Bruchlinien in der inneren Struktur seines Handelns zu erkennen.

Eine dieser Bruchlinien bemerkt der Patient andeutungsweise selbst. Sie betrifft die interaktive Dimension seines Handelns, seine innere Repräsentation der Frau. Er kennt die Bekannte (eine Arbeitskollegin), mit der er abends ins Kino gehen will, persönlich noch gar nicht. Dennoch überlegt er: "Wie krieg ich die in mein Bett?" Er bemerkt selbst, daß dies "vielleicht ne verrückte Idee" ist (Redebeitrag 9); aber er stellt diese Überlegung dennoch an. Darin bleibt die Kollegin als Frau abstrakt (und ebenso er selbst als Mann). Sie hat ja in seiner Vorstellung weder bestimmte individuelle Eigenschaften und Erwartungen, die auf ihn persönlich bezogen sind, noch bezieht er selbst sich in einer persönlichen Weise auf sie. Eine weitere, damit eng zusammenhängende Bruchlinie wurde in der Reflexion in den Redebeiträgen 9 und 17 erkennbar. Der Patient teilt seine Unsicherheit hinsichtlich des Könnens mit und deutet eine Handlungsplanung an, die den Widerspruch zwischen dem Wollen und dem Nicht-Können technisch lösen soll. Er fragt sich, wie er "'was Warmherziges zustandebringt" und stellt fest, daß man z.B. auch "'was so in die Gestik reinbringen muß". Er entwirft so gleichsam Elemente eines technischen Rohgerüsts für den Ablauf dieses Handelns. Er konzipiert seine Beteiligung am interaktiven Handeln als einen instrumentell-technischen Vorgang. Diese Konzeption seines Handelns hat in der individuellen Systematik, der sein Handeln folgt, ihren Stellenwert; sie ist darin verständlich. Denn wenn er (bislang) die Wechselseitigkeit der Gefühlsbeziehung zu einer Frau nicht erfahren hat, dann legt ihm ein Grundproblem seines Handelns - die Unsicherheit hinsichtlich der Verfügbarkeit der Mittel - nahe, daß diese Wechselseitigkeit etwas ist, das man herstellen muß.

Dieser Bewältigungsversuch stellt aber das Problem, das er meistern soll, auch selbst wieder her. Denn mit ihm ist der Patient wieder allein auf sich konzentriert; die Frau wird als Partnerin, die auf ihn persönlich bezogen ist, auf diese Weise wieder ausgeblendet.

Vergleichen wir nun diese Aspekte des unbewußten "Sinns" des neurotischen Symptoms mit dem Traum des Patienten. Finden wir in diesem Vergleich Anhaltspunkte dafür, welche Bestandteile des manifesten Trauminhalts das Ergebnis der Mechanismen von Verdichtung und Verschiebung gewesen sein können, die Freud zur Traumarbeit gerechnet hat?

Die Erfahrungen bzw. Gedächtniselemente, die im Ort (ein Bordell), in der Person der Bekannten usw. miteinander verschachtelt sein können und sich überlagern, können wir, da die Informationen fehlen, nicht näher bestimmen.

Aber eine wichtige Umwandlung von Wissen ist gut zu erkennen. Im Traum wird das Nicht-Können umgewandelt in ein Nicht-Dürfen. Die Frau sagt immer wieder "Stop!". Diese Umwandlung kann als das Resultat einer Abwehrmaßnahme analysiert werden. Die Angst, die sonst mit dem Nicht-Können verbunden ist, wird auf diese Weise neutralisiert. Als Aktant kann der Patient im Traum daher auch direkter einen sexuellen Kontakt herstellen, als ihm dies sonst in der Wirklichkeit möglich ist.

Bemerkenswerter ist, wie im Traum individuell verzerrte Handlungsstrukturen reproduziert werden. Das Nicht-Wissen, die Erfahrungslücke hinsichtlich einer Wechselseitigkeit von Wünschen und eines befriedigenden Miteinanders wird auch im Traum wirksam. Auch hier ist die Frau nicht auf ihn als ihren Partner bezogen; sie ist eine "Nutte".

"Wüst" drückt in dieser Hinsicht eine Wunschvorstellung aus, die die Erfüllung sexueller Phantasien gleichsam maximiert. Aber mit dieser Maximierung bleibt die Einschränkung verbunden, die diese Wunschvorstellung von vorneherein hatte: In ihr ist die Frau als Partnerin ausgeblendet.

Der Vergleich mit anderen, von ihm als größer erlebten Männern, den der Patient im Alltag häufiger vornimmt (dies wird in anderen Textabschnitten deutlicher), wird im Traum ebenfalls zu einem Konstruktionselement. Es "wälzten sich" im Traum zwei "ganz anders", als er dies tun konnte.

Die verzerrten Wissensstrukturen des Handelns, deren Systematik den unbewußten "Sinn" des Symptoms ausmacht, sind offenbar in einigen Aspekten genau reproduziert. Sie liefern gleichsam die Bausteine für den latenten Gehalt des Traums.

Der Patient kann diesen Gehalt nicht erfassen. Er versteht das Geschehen, das er geträumt hat, als erneuten Beweis für die Gültigkeit seines Erfahrungssatzes: "Alles bekomm' ich ja doch nicht." Dieser Erfahrungssatz des Patienten ist aber selbst Bestandteil seines (ihm nicht bewußten) Versuchs, einen Konflikt zu bearbeiten, der lebensgeschichtlich mit bestimmten Formen sexuellen Handelns verknüpft war und nicht gelöst werden konnte.

In ähnlicher Weise, wie wir neurotische Symptome als Verlaufsformen eines ungelösten Konflikts analysieren können, der an der inneren Struktur des Handelns immer wieder reproduziert wird und die Auseinandersetzung mit der primären Bezugsperson fortsetzt, ist es offenbar auch möglich, Träume zu analysieren.

Literatur

Ehlich, K.(1984) Handlungsstruktur und Erzählstruktur. In: Ehlich, K. (1984) Erzählen in der Schule. Tübingen: Narr, 126-175
Ehlich, K. & Rehbein, J. (1977) Wissen, kommunikatives Handeln und die Schule. In: Goeppert, H.(Hg.) Sprachverhalten im Unterricht. München: Fink, 36-114
Flader, D. (1994) Psychoanalyse im Fokus von Handeln und Sprache. Frankfurt: Suhrkamp
Flader, D. & Grodzicki, W.-D. (1982) Die psychoanalytische Deutung - eine diskursanalytische Fallstudie. In: Flader D. et al. (Hrsg.) Psychoanalyse als Gespräch. Frankfurt/M.: Suhrkamp, 138-193
Freud, S. (1900; 1901) Gesammelte Werke. Bd. I + II, zitiert nach der Imago-Ausgabe: London
Furth, H. G. (1987) Knowledge as Desire. Frankfurt/M.: Suhrkamp 1990
Jakobson, R. (1960) Der Doppelcharakter der Sprache. Die Polarität zwischen Metaphorik und Metonymie. In: Jakobson, R & Halle, M. (1960) Grundlagen der Sprache. Berlin: Akademie-Verlag, 51-70
Rehbein, J. (1977) Komplexes Handeln. Stuttgart: Metzler
Ricoeur, P. (1965) De L'Interpretation. Frankfurt/M.: Suhrkamp 1974
Stephan, A. (1989) Sinn als Bedeutung. Berlin, New York: de Gruyter

Anhang

Transkriptionssystem

Mit der Verschriftung der Sprache im psychoanalytischen Prozeß geht von ihrem Charakter des Mündlichen viel verloren. Mit diesem aber ist für den behandelnden Psychoanalytiker die Erinnerung an eine vergangene Therapiestunde eng verbunden. So machte W.-D. Grodzicki mehrmals darauf aufmerksam, daß sein Therapiegespräch in verschrifteter Form ihm teilweise fremd erschien. Andererseits ist es evident, daß Mikroanalysen des psychoanalytischen Gesprächs nicht aus der Erinnerung erfolgen können. Das Transkriptionssystem sollte Eigenheiten der gesprochenen Sprache dokumentieren und zugleich im Ergebnis leicht lesbar sein.
Die tatsächlichen Personennamen sind selbstverständlich durch andere ausgewechselt. Zur Transkription der Tonbandaufzeichnungen wurden die folgenden Zeichen verwendet:

Sprecher: A(nalytiker): xxx
P(atient): xxx
Pause: xxx . xxx (kurze Pause, ca. 1 Sekunde); (8): (8 Sekunden)
Akzentuierung: xxx
Sprechtempo erhöht: (s-) xxx (-s)
Lautstärke leiser: (ls-) xxx (-ls)
Akustisch schwer verständlich, Vermutung des Transkribenten: (xxx)
Unmittelbarer Anschluß des nachfolgenden Redebeitrags:=
Redebegleitende akustische Daten: z.B. ((lacht leise))
Selbstkorrekturen: xxx/xxx (z.B. hat/habe ich)
Simultanes Sprechen:[-----

Eine methodenkritische Einzelfallstudie der Methode des Zentralen Beziehungs-Konflikt-Themas (ZBKT)

Claudia Albani

Medizinische Kommunikation findet im medizinischen Alltag in vielfältiger Form, vor allem aber sprachlich, statt. Besonders im Arzt-Patienten-Gespräch kommt dieser Kommunikation entscheidende diagnostische und therapeutische Bedeutung zu. Mit dem Gespräch etabliert sich wesentlich die Arzt-Patienten-Beziehung, und von der Qualität dieser Beziehung hängt die Qualität des Gespräches ab, damit auch die Qualität diagnostischer und therapeutischer Maßnahmen und nicht zuletzt die Compliance.
Kommunikationsstörungen sind immer auch Beziehungsstörungen, d.h. es ergibt sich die Forderung nach ärztlicher Beziehungskompetenz. Jeder Arzt/jede Ärztin muß selbstkritisch darüber reflektieren, was in der Beziehung passiert und welchen Anteil an der Beziehung er/sie selbst trägt.
In der psychoanalytischen Psychotherapie ist die Analyse der Beziehung zwischen Therapeut und Patient ein entscheidendes therapeutisches Instrument. Sie beruht auf dem von Freud eingeführten theoretischen Konzept der Übertragung.
Freud postulierte, daß Wünsche, Gefühle, Einstellungen und Phantasien auf eine Person der Gegenwart übertragen werden, die zu dieser Person gar nicht passen, sondern Wiederholungen darstellen, die ihren Ursprung in der Beziehung zu wichtigen Personen der frühen Kindheit haben.
In der Therapeut-Patienten-Beziehung wird vom Patienten unbewußt (entsprechend seiner subjektiv verarbeiteten Erfahrungen in zwischenmenschlichen Beziehungen) ein Beziehungsmuster induziert, das dem Therapeuten eine bestimmt Rolle zuweist.
Die Analyse, Deutung und Bearbeitung solcher Beziehungsmuster und die Möglichkeit neuer Erfahrungen in einer geschützten Beziehung sind therapeutische Ziele.

1 Die Methode des Zentralen Beziehungs-Konflikt-Themas

Die Methode des Zentralen Beziehungs-Konflikt-Themas (ZBKT) von Lester Luborsky (Luborsky 1977, Luborsky & Mellon 1985, Luborsky & Kächele 1988, Luborsky & Crits-Christoph 1990) dient der Erfassung zentraler Beziehungsmuster.
Die Grundannahme des Verfahrens beruht auf der Vorstellung, daß die Schilderung von Beziehungserfahrungen für den Patienten charakteristische Subjekt-Objekt-Handlungsrelationen enthält, die dort wie "eingebrannte Klischees" sichtbar gemacht werden können.
Erzählungen sind ein gutes Mittel, um Erfahrungen zu transportieren (Labov & Waletzky 1967, Gülich 1976, Ehlich 1980, Boothe 1991); besonders festgefügte, repetitive Erfahrungen verdichten sich in Erzählepisoden (Flader & Giesecke 1980). Material der ZBKT-Methode sind "narrative Episoden" über vergangene Interaktionen, sogenannte Beziehungs-

episoden (BE), wie sie in Therapiesitzungen (oder auch außerhalb) häufig erzählt werden. Es kann sich dabei um Beziehungen zu anderen Personen oder auch zu "sich selbst" handeln. Die Beziehungsepisoden werden zunächst in Verbatimprotokollen von Psychotherapiesitzungen oder speziellen Interviews identifiziert und markiert. Anschließend erfolgt die Auswertung der Episoden - drei Typen von Komponenten werden bestimmt:
- Wunsch-Komponente (W)
- die Komponente Reaktion des Objekts (RO)
- die Komponente Reaktion des Subjekts (RS).

Aus dem häufigsten Wunsch, der häufigsten Reaktion des Objekts und der häufigsten Reaktion des Subjekts wird das sogenannte Zentrale Beziehungs-Konflikt-Thema (ZBKT) zusammengesetzt.

Die Formulierungen für die einzelnen Kategorien sollen zunächst möglichst textnah, auf einem "moderate level of inference" (Luborsky) erfolgen - genutzt werden sogenannte "tailor-made"-Kategorien, die idiographisch sind und der Spezifität des jeweiligen Patienten am besten gerecht werden.

Für reliablere Kodierungen, intersubjektive Vergleichbarkeit und schnellere Handhabbarkeit wurden empirisch Listen von Standardkategorien und Clustern für die drei Komponenten entwickelt (Crits-Christoph & Demorest 1988a). (Detailliertere Ausführungen zur Methode finden sich bei Luborsky unter Mitarbeit von Albani und Eckert 1992).

Inzwischen liegen zahlreiche Untersuchungen vor, die die Reliabilität des Verfahrens belegen - sowohl bezüglich der Markierung der Beziehungsepisoden (Bond et al. 1987), wie auch der Identifikation der "tailor-made"-Kategorien und der Anwendung der Standardkategorien (Crits-Christoph et al. 1988b, Crits-Christoph et al. 1990a, Crits-Christoph & Demorest 1991). Es ließ sich Übereinstimmung zwischen dem ZBKT-Rating erfahrener Kliniker untereinander und erfahrener Kliniker und dem von Psychologiestudenten nachweisen (Crits-Christoph et al. 1988b). Werden Patienten die Transkripte ihrer eigenen Sitzungen vorgelegt, kodieren sie (im Rahmen der ZBKT-Methode) gleiche Wünsche wie die Therapeuten (Crits-Christoph & Luborsky 1990c).

Bezüglich der Kritik von Hartog (in diesem Band) am interpretativen Charakter von Kodierprozessen läßt sich formulieren: Es scheint also "kollektive Einigkeit" bezüglich der Interpretationen beim Kodieren im Rahmen der ZBKT-Methode zu geben.

2 Anwendung der ZBKT-Methode

Im folgenden sollen einige Ergebnisse einer Längsschnittuntersuchung mit der ZBKT-Methode dargestellt werden (Albani 1993).

Untersuchungsmaterial waren die Verbatimprotokolle einer psychodynamischen, 29-stündigen Kurztherapie eines 23jährigen Studenten, der wegen zwangsneurotischer Symptome zur Psychotherapie kam (Ulmer Textbank 1989). Die vollständige Beurteilung der gesamten Therapie mit der ZBKT-Methode ergab insgesamt 297 Beziehungsepisoden mit 42 verschiedenen Objekten.

Das Zentrale Beziehungs-Konflikt-Thema (der häufigste Wunsch, die häufigste Reaktion des Objekts und die häufigste Reaktion des Subjekts) dieses Patienten lautet für alle Objekt-Beziehungsepispoden (n=224) in der Darstellung mit Standardkategorie-Clustern:

W Cl 5:   Ich möchte anderen nahe sein und sie annehmen (47 mal),
RO Cl 5:   Die anderen weisen mich zurück und sind gegen mich (99 mal),
RS Cl 7:   Ich bin enttäuscht und deprimiert (44 mal).

Nachfolgend sollen die Ergebnisse der Untersuchung der Objektspezifität von Beziehungsmustern dargestellt werden, zumal zu dieser Fragestellung bisher kaum empirische Studien vorliegen.

Es gibt vier wichtige Objekte für den Patienten: Vater, Mutter, Therapeut und Freundin. Für die einzelnen Objekte können getrennte Teilstichproben von Beziehungsepisoden untersucht werden, ohne die verschiedenen Teilstichproben gegenseitig statistisch zu vergleichen. Auf diese Weise lassen sich "Einzelwelten" (die "Welt des Vaters", die "Welt des Therapeuten" usw.) unterscheiden. Die folgende Tabelle zeigt jeweils die häufigsten Kategorien der Beziehungsepisoden mit einem bestimmten Objekt. Die Darstellungen erfolgen unter Verwendung der Standardkategorie-Cluster.

	Wunsch	Reaktion des Objekts	Reaktion des Subjekts
"Welt des Vaters" n=14	W Cl 5: Ich möchte dem Vater nahe sein und ihn annehmen (6 mal; 43%)	RO Cl 5: Der Vater ist zurückweisend und gegen mich (10 mal; 72%)	RS Cl 7: Ich bin enttäuscht und deprimiert (9 mal; 65%)
"Welt des Therapeuten" n=36	W Cl 5: Ich möchte dem Therapeuten nahe sein und ihn annehmen (12 mal; 33%)	RO Cl 5: Der Therapeut ist zurückweisend und gegen mich (19 mal; 53%)	RS Cl 7: Ich bin enttäuscht und deprimiert (11 mal; 30%) RS Cl 6: Ich fühle mich hilflos (11 mal; 30%)
"Welt der Mutter" n=17	W Cl 8: Ich möchte Erfolg und Leistung erreichen und der Mutter helfen (5 mal; 30%)	RO Cl 5: Die Mutter ist zurückweisend und gegen mich (8 mal; 47%)	RS Cl 7: Ich fühle mich enttäuscht und deprimiert (5 mal; 30%)
"Welt der Freundin" n=61	W Cl 1: Ich möchte mich behaupten und unabhängig sein (12 mal; 20%)	RO Cl 3: Die Freundin ist ärgerlich, bestürzt und aufgeregt (21 mal; 34%) RO Cl 5: Die Freundin ist zurückweisend und gegen mich (21 mal; 34%)	RS Cl 5: Ich empfinde Selbstkontrolle und Selbstvertrauen (18 mal; 30%)

Wird die nominalskalierte Variable "Objekt" in einer zweidimensionalen Kontingenztabelle jeweils einer der ZBKT-Variablen gegenübergestellt, ist es möglich, die ZBKT-Kategorien zu ermitteln, die im Zusammenhang mit bestimmten Objekten übererwartet häufig vorkommen, in denen sich somit Objekte unterscheiden - es lassen sich "Kontrastbilder" zeichnen (ausführlichere Darstellung der Methodik vgl. Albani 1993).

KONTRASTBILDER

	Wunsch	Reaktion des Objekts	Reaktion des Subjekts
Vater n=14	W Cl 5: Ich möchte dem Vater nahe sein und ihn annehmen (6 mal)	RO Cl 5: Der Vater ist zurückweisend und gegen mich (10 mal)	RS Cl 7: Ich bin enttäuscht und deprimiert (9 mal)
Therapeut n=36	W Cl 5: Ich möchte dem Therapeuten nahe sein und ihn annehmen (12 mal)	RO Cl 1: Der Therapeut ist stark (6 mal)	RS Cl 6: Ich fühle mich hilflos (11 mal)
Mutter n=17	W Cl 8: Ich möchte Erfolg und Leistung erreichen und der Mutter helfen (5 mal)	RO Cl 2: Die Mutter ist kontrollierend (5 mal)	RS Cl 4: Ich widersetze mich der Mutter und verletze sie (3 mal)
Freundin n=61	W Cl 1: Ich will mich behaupten und von der Freundin unabhängig sein (12 mal)	RO Cl 3: Die Freundin ist ärgerlich, bestürzt und aufgeregt (21 mal)	RS Cl 5: Ich empfinde Selbstkontrolle und Selbstvertrauen (18 mal)

Die Kategorien aus den Beziehungsepisoden von *Vater* und *Therapeut* sind nahezu identisch - auf den Wunsch nach Nähe folgen Zurückweisung und Enttäuschung. Es liegt nahe, hier Aspekte von Übertragung zu vermuten: der Therapeut als "Vaterfigur" - die vom Vater unerfüllten Wünsche werden in der Beziehung zum Therapeuten wieder aktualisiert. Der enttäuschte und deprimierte Patient überträgt auf den Therapeuten genau die Wünsche, die der Vater nicht erfüllte, und wiederholt (unbewußt?) das gleiche Muster von Ablehnung und Enttäuschung.

Als Beispiel dazu eine Beziehungsepisode mit dem Therapeuten nach dem Muster W Cl 5 - RO Cl 5 - RS Cl 7:

> "P: ... Ja ich lern von ihnen nicht viel kennen, das möcht ich ja. Aber von Ihnen kommt ja relativ wenig, was Sie so machen, ich nehme an, Sie machen hier Vorlesungen und so Therapien. Eigentlich kennen tu ich Sie nicht. Ich hätt schon gern mehr wissen wollen, aber ich nehm an, daß äh...(lacht leicht, bricht den Satz ab)"

Eine Episode mit dem Vater nach dem Muster W Cl 5 - RO Cl 5 - RS Cl 7:

> "P:...Ich habe damals viel unternommen, ich hab zum Beispiel - er hat viel an seinem Auto rumgebastelt, der hat erst seinen Führerschein gemacht, wo ich schon drei, vier Jahr alt war, glaub' ich, und er hat dann immer viel daran rumgebastelt, so aus Neugier. Und da bin ich halt immer runter, und hab' ich dann immer's Werkzeug

aufräumen dürfen oder ihm bringen und so. Und das war so die Form von Gemeinsamkeit, die wir gehabt haben. Also ich hab mich schon bemüht. Und das hat mich immer geschmerzt, wenn ich irgendwas falsch gemacht habe oder so, gell und immer 'ah' oder so, 'mach's lieber gleich selber' oder so, das hat mich dann geschmerzt, aber ich hab' dann schon versucht noch, ähm, ja - um ein bißchen so ein Gefühl zu kriegen von Gemeinsamkeit, bin ich dann halt ums Auto rumgewetzt, obwohl ich viel lieber in Wald gegangen wäre oder jetzt bloß symbolisch, mir fällt gerade nichts anderes ein..."

Obwohl sich auch in der Beziehung zur *Mutter* das Muster von Ablehnung und Enttäuschung wiederholt, wird deutlich, daß es in den Episoden mit ihr besonders um das Thema "Hilfe geben" geht. In der klinischen Einschätzung (Kächele et al. 1990) wird die Identifikation des Patienten mit der hilfsbedürftigen (von Vater unbeachteten) Mutter betont, mit der der Patient zum Beispiel in der Pubertät viele Ausflüge unternahm, um sie über ihre Einsamkeit hinwegzutrösten. Aber er fühlt sich als Nachkömmling einer durch ständige Berufstätigkeit und Kinder verbrauchten Mutter, von der er zu wenig bekommen hat; seine drei älteren Geschwister hatten es besser - so die subjektive Vorstellung des Patienten.

Das Beziehungsmuster mit der *Freundin* unterscheidet sich deutlich. Zwar treten die ZBKT-Kategorien auch hier häufig auf, sind jedoch (bis auf die RO Cl 5) nicht die häufigsten. Im Gegensatz zu seinen anderen Beziehungen geht es bei der Freundin viel stärker um die Position des "starken Mannes", der sich wehrt, durchsetzt und unabhängig ist. Die Freundin wird als bestürzt, ärgerlich und aufgeregt erlebt. Aber er fühlt sich auch von ihr zurückgewiesen. Seine Reaktionen sind ihr gegenüber deutlich anders als in anderen Beziehungen - er empfindet Selbstvertrauen und Selbstkontrolle. Die Beziehung zur Freundin scheint insgesamt am befriedigendsten für den Patienten zu sein.

Es fällt die Ähnlichkeit zwischen *Mutter* und *Freundin* bezüglich der Abhängigkeits-/Autonomie-Thematik auf: die Mutter wird besonders als kontrollierend erlebt. Die Intensität des Wunsches nach Behauptung und Unabhängigkeit der Freundin gegenüber ist als eine "Neuauflage" der Mutterbeziehung zu verstehen, die z.T. befriedigender, z.T. aber auch genauso enttäuschend wie der Mutter gegenüber erlebt wird.

Zusammenfassend ergibt sich folgendes:
Obwohl die ZBKT-Kategorien (W Cl 5, RO Cl 5, RS Cl 7) auch in allen Objekt-Beziehungsepisoden häufig geäußert werden, haben sie den einzelnen Objekten gegenüber unterschiedliche Bedeutung. Es gibt also neben dem "zentralen Thema", repräsentiert in den häufigsten Kategorien, weitere, objektspezifische Kategorien, die, lebensgeschichtlich erworben, aktuelle Beziehungen prägen.
In den Männer-(Vater-) Geschichten scheint insgesamt das Thema der Nähe und Zuwendung stärker eine Rolle zu spielen als in den Episoden mit der Mutter und der Freundin. Mit diesen Frauen trägt der Patient eher Probleme von Abhängigkeit und Unabhängigkeit aus. Interessant ist, daß jeweils eine Elternfigur und eine aktuelle Person zu diesen beiden Gruppen gehören - es liegt nahe, hier an Übertragung (im Sinne der Wiederholung) zu denken.

Die Muster, die nach dieser Art Übertragung bestimmen, lassen sich als repetitive Beziehungsmuster abbilden.

3 Methodenkritische Diskussion

3.1 Das Manual - Anleitung oder Verwirrung?

Auch nach gründlicher Auseinandersetzung mit dem Manual bleiben offene Fragen.

- Abstraktionsebenen
Fragen der sprachlichen Abstraktionsebene beim Rating sind noch nicht befriedigend gelöst. Der Rater erhält im Manual lediglich die Anweisung, ("tailor-made") Kategorien "nicht abstrakter als notwendig" zu bestimmen. Luborsky überläßt es dem Rater, den "moderate level of inference" für die Formulierung zu finden.
Unklar bleibt, von welchen Vorstellungen über die Zusammenhänge zwischen dem, was im Text manifest ist, und den latenten Themen des Patienten ausgegangen wird. Luborsky et al. arbeiten z. Zt. an einer Anleitung zur Kodierung unbewußter Inhalte. Erste Ansätze dazu wurden veröffentlicht (Luborsky & Crits-Christoph 1991).

- Implizite Wünsche
Das Erschließen impliziter Wünsche bereitet bei der Kodierung erhebliche Schwierigkeiten. Die Einteilung in "implizite" und "explizite" Wünsche läßt sich nicht eindeutig vornehmen. Es wäre lohnenswert zu überprüfen, ob Wünsche eher nach dem Grad ihrer Expressivität eingestuft werden sollten.

- Was ist eine Kategorie?
Die "kleinsten gedanklichen Einheiten" ("thought units"- das, was im Verbatimprotokoll als Kategorie unterstrichen wird) werden nicht genau bestimmt. Es bleibt also der subjektiven Beurteilung des Raters überlassen, wann eine neue Kategorie markiert wird. Da bei der Auswertung aber die Häufigkeiten solcher Kategorien gezählt und qualitative Aussagen getroffen werden, sind diesbezüglich weitere Untersuchungen und genauere Anleitungen notwendig.

- "Konkrete" und "generalisierte" Beziehungsepisoden
Im Manual gibt es keine Unterscheidung zwischen verschiedenen Typen von Beziehungsepisoden. Mitunter erzählt der Patient ganz konkrete Geschichten; aber es gibt auch andere Beziehungsepisoden, in denen der Patient bereits seine Zusammenfassung der Beziehungserfahrungen mit einer anderen Person gibt. Im Sinne von generalisierten Beziehungserfahrungen liefert er sein Beziehungsmuster. Von der Untersuchung der Unterschiede zwischen solchen Episoden dürften auch Aussagen bezüglich der Bewußtheit solcher Beziehungsmuster zu erwarten sein.

- Objekt- und Selbst-Beziehungsepisoden

Luborsky gibt im Manual die Anleitung, die absoluten Häufigkeiten der Kategorien aus Objekt- und Selbst-Beziehungsepisoden zu bestimmen. Es sollte aber eine streng *getrennte* Auswertung der Objekt- und Selbst-Beziehungsepisoden erfolgen.

- Standardkategorien und Cluster

Bei der Anwendung der Standardkategorien gab es teilweise Schwierigkeiten, für eine zunächst möglichst textnahe Formulierung einer Kategorie ("tailor-made"-Kategorie) die entsprechende Standardkategorie zu finden. Die Standardkategorien wurden empirisch in den USA ermittelt (Crits-Christoph & Demorest 1988a), und im deutschen Sprachraum wird bisher nur mit Übersetzungen davon gearbeitet.

Für die Vergleichbarkeit verschiedener Daten sind Standardkategorien und Cluster notwendig, aber die Cluster-Formulierungen erfassen die zugehörigen Standardkategorie-Inhalte zum Teil nicht.

Wer zukünftig mit der Methode arbeiten will, sollte sich zuerst um eine Neubearbeitung der Standardkategorien und Cluster bemühen. Für intersubjektive Vergleiche und eine mathematisch-statistische Auswertung der Daten sind standardisierte Kategorien unabdingbar (und eben dafür ein notwendiges und hilfreiches "Korsett"), die vorhandenen Listen aber unbefriedigend.

Luborsky und Crits-Christoph empfehlen einen Kompromiß: Anwendung der Standardkategorien mit jeweils für den entsprechenden Patienten zutreffenden "tailor-made"-Ergänzungen.

Rehbein & Mazeland (1991) formulieren in ihrer - empirisch am lauten Denken entwickelten - Kritik bezüglich der Verwendung vorgefertigter Kategorien beim Kodieren zusammenfassend: "Die Erfassung kommunikativer Daten in quantitativ verfahrenden Kodierungssystemen enthält unausgewiesene und unreflektierte interpretative Verfahren. Diese sind vor allem durch ein spezifisches Zusammenspiel von Einordnungs- und Entschlußprozeduren gekennzeichnet. (...) Das eigene (im Ansatz wissenschatliche) Wissen der kodierenden Person über die Kategorien des Systems wird im Zuge des Kategorisierens selbst verändert; d.h. die Kategorien erfahren in ihrer Anwendung eine Stabilisierung und Verfestigung, die sie den Anwendern zunehmend als objektiv, d.h. als unabhängig von wechselnden sprachlichen Oberflächen, erscheinen lassen (...). Die qualitative Erfassung der sprachlichen Daten ist somit auf die in dem Kodiersystem standardisierten Kategorien begrenzt." (215f.)

3.2 "Kunstwelt" verschrifteter Interaktion

Als Datenmaterial für die ZBKT-Methode dienen Textabschnitte aus Verbatimprotokollen von Psychotherapiesitzungen oder Beziehungsepisoden-Interviews. Alle nonverbalen Informationen gehen verloren; Überlappungen und Höreraktivitäten erscheinen nicht in systematischer Weise. Viele offene Fragen bleiben:

- Was wird nicht gesagt, aber dennoch ausgedrückt?
- Welche "mimischen Entsprechungen" gibt es?

- Welche Rolle spielen Affekte?
- Wie ist die emotionale Beteiligung beim Erzählen?

Anstadt und Ullrich (1992) verglichen die ZBKT-Methode mit der EMFACS-Methode (Krause & Lütolf 1988) und betonten die Vielschichtigkeit und Problematik der Zusammenhänge von verbaler und nonverbaler Interaktion, z.b. bezüglich der Beziehung von mimischem Affektausdruck und aus der Äußerung des Patienten kodierten Kategorien. Eine diesbezügliche Frage wäre etwa: Gilt der beobachtete Affekt dem Objekt oder dem Subjekt der Beziehungsepisode, oder dient er der momentanen Interaktionsregulation mit dem Therapeuten?

3.3 Materialverlust

Für Luborsky besteht eine Therapiesitzung aus Beziehungsepisoden und Kontext. Der Kontext aber, in dem die Beziehungsepisode erzählt wird, findet nur insofern Beachtung, als dem Rater zum besseren Verständnis empfohlen wird, ihn bei Bedarf zu lesen (was aber nicht unbedingt notwendig sei).
Die als Beziehungsepisoden markierten Abschnitte stellen nur einen geringen Teil des Textes dar. Es gibt keine Studien darüber, welchen Einfluß dieser "Materialverlust" hat.

3.4 Terminologie: Konflikt-Begriff

Obwohl die Methode ein "Zentrales Beziehungs-*Konflikt*-Thema" erfassen will, ist die Klärung des Konfliktbegriffes nicht eindeutig.
Weder die aus drei einzelnen Komponenten zusammengesetzten Strukturen, noch die Kombinationen W-RO-RS entsprechen dem analytischen Konfliktbegriff.
Nur in den Selbst-Beziehungsepisoden bedingen einander entgegengesetzte Wünsche die (konflikthaften) Beziehungsepisoden mit sich selbst. Die Objekt-Beziehungsepisoden resultieren jedoch aus einem Ablaufschema: auf einen Wunsch folgt eine Reaktion des Objekts, auf diese wiederum eine Reaktion des Subjekts. Dies sind (im analytischen Sinn) noch keine Konflikte.
Zutreffend dürfte sein, daß mit der ZBKT-Methode die Themen der häufigsten Wünsche erfaßt werden. Diese Wünsche können in Konflikt miteinander stehen. Der Grad der Bewußtheit solcher entgegengesetzter Wünsche ist bei einzelnen Patienten unterschiedlich (Luborsky 1990b).
Das ZBKT sollte als "Indikator" zur Erfassung des Konfliktes des Patienten verstanden werden. Auch deshalb entschied sich die Ulmer Arbeitsgruppe, diesbezüglich die Bezeichnung "Zentrale Beziehungsmuster" einzuführen (Kächele 1991).

3.5 "Von einer Quantität zu einer Qualität!"

Die ZBKT-Methode fügt die einzelnen, jeweils häufigsten Kategorien der Komponenten zu einem Muster zusammen (kausale Zusammenhänge werden nicht geprüft) und bezeichnet dieses Muster als zentral. Häufigkeit muß aber nicht identisch mit der Zentralität eines Themas sein. In dem zentralen Thema, das über die gesamte Beziehungswelt des Patienten gestellt wird, gehen seltene, aber vielleicht wichtige Muster und einzelne objektspezifische Verläufe unter.

3.6 "Trial and error" versus Sprachwissenschaft

Beim ZBKT-Rating wird zwar Inhalt analysiert, die Form jedoch außer Acht gelassen. Obwohl die ZBKT-Methode ein inhaltsanalytisches Verfahren ist, gibt es kaum formale Kriterien für das Rating. Für zukünftige Untersuchungen mit der Methode sollten Ergebnisse linguistischer und erzähltheoretischer Forschung stärker Beachtung finden. Sprachverständnis und -gebrauch sind bei verschiedenen Patienten und bei verschiedenen Ratern individuell und damit unterschiedlich. Das Rating wird somit immer ein großes Maß an Subjektivität beinhalten (siehe Hartog in diesem Band).
Bezüglich der Markierung der Beziehungsepisoden wären Auswahlkriterien wünschenswert (z.B. die Elemente einer Erzählung nach Labov & Waletzky (1967/1973). Dies würde auch die Reliabilität des Verfahrens verbessern, denn laut Bond et al.(1987) erhöht sich die Reliabilität der ZBKT-Formulierung, je genauer die Markierung der Beziehungsepisoden übereinstimmt.
Beziehungsepisoden werden als narrative Einheiten verstanden. Für Sprachwissenschaftler sind Erzählungen ein weites Forschungsfeld. Trotz z.T. unterschiedlicher Bestimmungen (Quasthoff 1980) besteht Einigkeit darüber, daß "Erzählung nicht gleich Erzählung" ist, sondern verschiedene Funktionen von Erzählungen unterschieden werden müssen. (Das wird beim ZBKT-Rating derzeit in keiner Weise berücksichtigt.) Es werden z.B. kommunikative und interaktive Funktionen (Quasthoff 1980) oder praktische und emotionelle Funktionen (van Dijk 1977) von Erzählungen unterschieden oder eine Einteilung von Erzählungen in funktionale und nicht funktionale Erzählungen vorgenommen (Gülich 1976). Sprachwissenschaftler liefern Kriterien zur Unterscheidung und Differenzierung von Erzählungen - z.B. bezüglich Art und Umfang der Detailliertheit der Erzählung, bezüglich der Relevanzfestlegung oder übergeordneter Handlungsschemata (Gülich 1976).
Auch Boothe weist darauf hin, daß die besondere sprachliche Form, die die Patienten wählen, um Episoden aus ihrem Leben zu erzählen, Aufschluß über die Art gibt, wie sie Erlebtes verarbeiten (Boothe 1991). Sie versteht Erzählung als "sprachliche Inszenierung", deren Analyse auf Wahrnehmungs- und Verarbeitungsmuster des Patienten schließen läßt, die für dessen innere Beziehungsorganisation Bedeutung haben, und unterstreicht die Möglichkeit, Stabilisierungs- und Veränderungsprozesse anhand der Verarbeitungsmodelle, die in Erzählungen angeboten werden, wie in einem "Minidrama" zu verfolgen.

Es bietet sich an, auch Sprache und Art der Beziehungsepisoden objektspezifisch oder situationsgebunden zu untersuchen.

4 Klinische Anwendung der ZBKT-Methode

4.1 Fokusformulierung

Die ZBKT-Methode ist ein klinischen Schlußbildungsprozessen nahestehendes Verfahren, mit der repetitive Beziehungsmuster abbildbar sind.
Das besonders in psychodynamischen Kurztherapien gebräuchliche psychoanalytische Konzept des Fokus ist mit Hilfe der ZBKT-Methode objektivierbar.
"Der dynamische Fokus in der Kurztherapie stellt eine Heuristik dar. Der Fokus hilft dem Therapeuten, psychotherapeutisch relevante Information zu generieren, zu erkennen und zu organisieren. Dieser aktive und explizite Schritt zur Entdeckung kontrastiert zu dem passiveren, offen explorativen und offenen Modell, welches in zeitlich nicht limitierten Therapien empfohlen wird." (Strupp & Binder 1984, 65)
In den Kategorien der ZBKT-Methode läßt sich der therapeutische Fokus formulieren und im Verlauf der Therapie kontrollieren (Kächele et al. 1990b, Luborsky 1990b).

4.2 Deutungen

Deutungen können in Form der ZBKT-Kategorien vorgenommen werden. In psychodynamischen Kurztherapien, in denen die Deutungen der Therapeuten auf das ZBKT ausgerichtet waren, wurde ein größerer Behandlungserfolg erzielt als in solchen, in denen dies nicht geschah (Crits-Christoph et al.1990b).
Es erwies sich, daß die Genauigkeit der Interpretation der Wunsch-Komponente und der Komponente Reaktion des Objekts (und vor allem des Zusammenhanges zwischen beiden Komponenten) bester Prädiktor für den Outcome der Therapie war.

Die Deutung des häufigsten Wunsches und der häufigsten Reaktion des Objekts haben stärkeren Einfluß auf den Therapieerfolg als die therapeutische Variable "hilfreiche Beziehung". Ferner konnten Crits-Christoph et al. (im Druck) zeigen, daß das Maß, in dem Therapeuten das ZBKT ihres Patienten zutreffend adressieren, eine Vorhersage der weiteren Entwicklung der therapeutischen Allianz im späteren Behandlungsverlauf gestattet.
Wenn der Patient Beziehungsepisoden, die ein typisches Beziehungsmuster enthalten, präsentiert hat, sind bestimmte Deutungen bezüglich der Beziehungsstrukturen angebracht, da der Inhalt der Episode relativ bewußtseinsnah sein dürfte und Deutungen dann erfolgreicher sind (Luborsky 1990a).

4.3 Klinische Zusammenhänge zwischen intrapsychischen Konflikten und Symptomen

Mit der ZBKT-Methode können Zusammenhänge von Konflikten und Symptomen aufgedeckt und der Symptom-Kontext untersucht werden. Zum einen lassen sich in der Komponente "Reaktion des Subjekts" Symptome des Patienten kodieren, so daß die Sequenz aus einem Wunsch und der (erwarteten oder tatsächlich vom Patienten erlebten) Reaktion des Objekts, in der Symptome entstehen, deutlich wird und dem Patienten bewußt gemacht werden kann. Zum anderen kann die Unfähigkeit zur Integration gegensätzlicher Wünsche zu Symptomen führen - solche Wünsche lassen sich mit der ZBKT-Methode herausarbeiten. Es ist dann sinnvoll, jeweils den Aspekt des ZBKT zu deuten, der im Zusammenhang mit dem Symptom steht und unter dem der Patient am meisten leidet (Luborsky 1990a).

4.4 Supervision

Beziehungsepisoden stellen klinisch relevantes Material dar und ermöglichen die Wiedergabe von Material aus den Therapiesitzungen durch den Therapeuten im Rahmen der Supervision, ohne daß sich der Therapeut in die eigene Gegenübertragung und Interaktion verstrickt. Luborsky empfiehlt die Formulierung der Angaben zum therapeutischen Prozeß in den Kategorien der ZBKT-Methode und die Kontrolle und Hinweise zu deren Deutungen durch den Supervisor (Luborsky 1990a).

4.5 Diagnostik mit der ZBKT-Methode

Die derzeitige Situation der allein deskriptiv-psychopathologischen Individualdiagnostik ist unbefriedigend (Luborsky 1990a). Es wird eine empirisch begründete Beurteilung der Beziehungen des Patienten im Rahmen der Diagnostik (z.B. des DSM-III-R oder ICD-10) gefordert - die ZBKT-Methode wäre eine Möglichkeit.

5 Was erfaßt die ZBKT-Methode: Bewußtes - Unbewußtes - Übertragung?

"Understanding transference" - so lautet der Buchtitel bei Luborsky & Crits-Christoph (1990) zum Zweck der Methode. Es wird aber nicht genau geklärt, welcher Übertragungsbegriff den Hintergrund bildet. Offensichtlich argumentiert Luborsky eng an Freuds Übertragungskonzept angelehnt. Er formuliert aus dessen Schriften 22 Beobachtungen Freuds zu Übertragungsphänomenen. Für 9 dieser 22 Beobachtungen gibt Luborsky bestätigende Studien mit der ZBKT-Methode an (Luborsky 1990c).

Freud ging vom "spontanen Auftreten" der Übertragung aus (Freud 1910) und konzipierte das Übertragungsgeschehen monadisch: In der Übertragung wiederholen sich vergangene, verjährte, aber in Symptomen wirksame Wunsch- und Angstbedingungen in reiner Form,

d.h. unbeeinflußt vom Analytiker. Obwohl Freud in der Traumdeutung die "topographische Theorie der Übertragung" (Freud 1900) aufstellte, die von der Annahme ausgeht, daß Übertragungen (ebenso wie Traumbildung) "von oben", d.h. von realen Tagesresten, ausgelöst werden, wurden diese Tagesreste (und damit die Interaktion mit dem Analytiker) bei Übertragungsdeutungen eher vernachlässigt.[1]
In der weiteren Entwicklung des Konzeptes der Übertragung rückte der Einfluß des Analytikers jedoch stärker ins Blickfeld. Balint (1957, 291) drückt das wohl am deutlichsten aus:

"Weiß der Himmel, welcher Anteil an den Übertragungsphänomenen, die sich unter den Augen des Analytikers bilden, durch ihn selbst hergestellt worden ist."

Wenn Übertragung in diesem Sinne als eine Variante der Objektbeziehungen verstanden wird, bedeutet dies, daß Übertragung ein interpersonales, aktives Geschehen darstellt, also nicht mehr nur monadisch, sondern dyadisch betrachtet werden muß.
Laut Thomä & Kächele (1985, 73) sind diese Entscheidungen gefallen:
"Wenn von der gesamten gegenwärtigen Übertragungsbeziehung im weitesten Sinne des Wortes ausgegangen wird, anerkennt man die interaktionelle, bipersonale Betrachtungsweise und damit auch den Einfluß des Analytikers auf die Übertragung. Es ist deshalb mißverständlich nur von einer Erweiterung des Übertragungsbegriffes zu sprechen. Es handelt sich um eine veränderte Sichtweise, die sich unauffällig in der psychoanalytischen Praxis längst verbreitet hat. Denn schon immer ging es um die Beziehung zwischen Hier und Jetzt und Damals und Dort, wiewohl erst in unserer Zeit voll realisiert wird, wie sehr das, was jetzt vor sich geht, von uns beeinflußt wird."

Grundlage für die Kodierungen im ZBKT sind die manifesten Themen des Patienten. Inwieweit diese Wünsche wirklich "Selbstbedürfnissen, Trieben und primären Wünschen" entsprechen, ist noch offen. Von den Trieben und primären Wünschen zu den manifesten Themen der Wünsche in den Beziehungsepisoden dürfte es ein weiter, verborgener Weg sein.
Weiter läßt sich fragen, ob jeder dieser manifesten Wünsche tatsächlich auch als Übertragungswunsch verstanden werden muß. Besonders Sandler et al. (1973) betonen, daß nicht alles Material, das der Patient in der Therapie liefert, Übertragung darstellt; vielmehr müssen die verschiedenen Aspekte von Beziehung untersucht werden und Elemente, die Wiederholung beinhalten, von solchen, die gegenwarts- und personengerecht sind, unterschieden werden. Gleiches dürfte zumindest teilweise auch für die narrativen Einheiten gelten. Was sowohl in der Beziehung zum Therapeuten wie auch in den Beziehungen zu anderen Personen "Übertragung" und was "realitätsgerechtes Verhalten und Wahrnehmung" darstellt, kann mit der ZBKT-Methode nicht differenziert werden.

---

[1] Eine handlungstheoretische Rekonstruktion des Unbewußten im Rahmen einer exemplarischen Traumdeutung liefert Flader (in diesem Band).

Die ZBKT-Methode erfaßt nicht die aktuelle Übertragungsbeziehung in der therapeutischen Interaktion (und Luborsky behauptet das auch nicht), wohl eher das Übertragungskonzept (im Sinne der Übertragungsbereitschaften) als Struktur, nicht als Prozeß (Kächele 1991). Luborsky & Crits-Christoph führen in diesem Zusammenhang aus, daß ZBKT und Übertragung nicht auf dem gleichen konzeptuellen Niveau stehen. ZBKT sei ein "... central set of components of each persons relationship to others and to self. These appear to be generated by an underlying structure, but are not the same as the structure." (1991, 176)
Diese Sichtweise deckt sich mit der Auffassung von Krause und Mitarbeitern, die Übertragung als "einen spezifischen Satz von Verhaltensweisen, mit denen Sozialpartner dazu gebracht werden, sich konkordant zu spezifischen unbewußten Erwartungen zu verhalten" (Hans et al. 1986) definieren. In diesem Sinn vertreten Geyer et al. die Auffassung, daß die ZBKT-Methode Übertragungsbereitschaften erfaßt: "(...), daß das Individuum die subjektiv verarbeiteten Erfahrungen in zwischenmenschlichen Beziehungen als Bereitschaft verinnerlicht, bestimmte Übertragungskonstellationen, kurz sog. Übertragungsbereitschaften, zu realisieren." (192, 4)

Das ZBKT repräsentiert keine unbewußten Inhalte.
Wenn Patienten die Transkripte ihrer eigenen Sitzungen mit der ZBKT-Methode auswerten, kodieren sie gleiche Wünsche wie die Therapeuten, unterscheiden aber nicht hinsichtlich der Beurteilung der Relevanz dieser Wünsche (Crits-Christoph & Luborsky 1990c). Zwischen verschiedenen Patienten gibt es Unterschiede im Grad der Bewußtheit ihres häufigsten Wunsches und der Sequenz: Wunsch - Reaktion des Objekts - Reaktion des Subjekts. Und Patienten beschreiben ihren Konflikt anders als Kliniker.
Die Inhalte der Beziehungsepisoden sind bewußt (oder bewußtseinsnah). Oft weniger bewußt dürfte der repetitive Charakter der Beziehungsmuster sein. Gerade für diese Frage wäre die Untersuchung "generalisierter" und "konkreter" Beziehungsepisoden wichtig.

Das ZBKT erfaßt ungeschieden Beziehungserfahrungen aus:
    a) der aktuellen Beziehung zwischen Therapeut und Patient,
    b) aktuellen Beziehungserfahrungen außerhalb der therapeutischen Situation und
    c) früheren Beziehungen,
die jedoch spezifisch untersucht werden können, wenn nicht nur ein ZBKT formuliert wird, sondern getrennte Teilstichproben von Beziehungsepisoden entsprechend unterschiedlicher Fragestellungen gebildet werden. Ein Beispiel wäre die Untersuchung der Beziehungsmuster in bestimmten Lebensphasen (Dahlbender et al. 1994) oder die Überprüfung der Objektspezifität von Beziehungsmustern (siehe oben). Auf diese Weise wird die Lebensgeschichte des Subjektes direkt in die Auswertung mit einbezogen und die therapeutische Arbeit an der Einsicht in die Entstehung der Beziehungsprobleme unterstützt.
Unbewußt dürften in der Regel auch die Zusammenhänge zwischen Beziehungsmustern und Symptomen sein.
Crits-Christoph & Demorest (1991) äußern sich zum Verhältnis zwischen der "unbewußten" Übertragung und den durch die ZBKT-Methode erfaßten bewußten Wünschen folgender-

maßen: "Recent research (Crits-Christoph et al. 1988c) has shown that the extent to which therapists accuratly center their interpretations on the type of content assessed through the CCRT method significantly predicts the outcome of the psychotherapy. The usefulness of measuring relatively more unconscious remains an agenda for further research." (210) Diskursbezogene Analysen (Hartog in diesem Band) könnten Perspektiven und Wege für die Identifizierung unbewußter Wünsche bieten. Dazu bedarf es jedoch weiterer Untersuchungen.

6 Coda

Mit der ZBKT-Methode werden die erzählten Darstellungen der bewußten Wahrnehmungen von Objektbeziehungen (und Interaktionen mit der eigenen Person) untersucht, also die Selbstdarstellung der vom Patienten wahrgenommenen und verbalisierten Beziehungserfahrungen in Form von Wunsch-Handlungs-Relationen abgebildet. Auf diese Weise lassen sich repetitive Beziehungsstrukturen darstellen.
Die ZBKT-Methode will nicht Mikroanalyse sprachlicher Strukturen betreiben und keine singulären Feinstrukturen abbilden. Die Methode erlaubt aber die Abbildung von Grobstrukturen, die relativ stabil sind und der Strukturierung des Textes dienen können.
Faszinierend bleibt bei aller Kritik Luborskys Kunstgriff: Intrapsychisches auf interpersonaler Ebene abbilden, um dann daraus auf die intrapsychische Ebene rückschließen zu können - Interpersonales ist beobachtbar, Intrapsychisches nicht. Es wird auf das, was der Patient erzählt, zurückgegriffen, d.h. die Geschichten werden so betrachtet, wie sie der Patient nach seiner individuellen Verarbeitung liefert - ob sie tatsächlich so abgelaufen sind, ist uninteressant, es zählt nur, wie der Patient sie erlebt hat und betrachtet. Solche Geschichten bieten die Möglichkeit, internalisierte Muster des Patienten zu erkennen und zu beurteilen. Die ZBKT-Methode erlaubt, distanziert und mit den Augen des Patienten auf die Beziehungen des Patienten zu schauen und verschiedene Objektbeziehungen zu vergleichen. Auf diese Weise werden Abstraktionen möglich und Muster erkennbar.

Bei aller Kritik müssen der ZBKT-Methode folgende Vorzüge bezüglich ihrer klinischen Anwendbarkeit bescheinigt werden:
- der Zeitaufwand für die Formulierung der psychodynamischen Zusammenhänge ist gering, somit läßt sich die Methode prozeßbegleitend nutzen;
- die psychodynamische Formulierung ist für die Behandlung nutzbar;
- die Methode ist änderungssensitiv;
- die Methode ist mit auf unterschiedliche Art und Weise erhobenen Daten (Transkripten, Videos, live-Interviews usw.) kombinierbar;
- die Anwendung der Methode ist nicht nur erfahrenen Klinikern vorbehalten, sondern gerade auch für Ausbildungskandidaten brauchbar;
- die mit der ZBKT-Methode erhobenen Daten haben klinische Relevanz (Outcome-Studien zeigten, daß Therapien, in denen das ZBKT bearbeitet wird, erfolgreicher verlaufen).

Wenn die Ziele des Lernens in der (psychodynamischen) Psychotherapie darin liegen,
- Beziehungsprobleme sensibler wahrzunehmen,
- zu unterscheiden, was der Patient selbst und was andere zu den Problemen beitragen,
- Einsicht in die Entstehung von Beziehungsproblemen zu erlangen,
- die Funktion von Beziehungsproblemen (d.h. den sekundären Krankheitsgewinn) zu verstehen und
- die Problemlösungskompetenz zu erhöhen,

ist die klinische Relevanz der ZBKT-Methode offensichtlich.

Insofern befindet sich die ZBKT-Methode stärker auf der klinisch-therapeutischen Seite als verwandte Verfahren (zum Beispiel: Benjamin - SASB 1974, Gill & Hoffman - PERT 1982, Grawe & Caspar - Plan Analysis 1984 u.a.), die aufgrund ihrer Komplexität stärker im grundlagenwissenschaftlichen Kontext angesiedelt sind. Jedoch macht genau diese Eigenschaft der ZBKT-Methode, einen Beitrag zur Überwindung der Kluft zwischen praktisch-klinischen Erfordernissen und den (methodischen) Ansprüchen der Grundlagenwissenschaft zu leisten, die Methode für alle Beteiligten so interessant.

Salter (1952), einer der schärfsten Kritiker der Psychoanalyse, charakterisiert die Freudsche Theorie in humorvoll-polemischer Weise wie folgt.

Sie läßt sich aus drei Postulaten ableiten:
1. Wie immer es aussieht - das ist es nicht.
2. Wenn man es messen kann - dann ist es etwas anderes.
3. Was es auch ist - es ist bestimmt nichts Nettes.

Abschließend nur einige wenige Gedanken zu dieser Kritik: Trotz vielfältiger Kritik beweist die psychoanalytische Methode noch immer ihre klinische Unverzichtbarkeit, und trotz aller Kritik gilt ihre unumstrittene Augenscheinvalidität. Es bleiben, auch in der Natur des Gegenstandes begründete, Mängel bei der empirischen Validierung, die aber nichtsdestoweniger angestrebt werden muß!

Literatur

Albani, C. (1993): Eine methodenkritische Einzelfallstudie zur Erfassung von Übertragung und repetitiven Mustern mit der Methode des "Zentralen Beziehungs-Konflikt-Themas". Dissertation, Medizinische Fakultät, Universität Leipzig

Anstatt, T. Ullrich, B.(1992) Zum Verhältnis von Beziehungskonfliktthemen und Interaktionsverhalten, Vortrag beim ZBKT-Treffen in Göttingen, 22./23.5.1992

Balint, M. (1957) Problems of human pleasure and behaviour. London: Hogarth

Benjamin, L.S. (1974) Structural analysis of social behavior. Psychological Review 81, 392-425

Bond, J.A., Hansel, J., Shevrin, H.(1987) Locating a reference paradigm in psychotherapy transcripts: Reliability of relationship episode location in the CCRT method. Psychotherapy 24, 736-749

Boothe, B.(1991) Analyse sprachlicher Inszenierungen - Ein Problem der Psychotherapieprozeßforschung. Psychotherapie, Psychosomatik und medizinische Psychologie 41, 22-30
Crits-Christoph, P. & Demorest, A.(1988a) List of standard categories (Edition 2). Unpublished manuscript. University of Pennsylvania School of Medicine
Crits-Christoph, P., Luborsky, L., Dahl, L., Popp, C., Mellon, J., Mark, D. (1988b) Clinicians can agree in assessing relationship patterns in psychotherapy: The core conflictual relationship theme method. Archives of General Psychiatry 45, 1001-1004
Crits-Christoph, P., Cooper, A., Luborsky, L. (1988c) The accuracy of therapists' interpretations and the outcome of dynamic psychotherapy. Journal of Consulting and Clinical Psychology 56, 490-495
Crits-Christoph, P., Luborsky, L., Popp, C., Mellon, J., Mark, D. (1990a) The Reliability of Choice of Narratives and of the CCRT Measure. In: Luborsky, L. & Crits-Christoph, P.(eds.): Understanding transference. New York: Basic Books, 93-102
Crits-Christoph, P., Cooper, A., Luborsky, L. (1990b) The Measurement of Accuracy of Interpretations. In: Luborsky, L., Crits-Christoph, P.(ed.): Understanding transference. New York: Basic Books, 267-285
Crits-Christoph, P. & Luborsky L. (1990c) The Perspective of Patients versus Clinicians in the Assessment of Central Relationship Themes. In: Luborsky, L. & Crits-Christoph, P.(eds.): Understanding transference. New York: Basic Books, 267-285
Crits-Christoph, P. & Demorest, A.(1991) Qualitative Assessment of Relationship Theme Components. In: Horowitz, M. (ed.): Person schemas and maladaptiv interpersonal patterns. Chicago etc.: The University of Chicago Press, 197-212
Crits-Christoph, P., Barber, J.P., Kurcias, J.S. (im Druck) The accuracy of therapists' interpretations and the development of the therapeutic alliance. Psychotherapy Research
van Dijk, T.A. (1977) Text and Context. Explorations in the semantics and pragmatics of discourse. London etc.: Longman
Dahlbender, R.W., Reichert, S., Frevert, G., Pokorny, D., Torres, L., Volkert, M., Kächele, H. (1994) Beziehungskonflikte und Lebensphasen. Vortrag beim 9. ZBKT-Treffen im März 1994, Frankfurt
Ehlich, K. (1980) Der Alltag des Erzählens. In: ders. (Hg.) Erzählen im Alltag. Frankfurt/Main: Suhrkamp, 11-27
Flader, D. & Giesecke, M. (1980) Erzählen im psychoanalytischen Erstinterview. In: Ehlich, K.(Hg.): Erzählen im Alltag. Frankfurt/Main: Suhrkamp, 209-262
Flader, D. (in diesem Band) Handlungstheoretische Rekonstruktion des 'Unbewußten' - Exemplarische Analyse zweier pschoanalytischer Diskurse zu Antizipation und Traum.
Freud, S. (1900) Die Traumdeutung. Gesammelte Werke. Frankfurt/Main: Fischer. Band 2-3
Freud, S. (1910) Über Psychoanalyse. Gesammelte Werke. Frankfurt/Main: Fischer. Band 8, 1-60
Geyer, M., Kächele, H., Cierpka, M. (1992) Das Repertoire der Übertragungsbereitschaften von psychoneurotisch-psychosomatisch gestörten jüngeren Frauen. DFG-Antrag
Gill, M. M. & Hoffman, I. Z. (1982) A method for studying the analysis of aspects of the patient's experience in psychoanalysis and psychotherapy. Journal of the American Psychoanalytic Association 30, 137-167
Gülich, E. (1976) Ansätze zu einer kommunikationsorientierten Erzähltextanalyse. In: Haubrich, W.(Hg.): Erzählforschung: 1.Theorien, Modelle und Methoden der Narrativik. Göttingen: Vandenhoeck & Ruprecht
Grawe, K. & Caspar, F. (1984) Die Plananalyse als Konzept und Instrument für die Psychotherapieforschung. In: Baumann, U. (Hg.): Psychotherapie: Makro- und Mikroperspektiven. Göttingen: Hogrefe
Hans, G., Krause, R., Steimer, E. (1986) Interaktionsprozesse bei Schizophrenen. In: Nordmann, E. & Cierpka, M. (Hrsg.) Familienforschung in Psychiatrie und Familientherapie. Berlin etc.: Springer, 30-51
Hartog, J. (in diesem Band) Die Methode des Zentralen Beziehungs-Konflikt-Themas: eine linguistische Kritik

Kächele, H., Dengler, D., Eckert, R., Schneckenburger, S. (1990a) Veränderung des zentralen Beziehungskonfliktes durch eine Kurztherapie. Psychotherapie, Psychosomatik und medizinische Psychologie 40, 178-185

Kächele, H., Heldmaier, M., Scheytt, N. (1990b) Fokusformulierung als katamnestische Leitlinien. Praxis der Psychotherapie und Psychosomatik 35, 205-216

Kächele, H. (1991) Zur praktischen und theoretischen Bewährung des Übertragungskonzeptes. Vortrag an der Universität Bern am 28.2.1991

Krause, R. & Lütolf, P. (1988) Facial indicators of transference process within Psychoanalytic treatment. In: Dahl, H., Kächele, H. Krause, R., Thomä, H. (eds.): Psychoanalytic process research strategies. Berlin etc.: Springer

Labov, W. & Waletzky, J. (1967) Narrative Analysis: Oral versions of personal experience. In: Helm, J. (ed.) Essays on the verbal and visual arts. Seattle etc.: University of Washington Press, 12-44. (dtsch. Labov, W. & Waletzky, J. (1973) Erzählanalyse: mündliche Versionen persönlicher Erfahrung. In: Ihwe, J. (Hg.): Literaturwissenschaft und Linguistik. Frankfurt/Main: Fischer)

Luborsky, L. (1977) Measuring pervasive structure in psychotherapy: The core conflictual relationship theme. In: Freedman, N. & Grand, S. (eds.): Communicative structures and psychic structures. New York: Plenum Press

Luborsky, L. & Mellon, J. (1985) A verification of Freud's grandest clinical hypothesis: The transference. Clinical Psychology Review 5, 231-246

Luborsky, L. & Kächele, H. (1988) Der Zentrale Beziehungskonflikt. Ulm: PSZ-Verlag

Luborsky, L. & Crits-Christoph, P. (1990) Understanding transference. New York: Basic Books

Luborsky, L. (1990a) The Everyday Clinical Use of the CCRT. In: Luborsky, L. & Crits-Christoph, P. (eds.): Understanding transference. New York: Basic Books, 211-221

Luborsky, L. (1990b) Why each CCRT Procedure Was Chosen. In: Luborsky, L. & Crits-Christoph, P. (eds.): Understanding transference. New York: Basic Books, 82-92

Luborsky, L. (1990c) The Convergence of Freud's Observations about Transference and the CCRT Evidence. In: Luborsky, L. & Crits-Christoph, P. (eds.): Understanding transference. New York: Basic Books, 251-266

Luborsky, L. & Crits-Christoph, P. (1991) Freud's transference template compared with the Core Conflictual Relationship Theme (CCRT): Illustrations by two specimen cases. In: Horowitz, M. (ed.): Person schemas and maladaptiv interpersonal patterns. Chicago etc.: The University of Chicago Press, 167-196

Luborsky, L. unter Mitarbeit von Albani, C. & Eckert, R.(1992) Manual zur ZBKT-Methode. Deutsche Übersetzung und Bearbeitung. Psychosomatik, Psychotherapie und medizinische Psychologie, DiskJournal

Quasthoff, U. (1980) Erzählen in Gesprächen. Tübingen: Narr

Rehbein, J. & Mazeland, H. (1991) Kodierentscheidungen zur Kontrolle interpretativer Prozesse bei der Kommunikationsanalyse. In: Flader, D. (Hg.) Verbale Interaktion: Studien zur Empirie und Methodologie der Pragmatik. Stuttgart: Metzler, 166-221

Salter, A. (1952) The Case against Psychoanalysis. New York: Harper

Sandler, J., Dare, C., Holder, A. (1973) Die Grundbegriffe der psychoanalytischen Therapie. Stuttgart: Klett

Strupp, H. H. & Binder, J. (1984) Psychotherapy in a new key. A guide to time-limited dynamic psychotherapy. New York: Basic Books, 65

Thomä, H. & Kächele, H. (1985) Lehrbuch der psychoanalytischen Therapie. Berlin etc.: Springer

Ulmer Textbank (1989) Der Student - Verbatimprotokolle einer Kurztherapie. Sektion für Psychoanalytische Methodik an der Abteilung Psychotherapie. Universität Ulm

Die Methode des Zentralen Beziehungs-Konflikt-Themas (ZBKT): eine linguistische Kritik[1]

Jennifer Hartog

Einleitung

Die Methode des Zentralen Beziehungs-Konflikt-Themas (ZBKT) ist ein inhaltsanalytisches Verfahren.[2] Somit steht sie in einer langen Tradition innerhalb der psychologischen Therapieforschung. Auch in anderen Bereichen wurden Inhaltsanalysen verwendet: z.B. die Interaktionsanalyse von Bales (1950) oder das Analyseverfahren, das von Bellack et al. (1966) für die schulische Kommunikation entwickelt wurde. Legitimiert wurden diese Methoden damit, daß sie "schnelle" Ergebnisse für die Praxis liefern. Gründlich kritisiert wurden sie auch immer wieder (z.B. Ehlich & Rehbein 1976a). In diesem Beitrag wird gezeigt, daß die ZBKT-Methode gerade, weil es sich um eine inhaltsanalytische Methode handelt, weder die Sprache und die Kommunikation noch die Übertragung analysiert. Von daher wird für eine weniger "schnelle" Methode argumentiert, die aber letztendlich valide ist, d.h., daß sie das analysiert, was sie vorgibt zu analysieren.

1 Die Methode des ZBKT

Die ZBKT Methode wurde 1977 von Luborsky entwickelt, um konsistente Übertragungsaspekte in Psychoanalysen oder in psychodynamischen Therapien zu erfassen. Nach Freud bezieht sich in der jetzigen Beziehung zum Psychoanalytiker der/die PatientIn auf frühere, konflikthafte Beziehungen mit signifikanten anderen Personen.
Nachdem in den USA eine Reihe Untersuchungen zur Übertragung auf der Basis von Fragebögen durchgeführt wurden, versuchte Luborsky, die Übertragung "mit einem direkteren Ansatz" zu operationalisieren, um somit eine objektive Messung der Übertragung zu leisten (Luborsky, Crits-Christoph & Mellon 1986). Das dem ZBKT zugrundeliegende Material besteht aus Narrativen über Beziehungsepisoden mit signifikanten anderen, so wie

---

[1] Für konstruktive Kritik einer früheren Fassung dieses Artikels sei D. Flader, A. Redder, J. Rehbein und A. Wißmeier-Ruopp gedankt. Für die Diskussion über die ZBKT-Methode danke ich C. Albani. Ferner bedanke ich mich bei H. Kächele und E. Mergenthaler, die mir das Material aus der Ulmer Textbank (Universität Ulm) zur Verfügung gestellt haben. Das Verbatim-Protokoll und die Transkription sind selbstverständlich anonymisiert.

[2] "*Gegenstand* der Inhaltsanalyse sind *alle* Kommunikationsinhalte, sofern sie in irgendeiner Weise manifest, also als Text abgebildet werden können. (...) *Ziel* ist der Schluß von Merkmalen des Textes auf Merkmale des Kontextes resp. Merkmale der sozialen Wirklichkeit." (Mertens 1983, 16)

sie gewöhnlich in Therapiesitzungen erzählt werden. Diese Beziehungsepisoden (BE) werden nach bestimmten Kategorien kodiert, um repetitive Beziehungsmuster zu identifizieren, die sich im individuellen Verhalten zeigen. Die Methode basiert auf der Idee, daß besonders in den Narrativen typische Subjekt-Objekt-Handlungsrelationen enthalten sind, die dort wie "eingebrannte Klischees" sichtbar gemacht werden.
In einem ersten Schritt werden die BEs aus den Verbatimprotokollen der Therapiesitzungen oder anhand sogenannter BE-Interviews identifiziert. In einem zweiten Schritt werden die verschiedenen Elemente des ZBKT bestimmt. Bei den Elementen handelt es sich um
a) die Wünsche des erzählenden Subjektes an das Objekt (Kategorie W)
b) die Reaktion des Objektes (Kategorie RO)
c) die Reaktion des Subjektes (Kategorie RS)
Es gibt empirisch gewonnene Listen von Standardkategorien und Clustern für die drei Komponenten. Aus dem häufigsten Wunsch, der häufigsten Reaktion des Objektes und der häufigsten Reaktion des Subjektes wird das sogenannte Zentrale Beziehungs-Konflikt-Thema zusammengesetzt.
Die Schritte innerhalb des ZBKT stellen "a formalization of the usual inference process of clinicians in formulating transference patterns" (Luborsky, Crits-Christoph & Mellon 1986, 41) dar.
Nach den Ergebnissen verschiedener Studien (Luborsky & Crits-Christoph 1990) gilt die Methode für PsychotherapieforscherInnen als hinreichend reliabel und valide. Aufgrund methodenimmanenter Kritik wird sie zur Zeit weiter entwickelt (cf.Albani in diesem Band).

2 Kodierung einer "Beziehungsepisode" mit der ZBKT-Methode

Albani (1993) benutzte die ZBKT-Methode, um eine BE in einer Kurzzeittherapie folgendermaßen zu kodieren:

"ZBKT-Auswertung:

BE 2   P:...ich mein ich bin heut recht negativ eingestellt   **NRS**
        oder hab auch ein negatives Gefühl weil ich mit der   Ich habe ein negatives
Freundin *197= daheim wieder Streit gekriegt hab, das hat   Gefühl
        jetzt nichts mit hier zu tun also, sie kam vom Ge-
Gegen- schäft hat, (räuspert sich) Kuchen eingekauft und   **NRO**
wart   hat gemeint das könnte man essen und bis sie ge-   Sie streitet mit mir
        kommen ist hab ich eine Suppe gemacht gehabt so'n
Voll-   Eintopf= weil ich heut morgen daheim war mein; na
ständig- das erzähl ich nachher. Äh, hab ich auf jeden Fall
keit   eine Suppe gemacht die sie nicht essen wollt= was
4.5   mir nichts ausgemacht hat gell= dann hat sie
        gemeint ob ich einen Kuchen

miteß und <u>dann hab ich gesagt 'ja' aber nach dem Eintopf hab ich noch ein Käsebrot gegessen=</u> und <u>das hat sie dermaßen, aufgeregt</u> daß ich soviel wieder eß und, <u>dann hat sie's aufgeregt heut morgen wie ich mir die Haare kämme und so=</u> auf jeden Fall sind wir dann wieder aneinander gekommen= - recht, hart= <u>sie stört vieles an mir</u> :was was sie einfach nicht mehr akzeptieren kann wo sie dann gezwungen ist. Das ist ihr, wie soll ich sagen ihr= Konflikt oder ihre Krankheit= <u>daß sie dann meckern muß. Daß sie dann eben das auch rauslassen muß ja=</u> obwohl ich's schon längst weiß daß sie das oder jenes stört= und meine Schwierigkeit ist das eben, - das, abstellen zu können= diese Verhaltensweisen und auf der anderen Seite= - ja diese Kritik die mir ja; die ich jetzt schon inzwischen kenn? <u>daß mich das richtig fertigmacht immer wieder und immer wieder dieses. Gezerfe. Und ich mag einfach jetzt nicht mehr</u> und <u>sie sagt auch sie erträgt's ni- nimmer</u> und, und <u>auf der anderen Seite kann ich mir gar nicht vorstellen mir. (räuspert sich) ein Zimmer zu nehmen da hab ich keine Lust dazu= - das mag ich nicht=</u> - und bei meinen Eltern gut, der Vorteil ich kann mich schon, distanzieren weil, das sind zwei Wohnungen. Zwei Stockwerke ich bin also nicht, nicht ständig konfrontiert wenn ich nicht mag dann geh ich einen anderen Ausgang hinaus. Aber das :ist (atmet tief aus) T: Ist das ne Art Niederlage= zu den Eltern zurück="	**PRS** Ich esse soviel ich will **NRO** Sie regt sich über mich auf und fühlt sich durch mich gestört **NRO** Sie "muß" meckern **RS** Mich nervt ihr Gezerfe, ich fühle mich "fertig", und "ich mag nicht mehr", kann mir aber eine Trennung nicht vorstellen **NRO** Sie erträgt unsere Beziehung nicht mehr **(W)** Die Freundin soll nicht dauernd über die gleichen Sachen meckern und mir Vorschriften machen, sie soll mich mit meinen "störenden Verhaltensweisen" annehmen **(W)** Ich möchte Abstand in unserer Beziehung

Die Kodierungen (in der rechten Spalte) erfolgten anhand der im Protokoll unterstrichenen Stellen.
Die Abgrenzung der Beziehungsepisode erfolgte dort, wo der Patient im Diskurs (vorliegend als Text) eine Art "Drehbuch" seiner Geschichte liefert, so daß sich der Rater vorstellen kann, was passiert, und die Geschichte als Filmszene nachstellen könnte. Die Erzählung der

Beziehungsepisode ist ausführlich (gut vorstellbar und nachzuvollziehen), deshalb wird die Vollständigkeit mit 4,5 bewertet. Für den Rater läßt sich diese Szene leicht nachvollziehen, der Patient formuliert die Reaktionen deutlich; aufgrund der "gemeinsamen Wissensbasis" wird das Rating vorgenommen - es ist leicht zu verstehen, worum es hier geht. Die Wünsche müssen jedoch aus dem, was der Patient erzählt, abgeleitet werden ("implizite Wünsche": Symbol (W)). Dabei soll ein "moderate level of inference" die Formulierungen für die Wunsch-Kategorien bestimmen. Das Schema dieser Beziehungsgeschichte würde also lauten:

Wünsche:

Wunsch 1: Ich möchte nicht dauernd von meiner Freundin die gleiche Kritik hören, sondern sie soll mich so annehmen, wie ich bin.
Wunsch 2: Ich möchte Abstand in unserer Beziehung.

Reaktion des Objekts (RO):
Negative RO 1: Sie regt sich über mich auf und nervt mich dauernd.
Negative RO 2: Sie fühlt sich durch mich gestört.
Negative RO 3: Sie sagt, daß sie unsere Beziehung nicht mehr erträgt.

Reaktion des Subjekts (RS):
Negative RS 1: Ich fühle mich fertig und habe ein negatives Gefühl.
Positive RS 2: Ich esse, soviel ich will.
(RS1 und RS2 auf Wunsch 1 bezogen)
Negative RS 3: Ich kann mir eine Trennung nicht vorstellen (auf Wunsch 2 bezogen).
(Albani 1993, 81)

3 Linguistische Diskursanalyse derselben "Beziehungsepisode"

3.1 Theoretische Überlegungen

Bevor eine Diskursanalyse der oben dargestellten "Beziehungsepisode" vorgeführt wird, ist es wichtig, den Stellenwert eines linguistischen Ansatzes zu klären. Geht es darum, ein Verfahren innerhalb seines Rahmens zu verfeinern und die Linguistik nur als Hilfsdisziplin heranzuziehen, oder geht es nicht vielmehr darum, zuerst die verschiedenen Begrifflichkeiten zu klären, um daraufhin eine andere Analyse zu leisten? Im folgenden wird gezeigt, daß ZBKT weder eine sprachanalytische noch eine kommunikative Basis hat. Sie kann auch nicht an die Übertragung herankommen. Daher ist eine andere Analyse notwendig.

Der erste klärungsbedürftige Punkt ist die Frage nach dem Sprachbegriff, der dem ZBKT zu Grunde liegt. Ein nur oberflächenorientierter, reduktionistischer Begriff würde der Komplexität der sprachlichen Interaktion nicht Rechnung tragen. Er wäre auch nicht adäquat für die Mehrschichtigkeit, die in Luborskys Grundgedanken selber enthalten zu sein scheint: die Verarbeitung und Abspeicherung von Erfahrung in tieferen Schichten und die Entwicklung von Übertragung. Zu diesen Gedanken müßte ein Sprachbegriff gehören, den es aber bei Luborsky nicht gibt: Im ZBKT werden die Übertragungsreaktionen als Inhalte aufgefaßt, und diese Inhalte werden dazu benutzt, Vorstellungen an die sprachliche Oberfläche heranzutragen. Die Information liegt aber in der Sprache.

Eine Diskursanalyse dagegen betrachtet eine sprachliche Interaktion als ein komplexes Zusammenfügen verschiedener, auf einen Zweck gerichteter Sprechhandlungen. Sie bezieht außerdem in ihre Analyse die Institution mit ihren Zwecken als konstituierenden Bestandteil mit ein und betrachtet die sprachliche Oberfläche als Realisierung tieferliegender Beziehungen zwischen Sprechhandlungsmustern, Wissensbeständen und -strukturen und Planungsaktivitäten. Das Ziel der Diskursanalyse ist, aufgrund einer Analyse einen systematischen Konnex zwischen sprachlichen Elementen (die an der Oberfläche sind) und kommunikativen Strukturen (die in der Tiefe liegen) zu rekonstruieren. Diese Relation ist in den sprachlichen Elementen selbst angelegt; deshalb sind die sprachlichen Elemente systematisch auf ihre kommunikative Funktion hin zu interpretieren. Diese kommunikative Funktion liegt in der Oberfläche selbst, ist aber dennoch keine einfache, "eins zu eins Abbildung" der in der Tiefe liegenden Strukturen (cf. Ehlich & Rehbein 1979b und 1986, Rehbein 1977 und 1984).

Der zweite klärungsbedürftige Begriff ist der der Übertragung. Wie in anderen psychologischen Therapieforschungsansätzen wird der Erkenntnisgehalt der psychoanalytischen Konzepte nicht zum Gegenstand einer genaueren Untersuchung gemacht. Im Falle des ZBKT wird die Eigenart der "Übertragung" genannten Prozesse nicht vorab geklärt. Statt dessen wird ein praktischer Konsens, was damit gemeint wird, vorausgesetzt und zur nicht weiter hinterfragten Basis der Untersuchung gemacht. Die Methode des ZBKT verfehlt genau das, was (nach Freud) charakteristisch ist für den Prozeß, den er "Übertragung" genannt hat:
- den Bezug zur Lebensgeschichte des Subjektes;
- die Unbewußtheit des Prozesses;
- die gebrochene Vermittlung des Prozesses im Handeln bzw. in der sprachlichen Kommunikation.
Wenn die Übertragung die zwanghafte Wiederholung eines konflikthaften Beziehungsmusters der frühen Kindheit ist, dann kann der/die TherapeutIn das für den Patienten/die Patientin charakteristische Muster nur erkennen, wenn er/sie schon viel über dessen/deren Lebensgeschichte weiß. Anfänglich weiß er/sie dies nicht. Insofern entsprechen sich die ZBKT-Methode und die Kurzzeittherapie darin, daß beide den Bezug zur frühen Kindheit ausklammern. Die Kurzzeittherapie vollzieht praktisch, was die ZBKT-Methode ihrerseits voraussetzt: daß dieser Bezug auch gar nicht notwendig ist.
In der Kurzzeittherapie kommt es gar nicht oder nur sehr eingeschränkt zu den psychischen Vorgängen, die für die psychoanalytische Therapie grundlegend sind (cf. Flader & Grodzicki 1982).

Die ZBKT-Methode setzt somit das faktische Nicht-Wissen über die lebensgeschichtliche Konfliktstruktur um in ein scheinbar verwissenschaftliches Wissen. Letzteres ist aber nur der Konsens über die Übertragung. Dieser Konsens ist Gegenstand der Methode, nicht der Prozeß selbst.

Da es sich außerdem bei Übertragungen immer um Gefühlsreaktionen handelt, ist es fraglich, wie man ein darauf gerichtetes Konzept eigentlich operationalisieren kann. Gefühle haben die Eigenart, daß wir sie am anderen nur interpretieren können. Unsere eigenen hingegen können wir unmittelbar haben. Diese Interpretation schaltet die ZBKT-Methode aus, indem sie Übertragungen zu Inhalten erklärt. Damit schaltet die Methode die Subjektivität des Therapeuten aus. Dieser kann das ihm angetragene Beziehungsmuster der Kindheit nur erkennen, wenn er seine eigenen Kindheitserfahrungen aktualisieren kann.

Weiterentwicklungen der ZBKT-Methode gehen dahin, immer feinere Probleme des Ratings zu lösen, um möglichst mehr Objektivität, Reliabilität und Validität zu erreichen. Dabei wäre es sicher lohnender, die Therapien als Ausschnitte einer gesellschaftlichen Wirklichkeit zusammen mit den jeweiligen Subjektivitäten der Personen zu beschreiben und z.B. nicht zu versuchen, interpersonale Unterschiede im Sprachgebrauch auszuklammern, sondern umgekehrt sie in ihrem Vorkommen zu beschreiben und zu interpretieren. Der Versuch dieses Kodierverfahrens, immer sauberere, d.h. dürftigere, "Daten" für eine anschließende und getrennte Analyse zu gewinnen, beruht auf einem positivistischen Grundverständnis von Wissenschaft. Damit wird das antipositivistische Programm der Psychoanalyse positivistisch ausgehöhlt. Eine Methode wie die ZBKT, die vorgenommene Kodierungen zählt und rechnet, sollte die Tatsache berücksichtigen, daß Kodieren einen starken interpretativen Charakter hat, was nicht übersehen werden darf, sondern gerade mit in die Analyse gehört. Hier werden aber hinter einer quantitativen Fassade qualitative Schritte ausgeblendet, obwohl sie stattfinden: Es handelt sich vor allem um die eigenen Gefühlsinterpretationen des Therapeuten und um die Herstellung des Bezugs zur sprachlichen Kommunikation.

So lange der/die KodiererIn wörtliche Zitate aus dem Protokoll nimmt, ist die Interpretation gering gehalten. Alle Kodierentscheidungen, die auf der Basis einer "moderate level of inference" (Luborsky) getroffen werden, sind aber stark interpretativ, indem sie Kategorien auf das Material anwenden und daher auch in viel stärkerem Maße qualitative Leistungen darstellen. Mit zunehmender Gewöhnung an die Kodierung ändern sich unbemerkt und unberücksichtigt die Kodierprozesse der Rater: Diese werden zu Kodierentscheidungen. Insgesamt bleiben die qualitativen Leistungen der Kodierer in einem Korsett von vorgefertigten Kategorien gefangen und sind insofern stark begrenzt. (Für eine grundsätzliche Analyse von Kodierverfahren als Entscheidungsprozesse, durch die Erkenntnis ausgeblendet wird, cf. Rehbein & Mazeland 1991). Das heißt letztendlich, daß die ZBKT-Methode nicht reliabel ist, sondern subjektivistisch, und nicht valide, da sie nicht an die Übertragung herankommt.

Für die Analyse des Transkriptes gilt es, den allerersten Schritt der Interpretation zu nennen: die Transkription der "Beziehungsepisode". Das der Analyse in §3.2. zugrundeliegende Transkript wurde nach dem von Ehlich und Rehbein (1976b und 1979a) entwickelten System der Halbinterpretativen-Arbeitstranskripte (HIAT) erstellt. Wie der Name sagt, wird der interpretative Teil jeder Transkription nicht ausgeblendet, sondern gehört zur Gesamtinterpretation eines Diskurses dazu. Das Transkript wird durch das Wissen der Transkribierenden über Sprache strukturiert. Im ZBKT-Verfahren stellen die Verbatimprotokolle Daten im positivistischen Sinne dar, die als letzte Bezugsgrößen betrachtet werden. Wäre ein Transkript etwas "Gereinigtes" und "Vollständiges", könnte man mit Stoppuhr, Metronom und phonetischem Alphabet transkribieren. Umgekehrt könnte man jedes Transkript wie eine Partitur nehmen und vorspielen, um das originale Gespräch wieder zu produzieren. Dies gelingt jedoch nicht bzw. nur, wenn die Forschenden das Ton- oder Videoband noch sehr genau im Ohr haben und die Transkription gewissermaßen als Erinnerungsstütze fungiert. Da eine Transkription immer schon Interpretation ist, muß sie als Teil des Forschungsprozesses von den Forschenden selber geleistet werden.
Die Verbatimprotokolle der Ulmer Textbank werden dagegen von Schreibkräften hergestellt, die nicht über ein trainiertes, d.h. reflektiertes Wissen über Sprache verfügen (für die Verschriftungsregeln der Ulmer Textbank cf. Mergenthaler 1992). Dies führt zu erheblichen Mängeln, die alle weiteren Forschungsschritte erschweren oder genauer: kaum noch möglich machen.

Exemplarisch seien hier einige Unterschiede zwischen dem oben abgedruckten Verbatimprotokoll und der nach HIAT hergestellten und unten abgedruckten Transkription sowie die Konsequenzen angegeben. (Aufgrund dieser Unterschiede wird an den unterschiedlichen Bezeichnungen festgehalten.)
Im Verbatimprotokoll ist die Prosodie nur äußerst grob oder gar nicht notiert. Dies macht es z.B. gerade bei den in Therapien viel gebrauchten "HMs" unmöglich, ihre verschiedenen Funktionen zu unterscheiden (Ehlich 1979).
Die in der Partiturfläche (5) notierte Intonation von *ja* fehlte im Verbatimprotokoll ganz. Diese Intonation ist stark fallend und verleiht der Äußerung keine bejahende Funktion; vielmehr macht sie aus dem *ja* etwas fast Verneintes, den Anfang eines Dissenses, was im weiteren Verlauf der Antwort des Therapeuten präzisiert wird: Da es sich offenbar um ein psychologisches Buch handelt, macht es dem Therapeuten, als Experten, Schwierigkeiten, sein Nicht-Wissen in diesem institutionellen Kontext preiszugeben, was in diesem entsprechend intonierten *ja* zum Ausdruck kommt. Dagegen war aus dem Verbatimtranskript nicht zu erkennen, daß die bejahende Komponente der Äußerung durch die Intonation stark zurückgenommen wurde, und die Stelle wirkte widersprüchlicher, als sie ist.

Die oben analysierte BE wird vom Patienten mit einer auffallend schnellen und sehr monotonen Stimme vorgetragen, die im Kontrast steht zu seiner sonstigen Stimmqualität. An manchen Stellen wird dieser schnelle Redefluß interessanterweise unterbrochen. Dieser Charakter der Stimme gehört in die Analyse hinein, weil sie etwas über die Funktion der "Erzählung" aussagt.

Die zentrale, weil konsequenzreichste, Kritik an den Verbatimprotokollen der Ulmer Textbank ist, daß die Äußerungsgrenzen generell falsch oder gar nicht verschriftet sind, was zu unverständlichen oder falsch interpretierbaren Stellen im Verbatimprotokoll führt. Hier einige Beispiele:
- *Also* (22) bezieht sich nicht auf *tun*, sondern fängt eine neue Äußerung an.
- *Und bis sie gekommen ist* (23) steht am Anfang einer Äußerung.
- Mit *weil ich heute daheim war* (24) erklärt der Patient nicht, warum er einen Eintopf, sondern weshalb er überhaupt eine Suppe gemacht hat. *so en Eintopf* (24) ist eine Präzisierung.
- *Mei...* (24) ist der Anfang einer Äußerung, die abgebrochen wird.
- *was mir nix ausgemacht hat, gell* (26) bewertet den Relativsatz davor (*, die sie nicht essen wollte,* 25).
- Mit *Dann hat sie gemeint* (26) fängt eine neue Äußerung an. Auch in (27) steht das *aber* am Anfang einer Äußerung.
- *Immer wieder, immer wieder* (37) gehört nicht zur vorherigen Äußerung, sondern fängt eine neue an.
- *Zwei Wohnungen, zwei Stockwerke* (42). Hier ist *zwei Stockwerke* nicht der Anfang einer Äußerung, sondern eine Präzisierung oder Korrektur von *zwei Wohnungen*.
- *Wenn ich nicht mag* (43) bezieht sich nicht auf *konfrontiert* in der vorangegangenen Äußerung.

3.2 Transkription und Diskursanalyse der "Beziehungsepisode"

Es folgt zunächst der neu transkribierte Teil der Therapie, die die oben analysierte Beziehungsepisode (BE) enthält.

	T	T=Therapeut (spricht leicht Schwäbisch), P=Patient (spricht stark Schwäbisch)
	P	

((Schritte im Zimmer; Stühle werden gerückt))

1 | P | [ ] (3.0) I wollt eigentlich die Beate heut mitbringen aber die Beate ist auch •
[Räuspern

2 | P | kran•k. Und auch • erkältét. ((1.0))[ ]   Bloß sie isch • noch ein bißle mehr •
[Räuspern

3 | T | Hmhm̃.   Dafür haben Sie's Buch mitgebracht.
  | P | erkältet wie i.   Uńd…   Genaú. • So wollt

4 | P | ich mich ausdrücken. • Genauso. • Und da/ • das Buch, ich weiß nicht, ob Sie das •

5 | T | Já. Ich kenn's nicht / • dieses nicht genau, aber
  | P | kennen, ob Ihnen der Titel was sagt.

6 | T | ich kenn die •   die Verfasserin.
  | P | den Verfasser   Já. • Also da drin find ich mich • fast in

7 | T | [Ah́.]
  | P | jedem Satz, géll.   Und das • ist • schōn erstaunlich. (1.5) Jetzt… •
[tiefe Stimme

8 | P | warum ich das sag, ich hab mir das auch vorher überlegt. Warum bring ich's

9 | T | Hmhm̃
  | P | überhaupt mit? • Ja und das ist die Gemeinsamkeit eben, wo ich sag, da •   seh

10 | P | i mi beschriebén, oder • von ań/ für Sie in dem Fall auch • lesbar, warum ich [das]

11 | T | Ja nu. Also Sie, Sie sehen sich
   | P | so ság. (2.5) ((leichtes Lachen)) [Ich weiß nicht.]
[zögernd   [lachend

12 | T | darin beschrieben. Und ist da • e bißle so v/ Ist das für Sie zum Nutzen? Sagen Sie

13 | T | oft "aha, das leuchtet mir ein" und daraus/   Oder • äh • sehen Sie noch mehr
   | P | ((atmet tief aus))

14 | T | Krankheiten?   (   )
   | P | • Äh̃.(2.5) Ich • er•fahre Hintergründe. Aber wie, wie das mit meinem

15 | P | [negativen Konzept ist, seh ich grad die Punkte • besonders stark, wo eben steht], •[
[schneller

| 16 | P |] daß • grad • die Angst, nämlich durch/ verrückt zu werden, |
| | | ((holt hörbar Luft)) |

| 17 | P | [oder so was], die besteht bei mir jetzt in letzter Zeit auch immer mehr. (2.0) Und • |
| | | [leise und schnell |

| 18 | P | wenn ich das dann lese, gell •, dann, bestätige ich das. Das bestätige ich dann |

| 19 | P | irgendwo, anstatt • zu lesen, die positive Sache, was, was man noch ändern kann. • |

| 20 | P | Ich mein, ich bin heut recht negativ • eingestellt, oder hab au ein negatives Gefühl, |

| 21 | P | weil ich mit der Beate • daheim wieder Streit gekriegt han. • Das hat jetzt nichts mit |

22	P	hier zu tun. [Also • sie kam vom Geschäft, hat • Kuchen einkauft und hat
		((räuspern))
		[Sehr schneller Redefluß, monotone Ausdrucksweise, verschwindende

| 23 | P | gemeint, das • könnte man essen. Und • bis sie gekommen ist, hab i e Suppe |
| | | Wortgrenzen |

| 24 | P | gemacht ghätt, so en Eintopf, weil ich heut morgen daheim war. Mei… • Na, [das |
| | | [sehr |

| 25 | P | erzähl ich nachher.] [Äh • hab i auf jeden Fall e Suppe gemacht, die sie net • essen |
| | | leise   [schnelle, monotone Sprechweise |

| 26 | P | wollte], [was mir nix ausgemacht hat, géll.][Dann hat sie gemeint, ob ich e Kuchen |
| | | [Expressiver   [Schnelle, monotone Sprechweise |

| 27 | P | miteß. Und dann hab ich gesagt "ja". Aber nach dem Eintopf hab ich noch ein |

| 28 | P | Käsebrot gegessen. Und • das hat sie dermaßen (1.0) aufgeregt, daß ich soviel |

| 29 | P | wieder eß. Und • dann hat sie's aufgeregt heut morgen, wie ich mir die Haare |

| 30 | P | kämme, und so. Auf jeden Fall sind wir dann wieder aneinander gekommen.] (2.5) |

| 31 | P | [Recht • hart.] • [Sie stört vieles an mir, was, was sie einfach nicht mehr akzeptieren |
| | | [deutlich   [schneller, monotoner |

| 32 | P | kann, wo sie dann gezwungen ist. Das ist ihr - wie soll ich das sagen? - ihr |

| 33 | P | Kon•flikt oder ihre Krankheit, • daß sie dann meckern muß. • Daß sie dann eben das |

| 34 | P | auch rauslassen muß, ja, obwohl ich's schon längst weiß, daß sie das oder jenes |

35	P	stört. Und mei Schwierigkeit ist das eben • das • abstellen zu können, • diese
36	P	Verhaltensweise. Und auf der anderen Seite • ja diese Kritik, die mir ja / die ich jetzt
37	P	inzwischen kenn, daß mir das richtig fertig macht. Immer wieder und immer wieder
38	P	dieses • Gezerfe. • Und ich mag einfach jetzt nimmer. Und sie sagt auch, sie erträgt's
39	P	ni / nimmer. • Und, • und auf der anderen Seite kann ich mir gar nicht vorstellen, mir
40	P	• e Zimmer zu nehmen. Da hab ich kei Lust dazu. • Das mag ich nit. ((Räuspern))
41	P	Und bei meinen Eltern... - gut. Der Vorteil: Ich kann mich schon distanzieren, weil
42	P	• das sind zwei Wohnungen, zwei Stockwerke. Ich bin also nicht, nicht ständig
43	P	konfrontiert. Wenn ich nit mag, dann geh ich • einen anderen Ausgang hinaus. •
44	T / P	Ist das ne Art Niederlage zu den Eltern zurück? Aber das isch... • Ah, es isch nit ganz ((atmet hörbar aus))
45	P	gut, weil • ich hab mir jetzt diesen Abstand erkämpft. Und • ich fühle mich so ganz
46	P	wohl. Weil die v/ versuchen, mich auch immer wieder zu beeinflussen. Ich laß mich
47	P	nimmer • beeinflussen, also auch in Bezug auf die Beate. Grad... - ich hab das schon
48	P	mal erwähnt - mit der Erziehung vom • Peter, vom Kleinen, ist meine Mutter...
49	P	Also das gefällt ihr gar nicht, wie wir den Erziehen. Ich steh da aber zur Beate. Und
50	P	• da • merkt man halt, wie sie mich immer versucht negativ zu beeinflussen. Und sie
51	P	spielet - eigentlich beide Elternteile - spielen doch mit dem Gedanken, daß ich
52	P	irgendwann zurückkomm. Und deswegen komm ich nicht so gern zurück, gell.
53	T / P	Hm̌. Verstehen Sie? Ich mag nicht • nicht, äh • diese Prophezeihung denen da so mit
54	T / P	Hm̌. Genugtuung erfüllen also.

Im Gegensatz zu den Empfehlungen von Luborsky, den Kontext der BE nur dann einzubeziehen, wenn es dem Verständnis dient, wird in der folgenden Analyse der Kontext *auf jeden Fall* berücksichtigt. Darunter wird aber keine diffuse Situationsangabe, sondern etwas Präzises verstanden: eine strukturelle Verschachtelung. Denn es ist für die Interpretation der "Erzählung" unentbehrlich zu wissen, wie und wann sie eingeführt wird, was danach geschieht und in welche Diskursart sie eingebettet ist. Daher kann man auch BEs, die in Therapiesitzungen vorgetragen werden, nicht ohne weiteres mit BEs vergleichen, die als Folge einer Instruktion (sogenannter BE-Interviews) hervorgebracht werden.

Die Therapiesitzung wird durch einen interessanten Umweg eingeleitet (4) : Der Patient hat ein Buch mitgebracht. Was beabsichtigt er damit? Bringt er somit die Geschichte des Streites über den Umweg der Lektüre ein? Versteckt er sich hinter anderen? Greift er eine Autorität an?

Die ganze erste Phase der Therapiesitzung steht unter dem Vorzeichen des negativen Konzeptes des Patienten. Der Patient betont die negativen Aspekte seiner Lage, kontrastiert sie mit einer möglichen positiven (19), um wiederholt seine negative Stimmung kundzutun, wobei die Geschichte des Streites mit seiner Freundin nur eine mögliche Illustration darstellt. Nachdem der Patient den Streit mit seiner Freundin "erzählt" hat, führt er weitere negative Gegebenheiten an (29ff). Das heißt, daß die Sitzung vom Patienten nicht so aufgebaut war, daß er als Höhepunkt die Geschichte des Streites mit der Freundin erzählte, sondern die Geschichte ist ein Teil eines umfassenderen Diskursentwurfs. Interessanterweise führt der Patient sein negatives Gefühl mit Erklärungen ein (16-20): Er erklärt sein eigenes Handeln mit therapeutischen Konzepten. Schaltet er damit den Therapeuten als Interaktanten aus, oder will er ihm damit im Gegenteil helfen?

Beziehungsepisoden haben "etwas mit Erzählungen" zu tun. Auch die Geschichte des Streites, die der Patient "erzählt", hat viele Elemente einer Erzählung, so wie sie in klassischer Weise von Labov & Waletzky (1967) aufgeführt wurden: die Zusammenfassung am Anfang (*Streit*), die eigentliche Erzählung mit der Komplikation (*aber nach dem Eintopf habe ich noch ein Käsebrot gegessen*) und der Evaluation (*recht hart, (...) dieses Gezerfe*). Es fehlt aber die Dramatik der Komplikation sowie die szenische Reproduktion des Sachverhaltes oder der direkten Rede. Ferner sind solche Elemente wie "Auflösung" (resolution), "Evaluation" oder "Resultat" schwierig zu bestimmen und zu unterscheiden. Außerdem bezieht das Modell von Labov & Waletzky den Hörer nicht mit ein, was aber notwendig ist, um die diskursive Funktion der Erzählung zu bestimmen.

Bei genauerer Betrachtung sieht man, daß die ganze Episode vom Resultat her aufgezogen ist und daß es sich daher um einen Bericht handelt.

"Wir sprechen also immer dann von Erzählungen, wenn sich auf sie das Kategorienpaar "Komplikation" und "Auflösung" anwenden läßt. Zielt dagegen die Darstellung einer Handlung auf die Feststellung eines Resultates und dient sie dazu, die Enstehung eines Tatbestandes vor Augen zu führen oder gar zu erklären, dann ist die Wahrscheinlichkeit gegeben, daß wir es mit einer anderen Form zu tun haben, dem Bericht. Wir sprechen also immer dann von Berichten, wenn Geschichten von einem Resultat her organisiert sind." (Ludwig 1984, 45)

Daß Berichten, Erzählen und Beschreiben sehr dicht beieinander liegen, haben Untersuchungen von Ludwig (1984) und Rehbein (1984) bereits gezeigt: Gemeinsam ist allen Formen, daß sie einen vergangenen Sachverhalt einem interessierten Hörer vermitteln sollen. Die Unterschiede liegen in der Art des Vermittlungsprozesses:

"(...) beim Beschreiben macht der Hörer 'einen Gang durch den Vorstellungsraum', beim Berichten macht er eine 'Konzeptualisierung' und beim Erzählen partizipiert er an einer fiktiven Reproduktion des Sachverhaltes." (Rehbein 1984, 69)

Eine weitere für die Analyse in Frage kommende Diskursform ist die Schilderung: Wie bei Berichten wird auch in Schilderungen Erfahrung in begrifflich bereits verarbeiteter Form verbalisiert. Rehbein (1989, 172) arbeitete die Unterschiede zwischen Berichten und Schilderungen aus:

"Das Wissen wird (ante verbum) Bewertungen unterzogen und enthält Einschätzungen (in verbo). Dies erfolgt *diskursartspezifisch*. So hat das *Berichten* speziell die Aufgabe, dem Hörer "entscheidungsrelevantes Informationsmaterial" zu liefern.(...) Beim *Schildern* bringt der Sprecher Einschätzungen usw. selbst in den Interaktionsraum ein."

Zur Schilderung gehört ferner, daß die thematische Entwicklung assoziativ, als "topische Assemblage" (Rehbein 1989, 179) geschieht. Außerdem ist eine wechselnde Perspektivierung zwischen Hörer und Vergangenheit charakteristisch für Schilderungen (Rehbein 1989, 244). Der Zweck dieser Diskursform ist es, dem Hörer ein Bild (im terminologischen Sinne) zu vermitteln.

Die Schwierigkeit, hier im Beispiel die genaue Diskursform auszumachen, kommt daher, daß keine Form strikt bis zum Ende durchgeführt wird: Am Anfang (22) gibt es einen Bericht, der jedoch einige Elemente einer Erzählung aufweist (26-27), und später eine kurze Schilderung enthält (28-29). Der zweite Teil (31-43) ist eine Schilderung mit einigen Elementen eines Berichtes. Auf die Funktion der Zusammensetzung verschiedener Diskursformen wird unten eingegangen.

In der hier interessierenden BE wird das Resultat als Einleitung angegeben (*Streit*, 27), was die Aktivität des Hörers "rahmt" (Goffman 1974). Auch werden Zeit (Vergangenheit: *gekriegt han*, 21) und Ort angegeben (*daheim*, 21). Da der Hörer auch ein Wissen über bestimmte Sprechhandlungen besitzt, wird er dem nun folgenden Bericht auf bestimmte Art und Weise zuhören: Jedes Element des Berichtes wird danach kategorisiert, inwieweit es zum "Streit" geführt hat. Dies kann der Hörer tun, weil er auch über Streiterfahrungen verfügt. Zumindest kann der Sprecher vermuten, daß dieses Wissen beim Hörer vorhanden ist.
Der Patient trägt die Liste der Dinge, die es bei ihm zu Hause zu essen gab, in sehr monotoner, schneller Stimme vor. Die Wortgrenzen verschwinden. Auch der Einstieg in den

Bericht (*Also*, 22) wird ohne Inszenierungseffekte (die eher für eine Erzählung typisch wären) und sogar mit schnellem, unauffälligem Anschluß an die vorhergehende Äußerung realisiert.

Der Streit wird mit einer Perspektive eingeführt: Der Patient sagt nicht, daß er sich (aktiv) gestritten hat, sondern daß er Streit gekriegt hat (21). Diese Perspektive läßt die Möglichkeit offen, daß er "in aller Unschuld" Streit gekriegt hat. Genau diesen Eindruck versucht er mit dem Bericht beim Therapeuten zu erwecken. Der Streitpunkt ist die *Menge* an Essen, die der Patient zu sich genommen hat. Noch genauer: Der Konflikt geht darum, wer *bestimmt*, was und wieviel gegessen wird. Wie es zu den im Haushalt vorhandenen Mengen an Essen kam, berichtet der Patient so, daß jedes Element ohne bösen Willen eingebracht zu sein erscheint. Es wird ein Eindruck von häuslicher Normalität beim Hörer aufgebaut, welcher auf einem Wissen über den Alltag fußt: Nach der Arbeit (*sie kam vom Geschäft*, 22) hat die Freundin Kuchen eingekauft (22). Mit Hilfe dieser kleinen Alltagsabläufe zeigt der Patient, daß er "unarglistig" ist: Die Freundin hat vorgeschlagen (*gemeint*, 23), daß sie beide (*man*, 23) den Kuchen essen. Er berichtet nicht, ob er den Vorschlag angenommen hat oder nicht, was vermuten läßt, daß er ihn nicht abgelehnt hat, d.h. daß er kooperativ, also nicht böse, gehandelt hat.

Dagegen wollte die Freundin die von ihm gemachte Suppe nicht essen (25-26), was normalerweise eine Beleidigung darstellt. Der Patient spielt mit den Negationen (*net, nix*), als es darum geht, sich selber zu charakterisieren: *Äh hab i auf jeden Fall e Suppe gemacht, die sie net essen wollte, was mir nix ausgemacht hat, gell* (25-26). Der Patient präsentiert sich in einem Zustand, in dem eine normalerweise als Beleidigung zu verstehende Handlung ihn nicht beleidigen kann. Somit stellt er sich als nicht-rächerisch, nicht arglistig dar. Die Bewertung (*was mir nix ausgemacht hat, gell*) wird zweifach vom Patienten eingesetzt: Ein erstes Mal wird sie als Bewertung in der damaligen Situation berichtet, und ein zweites Mal wird sie in die jetzige Therapiesitzung eingebracht: Mittels der Partikel *gell* wird die Bewertung nun in das Hier-und-Jetzt geholt. Mit dem *gell* versucht der Patient, bei dem Therapeuten einen Konsens über diese Bewertung zu erheischen und damit eine Allianz mit ihm zu schließen. Prosodisch hebt sich diese Bewertung deutlich von dem umgebenden, monotonen Redefluß ab: Damit markiert der Patient, daß die Bewertung nicht nur zum Bericht gehört, sondern zugleich, daß er auch etwas anderes mit ihr macht.

Die Suppe hatte er "in aller Unschuld" gemacht. "Ohne böse Intentionen" hat er *ja* zum Vorschlag der Freundin gesagt, ein Stück Kuchen mitzuessen und "in aller Unwissenheit" hat er noch ein Käsebrot verzehrt (*Aber nach dem Eintopf hab ich noch ein Käsebrot gegessen*.27-28). Mit dem *aber* markiert der Patient allerdings eine innerhalb der Enumeration problematische Stelle. Gerade dort kommt zum nur Additiven eine Bewertung hinzu, von der berichtet wird. In dem *aber* steckt eine für Berichte typische Zusammenfassung, hier die der Bewertung. Die Bewertung, die der Patient berichtet, ist aber die der Freundin. Der Patient referiert seine Freundin: Auf dem Tonband hört sich das *soviel wieder eß* intonatorisch wie ein Zitat der Freundin an. Sie hat sich über etwas *aufgeregt* (36), das sie als *soviel* charakterisiert hat. Um zu verstehen, wieviel *soviel* ist, muß man im Nachhinein als Hörer zurück in die Enumeration gehen, und zwar bis zu dem Punkt, der durch *aber* als Kippstelle markiert und berichtet wurde: Das *Käsebrot* hat also die Vorwürfe, Schreie und andere Handlungen ausgelöst, von denen zusammenfassend als *aufgeregt* (28) berichtet wird. Genau genommen hat sich die Freundin nicht nur darüber aufgeregt, daß der Patient *soviel* ißt, sondern auch darüber, daß das "Soviel-Essen" wiederholt (*wieder*, 29) geschieht. Die Verallgemeinerungen, die im Bericht enthalten sind, beziehen sich auf Erklärungen.

Bevor der Patient den Bogen zum Resultat schließt, schiebt er noch eine kurze Schilderung ein (29-30). Hier führt er assoziativ weitere Belege seiner unarglistigen Handlungen an. Dazu benutzt er die auch in der mündlichen Rede häufig eingesetzte Struktur einer dreiteiligen Liste (Atkinson 1984, 57): Der erste Teil der Liste *und das hat sie dermaßen aufgeregt, daß ich soviel wieder eß* (28-29) führt assoziativ (durch die Wiederholung des Verbs) zum zweiten Teil der Liste *und dann hat sie's aufgregt heut morgen, wie ich mir die Haare kämme* (29-30). Diese Schilderung dessen, woran die Freundin Anstoß nimmt, ist aus der Perspektive des gegenwärtig vor dem Therapeuten sitzenden Patienten eine Art "Unschuldsbeleg". Durch diese Selbstkategorisierung als unarglistig versucht er, sich so zu präsentieren, als wäre er nicht an dem Konflikt beteiligt. Zugleich sind es aber diese unarglistigen Handlungen, an denen die Freundin Anstoß nimmt ("sich aufregt"). Der Patient konturiert also seine Arglosigkeit mit ihrer Bösartigkeit. Der dritte Teil der Liste ist nicht ausgeführt, die Stelle aber strukturell markiert (*und so*, 30). Durch den nicht näher bestimmten dritten Beleg deutet der Patient an, daß er eines von vielen möglichen weiteren Beispielen auswählen könnte. Am Ende dieser dreiteiligen Struktur ist auch die Schilderung zu Ende, und der Patient kehrt zum Schlußteil seines Berichtes zurück. Die Refokussierung auf die Diskursform des Berichtes wird durch *auf jeden Fall* (30) verbalisiert.

Bereits an einer früheren Stelle des Berichtes war der Patient zu einer anderen Diskursform übergegangen, die er aber dann im Nachhinein zu einer Parenthese gemacht hat: Nach *hab i e Suppe gemacht ghätt* (23-24) fügt der Patient eine Detaillierung ein (*so en Eintopf*, 24), die ihn zu einer Erzählung bringt (*weil ich heute morgen daheim war. Mei...*, 24). Der Patient unterbricht aber die angefangene Erzählung und macht sie (auch durch die leise Stimme in *das erzähl ich nachher*, 24-25) zu einer Parenthese. Diese Parenthese war aber nicht als solche angefangen gewesen und muß daher im Nachhinein eine Klammerung vorne erhalten: Dies wird durch die Wiederholung der letzten Stelle, die noch zum Bericht gehört, realisiert (*hab i e Suppe gemacht*, 23-24). Zusätzlich wird die Aufmerksamkeit des Hörers durch *auf jeden Fall* (25) wieder auf den Bericht fokussiert und der Teil zwischen den beiden *hab i e Suppe gemacht* nachträglich zu einer Parenthese gemacht.

Das Ende des Berichtes ist erreicht, wenn der Sprecher beim eingangs genannten Resultat angelangt ist: Was am Anfang *Streit* hieß, steht nun als Paraphrase am Schluß (*aneinander gekommen*, 30). Die Bewertung des Streites, welche außerhalb des Berichtes stattfindet, wird mit manifest vorgeführten Mitteln der Authentizität geäußert: Die Pausen vor den beiden Adverbien (*(2.5) Recht • hart*, 31) zeigen das Bemühen des Patienten um "le mot juste". Erst an dieser Stelle wird der schnelle, monotone Redefluß des Patienten kurz unterbrochen, um die Bewertung vorzunehmen: Diese Bewertung wird im Hier-und-Jetzt gemacht. Die "Arbeit" des Patienten, die richtigen Termini auszuwählen, ist an der Oberfläche an den Wortsuchprozessen sichtbar: Der Streit war *(.)hart*. Auch dieses *hart* wird durch das bewußt ausgewählte *(2.5) recht* weiter modifiziert.

Ein Bericht ist in institutionellen Zusammenhängen eine von den Vertretern der Institution erwartete Form, weil in ihr gerade nicht alle Einzelheiten des vergangenen Sachverhaltes wiedergegeben werden sollen, sondern nur die *wesentlichen*, die *relevanten* und die *wissenswerten*. In 22-31 sieht man an der sprachlichen Oberfläche, wie der Patient darum bemüht ist, das Relevante von dem Nichtrelevanten zu sortieren. Man kann sich fragen, warum die Präzisierung der Art der Suppe (*so en Eintopf*, 24) vom Sprecher als zunächst relevant kategorisiert wurde.

In diesem Bericht zeigt der Patient aber auch, zu welchen Verstrickungen seine als unschuldig berichteten Handlungen führen. Denn das "Sich-Aufregen" der Freundin kann er als wiederholte bzw. erwartbare Handlungen voraussagen. Deshalb kann man sagen, daß er sich widersprüchlich verhält: Er weiß, daß er mit seiner Arglosigkeit gerade ihre "Aufregung" im Sinne einer mechanistischen Reiz-Reaktions-Kausalkette hervorruft. Durch Nicht-Unterlassung seiner Arglosigkeit ist er also für das In-Gang-Setzen der Kausalkette verantwortlich bzw. mitverantwortlich.

In den Partiturflächen 31 bis 43 erfolgt eine weitere Schilderung (mit Elementen eines Berichtes, z.B. in 38-39), die das Streitthema fortführt: Sie wird in 31 mit der Paraphrase (*Sie stört vieles an mir*) einer Äußerung aus der vorhergehenden Schilderung eingeleitet (*und das hat sie (...) aufgeregt, daß ich*, 28). Somit hängen beide Schilderungen eng zusammen. Ausgehend vom *vieles* (31) erwartet man, daß nun einige Beispiele aufgeführt werden. Der Patient schildert aber nicht so sehr Ereignisse als die Befindlichkeit, die sich aus ihnen ergibt.

Ferner konzeptualisiert er, nimmt Kategorisierungen vor, die zeigen, daß er über das in der Therapie vermittelte Wissen über Krankheiten verfügt. Er kann sogar aufgrund dieses Wissens psychologische Erklärungen selber formulieren. Mit therapeutischem Wissen behandelt er insbesondere das Resultat seiner Beobachtungen. Z.B. erklärt der Patient das "Meckern" seiner Freundin aus der Tatsache heraus, daß sie das, was sie als Störung auffaßt, nicht mehr akzeptieren kann. Er stellt einen Kausalzusammenhang dar (*wo sie dann*, 32). Zugleich kategorisiert er die Handlung seiner Freundin als *Konflikt* oder *Krankheit* (33). Dies sind Kategorisierungen aus der Psychologie. Vermutlich weil er in der Gegenwart eines professionellen Psychotherapeuten ist, markiert er diese Kategorisierungen, als seien sie in seinem Laienwissen noch nicht ganz festgefügt. Er tut dies mit verschiedenen Mitteln: mit der expliziten Thematisierung der Kategorisierungstätigkeit (*wie soll ich das sagen?*,

32), mit der Auswahl zweier Begriffe (*ihr Konklikt oder ihre Krankheit*, 33) und mit der Verzögerungspause bei der Realisierung von *Konflikt*.

In der Schilderung geht der Patient assoziativ von einer Sache zur anderen und verknüpft sie mit *und* (35, 38, 39, 41) oder mit *auf der anderen Seite* (36, 39).
Mit *immer wieder und immer wieder dieses Gezerfe* (37-38) faßt der Patient das, was er geschildert hat, zusammen. Er wählt ein Wort aus dem Schwäbischen, das das *meckern* (33), das *rauslassen* (34) und die *Kritik* (36) zusammenfaßt. Schwäbische InformantInnen gaben die folgende Bedeutung von 'Gezerfe' an: "länger andauernde und nervige Zankereien, Nörgleleien und Streitereien wegen Nichtigkeiten". *Immer wieder* ist auch eine Zusammenfassung mehrerer zeitlicher Aspekte (*nicht mehr*, 31; *längst*, 34; *jetzt inzwischen*, 36-37). Die kurze Pause vor dem *Gezerfe* deutet darauf hin, daß der Ausdruck bewußt ausgesucht wurde.

Schließlich werden von 50 bis 55 Konsequenzen in der gegenwärtigen Situation, die sich aus den berichteten Handlungen ergeben, erörtert, z.B. zu den Eltern zurückzugehen. Er gibt also Handlungsreflexionen und -planungen wieder.

Die Frage des Psychotherapeuten in 56 stellt eine Verkürzung dar: Mit einem Schlüsselwort (zu den Eltern zurück) wird auf eine Niederlage geschlossen. Dieser Schluß beruht auf einer unvollständigen Rezeption des gesamten Inhalts der Patientenäußerung (41-43). Dort (wie auch nachher in 45ff) sagt der Patient, daß er es geschafft hat, einen Abstand zu den Eltern zu bekommen. Von Niederlage ist nicht die Rede. Es ist dennoch ein Konflikt im Raum (46-54): Mit *Und deswegen komm ich nicht so gern zurück, gell. Ich mag nicht äh diese Prophezeihung denen da so mit Genugtuung erfüllen also* (52-54) sagt der Patient: Ich will nicht zurück, nicht weil "ich" das nicht will, sondern weil "ich die Erwartungen der Eltern" nicht bestätigen will. Das heißt, daß der Patient seine Entscheidung in Abhängigkeit von den Eltern und zugleich in Opposition zu ihnen fällt. Genau da ist die in der Schilderung enthaltene ungelöste Konfliktstruktur des Patienten.

Die Funktion der Berichte bzw. Schilderungen ist es, in der gegenwärtigen Sprechsituation beim Therapeuten einen Eindruck bis hin zu einem Wissen über jene Sachverhalte aufzubauen, mit denen der Patient Schwierigkeiten hat und deretwegen er gerade einen Professionellen aufgesucht hat. Bevor der Professionelle aber bewerten, deuten etc. kann, muß der Patient ein bestimmtes Wissen in institutionsangemessenen Formen vermitteln. Hierzu eignet sich der Bericht besonders gut, weil das, worauf es ankommt, für das Wissen des professionellen Hörers stärker vorstrukturiert ist, als dies bei einer Erzählung der Fall ist. Hier weicht der Patient aber immer wieder vom Bericht ab. Gerade die Mischung von Diskursformen zeigt, daß es sich in der Therapie auch um ein Selbstgespräch handelt, d.h., daß sich der Sprecher von den Verpflichtungen dem Hörer gegenüber entbindet, eine Form bis zu Ende durchzuführen. Auch der sehr schnelle, monotone Redefluß verstärkt den Eindruck eines Selbstgespräches. Aus diesen Selbstgesprächen kann man die Konflikte des Patienten diskursanalytisch rekonstruieren.

3.3 Diskussion

Aus dieser Analyse werden erhebliche Abweichungen gegenüber den Kodierungen der ZBKT-Methode und ihrer modifizierte Fassung deutlich. Hier einige Beispiele:

Zu NRS und RO: 'Ich fühle mich fertig' und 'ich habe ein negatives Gefühl';
Der Patient sagt nicht, daß er sich 'fertig fühlt', sondern daß ihn die *Kritik fertig macht* (36f). Das negative Gefühl hängt damit zusammen, daß er Streit *gekriegt* hat. Mit dem "negativen Gefühl" deutet der Patient darauf hin, daß er sich zum Objekt einer therapeutischen Erklärungsperspektive macht.

Zu PRS: "Ich esse soviel ich will";
In dem Bericht des Patienten heißt es (28f): "Und es hat sie dermaßen (1.0) aufgeregt, daß ich soviel wieder eß". Der Patient ißt, was er will (z.B. Suppe). Wie oben gezeigt wurde, tut er das "in aller Unschuld" (so kategorisiert er sich selbst). Das Urteil über die Mengen, die der Patient ißt, ist nicht sein Urteil über sich, sondern das der Freundin. Er kategorisiert kritisierend ihren Vorwurf an ihn (*aufgeregt*), daß er soviel wieder ißt. Hier wird der Konflikt zwischen dem Patienten und seiner Freundin deutlich: Wer von den beiden zu bestimmen hat, wieviel gegessen wird.

Zu *RS:* 'Mich nervt ihr Gezerfe, ich fühle mich "fertig"' und 'ich mag nicht mehr, kann mir aber eine Trennung nicht vorstellen.'
In einer solchen Kodierung finden Reduktionen der Matrix-Konstruktion auf ihren Inhalt statt. Zu "fertig" s.o.. Außerdem sagt der Patient nicht 'Trennung' sondern 'Zimmer': Sich *ein Zimmer zu nehmen* (40), ist noch keine Trennung.

Zu NRO: 'Sie sagt, daß sie unsere Beziehung nicht mehr erträgt.'
Der Patient berichtet, daß die Freundin sagt, daß sie 'es' nicht mehr erträgt (*Und sie sagt auch sie erträgt's ni/nimmer.* (38-39)). 'Es' ist nicht die Beziehung.

Zu NRO: 'Sie fühlt sich durch mich gestört.'
Sie fühlt sich nicht "durch mich", sondern durch *vieles an mir* (31) bzw. *das oder jenes* (34) gestört, was nicht deckungsgleich mit "durch mich" ist. Der Patient gibt das Resultat von Beobachtungen und die Interpretation dieser Beobachtungen wieder. Die Kodierung kann hier nicht differenzieren.

Ein in der BE-Kodierung nicht aufgeführter Wunsch:
Der Patient und seine Freundin möchten nach Auffassung des Patienten beide die störende Verhaltensweise abstellen.

Die Abweichungen in den Ergebnissen rühren daher, daß die Methode des ZBKT Kodierungsentscheidungen ohne Basierung auf Sprache trifft. Sie analysiert weder die Sprache noch die zugrundeliegende kommunikative Basis. Statt dessen projiziert sie Vorstellungen auf die sprachliche Oberfläche. Die sprachliche Oberfläche wird gewissermaßen als Stimulus benützt, um Vorstellungen an diese Oberfläche heranzutragen.

Die Diskursanalyse dagegen rekonstruiert begrifflich die vorhandenen, komplexeren Tiefenstrukturen und -prozesse aus der sprachlichen Oberfläche und achtet darauf, daß die Einbettung der Inhalte bei der Interpretation erhalten bleibt. Deshalb ist die linguistische Analyse von Erzählungen, Berichten und Beschreibungen gerade im Hinblick auf die Ausgangsfrage nach der Verarbeitung von vergangenen Erfahrungen auch klinisch relevant. Denn Großformen des Sprechens erlauben den Patienten Variationsmöglichkeiten (gerade weil es sich um komplexe Formen handelt), die Kliniker interessieren müßten: Z.B. über welche Objekte berichtet der Patient, über welche erzählt er eher? Mit welchem Detaillierungsgrad? Mit welcher Reformulierungsarbeit? Gibt es Mischformen? Wie verändert sich die Verwendung bestimmter Muster über die Zeit einer ganzen Therapie hinweg?

Dagegen verfängt sich eine Methode wie die ZBKT-Methode, die nicht einmal die sprachliche Oberfläche berücksichtigt, zunehmend in Problemen (BE-Grenzen, Kodierentscheidungen), die sich u.a. in der Unmöglichkeit einer intersubjektiv nachvollziehbaren Auffindbarkeit ihrer Behauptungen am dokumentierten Material zeigen. Je spezifischer und je weniger allgemein die Aussagen sind, umso weniger findet man sie in dem sprachlichen Material wieder. Da eine Granulierung der Methode immer schon "oberhalb" des Materials ansetzt, führt sie also paradoxerweise gerade zu einer um so größeren Nicht-Auffindbarkeit.

Außerdem wird in der ZBKT-Methode die Grundstruktur (also die drei Typen von Komponenten) so gefaßt, daß die unbewußten Prozesse, die für die Übertragung charakteristisch sind, verloren gehen.

Flader (demn.) schlägt vor, die Übertragung im Zusammenhang mit der Spaltung des Subjektes zu erklären. Letztere ist die Folge dessen, was Freud Verdrängung genannt hat. Das Subjekt negiert einen eigenen Wunsch (und damit sich selbst) und setzt das Bedürfnis des anderen an dessen Stelle. Da dies aber nicht widerspruchslos geschieht, wird die Auseinandersetzung intern, im Wissenssystem, fortgeführt, und zwar gerade in den kollektiven Formen des Handelns. In ihnen wird der ungelöste Konflikt mit dem anderen (dem primären Objekt) immer wieder reproduziert.

Der andere, so Flader weiter, ist in diesem Wissen fest verankert, vor allem in dem Wissen, das Bilder festhält, also der 'inneren Repräsentation des anderen'. Übertragung findet statt, wenn eine Person der Gegenwart an diese Stelle gesetzt wird. Weil sich das Subjekt aber nun gleichzeitig an zwei verschiedenen Orten seiner Entwicklung befindet, kann es diesen Vorgang nicht erkennen: Es 'überträgt' unbewußt. Davon zu unterscheiden ist die präreflexive Form dieses Wissens, es ist vorbewußt (also bewußtseinsfähig). Die 'Übertragung' gehört also zum unbewußten 'Sinn' eines neurotischen Symptoms. Dieser 'Sinn' läßt sich, wie Flader zu zeigen versucht, als die individuelle Systematik eines Bruches von kollektiven Formen des Handelns rekonstruieren. Fragt man sich, wie Übertragungsreaktionen in der sprachlichen Kommunikation auftreten, fragt man nach ihrer gebrochenen Vermittlung.

Da die Methode des ZBKTs nur Inhalte von sprachlichen Äußerungen kennt, kann sie die entsprechenden Formen solcher Brechungen gar nicht erfassen, oder präziser: Sie hat damit gar nichts zu tun. Will man aber etwas zum Auftreten der Übertragung in der sprachlichen Kommunikation herausarbeiten, müßte man im Wege einer sorgfältigen Diskursanalyse und unter Herstellung des Bezuges zur Lebensgeschichte des Patienten/der Patientin die Stellen solcher Brechungen zeigen.

Literatur

Albani, C. (1993) Eine methodenkritische Einzelfallstudie zur Erfassung von Übertragung und repetitiven Mustern mit der ZBKT-Methode. Universität Leipzig: Unveröffentl. Diss., Medizinische Fakultät

Albani, C. (in diesem Band) Eine methodenkritische Einzelfallstudie mit der Methode des Zentralen Beziehungs-Konflikt-Themas (ZBKT), pp.

Atkinson, M. (1984) Our Masters' Voice. The language and body language of politics. London etc.: Methuen

Bales, R. (1950) Interaction Process Analysis. A Method for the Study of Small Groups. Reading: Addison Wesley

Bellack, A., Kliebard, H., Hyman, R. & Smith, F. (1966) The Language of the Classroom. New-York: Teachers College Press

Ehlich, K. (1979) Formen und Funktionen von 'HM': Eine phonologisch-pragmatische Analyse. In: Weydt, H. (Hg.) Die Partikeln der deutschen Sprache. Berlin: de Gruyter, 503-517

Ehlich, K. (Hg.) (1984) Erzählen in der Schule. Tübingen: Narr

Ehlich, K. & Rehbein, J. (1976a) Sprache im Unterricht - Linguistische Verfahren und schulische Wirklichkeit. In: Studium Linguistik 1/1976, 47-69

Ehlich, K. & Rehbein, J. (1976b) Halbinterpretative Arbeitstranskriptionen (HIAT 1). In: Linguistische Berichte 45, 21-41

Ehlich, K. & Rehbein, J. (1979a) Erweiterte halbinterpretative Arbeitstranskriptionen (HIAT 2). In: Linguistische Berichte 59, 51-75

Ehlich, K. & Rehbein, J. (1979b) Sprachliche Handlungsmuster. In: Soeffner, H.-G. (Hg.) Interpretative Verfahren in den Sozial- und Textwissenschaften. Stuttgart: Metzler, 243-273

Ehlich, K. & Rehbein, J. (1986) Muster und Institution. Untersuchungen zur schulischen Kommunikation. Tübingen: Narr

Flader, D. & Grodzicki, W.-D. (1982) Hypothesen zur Wirkungsweise der psychoanalytischen Grundregel. In: Flader, D., Grodzicki, W.-D., Schröter, K. (Hrsg.) Psychoanalyse als Gespräch. Frankfurt/M.: Suhrkamp, 41-95

Flader, D. (demn.) Psychoanalyse im Fokus von Handeln und Sprache. Berlin: Mimeo

Goffman, E. (1974) Frame Analysis. An Essay on the Organization of Experience. New-York etc.: Harper & Row

Labov, W. & Waletzky, J. (1967) Narrative Analysis: Oral versions of personal experience. In: Helm, J. (ed.) Essays on the verbal and visual arts. Seattle etc.: University of Washington Press, 12-44

Ludwig, O. (1984) Berichten und Erzählen. Variationen eines Musters. In: Ehlich, K. (Hg.), 38-54

Luborsky, L. (1977) Measuring a pervasive psychic structure in psychotherapy: The core conflictual relationship theme. In: Freedman, N. & Grand, S. (eds.) Communicative structures and psychic structures. New-York: Plenum Press, 367-395

Luborsky,L., Crits-Christoph, P. & Mellon, J. (1986) Advent of Objective Measures of the Transference Concept. In: Journal of Consulting and Clinical Psychology, 54, 39-47

Luborsky, L. & Crits-Christoph, P. (1990) Understanding transference. New-York: Basic Books

Mergenthaler, E. (1992) Die Transkription von Gesprächen. Eine Zusammenstellung von Regeln mit einem Beispieltranskript. Ulm: Ulmer Textbank

Mertens, K. (1983) Inhaltsanalyse. Einführung in Theorie, Methode und Praxis. Opladen: Westdeutscher Verlag

Rehbein, J. (1977) Komplexes Handeln. Stuttgart: Metzler

Rehbein, J. (1984) Beschreiben, Berichten und Erzählen. In: Ehlich, K. (Hg.), 67-124

Rehbein, J. (1989) Biographiefragmente. Nicht-erzählende rekonstruktive Diskursformen in der Hochschulkommunikation. In: Kokemohr, R. & Marotzki, W. (Hrsg.) Biographien in komplexen Institutionen. Studentenbiographien 1. Frankfurt/Main etc.: Lang, 163-254

Psychische Betreuung von Leukämiekranken - Resümee einer Langzeituntersuchung

Michaela Heinke

In den letzten Jahrzehnten hat die onkologische Forschung ein hohes Niveau erreicht. Die Erkrankungen an Krebs sind heute nicht mehr zwangsläufig mit dem Sterben der Patienten verbunden. Der psychischen Betreuung von Krebspatienten wurde seitens der Forschung dabei zunächst wenig Aufmerksamkeit gewidmet. Seit einigen Jahren wird diesen Aspekten lebensbedrohlicher Erkrankungen jedoch wachsendes Interesse entgegengebracht. Dabei wird heute die Frage nach der Lebensqualität in der Krankheit von Ärzten und Patienten immer häufiger gestellt. Der behandelnde Arzt, das Pflegepersonal im stationären Bereich und die Familienangehörigen der Patienten sind mit dieser Frage unmittelbar konfrontiert.

In der von meinem Kollegen Stephan Alder und mir am Hämatologischen Zentrum der Universität Leipzig durchgeführten Untersuchung (im Zeitraum von 1983-1989) wurden Patienten mit einer Leukämie oder einem NHL mittels eines halbstrukturierten Interviews und drei psychologischen Fragebögen befragt. Schwerpunkte unserer Befragung waren dabei unter anderem die aktuelle Befindlichkeit der Patienten, Probleme der Art und Weise der Aufklärung über die Erkrankung, waren des weiteren die aktuelle Auseinandersetzung mit der Krankheit, Anpassungsprobleme in der Familie und im Freundeskreis, Fragen der Änderung der Lebensweise, der persönlichen Krankheitsdeutung und der Zukunftsplanung. Dabei wurden die Befragungen in der Gruppe von Patienten, die mittels Knochenmarktransplantation behandelt wurden, und der Gruppe der konservativ behandelten Patienten gleichermaßen durchgeführt und im Ergebnisteil gegenübergestellt.
Unsere Patienten wurden von uns während der Zeit der Therapie von der Aufklärung über die Diagnose bis zum Ende der Behandlung begleitet. Befragt wurden insgesamt 55 Patienten (36 Männer, 19 Frauen) im Alter von 18 bis 63 Jahren. Den zahlreichen Einzelgesprächen schlossen sich Gesprächsgruppen mit gleichartig betroffenen Patienten an. Näheres über die Methodik der Arbeit würde den Rahmen meines Beitrags sprengen.[1]

Interessante Ergebnisse erhielten wir vor allem zum Thema der Aufklärung über die Erkrankung.
Die Aufklärung eines onkologischen Patienten beinhaltet aus unserer Sicht die Information über seine Erkrankung und die erforderlichen medizinischen Maßnahmen sowie über die Gestaltung einer Beziehung zwischen Arzt und Patient. Wir verstehen unter Aufklärung nicht nur die einmalige Mitteilung der Diagnose, sondern einen Prozeß. Aufklärung kann nur als begleitendes Geschehen den Bedürfnissen des Patienten gerecht werden. Viele Autoren der einschlägigen Literatur stimmen darin überein, daß etwa 80-90% aller Patienten eine

---

[1] Genaueres ist ausgeführt in Alder & Heinke (1989).

Aufklärung über ihre Erkrankung wünschen (Feldes 1985, Höder 1987, Kerekjarto/Meyer 1981, Meerwein 1969, Raspe 1983, Senn in Meerwein 1981, Siegrist/Raspe 1979).
Gemessen an dieser Zahl sind die 58,8% der Patienten und Patientinnen, die vor der Aufnahme in der Hämatologischen Abteilung der Leipziger Universitätsklinik aufgeklärt wurden, wenig. Immerhin waren es mehr als 40% der Patienten, die in eine hochspezialisierte medizinische Einrichtung überwiesen wurden, ohne eine sichere Auskunft über die Art ihrer Erkrankung von ärztlicher Seite erhalten zu haben. Dieses Mißverhältnis entsteht meines Erachtens durch die übliche Technik der Verschiebung der unbequemen Aufklärung der Patienten in Richtung des jeweils höher spezialisierten Kollegen - der seinerseits den Patienten und dessen Lebenssituation am wenigsten kennen kann.

Die von den Patienten und Patientinnen genannten Gründe für ihren Wunsch nach Aufklärung lassen sich folgendermaßen zusammenfassen (Raspe 1983): 1) Die Patienten hoffen, eine Orientierung zu erhalten. 2) Die Patienten warten auf praktische Anweisungen. 3) Sie suchen emotionale Stabilisierung und haben den Wunsch, mit einer kompetenten Person über ihre Erkrankung zu sprechen - einer Person, die aus Erfahrung wissen könnte, wie es nun mit ihrem Leben weitergeht.

Etwa 20% der Patienten beschrieben dennoch die erwünschte Aufklärung als ein negatives Erlebnis. Das hatte unter anderem folgende Gründe:
(1) Es erfolgte eine zu umfangreiche Aufklärung, eine Aufklärung zum falschen Zeitpunkt oder in unpassendem Setting. Anders gesagt, die Patienten hatten die Information im Moment noch nicht erwartet oder konnten die Menge der Informationen noch nicht erfassen. Sie hatten keine Möglichkeit, emotional zu reagieren.
(2) Es fand eine rein rationale und beziehungslose oder auch krasse Aufklärung statt, d.h. die Patienten erlebten die Mitteilung der für sie wichtigen Information in einer Atmosphäre starker emotionaler Zurückhaltung, so daß sie eine emotionale Antwort als unpassend einschätzten und sich ebenfalls "zusammennahmen".
Auf diese Weise wird eine der wichtigsten Kontaktmöglichkeiten bei der Behandlung der schwerkranken Patienten verschenkt.

In beiden beschriebenen Fällen müssen die Patienten das Gefühl zurückbehalten, über ihre Erkrankung zwar nun informiert zu sein, mit diesem "Brocken" aber alleine gelassen zu werden.
Genau derselbe Effekt tritt ein, wenn der aufklärende Arzt und der Patient sich nur flüchtig kennen und auch weiterhin kaum Kontakt haben werden. Als zu krass wird Aufklärung erlebt, wenn ohne ankündigende Worte die wichtigste, ja existentielle Information in den Raum gestellt wird, etwa: "Ich muß Ihnen leider sagen, daß Sie Krebs haben!" oder ähnliches. Solche Äußerungen werden von den Patienten "... wie ein Schlag ins Gesicht" empfunden. Er hat kaum eine Möglichkeit, auf die Diagnose in seiner Weise zu reagieren.

Nachdem wir über 50 Interviews beurteilt hatten, mußten wir feststellen, daß nur 29% unserer Patienten in unserem Sinne ausreichend aufgeklärt waren. In der Mehrzahl der

anderen Fälle hörten wir zum Teil haarsträubende Aufklärungsgeschichten wie etwa von einem Patienten, der die Diagnose 'Akute lymphatische Leukämie' auf der Fahrt ins Hämatologische Zentrum seinem Krankenblatt entnahm, als der Fahrer eine Pause machte. Als der Chauffeur ein paar Minuten später mit seiner Cola zurückkam, tat der Patient so "... als wäre nichts geschehen, ich hatte nur Angst, daß die Schreie in mir außen zu hören sein könnten, denn dann hätte ich mich verraten."
Er verbarg das Wissen um seine tödliche Krankheit weiterhin erfolgreich. Als wir ihn, unserem Interviewtext folgend, fragten, was er von seiner Krankheit weiß, war der 18-jährige junge Mann sehr betroffen und fühlte sich im Nachhinein "erwischt" - schließlich war er auf "verbotene" Weise an seine Information gekommen. Der Stationsarzt hatte nie näher mit ihm gesprochen, weil "... der alles nur verdrängt und nie Fragen stellt."

Nachdem wir nun zu Verfechtern einer patientenbegleitenden und angemessenen Aufklärung geworden waren, bereiteten uns unsere eigenen Forschungsergebnisse eine herbe Enttäuschung.
Unsere Hypothese, daß angemessene Aufklärung auch angemessenes Verhalten ermöglicht, konnten wir nicht erhärten. Stattdessen stellte sich heraus, daß das Abwehr- und Bewältigungsverhalten fast völlig unabhängig davon war, wie in dieser Hinsicht mit den Patienten umgegangen wurde. Gegenüber den Klinikern, denen die Aufklärung der Patienten wie eine lästige und vermeidbare Pflicht vorkam, hatten wir ein wichtiges Argument verloren.

Wesentliche Ergebnisse fanden wir ebenso zum Abwehr- und Bewältigungsverhalten der Patienten, zu ihrer Zukunftsplanung, ihren hauptsächlichen Problembereichen und zur Frage der Suizidalität. Im Abwehr- und Bewältigungsverhalten zeigten sich vor allem Unterschiede in Abhängigkeit von der Anforderungssituation.

Von den im Interview erfaßten Verhaltensweisen kamen Verdrängung und Gefühlsäußerung am häufigsten vor, gefolgt von Rationalisierung, Anlehnen, Aktion und zuletzt von depressivem Verhalten. Diese Begriffe haben wir für uns in einem Manual zur Beurteilung und Auswertung des Abwehr- und Bewältigungsverhaltens definiert, welches wir speziell für unsere Arbeit anhand der Tonbandaufnahmen entwickelten.

Bei einer vergleichenden Untersuchung von Abwehr- und Bewältigungsformen an Paranoikern und Angstpatienten zeigten Hoffmann und Martius (1987), daß sich Krebspatienten deutlich durch hohe Werte in den Bereichen Verdrängung, Verleugnung, Reaktionsbildung, Intellektualisierung, Rationalisierung und Wendung gegen das eigene Selbst von den verglichenen Patientengruppen abheben. Das hatte in etwa unseren Erfahrungen entsprochen. Stellt sich also doch die Frage nach der "Krebspersönlichkeit"? Bahnsen (1979) z.B. vertritt die Hypothese, daß Krebskranke sich durch eine überdurchschnittliche Tendenz zur Verdrängung und Verleugnung von Triebimpulsen, Konflikten und Ängsten von anderen unterscheiden. Wir hatten grundsätzlich nicht die Absicht, Fragen der psychischen Ätiologie der Leukämie zu klären.

Trotzdem haben uns diese Fragen natürlich mehr als genug beschäftigt. Wir verglichen unsere vier Patientenkollektive[2] aus allen Perspektiven und kamen zum zweiten, für unser enthusiastisches Forscherherz allzu profanen Ergebnis. Nicht die Krebserkrankung unterschied unsere Patienten, nicht die Diagnose, die Altersgruppe oder das Geschlecht, nicht ein ganz bestimmtes Abwehrmuster, eben nicht zuviel oder zu wenig einer psychischen Fähigkeit - sie unterschieden sich nach den Therapiegruppen, und dort unterschieden sie sich signifikant untereinander. Patienten unter Transplantationsbedingungen und konservativ behandelte Patienten - eine grundsätzlich verschiedene Lebenssituation machte sie plötzlich unterscheidbar. Von unseren vier Gruppen hätten dann nur zwei "Krebspersönlichkeiten" beherbergt. Sie waren aber alle an Krebs erkrankt.

Das beobachtete Abwehr- und Bewältigungsverhalten veränderte sich ebenfalls in den vier untersuchten Überlebenszeiträumen. Gefühlsäußerung und Aktion sowie in geringem Maße depressives Verhalten nahmen ein Jahr nach der Diagnosestellung ab. Das spricht dafür, daß das erste Jahr durch starke Verunsicherung, Hilflosigkeit und Ungewißheit, welche Krankheit man hat, was getan werden kann und welche Prognose vorliegt, bestimmt ist. Nach einem Jahr verfügen die Betreffenden über erste Erfahrungen, wie die Therapie gewirkt hat, sie haben eine Vorstellung von ihrer Erkrankung, und sie können sich nun doch wieder etwas vornehmen. Auch in den folgenden Jahren kommt es zu einer tendenziellen Abnahme der Verhaltensweisen Aktion, Depression und Gefühlsäußerung, was den eben beschriebenen Trend bekräftigt. Die Verminderung der Aktion und Depression läßt sich ebenso als Folge einer Verringerung des Gefühls, wehrlos ausgeliefert und akut bedroht zu sein, interpretieren.

Die Häufigkeiten und Veränderungen der Problembereiche lassen im Verlaufe der Zeit deutliche Unterschiede erkennen. Während nach unserer Untersuchung im ersten Jahr nach der Diagnosestellung Sorgen um die Familie, Schamgefühle und sexuelle Probleme im Vordergrund stehen, sind nach einem bis drei Jahren die Probleme mit den Eltern oder der Familie und Probleme mit körperlichen Schmerzen häufiger (Abb. 1 und 2). Waren die Patienten länger als drei Jahre krank, tritt Angst in den Vordergrund, die Patienten klagen über mangelnde Bestätigung und über Probleme im Freundeskreis. Partnerprobleme sind in jedem Zeitabschnitt wichtig.
Schwer verständlich erschien mir dabei die Tatsache, daß die Patienten in der Initialphase der Therapie ihre Angst nicht als Problem empfanden. Erklärbar ist dies für mich durch die Vorstellung, daß in dieser Phase die Todesangst eben stark verdrängt wird. Mit steigender Therapieerfahrung scheinen die Patienten die Fähigkeit zu erlernen, diese Angst bewußter zuzulassen.

Zuletzt eine kurze Bemerkung zur Suizidalität der Patienten. In den Gesprächen mit 51 Patienten und Patientinnen berichteten 12 (23,5%) über ihre Suizidvorstellungen. 27 Patienten lehnten solche Gedanken für sich ab, und ebenfalls zwölf äußerten sich nicht dazu.

---

[2] 7 weibliche und 14 männliche T-Patienten sowie 12 weibliche und 22 männliche NT-Patienten.

In einer Patientenbefragung (57 Patienten) von Reimer und Kurthen (1985) gaben 50% der Patienten suizidale Gedanken im Zusammenhang mit ihrer Krebserkrankung an. Überwiegend war dies in Zeiten, in denen die Patienten in einem schlechten Allgemeinzustand waren. Von suizidalen Handlungen selbst wurde nichts berichtet.

Bei Raspe (1983) lasen wir, daß Krebspatienten eine offenbar stärkere Tendenz zu suizidalen Plänen, Phantasien, begonnenen und vollendeten Handlungen als andere Patienten bzw. gesunde Personen haben. Wenn der Suizid vollzogen wird, dann allerdings öfter zu Hause. Im Krankenhaus ist der Suizid extrem selten (vgl. auch Weismann/Worden 1981, Brown/Kelly 1976).

Meerwein (1981) stellt fest, daß Suizide von Karzinompatienten bei guter psychologischer und therapeutischer Führung äußerst selten sind - was mit dieser Einschränkung sicherlich für alle suizidgefährdeten Menschen zutrifft. Er führt dazu eine finnische Untersuchung an (Louhivuori und Hamaka), bei der an fast 30.000 (28.857) im Krebsregister festgehaltenen Krebskranken nach 5-15 Jahren Krankheit nur bei denjenigen Kranken eine leicht erhöhte Suizidalität gegenüber der Durchschnittsbevölkerung festgestellt wurde, die nicht oder nur ungenügend behandelt worden waren.

Besonders bemerkenswert erscheint ein Untersuchungsergebnis der oben erwähnten Arbeit von Reimer und Kurthen (1985), wonach für Ärzte eine unheilbare Krankheit ein Suizidmotiv darstellt. Dies bestätigen auch Erfahrungen aus der angloamerikanischen Literatur: "Die Sorge um die Suizidalität der Krebspatienten entspricht also gar nicht dem Verhalten der Patienten, sondern liegt in der Person des Arztes begründet: Im Sinne einer Projektion können sich eigene suizidale Tendenzen in der Beurteilung der Krebspatienten widerspiegeln." (Reimer/Kurthen 1985, 90).

Es hinterläßt in mir ein Gefühl der Unvollständigkeit, meinen Beitrag hier zu beenden. Und doch kann ich nicht das Resümee von fünf Jahren intensiver Arbeit auf wenigen Seiten ziehen. Noch mehr bewegt mich aber die Fülle von Emotionen, die ich empfinde, wenn ich über die Begegnungen mit den Leukämiekranken spreche. Sie fehlen scheinbar in diesem Beitrag und sind doch, so hoffe ich, zwischen den Sätzen angeklungen.

Für mich persönlich war diese Arbeit eben nicht nur eine Promotion. Ich habe sie als Herausforderung erlebt, und anders, so glaube ich im Nachhinein, kann das Leben mit todbringenden Krankheiten auch kaum von uns ertragen werden.

Literatur

Adler, St. & Heinke, Michaela (1989) Die psychische Betreuung von Leukämiekranken während der Therapie. Leipzig: Karl-Marx-Universität (99 S.)

Bahnson, C.B. (1979) Krebs in der psychosomatischen Dimension. In: Uexküll, Th. von: Lehrbuch der psychosomatischen Medizin. München u.a.: Urban und Schwarzenberg, 889-909

Brown, H. & Kelly, D.M. (1976) Stages of Bone Marrow Transplantations - a Psychiatric Perspective. In: Psychosomatic Medicin 6, 439-446

Feldes, D. (1985) Probleme einer adäquaten Information von Krebskranken. In: Beiträge zu einer Theorie und Praxis der medizinischen Psychologie. Leipzig: Universität (35 S.)

Höder, J. (1987) Schwerkranke und Sterbende informieren. Ein Merkblatt für Ärzte. In: GWG Zeitschrift 67, 6, 43-45

Hoffmann, S. O. & Martius, B. (1987) Zur testdiagnostischen Erfassung der Abwehrstrukturen von Patienten mit Angstneurosen, paranoiden Syndromen und karzinomatösen Erkrankungen. In: Psychother. med. Psychol. 37, 97-104

Kerekjarto, M. von & Meyer, E.A. (1981) Umgang mit zum Tode Kranken. In: Jores, A. (Hg.) Praktische Psychosomatik. Bern: Huber, 396-403

Meerwein, F. (1969) Die Grundlagen des ärztlichen Gesprächs. Eine Einführung in die psychoanalytische Psychosomatik. Bern u.a.: Huber

Meerwein, F. (Hg.) (1981) Einführung in die Psychoonkolgie. Bern u.a.: Huber

Raspe, H. (1983) Aufklärung und Information im Krankenhaus. Göttingen: Vandenhoek & Ruprecht

Reimer, Ch. & Kurthen, B. (1985) Beziehungsproblematik zwischen Ärzten und Krebspatienten. In: Psychother. med. Psychol. 35, 86-94

Senn, J.H. (1981) Wahrhaftigkeit am Krankenbett aus der Sicht des medizinischen Onkologen. SAZ 58

Siegrist, J. & Raspe, H. (1979) Zur Gestalt der Arzt-Patient-Beziehung im stationären Bereich. In: Siegrist, J. (Hg:) Wege zum Arzt. München: Urban und Schwarzenberg

Weissmann, A.D. & Worden, J.W. (1981) The exitential plight in cancer. In: Meerwein, F. (Hg.) Einführung in die Psychoonkologie. Bern u.a.: Huber

Anhang

Abb. 1: Häufigkeit der von den Patienten angegebenen Problembereiche in der Initialphase

Abb. 2: Häufigkeit der von den Patienten angegebenen Problembereiche in der Endphase

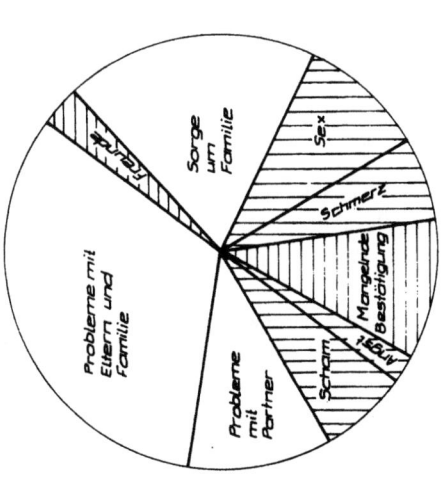

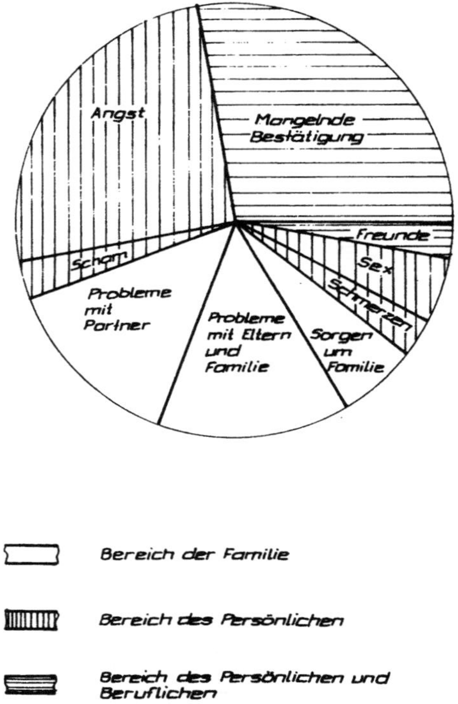

Die AutorInnen

Dr. med. Claudia Albani (geb. 1966), praktizierende Ärztin, Klinik für Psychosomatische Medizin und Psychotherapie, Universität Leipzig, Karl-Tauchnitz-Str. 25, 04107 Leipzig.
Studium der Medizin (Universität Leipzig); einjähriges Forschungsstudium an der Universtiät Ulm, Abt. Psychotherapie. Tätigkeits-/Forschungsschwerpunkt: Therapieprozeßforschung, Übertragungsforschung.

Dr. disc. pol. Ottomar Bahrs (geb. 1951), Medizin-Soziologe, wissenschaftlicher Mitarbeiter der Abt. Allgemeinmedizin der Medizinschen Hochschule Hannover. Leiter der Gesellschaft zur Förderung medizinscher Kommunikation e.V. (GeMeKo), Beethovenstr. 11a, 37085 Göttingen.
Studium der Sozialwissenschaften (Universität Göttingen). Tätigkeits-/Forschungsschwerpunkt: Interdisziplinäre Forschung zur Arzt-Patienten-Kommunikation, Praxisbezogene Fortbildung in der Primärmedizin ("Qualitätszirkel").

PD Dr. phil. Dieter Flader (geb. 1944), Priv. Doz., FU Berlin, FB Germanistik, Habelschwerdter Allee 45, 14195 Berlin.
Studium der Germanistik und Allgemeinen Sprachwissenschaft (Universität Hamburg). Tätigkeits-/Forschungsschwerpunkt: Linguistische Pragmatik, Tätigkeit im Bereich des Communication Consulting.

Dr. phil. Wieland Fleischer (geb. 1950), Diplomlehrer, Universität Leipzig, Herderinstitut, Klingenthaler Str. 6, 04349 Leipzig.
Studium der Fächerkombination Geschichte/Deutsch (Universität Jena). Tätigkeits-/Forschungsschwerpunkt: Deutsch als Fremdsprache, Fachsprache der Medizin und der Wirtschaftswissenschaften.

Prof. Dr. med. Michael Geyer (geb. 1943), Universitätsprofessor, Direktor der Leipziger Universitätsklinik für Psychotherapie und Psychosomatische Medizin, Karl-Tauchnitz-Str. 25, 04107 Leipzig.
Studium der Medizin in Sofia, Leipzig und Erfurt, Facharzt für Psychiatrie und Neurologie, Facharzt für Psychotherapie, Psychoanalytiker. Tätigkeits-/Forschungsschwerpunkt: Psychotherapie, Prozeßforschung, Psychoprophylaxe.

Jennifer Hartog, B.A., M.A., sprachwissenschaftliche Mitarbeiterin, Universität Ulm, Abt. Medizinsoziologie, Am Hochsträß, 89081 Ulm.
Studium der vergleichenden Literaturwissenschaft (Leeds und Göttingen), der Philosophie (Göttingen) und der theoretischen und einzelsprachlichen Linguistik (Konstanz). Tätigkeits-/Forschungsschwerpunkt: Diskursanalyse (bes. APK), Soziolinguistik, Erzähltheorie.

Dr. med. Michaela Heinke (geb. 1960), niedergelassene Ärztin und Psychotherapeutin, Hauptstr. 130, 03661 Marbach.
Studium der Medizin (Universität Leipzig). Tätigkeits-/Forschungsschwerpunkt: Multiple Persönlichkeiten.

Prof. Dr. med. Karl Köhle (geb. 1938), Facharzt für Innere Medizin und Psychoanalytiker (DPV), Direktor des Instituts für Psychosomatik und Psychotherapie der Universität zu Köln, Joseph-Stelzmann-Str. 9, 50924 Köln.
Studium der Medizin. Tätigkeits-/Forschungsschwerpunkt: Arzt-Patienten-Kommunikation, Sprechstunde in der Praxis, Evaluation des Lernprozesses in Balint-Gruppen, Psychoonkologie.

Dr. phil. Armin Koerfer (geb. 1948), Sprachwissenschaftler, Assistent am Institut für Psychosomatik und Psychotherapie der Universität zu Köln, Joseph-Stelzmann-Str. 9, 50924 Köln.
Studium der Germanistischen Linguistik. Tätigkeits-/Forschungsschwerpunkt: Handlungstheorie, Kommunikation in Institutionen (bes. APK und Psychoanalyse), Kommunikationsberatung.

Mag. Dr. phil. Johanna Lalouschek (geb. 1958), Universitätsassistentin, Institut für Sprachwissenschaft - Angewandte Sprachwissenschaft, Universität Wien, Berggasse 11, A-1090 Wien.
Studium der Allgemeinen und Angewandten Sprachwissenschaft und Germanistik in Wien. Tätigkeits-/Forschungsschwerpunkt: Diskursanalyse, Kommunikation in Institutionen.

Dr. phil. Petra Löning (geb. 1954), Linguistin, Germanisches Seminar der Universität Hamburg, Von-Melle-Park 6, 20146 Hamburg.
Studium der Germanistik, Romanistik und Erziehungswissenschaften (Freiburg und Hamburg). Tätigkeits-/Forschungsschwerpunkt: Kommunikation in Institutionen, Denken und Sprache.

Mag. Dr. phil. Florian Menz (geb. 1960), Universitätsassistent, Institut für Sprachwissenschaft der Universität Wien, Berggasse 11, A-1090 Wien.
Studium der Allgemeinen und Angewandten Sprachwissenschaft (Wien und Berlin). Tätigkeits-/Forschungsschwerpunkt: Kommunikation in Institutionen (insbes. APK), Kommunikation und Massenmedien, Sprache und Vorurteil, linguistische Verständlichkeitsforschung.

Dr. phil. Dipl.-Psych. Rainer Obliers (geb. 1948), Institut für Psychosomatik und Psychotherapie der Universität zu Köln, Joseph-Stelzmann-Str. 9, 50924 Köln.

Studium der Psychologie an der Ruhr-Universität Bochum. Tätigkeits-/ Forschungsschwerpunkt: Subjektive Theorien, Autobiographie, Gesprächsanalysen, Medizinische Psychologie, Psychosomatik.

Dr. phil. Danuta Olszewska (geb. 1954), Lehrerin für Deutsch als Fremdsprache, Universitäts-Kolleg für die Ausbildung von Fremdsprachenlehrern in Ciechanòw und Gdansk, Ul. K. Szwanke 6 M. 22, 06-400 Ciechanòw-Polen.
Studium der Germanistik (Warschau und Leipzig). Tätigkeits-/Forschungsschwerpunkt: Fachsprachen, Grammatik im Unterricht Deutsch als Fremdsprache.

Prof. Dr. med. Dr. phil. Thomas Ots (geb. 1947), Professor für Sozialmedizin/ Anthropologie an der Hochschule für Technik, Wirtschaft und Sozialwesen Zittau/Görlitz (FH), FB Sozialwesen, Goethestr. 5, 02826 Görlitz.
Studium der Medizin (Gießen und Berlin), Studium der traditionellen chinesischen Medizin (Peking), Studium der Ethnologie (Hamburg). Tätigkeits-/Forschungsschwerpunkt: Gesundheitsförderung, Kommunale Psychiatrie, leiborientierte Psychotherapien, Medizinische Anthropologie, traditionelle chinesische Medizin.

Doris Partheymüller M.A. (geb. 1963), Sprachwissenschaftlerin. Ludwig-Maximilians-Universität, Institut für Deutsch als Fremdsprache, Ludwigstr. 27, 80539 München.
Studium des Deutschen als Fremdsprache, der Anglistik und Psycholinguistik. Tätigkeits-/ Forschungsschwerpunkt: Medizinische Kommunikation.

Prof. Dr. phil. Angelika Redder (geb. 1951), Universitätsprofessorin an der Ludwig-Maximilians-Universität, Institut für Deutsch als Fremdsprache, Ludwigstraße 27, 80539 München.
Studium der Allgemeinen Sprachwissenschaft, Germanistik und Geographie (Düsseldorf). Tätigkeits-/Forschungsschwerpunkt: Linguistische Pragmatik (Diskursanalyse), Kommunikation in Institutionen, Funktionale Grammatik, Interkulturelle Kommunikation.

Prof. Dr. phil. Jochen Rehbein (geb. 1939), Universitätsprofessor für Germanistische Linguistik, Universität Hamburg, Germanisches Seminar, Von-Melle-Park 6, 20146 Hamburg.
Studium der Medizin, Germanistischen Linguistik und Komparatistik. Tätigkeits-/Forschungsschwerpunkt: Funktionale Pragmatik (Diskursanalyse), Handlungstheorie der Sprache, Erzählanalyse, Institutionsanalyse (insbes. AKP), interkulturelle Kommunikation.

Dr. med. Peter Schulze (geb. 1939), praktizierender Arzt, Facharzt für Chirurgie, Ärztlicher Leiter des Medizinischen Dienstes der Krankenversicherungen Sachsen in Meißen. Anschrift: Mergendorfer Weg 30, 01589 Riesa.
Studium der Medizin (Leipzig). Tätigkeits-/Forschungsschwerpunkt: Chirurgie, Medizingeschichte der Antike, Lexikographie.

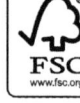

MIX
Papier aus verantwortungsvollen Quellen
Paper from responsible sources
FSC® C105338

If you have any concerns about our products,
you can contact us on
ProductSafety@springernature.com

In case Publisher is established outside the EU,
the EU authorized representative is:
**Springer Nature Customer Service Center GmbH
Europaplatz 3, 69115 Heidelberg, Germany**

Printed by Libri Plureos GmbH
in Hamburg, Germany